W0322719

Dr. Karin Pirc

Das große Ayurveda-Buch für Mutter und Kind

Wichtiger Hinweis
für die Benutzerin oder den Benutzer dieses Buches:

Dieses Buch soll Ihnen und Ihrem Kind helfen, gesund zu leben. Es kann kein Ersatz für die Untersuchung und den Rat einer erfahrenen (Ayurveda-) Ärztin oder eines Arztes sein, wenn Sie krank sind. Suchen Sie deshalb unbedingt eine Ärztin oder einen Arzt Ihres Vertrauens auf, wenn Sie das Gefühl haben, Sie oder Ihr Kind sind nicht gesund.

Dr. Karin Pirc

Das große Ayurveda-Buch für Mutter und Kind

mvg Verlag

Bibliografische Information der Deutschen Nationalbibliothek

Die Deutsche Nationalbibliothek verzeichnet diese Publikation in der Deutschen Nationalbibliografie.
Detaillierte bibliografische Daten sind im Internet über http://dnb.d-nb.de abrufbar.

© der Erstausgabe 1996 bei Gustav Lübbe Verlag GmbH, Bergisch Gladbach
© 2008 bei mvgVerlag, FinanzBuch Verlag GmbH, München
www.mvg-verlag.de

Alle Rechte, insbesondere das Recht der Vervielfältigung und Verbreitung sowie der Übersetzung, vorbehalten. Kein Teil des Werkes darf in irgendeiner Form (durch Fotokopie, Mikrofilm oder ein anderes Verfahren) ohne schriftliche Genehmigung des Verlages reproduziert oder unter Verwendung elektronischer Systeme gespeichert, verarbeitet, vervielfältigt oder verbreitet werden.

Lektorat: Ulrike Brandt-Schwarze, Bonn
Umschlaggestaltung: Morian & Bayer-Eynck Grafikdesign, Coesfeld
Umschlagabbildung: Luca Tettoni/Corbis und Creasource/Corbis
Satz: Manfred Zech, Landsberg am Lech
Printed in Austria
ISBN 978-3-636-06364-9

Inhalt

Jedes Ding ist so eng mit jedem anderen Ding verbunden, dass es nicht möglich ist, die Existenz des einen von der des anderen zu trennen. Die Wirkung eines Dinges auf alle anderen ist so universell, dass man nichts isoliert betrachten kann.

(Maharishi Mahesh Yogi)

Liebe Leserin, lieber Leser!

dieses Buch habe ich für alle Mütter und Väter geschrieben, für alle Frauen und Männer, die eine Familie gründen und das Beste für ihre Kinder und für sich selbst möchten. So erstaunlich es klingt: Es kann Ihnen dabei helfen, die Gesundheit Ihres Kindes schon vor der Zeugung zu optimieren und führt Sie Schritt für Schritt durch alle Lebensphasen, die in einer Familie mit Kindern wichtig sind.

Daher ist es ebenfalls eine Unterstützung für alle, die mit Kindern zusammenleben: für Adoptivmütter ebenso wie für Frauen und Männer, die die nicht immer einfache Aufgabe haben, Kinder kennenzulernen, zu fördern und zu lieben, die der neue Partner mit in die Beziehung gebracht hat. Und für Großmütter, die ihre Enkel aufziehen, wenn die Mutter arbeitet. Aber auch für alle, die beruflich mit Kindern zu tun haben, wie Kindergärtnerinnen, Erzieher und Lehrer. Sie werden davon profitieren, ihre Schützlinge und deren Eltern besser zu verstehen und die ihnen anvertrauten Kinder individueller zu begreifen und besser fördern zu können.

Das Wissen und die Tipps dieses Buches basieren auf den Grundlagen und Empfehlungen des Ayur-Veda, einem seit Jahrtausenden bewährten, umfassendem Gesundheitssystem.

Das Wissen des Maharishi Ayur-Veda ist dabei so umfassend und ganzheitlich, dass es mich auch nach über zwanzigjähriger, tagtäglicher Beschäftigung immer wieder neu in seinen Bann zieht. In diesem Zeitraum durfte ich an Tausenden von Frauen, Männern und Kindern miterleben, wie sie sich nicht nur von körperlichen Beschwerden erholten, sondern gleichzeitig geistig gelöster, optimistischer und selbstsicherer wurden, wenn sie diese bewährten Heilmethoden anwandten.

Auch Sie werden durch die Lektüre dieses Buches ein Rüstzeug mit auf den Weg bekommen, mit dem Sie Ihr Leben mit neuen Augen sehen können. So verschieden die Menschen sich verhalten oder aussehen, so verschieden können auch die individuellen ayurvedischen Empfehlungen sein, um gesund und glücklich zu werden und zu bleiben. Das wachsende Verständnis der unendlich vielen Zusammenhänge in unserem Leben führt dazu, zunehmend unabhängiger und toleranter zu werden, die tieferen Mechanismen zu verstehen, die zu Gesundheit und Krankheit führen und sie aus eigener Kraft zunehmend positiv beeinflussen zu können. Damit ist der Ayur-Veda eine unschätzbare Hilfe zur Selbsthilfe und eine Vorsorgemedizin im umfassendsten Sinn.

Die empfohlenen Maßnahmen sind dabei immer natürlich, im Einklang mit den ganz individuellen Besonderheiten und Bedürfnissen und grundsätzlich von wachsender Lebensfreude begleitet. So verstärkt sich der Maharishi Ayur-Veda selbst, denn wenn Körper und Geist sich wohler fühlen, so ist nichts natürlicher, als diese Erfahrung ganz spontan wiederholen oder beibehalten zu wollen.

(Selbstverständlich ist es nicht möglich, in einem Buch für Laien das gesamte Wissen des Maharishi Ayur-Veda so umfassend darzustellen, dass es in jeder Lebenslage fachkundige Hilfe ersetzt. Wann immer eine ernstere Gesundheitsstörung oder ein tieferes seelisches Problem vorhanden ist, wenden Sie sich bitte an einen Arzt mit einer gründlichen Ayurveda-Zusatzausbildung. Genauso wenig kann und soll dieses Buch eine qualifizierte Ausbildung ersetzen. Um Menschen qualifiziert und verantwortlich helfen zu können, sollte ein Heilkundiger über das vollständige Hintergrundwissen verfügen.)

Meine privaten und beruflichen Erfahrungen mit vielen Müttern, Kindern und Vätern zeigen mir immer wieder, welche Fragen und Probleme fast alle frischgebackenen Eltern haben und welche sie bewegen, wenn die Kinder größer sind. Nicht zuletzt meine eigene, lebendige Familie – ich bin vierfache Mutter – hat die verschiedenen Hilfen des Maharishi Ayur-Veda »getestet«. Diese Erfahrungen bei der Umsetzung in das Alltagsleben sind natürlich in das Buch mit eingeflossen. Ich hoffe, dass all dies für viele Eltern und Kinder so hilfreich sein wird, wie es bisher für meine Patienten und für das Leben meiner Familie war und ist.

Gleichzeitig bietet dieses Buch eine Vision dessen, was Menschen möglich ist, wenn sie im Einklang mit sich selbst und ihrer inneren Natur leben, wenn sie ihr inneres Potenzial beleben und sich gleichzeitig an Gesundheit und Lebensglück erfreuen können – ein Buch mit Lösungen für die Probleme von heute.

Wie Sie mit diesem Buch umgehen sollten

Der Maharishi Ayur-Veda kennt eine große Zahl verschiedenster Ansätze, die dafür sorgen, dass ein Mensch gesund und glücklich bleibt oder es wieder werden kann. Im ersten ausführlichen Kapitel lernen Sie die Grundlagen dieses uralten Heilsystems kennen. Darauf bauen die Aussagen und Empfehlungen der folgenden Kapitel für verschiedene Lebensphasen auf. Es ist deshalb empfehlenswert, selbst wenn Sie beim ersten Lesen dieses Buches bereits Teenager-Herausforderungen in der Familie haben sollten, dennoch die beiden großen Kapitel über Vorbereitung auf die Schwangerschaft und die Schwangerschaft selbst zu lesen. So lernen Sie auf anschauliche Weise alle Maßnahmen des Maharishi Ayur-Veda im praktischen Zusammenhang kennen, die auch dem Leben mit größeren Kindern oder Ihnen selbst eine neue Dimension verleihen können.

Beginnen Sie zunächst damit, die Empfehlungen umzusetzen, die Sie anziehend und einfach finden. Warum? Die Einfachheit ist ein sicheres Kriterium dafür, ob etwas im Einklang mit der Natur des Lebens ist oder nicht. Sollten Sie irgendeine Empfehlung des Ayur-Veda nicht als vollkommen abgerundet empfinden, oder fühlen Sie einen Widerstand dagegen, sollten Sie sich daher nicht überwinden, das vermeintlich »Gesunde« zu tun. Ein solches Verhalten, das ich bei meinen Patienten immer wieder beobachte, ist gut gemeint, aber entspringt lediglich dem Intellekt. Ganzheitliche Heilung muss immer auch alle feinen Impulse von Körper und Geist mit einbeziehen. Daher ist ein wichtiges ayurvedisches Prinzip bei der Gesundung die Anstrengungslosigkeit, gekoppelt mit zunehmender Freude und Glück im Leben. Sollte Ihnen etwas nicht zusagen, so brauchen Sie vielleicht ein noch tieferes Verständnis von Zusammenhängen oder auf Ihre Situation angepasstere ärztliche Empfehlungen.

Ein wirklich ganzheitliches Gesundheitssystem bezieht alle Ebenen des Lebens mit ein und belebt ihre positiven Werte. Die deutlich sichtbaren Aspekte der Schöpfung ebenso wie die feineren Aspekte von Körper und Geist bis hin zu den feinsten Bewusstseinsschichten und der Transzendenz. Eine Tablette beispielsweise, die ein einzelnes Krankheitszeichen bekämpft, mag oberflächlich gesehen Erfolg haben, wenn das Symptom verschwunden ist. Erzeugt sie jedoch Nebenwirkungen und Spannungen in anderen Körperbereichen, hat sie den ursprünglichen, reibungslosen Fluss der Natur gestört, statt ihn wiederherzustellen. Gleicht ein Präparat den Organismus hingegen von der Basis her aus, indem es den Bewusstseinsaspekt genauso berücksichtigt, die feinen Aspekte der seelischen und körperlichen Funktionen ebenso wie das Symptom, wird es dem Prozess der ganzheitlichen Gesundung gerecht.Daher ist Maharishi Ayur-Veda immer sanft. Der Maharishi Ayur-Veda ist immer sanft, immer ausgleichend, immer liebevoll, ohne Druck, Dogmen oder inneren Zwang. Warum dann die vielen Anweisungen und Empfehlungen bei einem solch ganzheitlichen Gesundheitssystem? Sie helfen dabei, das Leben eines Menschen wieder in die natürlichen Bahnen zu lenken, wenn er das Gleichgewicht verloren hat. Die Empfehlungen stammen von Menschen, die dieses Gleichgewicht in ihrem Inneren erreicht hatten und daher sehr ganzheitliche Empfehlungen für jeden Aspekt des Lebens geben konnten. Obwohl dies ein Handbuch über alle Bereiche des Mutter-Seins ist, wird es dem Thema nicht gerecht, wenn Sie es nur als »Wenn – dann« – Empfehlung lesen. Bei jeder Störung ist das gesamte Körper-Geist-System in Unordnung. Daher müssen viele verschiedene Faktoren gemeinsam das ursprüngliche Gleichgewicht wiederherstellen. Ich habe versucht, dieser komplexen Thematik des Lebens mit vielen Querverweisen Rechnung zu tragen, so dass wir bei all den Einzelheiten des täglichen Lebens »das große Ganze« nicht aus den Augen verlieren.

Danksagung

Während ich an diesem Buch schrieb, haben mich viele Menschen in unterschiedlichster Weise unterstützt. Ihnen möchte ich hier danken.

Ich danke Maharishi Mahesh Yogi, der mir durch sein geniales Wissen neue Horizonte eröffnet und auch mir immer neue Dimensionen erschließt, die mich nicht nur persönlich weiterbringen, sondern auch in höchstem Maße meinen analytischen, westlichen Intellekt befriedigen.

Ich danke meinen indischen Ayurveda-Lehrern und Freunden, die es durch ihren unermüdlichen Einsatz seit Jahren ermöglichen, dass die ganze Größe des Maharishi Ayur-Veda auch für mich als europäische Ärztin anwendbar wurde.

Ebenso danke ich den Tausenden von Patienten, die durch ihr Vertrauen und ihre vielen Fragen dafür gesorgt haben, dass ich den Maharishi Ayur-Veda immer wieder auf den ganz praktischen Alltagsebenen weitergeben durfte. Mein ganz besonderer Dank gilt natürlich meinem Mann Lothar, dass er mit seiner für ihn typischen Engelsgeduld die Entbehrungen, die das Bücherschreiben so mit sich brachte, trug und mich in jeder Situation unterstützte.

Ebenso wie Siegrid, die Klein-Daniel mit Ölmassagen und mütterlicher Liebe verwöhnte, wenn mich das Buchschreiben in Anspruch nahm. Meinen Kindern Jan-Aurel, Elisa-Jasmin, Lilian-Joanna und Daniel-Nikolai danke ich für ihr Verständnis an all den vielen Nachmittagen, an denen der Computer im Vordergrund stand, und dafür, dass sie unser Leben durch ihre Unschuld, Fröhlichkeit und Einmaligkeit immer wieder bereichern.

Nicht zuletzt bedanke ich mich bei all meinen Mitarbeitern in der Maharishi Ayurveda-Privatklinik Bad Ems, denn auch sie haben mich in vielen Gesprächen das Buch betreffend unterstützt und gestärkt.

Karin Pirc,
Bad Ems, Frühjahr 2008

1 Grundlagen des Maharishi Ayur-Veda

1.1 Der Ayurveda – die Wissenschaft vom Leben

Der Ayurveda ist ein uraltes, ganzheitliches medizinisches System. Es stammt ursprünglich aus dem Himalaya-Gebiet. Von dort aus hat es sich in verschiedene Teile der Welt ausgebreitet und im Laufe der Jahrhunderte seine Spuren in den unterschiedlichsten medizinischen Heilauffassungen hinterlassen.

Der Ayurveda beschäftigt sich nicht nur mit der Heilung von Krankheiten wie unsere moderne Medizin, sondern schließt viele andere Wissensgebiete mit ein. Diese beschreiben die Einbettung des Menschen in den Kosmos, die Wirkungen des menschlichen Verhaltens, seinen Geist und seinen Körper sowie seine Beziehungen zur näheren und weiteren Umgebung und Umwelt.

Was den Ayurveda sicher am meisten von den uns bekannten medizinischen Systemen unterscheidet, ist, dass er den Menschen nicht nur Heilung von Krankheiten bringt, sondern dass gleichberechtigt zu den verschiedenen medizinischen Heilformen die Entwicklung des menschlichen Bewusstseins als wesentlicher Heilfaktor mit dazugehört. Außerdem bietet er eine außergewöhnliche Vielfalt vorbeugender Verfahren an, die Gesundheit erhalten und ein langes Leben fördern sollen.

Dies geht bereits aus der Übersetzung des Begriffes Ayurveda hervor. Das Wort Ayurveda stammt aus dem Sanskrit, einer uralten Gelehrtensprache, und besteht aus zwei Wurzeln: *ayus* und *veda*. Ayus bedeutet Leben, wobei die tiefere Bedeutung langes Leben enthalten ist. Veda heisst Wissen oder Wissenschaft.

Der Ayurveda ist also das Wissen vom Leben im Allgemeinen oder spezifischer die Wissenschaft vom langen Leben.

Die alten Überlieferungen und Texte des Ayurveda

Den alten Überlieferungen zufolge soll der Ayurveda den Menschen schon seit uralten Zeiten bekannt gewesen sein, und zwar in einer Hochkultur und Blütezeit der Menschheit im hinteren Asien, ausgehend vom Himalaya-Gebiet.

Das gesamte ayurvedische Wissen bestand aus einer großen Zahl von Versen und Hymnen, die über Jahrtausende mündlich in einer Meister-Schüler-Tradition überliefert wurden. Ein großer Arzt, der immer auch gleichzeitig Gelehrter war und auf einer sehr hohen Stufe des menschlichen Bewusstseins stand, wählte einen seiner begabtesten und besten Schüler aus und vermittelte ihm im Laufe seines Lebens die Gesamtheit seines Wissens. Diese großen Ärzte achteten peinlich genau darauf, dass alle Überlieferungen sorgsamst erhalten blieben: Die Schüler mussten die überlieferten Texte ihr Leben lang wörtlich auswendig lernen, damit sich keine Fehler einschlichen. Auf diese Weise wurde das Wissen konserviert und von Generation zu Generation weitergegeben und erst sehr viel später schriftlich niedergelegt.

Etwa im Jahre 700 v. Chr. schrieb der ayurvedische Arzt Charaka (sprich: Tscharaka) die »Charaka Samhita« (*samhita*: Ganzheit), auch heute noch das bedeutendste und vollständigste Standardwerk des Ayurveda. Ungefähr zur gleichen Zeit schrieb der Chirurg Sushruta (sprich: Schuschruta) seine »Sushruta Samhita«, ein Standardwerk, das natürlicherweise einen mehr chirurgisch orientierten Schwerpunkt hat und auf das in weiterentwickelter Form heute noch eine große Anzahl westlicher Operationstechniken und -geräte zurückgehen. Etwa 300 n. Chr. entstand dann Vagbhatas »Astangha Hridaya Samhita«, eine Zusammenfassung der beiden vorgenannten Schriften. Viele weitere Werke sind seit dieser Zeit entstanden und eine große Zahl von Kommentaren geschrieben worden. Die umfassendsten Werke jedoch, auf die sich heute noch praktisch alle Ayurveda-Studenten stützen, sind diese drei Klassiker.

Sanskrit – die Sprache der Veden und des Bewusstseins

Alle ayurvedischen Urtexte sind in Sanskrit niedergeschrieben, einer Sprache, die heute nur noch von Gelehrten als lebende, flüssige Sprache gesprochen wird. Mit dem Sanskrit hat es eine besondere Bewandtnis.

Im Sanskrit ist jede Silbe für sich allein genommen aussagefähig, das heisst, jeder Laut verfügt bereits über eine eigene vollständige Bedeutung. Bei mehrsilbigen Worten addieren sich also mehrere Einzelbedeutungen zur Gesamtbedeutung des jeweiligen Ausdrucks. Daher ist die Übersetzung von Sanskrit-Texten in eine andere Sprache ein sehr vielschichtiges Unterfangen: Um die vom ursprünglichen Verfasser gemeinte Bedeutung richtig auszuloten, muss der Übersetzer viel tiefer in die Materie eindringen, als dies sonst von ihm verlangt wird. Strenggenommen müsste er in der Lage sein, sich in das Bewusstsein des Autors versetzen zu können, um auch die tiefere Bedeutung des Textes richtig zu erfassen. Fast immer gibt es bei den Sanskrit-Texten verschiedene Möglichkeiten, ihre Bedeutung in eine andere Sprache zu übertragen.

Aus diesem Grund wird in diesem Buch absichtlich eine Reihe von Original-Sanskrit-Ausdrücken verwendet. Das ist für den Leser, der sich das erste Mal mit der Materie beschäftigt, anfangs vielleicht etwas mühsam. Aber es hat den großen Vorteil, dass Sie mit wachsendem Verständnis die Grundkonzepte des Ayurveda in ihrer Vielschichtigkeit und Tiefe verstehen können. Demgegenüber würde eine einfache deutsche Übersetzung der Sanskrit-Worte die wirkliche Bedeutung zu sehr auf einen Aspekt einengen und daher verfälschen.

Aber noch viel erstaunlicher ist folgende Tatsache, die ganz eng mit der Struktur des menschlichen Bewusstseins zusammenhängt. Menschen, die über ein sehr entwickeltes Bewusstsein verfügen, das weit über das normale Tagesbewusstsein eines durchschnittlichen Menschen hinausgeht (und auch alle Bereiche des sonst Unbewussten oder Unterbewussten mit einbezieht), verfügen oft über andere Wahrnehmungen, als sie uns vertraut sind. Viele dieser Menschen waren und sind von diesen Erfahrungen so beeindruckt, dass sie sie in der Stille ihres Bewusstseins für sich behalten, andere wiederum sprechen und schreiben darüber. Sie berichten uns, dass sie auf der subtilsten Ebene des Bewusstseins die feinsten, grundlegendsten Naturgesetze wahrnehmen und erfassen können. Häufig geschieht dies nicht nur durch das spontane Verständnis tiefer Wahrheiten allein, sondern ein Mensch hört und sieht diese subtilen Erkenntnisse auch in sprachlicher Form tief in seinem eigenen Bewusstsein. Die Formen, Laute und

Rhythmen, in denen sich ihm diese Grundmuster der Naturgesetze offenbaren, entsprechen erstaunlicherweise genau den Strukturen des Sanskrit. Dieses ist daher keine gewöhnliche Sprache, sondern gleichzeitig auch die Sprache oder der Gesang der Natur selbst. Menschen, die im Inneren ihres Bewusstseins diese Grundmuster der Natur wahrnehmen, erfahren dies immer auch in Rhythmen, die sie dann aufzeichnen können. So entstanden ursprünglich die einzelnen Hymnen der Veden, einer Textsammlung mit 36 verschiedenen Fachgebieten, die alle unterschiedliche Aspekte des Menschen und ihre Vervollkommnung beleuchten (siehe unten: »Die Ansätze des Maharishi Ayur-Veda«).

Dieses tiefere Verständnis der Veden ist äußerst bedeutsam. Bis vor nicht allzu langer Zeit glaubten die westlichen Sprachgelehrten nämlich, dass es sich bei den Veden um Dichtungen in Versform handele, die zur Zeit der indischen Hochkultur niedergeschrieben worden waren, ebenso wie andere uns überlieferte Epen aus alten Kulturen vergangener Zeiten.

Demgegenüber muss man bei intensiver Beschäftigung mit der Materie zu der Auffassung kommen, dass es sich hier um allgemeingültige Strukturen des menschlichen Bewusstseins handelt, die feinste Strukturen der Naturgesetze beschreiben und jederzeit wieder geschaut und wahrgenommen werden können.

Moderne Wissenschaftler, die die Veden unter diesem Gesichtspunkt überprüft haben, konnten Erstaunliches zutage fördern. So hat Tony Nader, ein Neurophysiologe, in intensiver Forschung unter Anleitung von Maharishi Mahesh Yogi (er wurde im Westen im Zusammenhang mit der Verbreitung der Bewusstseinstechnik der Transzendentalen Meditation bekannt) herausgefunden, dass alle Komponenten, Organe und Organsysteme des menschlichen Körpers, insbesondere die verschiedenen Teile des Nervensystems, eins zu eins mit den 36 Zweigen der vedischen Wissenschaft übereinstimmen. Diese Übereinstimmung ist hundertprozentig, sowohl im Aufbau als auch in der Funktion. Nervenganglien (Nervenknoten) und Gehirnstrukturen stimmen bis ins kleinste Detail mit dem strukturellen Aufbau der Veden und ihrer Bedeutung überein, wobei die Beschreibung in den Veden sich dabei minutiös mit den detaillierten Beschreibungen der modernen Gehirnforschung deckt. Diese faszinierenden Entdeckungen lassen nur einen einzigen Schluss zu: Die Gesetzmäßigkeiten, die den menschlichen Geist und Körper strukturieren, sind dieselben, die den Silben, Versen, Kapiteln und Büchern der Veden ihre Struktur verleihen.

Daher wird auch verständlich, dass der Ayurveda als zeitloses Wissen bezeichnet wird, so alt wie die Menschheit selbst. Es ist theoretisch immer wieder nachvollziehbar und neu erfahrbar; vorausgesetzt, das Nervensystem eines Menschen ist so verfeinert, dass ihm diese Wahrnehmungsebene ebenso zugänglich ist wie dem ursprünglichen Verfasser.

Auch aus diesem Grunde werden Sie in diesem Buch eine Reihe von Sanskrit-Ausdrücken finden. Der Klang des einzelnen Wortes prägt sich dabei automatisch in Ihr Bewusstsein ein und vertieft aufgrund der besonderen Struktur des Sanskrit ebenfalls seinen tieferen Sinn. Wenn nichts anderes angegeben ist, können Sie die Wörter übrigens genauso aussprechen, wie Sie sie lesen, da die Aussprache des Sanskrit der deutschen Aussprache weitgehend entspricht.

Der Ayurveda in der menschlichen Geschichte

Im Laufe der Jahrhunderte entwickelte sich der Ayurveda in verschiedene Richtungen. Einige Jahrtausende lang war er zuerst das einzige und ursprüngliche medizinische System Indiens und der angrenzenden Länder. Mehrmals in der Geschichte breiteten sich seine medizinischen Vorstellungen auch weiter in den Westen aus.

In Indien selbst war und blieb der Ayurveda über Jahrtausende die einzige mit Erfolg praktizierte Volksmedizin. Als die Moslems 1100 und 1200 n. Chr. Indien besetzten, wurde der Ayurveda für einige Jahrhunderte zwangsweise durch das islamische Heilverfahren ersetzt. 1833, während der englischen Kolonialherrschaft, schlossen die Engländer alle noch bestehenden ayurvedischen Schulen Indiens. Vor allem in den Städten setzte sich die Schulmedizin zunehmend durch. Verständlich, dass ein Teil des ayurvedischen Wissens auf diese Weise in den Hintergrund gedrängt wurde oder verloren ging. Heute bestehen die Schulmedizin und der Ayurveda in Indien nebeneinander, wobei sich immer noch etwa 80 Prozent aller Kranken vor allem in den ländlichen Bezirken mit ayurvedischen Methoden behandeln lassen.

Es gibt ayurvedische Universitäten und Ausbildungsstätten, Krankenhäuser, Ärztevereinigungen und jede Menge praktizierender Ayurveda-Ärzte (*vaidyas*), die sich auf überlieferte Traditionen beziehen. Aber es gibt daneben auch im heutigen Indien eine Erneuerung des ayurvedischen Wissens, der sich zunehmend mehr Ärzte anschließen.

Das gesamte Wissen des Ayurveda ist sehr vielschichtig und breitgefächert. Es enthält eine solche Fülle verschiedener Fachdisziplinen und therapeutischer Verfahren, dass auch hier im Laufe der Jahrhunderte eine zunehmende Spezialisierung und Zersplitterung stattgefunden hat. So gibt es heute beispielsweise ayurvedische Familientraditionen, die sich auf Kräuterheilkunde verstehen, andere wieder mehr auf ayurvedische Reinigungsverfahren und Bäder, wieder andere sind Spezialisten in der Pulsdiagnose oder in der Anwendung der Klangtherapie usw. Was aber zunehmend verlorenging, war die Gesamtheit der Verfahren in einer Hand und damit auch der ganzheitliche Ansatz dieses großartigen Systems beim Verständnis und der wirklichen Heilung des Patienten.

Der Maharishi Ayur-Veda heute

Im heutigen Indien nutzen die meisten ayurvedischen Ärzte nur eine sehr begrenzte Zahl der vielen vorbeugenden und therapeutischen Behandlungsmethoden des Ayurveda, die in den klassischen Texten empfohlen werden. Daher schien es immer wichtiger, die teilweise unverknüpften Therapierichtungen wieder zu einem sinnvollen Ganzen zusammenzufassen. In den wenigen letzten Jahrzehnten ist der Maharishi Ayur-Veda entstanden, der ständig weiterentwickelt und ausgebaut wird.

Der Maharishi Ayur-Veda hat es sich zur Aufgabe gesetzt, den ursprünglichen, ganzheitlichen Ayurveda in seiner Fülle wiederzubeleben, durch moderne wissenschaftliche Forschungen zu untermauern und zu verbreiten.

Seine Entwicklung ist auf Maharishi Mahesh Yogi zurückzuführen, der die uralte Bewusstseinstechnik der Transzendentalen Meditation in den Westen brachte. Der Titel *maharishi* (großer Seher) wurde ihm gegeben, da er in der Lage ist, feinste Strukturen der Veden in seinem Bewusstsein zu schauen und zu kommentieren und überdies andere Menschen zu lehren, diese Bewusstseinsebene ebenfalls zu entfalten.

Anfang der achtziger Jahre des letzten Jahrhunderts haben sich auf seine Anregung hin eine Reihe der berühmtesten und erfahrensten Ayurveda-Ärzte Indiens zusammengeschlossen, um den Ayurveda in seiner ursprünglichen Reinheit und Vollständigkeit zum Wohle der gesamten Menschheit wiederzubeleben. Diese Ärzte verfügen größtenteils über jahrzehntelange Erfahrung und umfassendes Wissen in einer oder mehreren Spezialdisziplinen des Ayurveda und kennen sich hervorragend in den alten Texten aus. Mit Hilfe von Sanskrit-Experten werden unter ihrer Anleitung die alten Texte neu übersetzt und die tiefere und umfassende Bedeutung herauskristallisiert. Bei dieser Feinarbeit sitzen viele dieser Ärzte in großen Konferenzen oft wochen- und monatelang zusammen. So werden nach und nach Fehler, die sich in den letzten Jahrhunderten eingeschlichen haben, wieder ausgemerzt und die ursprüngliche Körper-Geist-Medizin des Ayurveda zu voller Blüte gebracht. Der Maharishi Ayur-Veda bietet seit Jahrhunderten zum ersten Mal das ganze Spektrum ayurvedischer Weisheit wieder genauso an, wie es von den Maharishis des alten Indien geschaut wurde.

Darüber hinaus werden standardisierte Ausbildungsprogramme für Ärzte aus aller Welt strukturiert. Eine Reihe indischer Ayurveda-Ärzte, die häufig selbst Universitätsprofessoren sind, lassen es sich auch nicht nehmen, ihre westlichen Kollegen persönlich zu unterrichten. So ist es möglich, dass alle Aspekte des Ayurveda auch von Medizinern aus aller Welt durch gut strukturierte Fortbildungen und Ausbildungen erlernt werden können, wobei ein hoher Qualitätsstandard gesichert wird. Jeder westliche Arzt kann sich außerdem jederzeit des tiefen Fachwissens der indischen Vaidyas bedienen, wenn das für das Wohl eines von ihm betreuten Patienten sinnvoll ist, wie zum Beispiel bei der Therapie schwerer chronischer Krankheiten.

Ein dritter Zweig des Maharishi Ayur-Veda beschäftigt sich damit, das Wissen des Ayurveda den heutigen Erkenntnissen der Wissenschaft gegenüberzustellen. Diese interdisziplinären Vergleiche sind oftmals tief beeindruckend, weil der heutige Mensch gar nicht damit rechnet, dass diese alten Texte bereits (nur in anderen Begriffen) unsere neuesten Forschungen zum Beispiel auf dem Gebiete der Physik eindeutig beschreiben. Oft sind diese Zusammenhänge so abstrakt, dass man sie ohne entsprechendes Universitätsstudium kaum verstehen kann. Desto größer ist das Verdienst der

Wissenschaftler und Gelehrten, die daran arbeiten, diese Erkenntnisse allgemeinverständlich nachvollziehbar zu machen.

Selbstverständlich werden die Therapieformen des Maharishi Ayur-Veda auch moderner wissenschaftlicher Erforschung und Bestätigung unterzogen. Dieses vierte Standbein hilft, die Anwendung des Ayurveda auch nach heute geforderten wissenschaftlichen Kriterien abzusichern. Weltweit arbeitet eine zunehmende Zahl interessierter Forscher daran, in die tieferen Geheimnisse des Ayurveda einzudringen und ihre Wirkungen auf den Menschen zu erschließen.

Die gesammelten Erkenntnisse und Ergebnisse sowie die medizinischen Erfahrungen der behandelnden Ayurveda-Ärzte werden wiederum in weltweiten Maharishi Ärzte-Vereinigungen, Kongressen und Fortbildungen ausgetauscht und verbreitet.

Die Ansätze des Maharishi Ayur-Veda

Die alten, klassischen Texte überliefern uns eine große Anzahl verschiedener vorbeugender und heilender Verfahren. Diese kann man den vier übergeordneten Bereichen zuordnen:

Geist
Körper
Verhalten
Umgebung

Sie alle wollen schwerpunktmäßig den Menschen als Ganzes in ein harmonisches Gleichgewicht bringen und genau dort, wo sich Störungen eingeschlichen haben, die Ursache herausfinden und entsprechend behandeln.

Meist sind bei einer Störung mehrere Teilaspekte, die die Gesundheit eines Menschen ausmachen, in Unordnung geraten. Logischerweise wird man daher bei der Therapie ebenso verschiedene heilende Verfahren einbeziehen, um die Harmonie eines Menschen mit sich selbst und seiner Umgebung wiederherzustellen.

Ansätze des Maharishi Ayur-Veda

Bewusstsein:
Kapitel 2.9 »Transzendentale Meditation« (TM)
Kapitel 10.3 »Meditation für Kindergarten- und junge Schulkinder«

Intellekt:
Kapitel 2.16, Abschnitt »Geistige Rasayanas«

Gefühle:
Kapitel 11.1 »Geistige Rasayanas für die junge Generation«
Kapitel 11.4, Abschnitt »Liebe und Mitgefühl«

Sprache:
Kapitel 11.2 »Lebensförderliches Verhalten«

Gandharva-Veda-Musiktherapie:
Kapitel 3.9 »Gandharva-Veda: die Heilkraft der Klänge«
Kapitel 6.1, Abschnitt »Gandharva-Veda für die Kleinsten«
Kapitel 10.4 »Das Einschlafritual«

Sinne:
(Aroma- und Farbtherapie)
Kapitel 3.8 »Aromatherapie«
Kapitel 11.4 »Körper und Geist kultivieren«

Neuromuskuläre Integration:
Kapitel 3.5 »Körper- und Schönheitspflege«
Kapitel 3.6 »Yoga-Haltungen für Körper und Geist«

Ayurvedische Reinigungstherapie:
Kapitel 2.6 »Panchakarma für die zukünftigen Eltern«

Ernährung:
Kapitel 2.10 »Ernährung für werdende Mütter und Väter«
Kapitel 9.2 »Spezielle Nahrungsempfehlungen – nicht nur für Kinder«

Kräuter- und Mineralpräparate:
Kapitel 2.12 »Nahrungsergänzungen zur Vorbeugung und Heilung von Krankheiten«

Verjüngung durch Rasayanas:
Kapitel 2.16 »Rasayanas zur Erhöhung der Fruchtbarkeit«

Verhalten:
Kapitel 3.7 »Leben im Einklang mit biologischen Rhythmen«

Pulsdiagnose:
Kapitel 1.5 »Subdoshas, Dhatus und die Pulsdiagnose«
Kapitel 12.7 »Pulsdiagnose für Pfiffige«

Jyotish – die vedische Astrologie:
Kapitel 2.18 »Maharishi Jyotish – Familienplanung und der Einfluss der Gestirne«
Kapitel 3.18 »Namenwahl«
Kapitel 12.8 »Jyotish für Kinder«

Yagya:
(Vedische Verfahren zur Balancierung der Planenten)
Siehe die zu Jyotish genannten Kapitel.

Umwelt:
(Bauweise von Häusern, Gartenanlagen, Städteplanung)
Kapitel 3.20 »Einrichten des Babyzimmers, letzte Vorbereitungen«

Globale Gesundheit:
(Bewusstseinstechniken, um kollektiven Stress abzubauen)
Kapitel 13 »Kollektive Gesundheit«

Um einen ersten Eindruck über seine therapeutische Vielfalt zu geben, seien die Ansätze des Maharishi Ayur-Veda, die in diesem Buch vorkommen – zunächst ohne tiefere Erläuterung –, bereits an dieser Stelle aufgeführt.

Im Laufe des Buches werden Sie diese Fachgebiete im Leben von Müttern, Vätern und Kindern genauer kennen lernen. Um das Auffinden zu erleichtern, sind jedem Ansatz die Kapitel und Unterkapitel zugeordnet, in denen er später im Buch ausführlich dargestellt wird.

Alle aufgeführten ayurvedischen Verfahren wirken grundsätzlich sowohl vorbeugend als auch heilend.

Der Schwerpunkt liegt im Maharishi Ayur-Veda eher darauf, Ungleichgewicht und Krankheiten zu vermeiden, indem eine Harmonie von Körper, Geist, Verhalten und Umgebung angestrebt wird. Dies ist verständlicherweise wesentlich einfacher und mit weniger Aufwand möglich, als wenn ein länger bestehendes Ungleichgewicht bereits zu einer Krankheit oder tiefersitzenden Störungen geführt hat.

Nichtsdestoweniger werden die einzelnen Verfahren jedoch auch therapeutisch eingesetzt, wenn ein Mensch also bereits krank ist. Die Zusammenstellung und Durchführung einer auf den einzelnen und das spezielle Krankheitsbild zugeschnittenen Therapie umfasst in der Regel mehrere der aufgeführten Ansätze und gehört in die Hand eines erfahrenen Ayurveda-Arztes.

Der Vielseitigkeit der einzelnen Verfahren steht jedoch ein einheitliches Grundkonzept über die Entstehung der Materie und der Schöpfung gegenüber, das selbstverständlich auch den Menschen als einen Teil der Schöpfung mit einbezieht. Dieses Grundkonzept verbindet die auf den ersten Blick so unterschiedlichen Heilverfahren sinnvoll miteinander.

Der Ursprung des Maharishi Ayur-Veda

Wenn man das erste Mal wörtlich in den klassischen Texten liest, wie der Ayurveda ursprünglich entstanden sein soll, hat man den Eindruck, es handele sich um ein Märchen aus uralter Zeit:

»Vor langer, langer Zeit geschah es im Himalaya-Gebiet, als Krankheiten noch gänzlich unbekannt waren, dass erstmals körperliche Leiden auftraten. Diese schufen nach und nach Hindernisse bei geistigen Übungen, bei Fasten und Enthaltsamkeit, bei der Beachtung religiöser Verrichtungen und verringerten die Lebensspanne der Menschen. Daraufhin versammelten sich die Maharishis *(große Seher, die in innerer Schau feinste Zusammenhänge der Schöpfung wahrnehmen können)* aus Mitgefühl für alle Geschöpfe an einem dafür günstigen Abhang des Himalaya.

51 dieser Weisen, die namentlich erwähnt und deren Bewusstseinszustand mit den blumigsten Worten auf das höchste gepriesen werden, versammelten sich dort zu tiefer Meditation. Auf diese Weise wollten sie ergründen, wie die Hindernisse für das Wohlergehen der Menschheit zu beseitigen seien. Ein großer Seher mit Namen Bharadwaja wurde von den Weisen auserwählt, zu Indra zu gehen. *(Dies steht symbolisch dafür, dass er sich auf der Basis der Gruppenmeditation der anderen Weisen in den tiefsten Bewusstseinszustand versetzen konnte.)* Auf feinster Bewusstseinsebene nahm er die Ursache für die Krankheiten wahr, die die Stärke der Menschen unterhöhlte. Bharadwaja vermittelte in aller Demut die Botschaft aller Rishis und sprach: ›Krankheiten sind erschienen, die Ängste bei allen Kreaturen hervorrufen. Daher, oh Herr aller Götter, offenbare mir die wahren Maßnahmen für ihre Beseitigung!‹

Als Indra die tiefe Intelligenz dieses Maharishi sah, entfaltete er vor ihm die Gesamtheit des Ayurveda in wenigen Worten. *(Das heisst, das Bewusstsein des Maharishi Bharadwaja war so sehr erweitert, dass er die höchste Wahrheit gleichsam in verdichteter Form wahrnehmen und später wiedergeben konnte.)*

Der von Bharadwaja geschaute Ayurveda umfasste das Wissen über die Entstehung der Krankheiten, ihrer Symptome, der verschiedenen therapeutischen Maßnahmen für Kranke und Gesunde, das schon seit unendlichen Zeiten fortbestand und bereits dem Schöpfer (Brahma) selbst bekannt war. Der intelligente und tiefgegründete Weise nahm den endlosen Ayurveda in kurzer Zeit richtig und vollständig in sich auf. Er überlieferte ihn in seinem unendlich langen und glücklichen Leben den anderen Weisen. So erhielten auch diese die Wissenschaft zur Verlängerung des Lebens von Bharadwaja. Sie selbst befolgten alle diese Wahrheiten und erhielten dadurch höchstes Wohlergehen und eine unvergängliche Lebensspanne.« (Charaka Samhita, Kap. 1, Vers 6–29.)

Bewusstsein und Wissenschaft

Diese einleitende Beschreibung aus der »Charaka Samhita« bietet uns eine Erklärung dafür, worüber man sich mit zunehmender Erfahrung mit dem Maharishi Ayur-Veda als moderner Mensch nur wundern kann: die Vollständigkeit und Richtigkeit seiner Verfahren sowie das tiefe Wissen über grundlegende Zusammenhänge, das uns diese alten Seher überliefert haben.

Unserem westlichen Wissenschaftsverständnis zufolge gehen wir im Regelfall davon aus, dass frühere Kulturen gar nicht über Erkenntnisse verfügen konnten, die denen der modernen Naturwissenschaften vergleichbar sind. Und erst recht nicht, dass das ihnen bekannte Wissen unserem heutigen Wissensstand sogar überlegen gewesen sein könnte. Denn in diesen alten Zeiten fehlten nach unserer Auffassung die technischen Hilfsmittel und systematischen Methoden, auf die uns heutzutage vertraute experimentelle Weise tiefer in die Zusammenhänge der Materie einzudringen. Maharishi Bharadwaja benutzte, um sein Wissen zu erfassen, keine Reagenzgläser, keine komplizierte Maschinerie, keinen systematischen Testaufbau und keinen Doppelblindversuch, sondern sein störungsfrei arbeitendes Bewusstsein.

Viele Menschen neigen heute noch dazu, Dinge, die sie weder sehen oder die bisher noch nicht wissenschaftlich bewiesen sind, als Unsinn oder Aberglauben abzutun. Ein unkritischer »Wissenschaftsglaube« kann jedoch durchaus Gefahren in sich bergen. Ein eklatantes Beispiel der modernen Medizin zeigt eindrucksvoll, wie richtige wissenschaftliche Teilergebnisse durch falsche Verknüpfungen ganze Bevölkerungsgruppen in die Irre führen können. Bei dieser Geschichte wurde auch meine eigene »Wissenschaftseinschätzung« auf unrühmliche Weise auf die Probe gestellt.

Können Sie sich an den Beginn der Cholesterin-Debatte Anfang der siebziger Jahre der letzten Jahrhunderts erinnern? Damals wurden die ersten wissenschaftlichen Erkenntnisse über den Zusammenhang hoher Cholesterinspiegel im Blut, Arteriosklerose (Verkalkung von Blutgefäßwänden) und Herzinfarkt, damals wie heute der »Killer Nr. 1« westlicher Industrienationen, in den Massenmedien aufgegriffen. Der aufgrund wachsenden Wohlstands stark gesteigerte Pro-Kopf-Fettverzehr wurde als Ursache für wachsende Serum-Cholesterinspiegel und damit für die zunehmende Herzinfarktanfälligkeit der Bevölkerung verantwortlich gemacht. Da man herausgefunden hatte, dass Butter besonders viel Cholesterin enthält, wurde der auf den ersten Blick logische, aber dennoch falsche Schluss gezogen, dass besonders der Butterkonsum die schädlichen Wirkungen auf die Arterienwände verstärkt. In der Bundesrepublik Deutschland wurde – auch von Regierungsseite unterstützt – ein großer Feldzug gegen die »gute deutsche Butter« eingeleitet, in der löblichen Absicht, die Volksgesundheit auf diese Weise zu verbessern. Empfohlen wurde statt dessen der Verzehr von Margarine.

Zwischenzeitlich hatte man den Wert der sogenannten essentiellen, hoch ungesättigten Fettsäuren kaltgepresster Öle erkannt: Diese Fettsäuren zeigten bei wissenschaftlichen Experimenten, dass sie Cholesterinverbindungen aus den Arterienwänden wieder herauslösen können. Was also lag näher, als dass ernährungsbewusste Zeitgenossen Margarinesorten mit einem möglichst hohen Anteil hoch ungesättigter Fettsäuren entwickelten und auf den Markt brachten?

Ungefähr um diese Zeit trug sich folgende Begebenheit in meinem eigenen Leben zu. Ich selbst war junge Medizinstudentin und an Ernährungsfragen wie auch an ersten eigenen Erfahrungen wie Meditation und Persönlichkeitsentwicklung brennend interessiert. Nichtsdestoweniger jedoch eine hingebungsvolle Verfechterin neuester naturwissenschaftlicher Erkenntnisse und durch jede neue Entdeckung aus dem medizinischen Bereich zu begeistern und zu beeindrucken. Auf der anderen Seite hatte ich mich so weit mit Bewusstseinstechniken befasst, dass ich willens war, auch die Art, durch innere Schau verlässliche Erkenntnisse zu gewinnen, als gültig anzuerkennen. Überdies ging ich davon aus, dass diese erweiterten Eigenschaften des Bewusstseins bei Maharishi (dem Begründer der Transzendentalen Meditation), der sich damals ständig in Europa aufhielt, entwickelt waren. Ein Freund berichtete mir nun, dass Maharishi bei einer Gelegenheit nach seiner Meinung über die Schädlichkeit von Butter befragt, ganz entspannt sagte, man solle weiter Butter essen, weil sie gesünder sei als Margarine. Ich dachte im Stillen: »Da sieht man, was so ein Weiser sehen kann: Neueste wissenschaftliche Erkenntnisse scheint er nicht ergründen zu können!« So unerschütterlich schien mir der neueste Stand der medizinischen Wissenschaft.

Doch hier bahnten sich in der Folgezeit zusätzliche Erkenntnisse an. Schon nach kurzem fand man heraus, dass es verschiedene Cholesterin-Anteile gibt: solche, die die Arterienwände vor Verkalkungen schützen (die sogenannten high density-Fett-Eiweißkörper, besonders dichte Fettsäure-Moleküle, kurz HDL genannt), und andere, die die Arteriosklerose begünstigen (low density-Lipoproteine, also Cholesterine mit niedriger molekularer Dichte, kurz LDL). Interessanterweise erwies sich Butter als eines der Nahrungsmittel, die im Verhältnis einen sehr hohen Anteil an HDL, also schützendem Cholesterin, aufwiesen. Diese Erkenntnis kam jedoch so spät, dass die Begeisterung für hoch ungesättigte Fettsäuren und Margarine kaum noch zu bremsen war.

Aber unsere Geschichte ist noch nicht zu Ende. In jüngster Zeit macht in der Medizin wie in den Massenmedien eine ganz andere medizinische Entdeckung von sich reden: die sogenannten freien Radikale, von denen später noch die Rede sein wird (siehe Kapitel 2.16 »Rasayanas zur Erhöhung der Fruchtbarkeit«). Dies sind hoch aggressive Sauerstoff-Moleküle, die der Körper selbst produziert oder durch Außeneinflüsse aufnimmt. Die Mediziner machen sie heute für das Entstehen einer großen Zahl von Krankheiten verantwortlich wie zum Beispiel Arthrosen (degenerativer Gelenkverschleiß), Krebserkrankungen sowie für den Alterungsvorgang schlechthin. Dabei ergaben sich über die Ursachen der Arteriosklerose neue Erkenntnisse. Zuerst schädigen freie Radikale die Gefäßwände, rauen sie auf, und erst an den so vorgeschädigten Arterien lagern sich Cholesterine ein.

Und nun kommt die vorerst letzte Pointe dieses Abschnitts medizinischer Wissenschaft: Welche Substanzen produzieren einen besonders großen Anteil freier Radikale im menschlichen Körper? Hoch ungesättigte Fettsäuren, also genau diejenigen Substanzen, die man jahrelang mit der Nahrung zugeführt hatte, um Arteriosklerose zu vermeiden ...

Und die Moral von der Geschicht'?

Jede wissenschaftliche Erkenntnis zeigt einen Ausschnitt der Wahrheit. Viele Teilaspekte zusammen ergeben wie in einem Puzzlespiel das richtige Gesamtbild. Aber wir sollten trotz unseres wissenschaftlichen Zeitalters nicht vergessen, dass auch heute noch sehr viele Puzzleteile ihrer Entdeckung harren und das bereits vorhandene Wissen abrunden und oftmals völlig verändern werden.

Bewusstsein und Maharishi Ayur-Veda

Bei näherer Beschäftigung mit dem Maharishi Ayur-Veda überrascht seine tiefe Weisheit und innere Systematik. Die einleitende Schilderung von Maharishi Bharadwaja kann uns zeigen, dass mit einem erweiterten menschlichen Bewusstsein Zusammenhänge mindestens genauso richtig und verlässlich wahrgenommen werden können wie mit den Methoden der modernen Medizin. Ohne die Fähigkeit zu innerer Schau und Erkenntnis wäre die Vollständigkeit und jahrtausendelange Gültigkeit des Ayurveda nicht nachvollziehbar und bliebe unverständlich. Aus diesem Zusammenhang heraus wird begreiflich, dass dem Maharishi Ayur-Veda ein anderer Stellenwert beigemessen wird als anderen medizinischen Systemen.

Während viele Erkenntnisse der Naturheilverfahren und der modernen Medizin von Forschern im normalen Tagesbewusstsein durch logische Überlegungen herausgefunden wurden und durch medizinische Experimente immer weiter ausgebaut, erweitert, berichtigt und überprüft werden können, existiert das ayurvedische Wissen sozusagen als erfahrbare Struktur der Naturgesetze innerhalb des menschlichen Bewusstseins (siehe Kapitel 3.9 »Gandharva-Veda: die Heilkraft der Klänge«).

Der Maharishi Ayur-Veda geht davon aus, dass jeder Mensch einen Bewusstseinszustand entwickeln kann, der ihm erlaubt, fehlerfrei und wiederholbar die feinsten Mechanismen der Schöpfung wahrzunehmen. Dieser Bewusstseinszustand wird normalerweise nur unter günstigen Bedingungen erlangt und braucht lange Zeit, bis er dauerhaft und verlässlich entwickelt ist. Aber immer wieder gab es zu allen Zeiten und in allen Teilen der Erde Menschen, die über dieses unerschütterliche, erweiterte und fehlerfreie Bewusstsein verfügen. Ihre Aussagen und Wahrnehmungen gehen weit über die eines durchschnittlichen Menschen hinaus und haben einen Wahrheitsgehalt, der von Menschen gleicher Bewusstseinsebene bestätigt und immer wieder nachvollzogen werden kann.

Vergleicht man den experimentellen Weg, sich Wissen zu erschließen, mit der Möglichkeit, Erkenntnisse mit einem erweiterten Bewusstseinszustand aufzunehmen, sollten sich beide Ansätze in ihren Ergebnissen decken. Der Maharishi Ayur-Veda geht davon aus, dass es einen subjektiven und einen objektiven Weg gibt, Wissen zu erlangen. Diese beiden Möglichkeiten schließen sich jedoch nicht gegenseitig aus. In der heutigen Zeit ist es äußerst sinnvoll, dass auch die subjektiv gewonnenen Erkenntnisse wissenschaftlich überprüft werden. Da das Tagesbewusstsein erfahrungsgemäß starken Schwankungen unterworfen sein kann und viele Fehlerquellen enthält – »Irren ist menschlich!« –, ist es richtig und notwendig, dass sich die medizinische Wissenschaft entwickelt hat, um durch genau kalkulierte Überprüfungen die Fehlerquote möglichst gering zu halten.

Dies erhöht die Sicherheit bei der Anwendung der in tiefer Schau gesammelten Erkenntnisse. An der systematischen Überprüfung in der äußeren Welt zeigt sich nämlich, ob die inneren Erfahrungen tatsächlich richtig und jederzeit objektiv nachprüfbar sind. (Und man kann sie nicht zuletzt gegen Scharlatanerie abgrenzen, die im so schwer nachvollziehbaren Bereich des Bewusstseins theoretisch immer möglich ist.)

1.2 Der Bauplan des menschlichen Köpers und Geistes

Der Maharishi Ayur-Veda basiert auf einem umfassenden Weltbild, in dem der Mensch als Teil der gesamten Schöpfung verstanden wird.

Die *rishis*, die Seher aus dem Himalaya, haben zwei verschiedene Bereiche innerhalb der Schöpfung unterschieden: das Absolute, Unveränderliche sowie das Relative, das sich ständig ändert, jedoch aus dem absoluten Bereich hervorgeht. Innerhalb der beiden Bereiche absolut – relativ bzw. unveränderlich – veränderlich haben die Weisen in ihrer inneren Schau des Gesamtkosmos eine Fülle verschiedener Einzelheiten wahrgenommen. Sie beschreiben in minutiösen Schritten, wie sich die gesamte Materie aus dem Bereich des reinen Bewusstseins entwickelt, aufrechterhält und sich auch von diesem Bereich aus umstrukturieren lässt. (Die faszinierenden Strukturen auf der feinsten Ebene sprengen den Rahmen dieses Buches. Wollen Sie sich intensiver damit beschäftigen, können Sie diese Details in verschiedenen Maharishi Ayur-Veda-Kursen kennen lernen.)

Die Rishis erfuhren das reine Bewusstsein als den eigentlichen Ursprung der Schöpfung, aus dem sich alle anderen Strukturen innerhalb des Kosmos entfalten. Es ist die Basis für alle Dinge in der äußeren Welt, die wir normalerweise mit unseren Sinnen wahrnehmen. Dieser stille, unveränderliche Bereich am Urgrund aller Dinge wird in den klassischen Texten als Samhita (Ganzheit) bezeichnet. Im Zustand der Samhita befindet sich

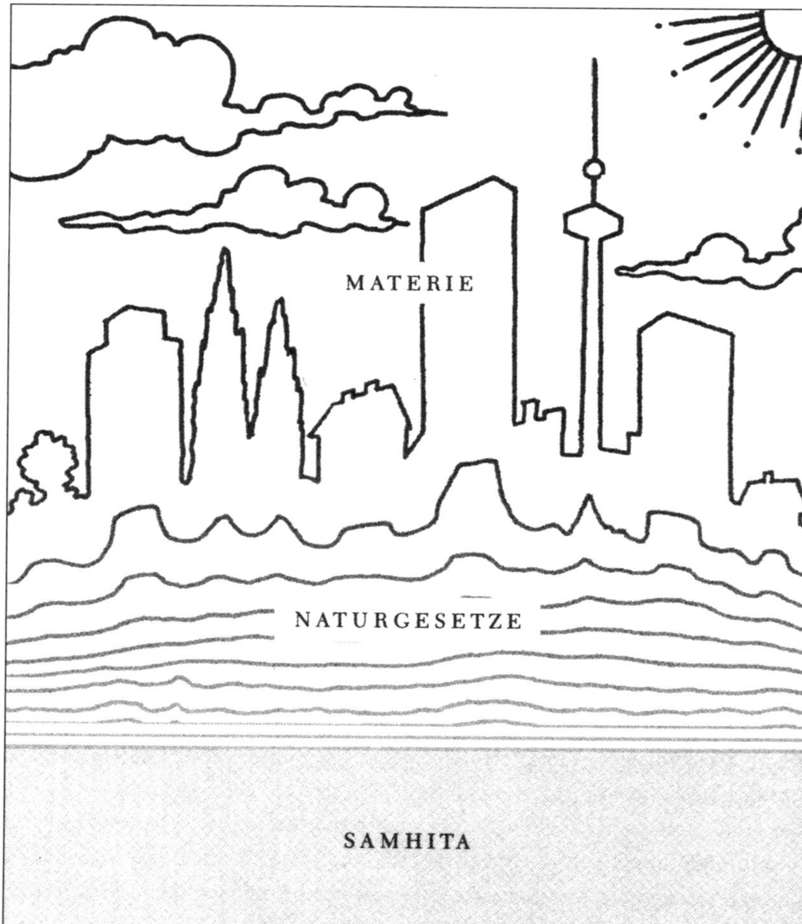

Entfaltung der Naturgesetze aus dem Bereich des reinen Bewusstseins. Reines Bewusstsein, der unmanifeste Ursprung aller Naturgesetze, entfaltet aus sich heraus zuerst acht grundlegende Werte der Natur, die auf der subjektiven Ebene Ego, Geist, Intellekt und die fünf Sinne sind. Das Zusammenwirken und die Kombination dieser acht Werte strukturieren die Naturgesetze. Daraus entsteht die manifeste Gestalt der Schöpfung.

die gesamte äußere Schöpfung sozusagen als Möglichkeit oder in Samenform.

Erstaunlicherweise entspricht der Zustand von Samhita oder das reine Bewusstsein genau dem vor Jahren in der Physik postulierten Vereinheitlichten Feld aller Naturgesetze. Westliche Forscher drangen im Laufe der letzten Jahrzehnte in immer feinere Bereiche der Materie ein. Noch im ersten Drittel des letzten Jahrhunderts waren unsere Physiker ebenso wie die alten Griechen davon überzeugt, dass das Atom die kleinste untrennbare Einheit der Materie sein müsste. Mit wachsenden technischen Möglichkeiten konnte man jedoch immer kleinere Bruchstücke der Atome experimentell untersuchen. Zuerst waren dies immer noch zunehmend feinere und kleinere Materieteilchen, später jedoch handelte es sich nur noch um Lichtemissionen (Ausstrahlungen von Licht) oder sich drehende Schwingungen, die sogenannten Spins.

Den Bereich des Vereinheitlichten Feldes kann man bis zum jetzigen Zeitpunkt durch Experimente nicht sichtbar machen, aber aufgrund theoretischer Ableitungen beschrieben ihn die Physiker genau und ordneten ihm bestimmte Eigenschaften zu. Sie definieren das Vereinheitlichte Feld als denjenigen Bereich in der Schöpfung, aus dem sich alle Naturgesetze entfalten und der allen Erscheinungsformen des Weltalls zu jedem Augenblick gleichermaßen und unveränderlich zugrunde liegt.

Setzt sich das Vereinheitlichte Feld selbst in Bewegung, verdichten sich die daraus entstehenden Schwingungsmuster immer mehr – so entstehen aus feinsten Schwingungen und Feldern in systematisch aufeinander aufbauenden Schritten nach und nach atomare Teilchen, die sich zu Atomen zusammenfinden, und daraus Moleküle, die Bausteine der menschlichen Zellen. Diese verbinden sich zu Gewebestrukturen, letztendlich zu Organen und zum menschlichen Körper.

Genau diese Aussage haben die alten Rishis über die Samhita, den Ursprung der Schöpfung, gemacht, mit dem großen Unterschied, dass sie aufgrund persönlicher Erfahrung davon ausgingen, dass dieser Bereich gleichzeitig auch die Basis des menschlichen Bewusstseins ist. Darüber hinaus kannten sie eine Anzahl verschiedener Bewusstseinstechniken, um diese stille Ebene im menschlichen Bewusstsein praktisch zu erfahren und zu beleben. Und sie beschrieben die subjektive Erfahrung des Bereichs des Vereinheitlichten Feldes als die Erfahrung von Glückseligkeit, Liebe, Ausdehnung, Quelle allen Wissens (Intuition), sich mit allem anderen in der Schöpfung verbunden fühlen. Je mehr die Erfahrung des Vereinheitlichten Feldes im menschlichen Bewusstsein belebt wird, desto stärker wird diese Schatzkiste positiver Qualitäten und Lebensgefühle automatischer Bestandteil des täglichen Lebens.

Fazit: Niemand wird bezweifeln, dass der Mensch aus handfester Substanz besteht, wir können ihn sehen, riechen, hören, kurz mit all unseren fünf Sinnen ausmachen. Genauso unzweifelhaft ist aber auch, obwohl wir uns dessen im Alltagsleben nur selten bewusst sind, dass sich jeder Mensch gleichzeitig aus diesem unsichtbaren und unbewegten, alles durchdringenden Feld ständig wieder aufs Neue erschafft. Diese tiefe Wahrheit, mit der die Menschen mit einem verfeinerten Bewusstsein schon von alters her vertraut waren, dämmert uns Westlern erst heute: Die Materie, die uns so greifbar sicher erscheint, ist pure Illusion. Der Abstand eines Elektrons vom Atomkern ist im Verhältnis genauso groß wie der des Mondes von unserer Erde. Damit besteht jeder von uns hauptsächlich aus luftleerem Raum, aus einer intelligenten Verbindung von Lücken. Überdies tauschen wir pausenlos Atome mit unserer Umgebung aus. Nach einem Jahr finden sich nur zwei Prozent der Atome in unserem Organismus, die zuvor darin enthalten waren. Trotzdem bestehen wir als unverwechselbares Individuum weiter!

Damit all die unzähligen Atome immer wieder richtig an ihren Platz finden und all die zigtausend Stoffwechselschritte in unserem Organismus fehlerfrei ablaufen können, braucht es eine Steuerung, einen zarten Bauplan. Mit einem Wort, es braucht das Bewusstsein, das sich nach geordneten Mustern in Schwingung versetzt und dadurch einen ganzen Menschen mit all seinen unverwechselbaren Eigenschaften bildet.

Und genau darum geht es im Maharishi Ayur-Veda: Wie sind die ordnenden Kräfte beschaffen, die allem in der Schöpfung zugrunde liegen? Wie kann man sie zum Wohle der Menschen, für ein langes Leben und eine gute Gesundheit einsetzen?

1.3 Die drei Doshas – Welcher Typ bin ich?

Das letzte Kapitel über den Bereich aller Naturgesetze im menschlichen Bewusstsein könnte unter dem Motto stehen: »Alle Menschen sind gleich!« Denn die Rishis haben dieselben Grundstrukturen für jeden Menschen wahrgenommen, klassifiziert und uns überliefert.

Trotzdem ist das Gegenteil genauso wahr und springt auf den ersten Blick sogar deutlicher ins Auge: »Alle Menschen sind verschieden!« Für den Ayurveda bilden beide Aussagen keinen Widerspruch: Die energetischen Grundstrukturen und geistigen Grundbausteine der Materie, also auch des Menschen, sind identisch; diese grundlegenden Schwingungsmuster ergeben trotzdem eine höchst individuelle Ausdifferenzierung.

Die Besonderheiten jedes einzelnen Menschen sind im Maharishi Ayur-Veda sogar besonders wichtig. Wenn Sie eine ayurvedische Sprechstunde aufsuchen, wird Ihnen dies gleich auf den ersten Blick deutlich. Der Arzt wird sich bei der Diagnose besonders viel Zeit für Sie nehmen. Und er wird Ihnen jede Mengen Fragen stellen, die Sie sonst von einem Arzt nicht erwarten: Wie Ihr Stuhlgang aussieht, wie Sie mit Problemen umgehen, welche Art von Träumen Sie haben, welche Speisen mit welchen Geschmacksrichtungen Sie am liebsten mögen und vieles mehr, was vielleicht für Sie keinen sichtbaren Zusammenhang haben mag. Zusätzlich untersucht der Arzt Sie sehr gründlich. So sieht er sich zum Beispiel die Zunge und die Fingernägel an, untersucht die Augen, den Körperbau und den Gesichtsschnitt, ebenso wie er die Beschaffenheit Ihrer Haut und Gelenke einer Prüfung unterzieht. Sicherlich wird er auch eine Pulsdiagnose vornehmen und das alles auch dann, wenn Sie vielleicht nicht einmal eine offensichtliche Krankheit haben.

Mit all diesen Einzelheiten bestimmt der Arzt Ihren individuellen Konstitutionstyp nach ayurvedischen Kriterien. Er geht davon aus, dass jeder Mensch verschieden ist, nicht nur was sein Aussehen, sondern auch was seine Psyche und seine Stoffwechselmuster betrifft. Erst wenn diese Besonderheiten ein abgerundetes Bild ergeben, kann eine sinnvolle Therapie für den einzelnen Patienten maßgeschneidert werden. Da er das ganz besondere, einzigartige Element des Einzelnen berücksichtigt und in ein bewährtes System einordnet, bietet der Arzt individuelle und damit tiefgreifende Hilfsmaßnahmen an, um das seelisch-körperliche Gleichgewicht wiederherzustellen.

Im Ayurveda weiß man, dass jeder Mensch über eine individuelle Konstitution verfügt, die ihn von anderen Menschen unterscheidet. Kennt man diese individuelle Konstitution, kann man auch die Besonderheiten seines Stoffwechsels, seines Verhaltens, seiner Stimmungen und Eigenarten besser verstehen. Und jeder Einzelne kann dann genauer erkennen, wann er in Harmonie mit sich und seiner Umwelt ist oder wann er beginnen sollte, etwas für sein Gleichgewicht und seine Gesundheit zu tun.

Die Einteilung und Beschreibung der individuellen Konstitution basiert auf den drei *doshas*: *vata, pitta* und *kapha*. Diese können als feinste Stoffwechsel- und Strukturprinzipien des menschlichen Körpers verstanden werden. Betrachten Sie noch einmal die vorhergehende Abbildung. Die Doshas sind die strukturierenden Kräfte, die Naturgesetze auf einer sehr feinen Ebene, noch ganz nah dem Bereich der Samhita. Sie bestimmen die Art und Weise, in der die Materie sich verdichtet, ihre formgebenden Kräfte bilden die Organe und regulieren ihr Zusammenspiel mit all ihren Funktionen. Sie entsprechen drei steuernden Energien, die allen körperlichen und geistigen Funktionen zugrunde liegen. Ihr harmonisches, ungestörtes Zusammenspiel bildet im Maharishi Ayur-Veda die wichtigste Voraussetzung für körperliche und geistige Gesundheit. Umgekehrt müssen die drei Doshas wieder ins Gleichgewicht gebracht werden, wenn Krankheiten vorhanden sind.

Um die drei Doshas näher kennen zu lernen, können Sie mit den folgenden, einfachen Fragen feststellen, welcher Konstitutionstyp bei Ihnen dominiert.

So wird es gemacht: Beantworten Sie alle Fragen der drei Bereiche. Kreuzen Sie dort an, wo Ihre Aussagen im Allgemeinen, etwa generell im letzten Halbjahr – nicht nur für die letzten Tage oder Wochen – zutreffen. Die Ziffer 0 bedeutet »Nein, stimmt überhaupt nicht«, die Ziffer 6 bedeutet »Ja, stimmt genau«. Die anderen Bewertungspunkte liegen dazwischen.

Vata

Vata ist das Bewegungsprinzip. Ausgewogenes Vata bedeutet Energie, Wachheit, Schnelligkeit und Kreativität.

Testabschnitt Vata	**nein**						**ja**
Ich bin lebhaft und begeisterungsfähig.	0	1	2	3	4	5	6
Ich bin gesprächig.	0	1	2	3	4	5	6
Ich werde leicht aufgeregt.	0	1	2	3	4	5	6

Ich werde leicht ängstlich und besorgt.	0 1 2 3 4 5 6
Es fällt mir schwer, Entscheidungen zu treffen.	0 1 2 3 4 5 6
Ich handle schnell.	0 1 2 3 4 5 6
Ich gehe schnell.	0 1 2 3 4 5 6
Ich kann Neues schnell aufnehmen.	0 1 2 3 4 5 6
Ich kann schlecht auswendig lernen und behalten.	0 1 2 3 4 5 6
Ich schlafe schlecht ein und wache zwischendurch oft auf.	0 1 2 3 4 5 6
Ich habe oft trockene Haut, besonders im Winter.	0 1 2 3 4 5 6
Ich bekomme leicht kalte Hände und Füße.	0 1 2 3 4 5 6
Kaltes Wetter ist mir ungemütlich.	0 1 2 3 4 5 6
Ich neige zu Blähungen oder Verstopfung.	0 1 2 3 4 5 6
Ich habe einen leichten Körperbau und nehme schwer zu.	0 1 2 3 4 5 6
Summe der Bewertungspunkte:	________

Pitta

Pitta ist das Hitze- und Stoffwechselprinzip. Ausgewogenes Pitta sorgt für gute Verdauung, klaren Intellekt und Zufriedenheit.

Testabschnitt Pitta	**nein** ... **ja**
Ich habe einen scharfen Intellekt.	0 1 2 3 4 5 6
Ich neige zu Perfektionismus.	0 1 2 3 4 5 6
Ich neige zu präzisem und methodischem Arbeiten.	0 1 2 3 4 5 6
Ich folge gern eigenen Vorstellungen, bin auch mal eigenwillig.	0 1 2 3 4 5 6
Ich werde leicht ungeduldig.	0 1 2 3 4 5 6
Ich werde ziemlich schnell gereizt oder ärgerlich.	0 1 2 3 4 5 6

Ich brause leicht auf, beruhige mich aber schnell wieder.	0 1 2 3 4 5 6
Mein Haar hat mindestens eines der folgenden Merkmale: dünn, seidig, blond, strohblond, rötlich, frühzeitig grau oder Haarausfall.	0 1 2 3 4 5 6
Ich verdaue gut und kann alles essen, was ich will.	0 1 2 3 4 5 6
Ich kann mehr essen als die meisten Menschen meiner Größe.	0 1 2 3 4 5 6
Bei Verzögerung/Ausfall des Essens fühle ich mich unwohl oder gereizt.	0 1 2 3 4 5 6
Ich habe sehr regelmäßig Stuhlgang, selten Verstopfung.	0 1 2 3 4 5 6
Ich schwitze leicht.	0 1 2 3 4 5 6
Ich fühle mich unwohl bei heißem Wetter – lieber zu kalt als zu heiß.	0 1 2 3 4 5 6
Ich liebe kalte Speisen, Eiscreme und gekühlte Getränke.	0 1 2 3 4 5 6
Summe der Bewertungspunkte:	________

Kapha

Kapha ist für Struktur und Festigkeit verantwortlich. Ausgewogenes Kapha verleiht Stärke, Ausdauer, Widerstandskraft, Stabilität und ein ausgeglichenes Temperament.

Testabschnitt Kapha	nein ja
Andere Leute empfinden meine Natur als angenehm.	0 1 2 3 4 5 6
Es dauert lange, bis ich ärgerlich oder gereizt werde.	0 1 2 3 4 5 6
Ich neige zu geruhsamem, gemütlichem Tun.	0 1 2 3 4 5 6
Mein Gang ist langsam, fest und stabil.	0 1 2 3 4 5 6
Ich habe ein ausgezeichnetes Langzeitgedächtnis.	0 1 2 3 4 5 6
Kühles, feuchtes Wetter und Nebel sagen mir am wenigsten zu.	0 1 2 3 4 5 6

Meine Haut ist weich und sanft.	0 1 2 3 4 5 6
Im Grunde bin ich ein friedlicher Mensch und schwer aus der Fassung zu bringen.	0 1 2 3 4 5 6
Mein Schlaf ist tief und fest.	0 1 2 3 4 5 6
Bei weniger als acht Stunden Schlaf fühle ich mich tagsüber unwohl.	0 1 2 3 4 5 6
Ich neige zu starker Schleimbildung und zu Völlegefühl.	0 1 2 3 4 5 6
Ich neige von jeher zur Molligkeit.	0 1 2 3 4 5 6
Ich nehme sehr schnell zu.	0 1 2 3 4 5 6
Wenn ich zu tun habe, kann ich leicht auf meine Mahlzeit verzichten.	0 1 2 3 4 5 6
Mein Körperbau ist eher athletisch.	0 1 2 3 4 5 6
Summe der Bewertungspunkte.	________

Vergleichen Sie die Endsummen der drei Testabschnitte miteinander, und stellen Sie fest, welcher Fragenbereich die höchste Punktzahl hat. Hier liegt die Dominanz Ihres individuellen Konstitutionstyps.

Höchste Punktzahl bei Vata: Vata ist für jede Bewegung verantwortlich. Es steuert den Atem, transportiert Stoffe im Organismus, bewirkt alle Ausscheidungen und Nervenimpulse. Vata-Menschen haben einen leichten Knochenbau und geringes Gewicht. Sie nehmen schwer zu und haben dabei einen unregelmäßigen Appetit. Sie sind lärmempfindlich und reagieren heftig auf Klänge. Da sie leicht frieren, fühlen sie sich in der Hitze wohl und essen und trinken gerne heiß. Sie sind flexibel, begeisterungsfähig, fantasievoll und gesprächig. Ihre Grundstimmung ist heiter.

Höchste Punktzahl bei Pitta: Pitta ist das Stoffwechselprinzip schlechthin. Es ist verantwortlich für Verdauung, Assimilation und Körperwärme ebenso wie für Sehschärfe und Intellekt. Menschen mit einer Dominanz von Pitta haben einen guten Stoffwechsel. Sie haben einen schlanken und muskulösen Körperbau von mittlerer Statur. Das Haar ist fein, oft rötlich und neigt zu frühzeitigem Ergrauen. Sie haben einen scharfen Intellekt, sind gute Redner und haben einen regen Geist. Sie sind ehrgeizig, erfinderisch, gut strukturiert und ordentlich, entscheidungsfreudig und gutmütig. Ihre Grundstimmung ist fröhlich.

Höchste Punktzahl bei Kapha: Kapha bewirkt Beständigkeit und Stabilität. Es hält die verschiedenen Körperstrukturen zusammen, fördert Masse, Gewicht, Widerstandskraft und Fruchtbarkeit. Menschen mit einer Dominanz von Kapha haben einen stabilen Körperbau mit ausgeprägter Muskulatur. Sie sind erdverbunden und verlassen sich auf ihre Körperempfindungen. Sie zeigen viel Ausdauer, körperliche Arbeit tut ihnen gut. Geduld, Seelenstärke und Sanftmut zeichnen sie ebenso aus wie Großzügigkeit und Verlässlichkeit.

Bei jedem Menschen lassen sich grundsätzlich Vata-, Pitta- und Kapha-Anteile finden, auch wenn diese unterschiedlich stark ausgeprägt sind. Verschiedene Menschen unterscheiden sich daher im Grad der Dominanz, dem Grad der Vorherrschaft verschiedener Doshas, was natürlich zu gravierenden Unterschieden zwischen einzelnen Menschen führt.

Haben Sie in zwei Testabschnitten eine ähnliche Punktzahl erreicht, sind Sie ein Mensch mit einer doppelten Dosha-Dominanz, von denen es drei gibt: Vata-Pitta, Vata-Kapha und Pitta-Kapha. Nicht ganz so häufig sind Menschen, bei denen alle drei Doshas gleich stark ausgeprägt sind – sie zeichnen sich erfahrungsgemäß durch eine besondere seelische und körperliche Belastbarkeit und eine auffallend gute Gesundheit aus.

Der Test hat Ihnen den Ausprägungsgrad der drei Doshas in Ihrer individuellen Konstitution gezeigt. Trotzdem sind die Doshas ständigen Schwankungen unterworfen, denn alles, was ein Mensch tut und erlebt, was er isst und über die Sinne aufnimmt, beeinflusst die Ausprägung und das Zusammenspiel der drei Doshas (siehe Kapitel 3.7 »Leben im Einklang mit biologischen Rhythmen«). Daher kann man nur von der Dominanz eines Typs sprechen, denn Änderungen dieser Grundstruktur sind von vornherein vorprogrammiert. (Weitere Merkmale der verschiedenen Typen können Sie im Kapitel 10.1 »Welchen Konstitutionstyp hat mein Kind?« nachschlagen.) Bitte beachten Sie auch, dass die Konsultation bei einem mit Maharishi Ayur-Veda erfahrenen Arzt naturgemäß sehr viel umfassendere Bewertungskriterien enthält, als es mit einem Fragebogen möglich ist. Ganz sicherlich wird er ebenfalls eine ayurvedische Pulsdiagnose bei Ihnen vornehmen, die ihm weitere Aufschlüsse über Ihre momentane Dosha-Verteilung geben wird. Eine ganz genaue »Konstitutionstypenbestimmung« kann dementsprechend vom ersten, groben Ergebnis des Tests abweichen. Hinzu kommt, dass der Arzt selbstverständlich nicht nur die allgemeine Dominanz der Doshas bei Ihnen bestimmt, sondern dass er das Hauptgewicht auf die vorhandenen Störungen legt – auch diese ordnet er den verschiedenen Doshas zu. So überlagert sich die Grundkonstitution eines Menschen im Laufe seines Lebens normalerweise durch erworbene Störungen – oder, was der eigentliche Sinn des Maharishi Ayur-Veda ist, durch eine Besserung in Richtung auf einen ausgewogeneren Zustand. Interessiert Sie die völlig unbeeinflusste Verteilung der Doshas zum Zeitpunkt der Geburt, also Ihre ganz genaue Grundkonstitution, ohne subjektive Einflüsse und Verschiebungen durch Ihre momentane Verfassung, kann Ihnen dies ein erfahrener Jyotish-Experte (*jyotish*: inneres Licht, die Astrologie des Maharishi Ayur-Veda) aus dem Stand der Planeten zu Ihrer Geburt errechnen (siehe Kapitel 2.18 »Maharishi Jyotish – Familienplanung ...«).

1.4 Gestörte Doshas ausgleichen

Sie haben bisher den Idealzustand der drei Doshas Vata, Pitta und Kapha kennen gelernt, wenn sie bei einem Menschen im Gleichgewicht sind. Bei den meisten Menschen kann man jedoch Störungen dieser drei Grundkräfte feststellen, die Sie daher ebenfalls kennen lernen sollten.

Störungen des Vata-Dosha

Ist Vata erhöht, neigen die Menschen dazu, sich Sorgen und übermäßig viele Gedanken zu machen. Nervosität, Ruhelosigkeit, Ängste und Schlaflosigkeit sind die Folge. Oft neigen Vata-Menschen zu trockener Haut, Verstopfung und schlechter Verdauung der Nahrung. Typische Leiden sind Rückenschmerzen, kalte Hände und Füße. In Stressituationen neigen sie dazu, sich zu verausgaben und sich nicht genügend auszuruhen.

Um das Übermaß an Vata wieder abzubauen, müssen Körper und Geist so viel Ruhe wie möglich bekommen. Also ausreichend Ruhe und Schlaf, Ruhe durch Meditation und andere Formen der Entspannung. Ein geregelter Tagesablauf ist ebenso wichtig wie regelmäßige, warme Mahlzeiten und genügende Wärmezufuhr.

Störungen des Pitta-Dosha

Ein Pitta-Typ lässt sich nicht so schnell wie der Vata-Typ aus dem Gleichgewicht bringen. Ist er jedoch aus dem Lot, wird er zum Perfektionisten. Unter Stress neigt er zu Zornesausbrüchen, Ungeduld und Gereiztheit. Typisch ist jedoch, dass er nicht nachtragend ist: So schnell er sich aufregt, so schnell beruhigt er sich auch wieder. Ausschläge, empfindliche, gerötete oder unreine Haut sowie die Neigung zu allerlei Entzündungen sind Anzeichen eines gestörten Pitta. Auch zügelloser Appetit zeigt die Ansammlung von Pitta an.

Zum Ausgleich sollte ein Mensch mit Pitta-Dominanz alles in Maßen tun und sich Zeit für sich selbst nehmen.

Hitze ist zu meiden, kühle Getränke oder eine kühle Kompresse wirken oft Wunder. Menschen mit ausgleichendem Charakter in seinem Umfeld besänftigen ihn, überkritische Zeitgenossen sollte er hingegen meiden.

Störungen des Kapha-Dosha

Aus dem Gleichgewicht geraten, werden Kapha-Personen leicht übergewichtig. Insbesondere an Beinen und am Gesäß neigen sie zum Fettansatz. Geiz, Passivität und Schlafsucht sind Zeichen einer Kapha-Störung. Ebenso, wenn ein Mensch dumpf, antriebsarm, faul und depressiv ist. Wassereinlagerungen im Gewebe, Übelkeit und Völlegefühl, aber auch schleimiger Auswurf oder Schnupfen sind typische Anzeichen einer Kapha-Vermehrung des Organismus.

Den trägen Stoffwechsel gleicht ein Mensch mit Kapha-Dominanz am besten mit vermehrter körperlicher Betätigung, leichtem und warmem Essen und scharfen Gewürzen aus. Gerne darf das Frühstück einmal ausfallen. Ausreichende Stimulanz im geistigen und körperlichen Bereich erhöht seine Vitalität.

Im Verlaufe der verschiedenen Themenkreise für Mütter und Kinder werden Sie die Doshas und ihre Störungen in ihrer praktischen Anwendung noch genauer kennen lernen. Denn während verschiedener Lebensphasen ändert sich das Zusammenspiel der Doshas, sei es während der Zeit der Menstruation (siehe Kapitel 2.13 »Der weibliche Zyklus« und 2.14 »Verhaltensempfehlungen für ›die Tage‹«), sei es in der Schwangerschaft (Kapitel 3) oder im Wochenbett (Kapitel 7).

Als Faustregel jeder ayurvedischen Therapie gilt: Alle Störungen werden ganz natürlich durch ihr Gegenteil ausgeglichen: Unruhe durch Ruhe, Trägheit durch Aktivität, Kälte durch Hitze und umgekehrt. Will man die Doshas ausgleichen und den Organismus in ein harmonisches Gleichgewicht bringen, kann man dies mit Hilfe der Ernährung, der Tageszeiten, von Meditation, durch Kräuterpräparate, die richtige Architektur in der Umgebung, kurzum mit allen Ansätzen des Maharishi Ayur-Veda tun.

1.5 Subdoshas, Dhatus und die Pulsdiagnose

Jedes der drei Doshas besteht seinerseits aus fünf noch weiter differenzierten Strukturprinzipien, den Subdoshas. Diese Unterdoshas beschreiben sehr genau die Wirkungsweise der Hauptdoshas Vata, Pitta und Kapha in verschiedenen Organsystemen und Körperteilen. Das Studium der Subdoshas ist ungeheuer faszinierend und lässt die Feinabstimmung des menschlichen Organismus in noch genaueren Zusammenhängen verstehen. Statt einer trockenen Tabelle an dieser Stelle finden Sie die Subdoshas später im Buch immer dann beschrieben, wenn sie im Sinnzusammenhang stehen und zum besseren Verständnis verschiedener Lebensphasen und Störungsmuster sinnvoll sind.

Die beiden wichtigsten Unterdoshas von Vata, die in diesem Buch häufiger vorkommen, seien hier jedoch im Detail beschrieben.

Ist Vata ausgeglichen, ruht seine steuernde Energie um den Bauchnabel herum. Von dort aus bewegt es sich bei Bedarf nach unten und verursacht die nach abwärts gerichteten Bewegungen und Ausscheidungen. Im Unterleib sitzt das Apana-Vata (*apana*: Abwärtsbewegung), es entleert die Blase, den Darm und scheidet das Menstruationsblut während der Zeit der Regel aus. Auch für die Wehentätigkeit und die Austreibung des Babys während der Geburt ist es verantwortlich. Anschließend bewirkt es die Nachwehen in der Nachgeburtsperiode.

Das *udana*-Vata wird aktiv, wenn Vata sich vom Nabel aus nach oben bewegt. Es sitzt im Brustraum und verursacht Husten, Niesen, Aufstoßen, es unterstützt die gedankliche Aktivität. Es lässt die Muttermilch in die weibliche Brust einschießen, und die durch Udana-Vata verursachten Kontraktionen öffnen die Milchgänge zu Beginn des Stillvorgangs.

Neben den drei Doshas mit ihren jeweils fünf Subdoshas unterscheidet der Ayurveda in der Struktur des menschlichen Körpers noch sieben *dhatus*, die Gewebselemente. (Ich werde Ihnen hier nur einführende Informationen geben, die Sie für das Verständnis der Sinnzusammenhänge dieses Buches benötigen, weitere Details und Anwendungen für das praktische Leben können Sie in Lehrgängen der Maharishi University kennen lernen.)

An erster Stelle steht die Nahrung, die der Mensch assimiliert. Die Anteile der Nahrung, die nach einer Mahlzeit in das Blut aufgenommen werden und durch dieses in die verschiedenen Bereiche des Körpers gelangen, nennt der Ayurveda *rasa*. Ist Rasa reichhaltig und stark, bekommt der Mensch einen starken, wohlgenährten Körper, seine Vitalität ist gut, er fühlt sich leistungsstark und ausgeglichen.

Asthi ist das Gewebe, das Knochen, Haare und Nägel hervorbringt, es steuert deren Stoffwechsel und ihren Aufbau. Die Nahrungsbausteine werden zuerst im Magen-Darm-Trakt assimiliert und dann in den Körperzellen in Gewebe transformiert – unserer heutigen Medizin zufolge ein rein materieller Prozess. Der Maharishi Ayur-Veda aber weiß, dass auch dies die geistige Unterstützung durch die Kraft des Bewusstseins erfordert. Die Umwandlung von einem Gewebe in das nächste geschieht immer unter Vermittlung von *ojas*, der feinsten Qualität von Körper und Geist. Hat sich die Nahrung durch die ersten sechs Dhatus transformiert, entsteht in der letzten Umwandlungsstufe, wiederum unter Vermittlung von Ojas, das *shukra*-Dhatu. Dieses sieht der Maharishi Ayur-Veda als das Endprodukt der Nahrungskette an, die Essenz des Organismus, die der Körper am intensivsten schützt. Das Shukra-Dhatu umfasst alle Fortpflanzungsorgane, bei der Frau also auch die Eizellen, beim Mann die Samenzellen. Nur wenn alle Stoffwechselprozesse ungestört und systematisch in der richtigen Reihenfolge ablaufen, sind daher auch die Erbanlagen von optimaler Beschaffenheit.

Die Dhatus sind von guter Qualität, wenn die Stoffwechsel- und Assimilationskraft des Organismus gut funktioniert und das Bewusstsein eines Menschen alle Zellen kraftvoll durchdringt.

Ein Mensch ist nur dann kräftig und gesund, was gleichzeitig bedeutet, dass er glücklich und seelisch ausgeglichen ist, wenn alle diese Anteile der menschlichen Physiologie, die steuernde Funktion der Subdoshas und der Aufbau der Dhatus gut zusammenarbeiten.

Neben den vielen Fragen und körperlichen Merkmalen, denen der Maharishi Ayur-Veda-Arzt während einer Konsultation nachgeht, gehört auch die Pulsdiagnose zu einer guten Betreuung des Patienten. So erstaunlich es klingt: Dieses einfache und natürliche Diagnose-Instrument ist so ausgefeilt, dass man mit einiger Praxis daran nicht nur den Zustand der drei Hauptdoshas, sondern auch die Aktivität der Subdoshas beim Individuum feststellen kann. Der Geübte kann damit Störungen von ausgeglichener Funktion unterscheiden, ebenso wie die Vorherrschaft eines oder mehrerer Doshas im gesunden wie im kranken Bereich. In tieferen Ebenen gibt der Puls zusätzlich Auskunft über die Dhatus und somit über den Zustand der Gewebe, ihrer Stoffwechselkraft oder ihrer Störung. Nicht zuletzt können Heiltendenzen daran ebenso abgelesen werden wie Verschlechterungen des Gesundheitszustands. Und das Erstaunlichste ist: Obwohl die Pulsdiagnose so viele einzelne Aspekte unterscheidet und bewertet, können ihre Grundzüge in relativ kurzer Zeit sogar von Laien gelernt werden. Die Pulsdiagnose ist ein Messinstrument, das jeder ständig mit sich führt und das zu jeder Tageszeit Auskunft über die körperlichen und seelischen Funktionen gibt sowie über den Zustand der Balance von Körper und Geist. Schon beim ersten Anzeichen von Ungleichgewicht können daher Gegenmaßnahmen ergriffen werden. Lange bevor eine Krankheit entsteht, sogar schon vor dem ersten Auftreten minimaler Symptome, können Geist und Körper wieder balanciert werden. Das ist Vorbeugung im umfassendsten Sinn: Der Maharishi Ayur-Veda behandelt auf diese Weise Ungleichgewichte, bevor daraus Krankheiten entstehen können. (Die Maharishi Vedic University bietet nicht nur Ärztekurse in der Pulsdiagnose an. Auch Laien können in Pulsdiagnose-Seminaren die Bedeutung und Wirkungsweise der Doshas, ihrer Subdoshas und Dhatus als Grundlagenwissen kennen lernen und lernen, ihre Funktionsweise am eigenen Puls – und dem ihrer Familienmitglieder! – abzulesen.)

Neben der Diagnose feinster Veränderungen im menschlichen Organismus hat die Pulsdiagnose eine zusätzliche, heilende Komponente. Während man in Stille den Puls liest, kommt man zur Ruhe, zieht sich auf sein eigenes Selbst zurück. Tut ein Arzt dies, gleicht die heilende Kraft der Ruhe während der Pulsdiagnose die Doshas des Patienten aus, denn Störungen im Pulsmuster ziehen automatisch die Aufmerksamkeit des Arztes auf sich. Das gleiche geschieht, wenn ein Mensch seinen eigenen Puls liest. Schon diese ruhige, stille Aufmerksamkeit balanciert die Doshas. Damit ist dies der erste Heilfaktor jeder ayurvedischen Behandlung.

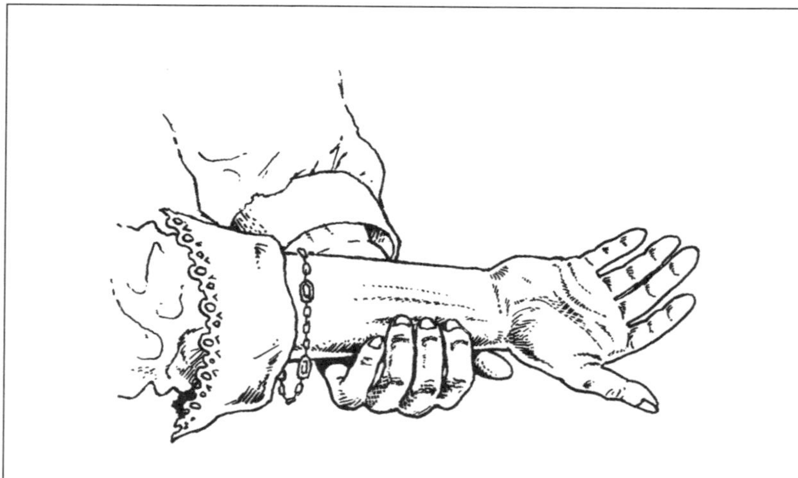

Pulsdiagnose

Jetzt wird auch verständlich, warum im Ayurveda schon von alters her höchste Anforderungen an den Arzt gestellt wurden. Er soll nicht nur verantwortungsbewusst und ärztlich gut ausgebildet sein, sondern ebenso seine eigene Persönlichkeitsentwicklung vorantreiben und selbst eine gesunde, ausgewogene Lebensweise befolgen. Warum dies? Ein Mensch, der regelmäßig Kontakt mit dem Bereich des reinen Bewusstseins in seinem Inneren aufnimmt, strahlt nicht nur mehr Güte und Liebe für seine Patienten aus und kann sie damit ermutigen, sondern entwickelt überdies nach und nach Heilkräfte, die für die Genesung seines Patienten förderlich sind.

1.6 Geist und Körper sind eins

In den vorangegangenen Kapiteln haben wir schrittweise verfolgt, wie sich aus der Samhita, dem Bereich des reinen Bewusstseins, heraus nach und nach verschiedene Schwingungsebenen entfalten. Diese verdichten sich zu den drei Doshas, den Steuerungsprinzipien des menschlichen Organismus. Der Maharishi Ayur-Veda geht also zweifelsfrei davon aus, dass der Geist die Materie steuert. Deswegen ist der Geist als Heilfaktor grundsätzlich dem Körper überlegen, da er die eigentliche Basis der ausgedrückteren Formen der Schöpfung darstellt.

Letztlich sind Geist und Körper im Maharishi Ayur-Veda ein und dasselbe. Sie sind wie zwei Seiten derselben Münze. Der Geist beeinflusst die Materie ebenso wie diese ihrerseits das Bewusstsein. Nur dass das Bewusstsein genaugenommen das Flexiblere, alles Durchdringende und damit das Stärkere ist. Warum müssen wir das an dieser Stelle betonen?

In einer Zeit, in der die Psychologie boomt und das Ausgraben seelischer Ursachen von Krankheiten regelrecht modern geworden ist, wirkt das Ausgleichen der Doshas bei oberflächlicher Betrachtung vielleicht nicht besonders überzeugend. Einem Menschen mit einer Vata-Störung, der sich ständig Sorgen macht, grübelt und sich vor der Zukunft ängstigt, würde jeder einigermaßen einfühlsame Zeitgenosse auf der Ebene des Problems begegnen. »Erzähle doch einmal, warum du dir solche Sorgen machst! Das brauchst du doch nicht, es wird schon alles gut werden!« Wie lange hält der Trost eines solchen Gespräches an? Erfahrungsgemäß klagt der ängstliche Freund beim nächsten Treffen wieder über die gleichen Probleme ... Im Maharishi Ayur-Veda würde der Versierte hier höchstwahrscheinlich auf der Ebene des Körpers ansetzen: Er schickt den Grübler früh zu Bett, sorgt für einen regelmäßigen Tagesrhythmus, gönnt ihm warme Wannenbäder und gut gekochtes, warmes Essen. Außerdem lässt er ihn meditieren, aber nicht, um in geistiger Schau mit seiner Problematik schwanger zu gehen, sondern einfach, um die körperlich-geistige Ruhe zu vermehren. Und tatsächlich, nach einigen Tagen und einigen gut durchschlafenen Nächten beginnen die Probleme unseres Vata-Menschen kleiner zu werden, er wird ausgeglichener und zuversichtlicher. Und diese Geistesverfassung verschafft ihm mehr inneren Abstand von seinen Sorgen: Er kann seine Probleme mit mehr Optimismus und größeren Erfolgsaussichten angehen.

Dieses Geist-Körper-Prinzip finden wir im Maharishi Ayur-Veda immer wieder: Ein größeres Ausmaß an Ruhe erhöht nicht nur die Abwehrlage und die körperliche Stärke, sondern verbessert auch die Laune des Betroffenen. Entsprechend kann bei einem Menschen mit Pitta-Dominanz eine permanente Gereiztheit weniger dadurch verursacht sein, dass die Arbeitskollegen wirklich alle notorische Querulanten sind, sondern einfach dadurch, dass unser Pitta-Mensch zu wenig Ruhe hat oder in einem überheizten Raum arbeiten muss. Der Maharishi Ayur-Veda ist und soll keine Behandlung einzelner Symptome sein. Egal, wie ein störender Lebensumstand auch beschaffen sein mag: An erster Stelle steht die Analyse, welches der drei Doshas aus dem Gleichgewicht geraten ist. Denn die Doshas sind Stoffwechsel-Grundmuster, die gleichzeitig körperlich und geistig sind. Danach kann ein und dieselbe Störung mit einer ganzen Reihe von Empfehlungen ausgeglichen werden, die eben dieses Dosha balancieren. Ob es sich dabei um primär körperliche oder geistige Maßnahmen handelt, ist nebensächlich, da Körper und Geist Ausdruck desselben Energie- und Steuerungsmusters sind.

Damit ist der uralte Ayurveda hochaktuell. Noch im vorletzten Jahrhundert gab es im Westen zwei streng getrennte Institutionen, die für den Menschen zuständig waren: Die Medizin für seinen körperlichen Anteil und die Religion für seinen seelischen. Wie diese beiden in Verbindung stehen, war ein Buch mit sieben Siegeln.

Sigmund Freud, der Vater der Psychoanalyse, war der erste Arzt, der systematisch die Zusammenhänge zwischen seelischen Ursachen und körperlichen Symptomen untersuchte. Er war auch der erste, der erkannte, dass jeder Mensch in seiner Psyche neben seinem Tagesbewusstsein einen Großteil unbewusster geistiger Anteile trägt. Diese nannte er das Unbewusste und versuchte durch Hypnose einen Zugang dazu zu finden. Sein Schüler und Nachfolger Carl Gustav Jung formulierte aufgrund seiner Studien und Beobachtungen später die These vom kollektiven Unbewussten – einem Bereich, in dem alle Menschen an der Basis ihrer Persönlichkeit miteinander verbunden sind. Damit ist er dem Wissen der alten Veden über den Bauplan des menschlichen Körpers und Geistes sehr nahe gekommen. Wie aber beide miteinander kommunizieren, war damals noch völlig unklar.

Erst die Stressforschung fing langsam an, Licht ins Dunkel zu bringen: Die bahnbrechenden Forschungen von Hans Selye, dem berühmten Stressforscher, zeigten die körperlichen Auswirkungen seelischer Begebenheiten. Er entdeckte die Stresshormone – Forschungsergebnisse, die heute schon Eingang in unsere Sprichworte gefunden haben: »Lass mich in Ruhe, sonst steigt mein Adrenalin-Spiegel!« Viele Substanzen wurden isoliert und die Minderung der Abwehrlage unter Stresseinflüssen entdeckt.

Selye unterschied positiven von negativem Stress, wobei er zu dem Schluss kam, dass beides gleich belastend für den Körper sei. Genau dies steht in uralten vedischen Texten: »Gefestigt im Sein, handle!« (Siehe Kapitel 7.10 »Leben mit dem Kompromiss«.) Ein Mensch ist nur dann frei von Stress und damit von Krankheiten, wenn er im reinen Bewusstsein gefestigt ist und von dort aus handeln kann. In die gleiche Richtung gehen die Beobachtungen der Stressforscher. Das tatsächliche Ausmaß des Problems, das den Stress verursacht, ist eine Sache. Weit wichtiger für das Ausmaß der Stressreaktion ist jedoch, inwieweit der Betroffene den Konflikt als Bedrohung und damit als Stress empfindet. Die subjektive Bedeutung und damit die geistige Verfassung des Stressgeplagten bestimmen das Ausmaß der Stressreaktion.

Die Mediziner fanden im Übrigen zwei Möglichkeiten heraus, die körperlichen Auswirkungen von Stressreizen wieder auszugleichen. Sowohl Ruhe als auch sportliche Aktivität helfen dem Organismus, die im Übermaß gebildeten Stresshormone wieder abzubauen.

Diese Ergebnisse der Stressforschung waren ein Meilenstein in dem Verständnis der Körper-Geist-Beziehung: Seelische Begebenheiten produzieren eindeutig eine große Zahl immer wiederkehrender körperlicher Reaktionen wie beschleunigten Herzschlag, verstärkte Atmung, Schwitzen und viele mehr, all dies bedingt durch die Vermittlung der Stresshormone im menschlichen Organismus.

Aber die Erforschung feinster Zusammenhänge ging immer weiter. Im Zuge der modernsten medizinischen Forschung haben Neuroendokrinologen (Forscher, die die Stoffe untersuchen, die unsere Gehirnnervenzellen herstellen) die sogenannten Neuropeptide entdeckt. Diese sind kurzkettige Aminosäurenverbindungen, die der Körper auf verschiedene emotionale Reize herstellt. Es gibt Neuropeptide, die bei Entspannung produziert werden, andere, die mit Angst gekoppelt sind, wieder andere, die das Einschlafen erleichtern, und solche, die Schmerzen lindern können. Insgesamt wurden bisher etwa 60 verschiedene Neuropeptide isoliert, die der Mensch bei Bedarf in seiner hauseigenen Apotheke herstellen kann. Anfangs glaubte man, dass diese Botenstoffe nur in übergeordneten Gehirnzentren gebildet würden; spätere Untersuchungen ergaben jedoch, dass jede Körperzelle in der Lage ist, sie selbst herzustellen. Mehr noch, sie ist fähig, die Neuropeptide, die mit ihrer Zellmembran (äußere Zellwand) in Kontakt treten, zu identifizieren und in Windeseile nach dem gleichen Schema selbst neue zu erschaffen. Auf einen Reiz oder ein Gefühl produziert der Körper jedesmal chemische, also stoffliche Botenstoffe, die »vom Scheitel bis zur Sohle« alle Bereiche des Körpers überschwemmen.

Jeden Gedanken und jede Stimmung wandelt der Mensch augenblicklich in ein chemisches Molekül um; eine geistige Information also in eine materielle Substanz. Jede Regung ist damit gleichzeitig ein Gefühl und Materie. Candace Pert, eine der wegweisenden Forscherinnen auf diesem Gebiet, sagt daher regelmäßig als Einleitung zu ihren Vorträgen vor interessierten Ärzten: »Es ist wissenschaftlich nicht mehr haltbar, Körper und Geist als getrennte Einheiten anzusehen, deshalb spreche ich von nun an vom Körper-Geist!«

Und damit schließt sich der Kreis zur Kernaussage des Maharishi Ayur-Veda: Körper und Geist sind untrennbar, sie sind eins.

2 Schwanger werden

2.1 Der erste Wunsch nach einem Kind

Jede Frau und jeder Mann, die gemeinsam bewusst ein Kind haben wollen, wünschen sich automatisch das Beste für ihr Kind: Es soll gesund sein, über einen gleichmäßigen Körperbau verfügen, hübsch aussehen, einen guten Charakter haben, selbstbewusst und intelligent sein sowie Frieden und Harmonie um sich verbreiten. Der Maharishi Ayur-Veda geht davon aus, dass jeder neue Erdenbürger nicht nur seinen Eltern ungetrübte Freude bringen soll, sondern dass er als Mitglied der Gesellschaft, in die er hineingeboren wird, eine wichtige Aufgabe hat: Jedes Kind mit guten Eigenschaften trägt dazu bei, dass die Gesamtbevölkerung bereichert wird. Viele junge Menschen mit positiven Qualitäten sind eine gute Grundlage für eine gesunde Gesellschaft in der Zukunft.

Der Maharishi Ayur-Veda überlässt es aus dieser Überlegung heraus nicht einfach dem Zufall, ob ein Baby gesund geboren wird oder nicht. Während der Schwangerschaft kann die Frau dafür sorgen, dass sie ihre geistigen und körperlichen Bedürfnisse erfüllt, damit es dem Ungeborenen an nichts mangelt. Aber der Maharishi Ayur-Veda geht sogar noch weiter: Es gibt eine Reihe von Maßnahmen, die schon vor der Zeugung dafür sorgen, dass Körper und Geist von Mann und Frau so vorbereitet werden, dass optimale Bedingungen für den zu erwartenden Erdenbürger geschaffen werden.

2.2 Ama und Srotas

Je weniger Toxine (Giftstoffe) das reibungslose Funktionieren der verschiedenen Zellsysteme des Körpers belasten, desto größer ist nicht nur die Fruchtbarkeit eines Menschen, sondern desto besser wird auch seine Erbsubstanz sein. *Ama* ist der Sammelbegriff des Ayurveda für alle Substanzen, die den Organismus des Menschen belasten, egal welchen Ursprungs sie sind. Was ist Ama?

1. Ama entsteht dann, wenn die individuelle Verdauungskraft des Körpers nicht ausreicht, die angebotene Nahrung im Stoffwechsel zu verarbeiten. Der gesamte Verdauungstrakt des Menschen enthält Enzyme, chemische Stoffe, die die aufgenommenen Nahrungsbestandteile in winzig kleine Moleküle zerlegen können. Ist das Zusammenspiel der Enzyme aus dem Speichel, dem Magensaft, aus Leber, Bauchspeicheldrüse und Darm gestört, kann der Verdauungsvorgang nicht komplett ablaufen. Die Folge: Statt kleinster zerlegter Nahrungsbausteine, die in den verschiedenen Geweben des Körpers zu Zellbausteinen neu zusammengesetzt werden können, bleiben größere Bruchstücke von Molekülen zurück. Diese muss der Körper irgendwo ablagern, da er sie nicht verwerten kann. Im ungünstigsten Fall wird der Körper innerlich nach und nach mit einer Schicht dieser unreifen Verdauungsreste überzogen, die den reibungslosen Stofftransport behindern.
2. Ama können ebenso zugeführte Schadstoffe sein wie Pestizide, Schwermetalle oder andere Umweltgifte.
3. Ama kann auch ursprünglich geistigen Ursprungs sein. Jeder geistige Eindruck ändert die Körperchemie (siehe Kapitel 1.6), auch er muss verdaut werden. Die moderne Medizin kennt geistiges Ama ebenfalls seit Jahrzehnten: als zu viel Salzsäure im Magen, als Stresshormon Adrenalin oder in Form verschiedener unbalancierter Neurotransmitter oder Neuropeptide. Macht sich ein Mensch ständig Sorgen oder ist er zornig, produziert er entsprechende Moleküle, die den Körper belasten. Außerdem verringern negative Emotionen die Verdauungskraft, so dass aus dieser Ursache heraus zusätzlich Ama entsteht.

Der Maharishi Ayur-Veda klassifiziert eine Anzahl verschiedener *srotas* (sprich: Schrotas) oder Körperkanälchen, in denen Austausch und Stofftransport stattfinden. Die größten unter ihnen sind die Hohlraumorgane des Körpers wie Blase und Darm, Lunge, Gebärmutter, Eileiter und Samenstränge. Alle Blut- und Lymphgefäße, Venen, Arterien, auch die kleinen Haargefäße, die Kapillaren, gehören dazu. Und letztlich sogar die winzig kleinen Lücken in jeder Zellmembran, durch die der Austausch von Stoffen im Zellstoffwechsel stattfindet. Sind die Srotas mit Ama überzogen oder durch Ama verstopft, kann der Stofftransport zwischen Zellen und Organen nicht mehr reibungslos funktionieren: Eine große Zahl verschiedener Befindlichkeitsstörungen stellt sich ein. Diese sollte auch der Laie kennen, denn sie zeigen ihm, dass er Ama abbauen muss, damit er auf Dauer gesund bleiben kann und sich wohlfühlt.

Zeichen von Ama

Dumpfer, schwerer Kopf
Morgendliche Schwellungen um die Augen
Geschwollene Finger am Morgen
Steife Gelenke
Müdigkeit, obwohl man ausgeschlafen ist
Schlechte Laune
Lustlosigkeit
Trägheit, Antriebsarmut
Blasse Gesichtsfarbe
Übelkeit
Blähungen
Verstopfung
Durchfall

Damit sind Ama-Zeichen gleichzeitig Ausdruck eines gestörten Kapha-Dosha (siehe Kapitel 1.3).

2.3 Zehn-Tage-Kur: Reduktion von Ama

Alle Ansätze des Maharishi Ayur-Veda sorgen unter verschiedenen Aspekten dafür, dass Stoffwechselgifte und andere Toxine aus dem Organismus entfernt werden. Eine gezielte Entgiftung mit umfassender Verbesserung aller körperlichen Funktionen ist vor der Zeugung jedoch zusätzlich sinnvoll. Mit der folgenden Zehn-Tage-Kur können Sie Ihre Körpergewebe von Ama reinigen und in kurzer Zeit die wasserlöslichen Ablagerungen aus den Körperkanälchen schleusen. Sie wirkt genauso wie eine Vollfastenkur, ist für den Organismus jedoch wesentlich schonender und bewahrt das Gleichgewicht der drei Doshas.

Die Ama-Reduktion besteht aus zwei Eckpfeilern: einer sehr reduzierten Nahrungszufuhr und dem Trinken von heißem Wasser.

Reduzierte Ernährung

Zitronen-Drink auf nüchternen Magen:
Trinken Sie eine halbe Stunde vor dem Frühstück ein zimmerwarmes Glas Wasser mit ein bis zwei Teelöffeln frisch gepresstem Zitronensaft und etwa einem Teelöffel kaltgeschleudertem Honig (gibt es in jedem Bioladen oder Reformhaus). Das genaue Mengenverhältnis von Honig und Zitronensaft stimmen Sie bitte so ab, dass das Getränk insgesamt nicht sauer schmeckt.

Leichtes Frühstück:
Lassen Sie das Frühstück aus oder trinken Sie ein Glas frisch gepressten Orangensaft oder anderen frisch hergestellten Obstsaft. Die Früchte, die Sie dazu verwenden, sollten stets reif sein und keinesfalls sauer schmecken.

Mittagessen:
Dies sollte eine vollständige und ausgewogene Mahlzeit sein (siehe Kapitel 9.2).

Essen Sie bitte so, dass Sie am Ende der Mahlzeit psychisch und körperlich völlig zufrieden sind.

Beachten Sie sorgfältig Ihren individuellen Sättigungspunkt.

Essen Sie möglichst frisch gekochte bzw. frisch zubereitete Speisen, die leicht verdaulich sind.

Nachmittags:
Bei Bedarf können Sie ein Glas Zitronenwasser zu sich nehmen (siehe Punkt 1.)

Leichtes Abendessen:
Kochen Sie sich eine frisch zubereitete Gemüsesuppe. Diese können Sie ruhig etwas schärfer würzen, zum Beispiel mit Ingwerpulver, Kreuzkümmel (Cumin) oder schwarzem Pfeffer.

Oder Sie bereiten sich alternativ einen frisch gepressten Obst- oder Gemüsesaft (vorzugsweise aus Karotten oder Roten Beten).

Heißes Wasser

1. Trinken Sie den ganzen Tag über halbstündlich heißes Wasser. Das Wasser sollte so heiß sein, wie Sie es gerade noch eben trinken können. (Zur Hilfe: Sie können einmal über den Flüssigkeitsspiegel blasen, so dass Ihnen der heiße Wasserdampf in das Gesicht steigt; dadurch fällt es Ihnen leicht, die Größe der Schlucke so zu wählen, dass Sie sich nicht die Zunge verbrennen.)
   Sollten Sie – was besonders in den ersten Tagen häufig vorkommt – lieber häufiger heißes Wasser trinken wollen, so geben Sie diesem Bedürfnis unbedingt nach.
2. Trinken Sie von der Menge her bei jedem Mal so viel, wie es Ihrem subjektiven Durstgefühl entspricht. Das kann im Laufe der Ama-Reduktions-Kur erfahrungsgemäß sehr stark variieren. (Trinken Sie zum Beispiel alle halbe Stunde heißes Wasser oder sogar häufiger, mag es sein, dass Ihnen vier bis fünf Schlucke völlig ausreichen.) Für den Erfolg der Kur ist nicht die Menge des getrunkenen Wassers ausschlaggebend, sondern seine möglichst hohe Temperatur sowie die Häufigkeit des Trinkens. Trinken Sie mengenmäßig zu viel, werden die Verdauungssäfte übermäßig verdünnt: Die Verdauungskraft wird schlechter.
3. Das Wasser sollte etwa zehn Minuten lang kochen, dadurch wird es leichter verdaulich.
   Chemische Analysen dieses Wassers zeigen, dass die Wassermoleküle, die normalerweise in Clustern (Molekülverbindungen) von 8 000 bis 10 000 zusammenhängen, dann nur noch ein bis zwei Moleküle umfassen. Dadurch ist das gekochte Wasser »dünner«: Es kann leichter durch Darmwände und Zellmembranen hindurchdringen und an alle Stellen des Körpers bis zur kleinsten Zelle hin gelangen.
   Durch das Auseinanderrücken der Moleküle sind Elektronen-Brückenbindungen frei geworden, so dass sich an die nun getrennten Wassermoleküle Ama bindet und zusammen mit dem Wasser den Körper verlassen kann.

Die positive Wirkung des Kochvorgangs hält mindestens zwölf Stunden lang an. Praktischerweise können Sie daher morgens die benötigte Tagesmenge auf einmal abkochen und dann in einer Thermoskanne warmhalten.

4. Nehmen Sie eine möglichst gute Wasserqualität.
   Mineralwässer sind nicht nötig, da die Mineralien während des Kochvorgangs ausfallen.
   Haben Sie Schwierigkeiten bei der Beschaffung reinen Wassers, können Sie Ihr Leitungswasser aufwerten: Fügen Sie dem kochenden Wasser je eine Prise Kreuzkümmel, Gelbwurz (Kurkuma), Ingwer und Anis hinzu, und zwar so wenig, dass man es fast nicht schmeckt. Oder: Geben Sie einige Scheiben frisch geschnittener Ingwerwurzel hinzu (diese binden die Toxine und sollten daher nicht mitgegessen werden).
5. Die reinigende Kraft puren, heißen Wassers ist am stärksten.
   Selbst Kräutertees vermindern die Wirkung der Ama-Reduktion. Denn jeder Tee enthält Geschmacksstoffe, Farb- und Wirkstoffe, die die freien Elektronen der Wassermoleküle sättigen, so dass insgesamt weniger Ama aus den Geweben aufgenommen und aus dem Körper geschleust wird.

2.4 Agni und Ojas

Die Verdauungskraft des Körpers ist eine individuelle Größe, die je nach Konstitutionstyp unterschiedlich stark ausgeprägt ist. Menschen mit einer Pitta-Dominanz haben die stärkste Verdauungskraft, diejenige von Vata ist sehr wechselhaft und die von Kapha funktioniert langsam. Zusätzlich kann die Verdauungskraft durch die Lebensweise und die Art der Ernährung starken Schwankungen unterworfen sein. Sie wird im Ayurveda als *agni*, das Feuer, bezeichnet, da bei jeder Stoffwechselaktivität Wärme entsteht. Mit Agni meint man das Aufschließen der Nahrung durch Enzyme im Magen-Darm-Trakt sowie die Stoffwechselprozesse in jeder einzelnen Körperzelle. Je intensiver Agni arbeitet, desto weniger Ama produziert der menschliche Organismus. Wird Agni ausreichend angeregt, kann er sogar Ama wieder abbauen. Daher kommt der Stärkung der Verdauungs- und

Stoffwechselkraft im Maharishi Ayur-Veda eine Schlüsselrolle bei der Verbesserung und Aufrechterhaltung guter Gesundheit zu.

Setzt man voraus, dass die Stärke des Agni eines Menschen normalerweise zu 100 Prozent durch die Verdauungsaktivität des Magen-Darm-Trakts beansprucht wird, ist die entgiftende Wirkung gedrosselter Nahrungszufuhr auf den menschlichen Organismus klar: Die überschüssige Energie von Agni, die nicht für die aktuelle Verbrennung der Nahrung genutzt wird, kann für den Abbau alter Stoffwechselschlacken genutzt werden. Zusätzlich vermehrt die ständige Wärmezufuhr durch das heiße Wasser Agni, so dass bei der Zehn-Tage-Kur eine doppelte Ama-Reduktion genutzt wird.

Einen großen Vorteil hat diese Kur außerdem: Ein vollständiger Nahrungsverzicht erhöht das Vata-Dosha im Organismus (siehe Kapitel 1.3). Würde der Mensch keinerlei feste Nahrung zu sich nehmen, sondern nur trinken, wären Vata-Störungen Tür und Tor geöffnet. Der Fastende friert, seine Gelenke sind steifer als sonst, er ist psychisch sensibler, seine Haut kann trocken werden und sein Schlaf flacher. All diesem beugt die leichte, warme Mittagsmahlzeit und das Trinken heißen Wassers vor, denn eine Erhöhung von Vata wird durch Wärme und Essen ausgeglichen. Die Zehn-Tage-Kur stellt ein Mindestmaß an Energiezufuhr sicher, dadurch fühlt man sich während der Kur so leistungsfähig, dass Sie sie ohne weiteres auch im Alltag durchführen können. Trotzdem steht die entgiftende Wirkung der Zehn-Tage-Kur einer Fastenkur in nichts nach: Eine zehntägige Ama-Reduktion auf diese Weise entspricht sieben Tagen Vollfasten. Die Pulsdiagnose zeigt, dass die Dhatus (Körpergewebe, siehe Kapitel 1.5) nach und nach gereinigt werden und wieder normal funktionieren, ohne die Doshas durcheinander zu bringen. Darüber hinaus stärkt diese fein abgestimmte Kur Agni und damit den gesamten Stoffwechsel im Körper. Nimmt der Mensch hingegen keinerlei feste Nahrung zu sich, entwöhnt sich der Magen-Darm-Trakt von einer guten enzymatischen Aufschlüsselung der Nahrungsbestandteile, so dass bei vielen Menschen im Anschluss an eine Vollfastenkur häufig Störungen der Verdauungstätigkeit auftreten.

Agni braucht der Mensch, um Ama zu verbrennen, so dass die Körperkanälchen »freigeputzt« werden können. Sind die Srotas frei von Stoffwechseltoxinen, entsteht als Endprodukt einer störungsfreien Verdauung Ojas, der feinste Ausdruck der menschlichen Physiologie.

In dem Augenblick, in dem der Bereich der Stille im Bewusstsein, das Vereinheitlichte Feld, sich in Schwingung versetzt (siehe Kapitel 1.2), entfalten sich die feinsten Aspekte der Materie. Der Maharishi Ayur-Veda sagt, dass genau an diesem Verbindungspunkt zwischen Bewusstsein und Materie Ojas entsteht. Diese »Substanz« hat eine so feine Struktur, dass sie gleichzeitig Bewusstsein und Materie ist. Ojas ist bisher kein chemisch definierbares Molekül (vielleicht werden unsere Wissenschaftler es später einmal entdecken?), obwohl seine Eigenschaften in den klassischen Texten des Ayurveda genau beschrieben werden. Am deutlichsten sichtbar ist es für den Laien als die Strahlkraft von Seele und Körper. Im übertragenen Sinn kann man es sich als Lampe an einer Türschwelle vorstellen: Bei geöffneter Tür scheint sie sowohl nach innen (Bewusstsein) als auch nach außen (Materie). Ojas verbindet Körper und Geist gleichzeitig an jeder Stelle des menschlichen Organismus und sorgt dafür, dass die ordnenden und heilenden Kräfte des Vereinheitlichten Feldes den Körper überall gleichzeitig durchdringen. Das ist die Voraussetzung dafür, dass erweitertes Bewusstsein im menschlichen Körper aufrechterhalten werden kann. Je mehr Ojas ein Mensch produziert, desto besser geht es ihm, geistig und körperlich.

Einige Wirkungen von Ojas

Vitalität und Stärke
Gute Abwehrlage
Natürliche Abstimmung aller Körperfunktionen
Verlangsamung des Alterungsvorgangs
Schutz vor psychischen und psychosomatischen Störungen
Konzentrationsfähigkeit
Kohärenz des Bewusstseins
Positives Denken
Erfahrung von Glückseligkeit

Ojas ist das Bindeglied zwischen Körper und Geist an ihrer feinsten Basis. Durch das Konzept von Ojas wird auch verständlich, weshalb eine körperliche Reinigung wie die Zehn-Tage-Kur nicht nur Anzeichen von Ama zum Verschwinden bringt, sondern die gesamte Physiologie mit allen nur denkbaren Aspekten positiv beeinflußt. Die systematische Entgiftung und Entschlackung aller Körpergewebe lässt Ojas vermehrt in den Organismus einfließen und schafft damit auch eine gute Voraussetzung für körperliche und geistige Fruchtbarkeit.

Befreit man die Gewebe des Organismus von Toxinen, werden ihre Durchblutung und Ernährung automatisch gefördert, so dass etwaige Störungen durch die Selbstregenerationskraft des Körpers ausgeglichen werden. Das Shukra-Dhatu (sprich: Schukra) ist das Gewebe, dem im Ayurveda die Fortpflanzungsorgane und die Zeugung zugeordnet sind. Nur wenn alle körperlichen Funktionen im Gleichgewicht sind, funktioniert auch das Sukra-Dhatu optimal. Dann stellt der Körper Ojas her, das als Endprodukt dieser Fortpflanzungsgewebe angesehen wird. Alle Methoden, die den Körper systematisch von Ama befreien, erhöhen damit auch die balancierte Aktivität des Sukra-Dhatu, was der erfahrene Arzt anhand der Pulsdiagnose überprüfen kann. Gleichzeitig bewirken alle Methoden, die den Organismus reinigen, auch ein verbessertes Zusammenspiel der verschiedenen Hormone und der übergeordneten Hormonsteuerungssysteme.

2.5 Der Flüssigkeitstag verbessert die Fruchtbarkeit

Wollen Sie die positiven Wirkungen dieser Ama-Reduktion im täglichen Leben aufrechterhalten, können Sie bis zum Beginn der Schwangerschaft einmal wöchentlich einen Flüssigkeitstag einlegen. Sind Sie schwanger, sollten Sie diesen Reinigungstag bis nach der Geburt nicht mehr durchführen, da der Organismus in der Schwangerschaft in seinem Aufbau für die Mutter und das Ungeborene nicht gestört werden sollte. Der werdende Vater kann natürlich unbegrenzt mit der körperlichen Entgiftung weitermachen!

1. Nehmen Sie morgens nüchtern das Zitronenwasser zur Reinigung. Zitronensäure ist nicht nur ein guter Reinigungszusatz in herkömmlichen Putzmitteln, sondern befreit genauso gut alle Srotas des menschlichen Organismus von Ama. Der saure Geschmack an sich zieht jedoch die Srotas zusammen und verengt sie, ebenso wie sich der Mund automatisch zusammenzieht, wenn man an einer Zitronenscheibe lutscht. Da

sich in verengten Srotas Ama eher ansammeln kann, wirkt die saure Geschmacksrichtung für sich allein genommen ungünstig auf den Organismus. Daher wird das Zitronenwasser mit Honig gepuffert, der von seiner eigenen Wirkung her zusätzlich Kapha reduziert und die positive, reinigende Wirkung der Zitrone unterstützt. Der kaltgeschleuderte Honig verliert seine besten Eigenschaften, wenn er über 40 °C erhitzt wird: Im Ayurveda sagt man sogar, dass er dann toxisch wird. Achten Sie daher darauf, ihn nur in lauwarmem Wasser zu lösen.

2. Zum Frühstück nehmen Sie einen frisch gepressten Obstsaft wie bei der Zehn-Tage-Kur.
3. Zum Mittagessen ist eine warme Gemüse- oder dünne Getreidesuppe ideal. Das Rezept für eine ayurvedische Reissuppe finden Sie im Anhang.
4. Am Abend können Sie wiederum einen Obst- oder Gemüsesaft trinken oder eine warme Suppe essen.
5. Damit Agni angeregt wird und Ama leicht ausgeschieden werden kann, trinken Sie auch an diesem Tag halbstündlich das zehn Minuten lang abgekochte, heiße Wasser (siehe Kap. 2.3).

Sind Sie diese schonende Nahrungsreduzierung noch nicht gewohnt, mag es sein, dass Sie sich dabei anfangs schlapp fühlen. In diesem Fall ist es wichtig, den Organismus schonend daran zu gewöhnen, um das Vata-Dosha nicht zu stören. Beginnen Sie damit, einmal wöchentlich das Abendessen ausfallen zu lassen. Haben Sie sich daran gewöhnt, überspringen Sie zusätzlich das Frühstück des nächsten Tages, was meist leicht geht, da die Nachtruhe zusätzliches Kapha in den Organismus gebracht hat. So haben Sie schon einmal eine Pause von 24 Stunden, in der Sie nur Flüssiges zu sich genommen haben, von Mittag zu Mittag. Ist auch dies leicht geworden, können Sie dazu übergehen, den ganzen Flüssigkeitstag regelmäßig durchzuführen.

Die Rishis des Ayurveda gingen davon aus, dass allein das Einhalten dieser Ein-Tages-Flüssigkeitsdiät pro Woche das Leben um viele Jahre verlängert. Heutige Studien an Versuchstieren zeigen, dass weniger Nahrung die Lebensspanne offensichtlich zu verlängern vermag. »Wenn Einschränkungen in der Ernährungsweise bei Menschen die gleichen Auswirkungen haben wie bei Nagetieren, könnte die Lebensspanne des Menschen um mindestens 30 Prozent verlängert werden, so dass wir 30 bis 35 Jahre länger leben würden«, interpretiert der Physiologe Edward Masoro vom Gesundheits- und Wissenschaftszentrum der Universität Texas die bisher vorliegenden Forschungsergebnisse. Der regelmäßig durchgeführte Flüssigkeitstag verhindert, dass sich Ama ansammeln kann, beugt damit allen nur denkbaren Gesundheitsstörungen vor und verjüngt den gesamten Organismus derart, dass er – vorausgesetzt, man hält ihn sein Leben lang ein – dem Menschen viele Jahre zusätzlichen Lebens schenkt.

2.6 Panchakarma für die zukünftigen Eltern

Die alten Rishis haben als eine wesentliche Vorbereitung vor der Zeugung *panchakarma* sowohl für die werdende Mutter als auch für den Vater in spe empfohlen. Diese physikalischen Therapien werden unter ärztlicher Aufsicht von speziell geschultem medizinischen Personal in Maharishi Ayur-Veda-Gesundheitszentren durchgeführt. Sie reinigen den Körper systematisch, schaffen damit die Voraussetzung für gute Erbanlagen und fördern gleichzeitig die Fruchtbarkeit der zukünftigen Eltern.

Das Sanskrit-Wort Panchakarma bedeutet: fünf Handlungen (*pancha:* fünf, *karma:* Handlung), womit die fünf großen Gruppen verschiedener physikalischer Therapieverfahren des Ayurveda gemeint sind. Die Heilwirkungen der einzelnen Therapien bauen logisch aufeinander auf und ergänzen sich. Daher erreichen sie eine äußerst tiefgreifende und dauerhafte körperliche Reinigung.

Als ersten Schritt bekommt der Organismus innerlich oder äußerlich leicht verdauliche Fette angeboten, die Agni und damit den gesamten Stoffwechsel anregen. Innerlich nimmt man beispielsweise das Butterreinfett *ghee* (sprich: Gie) oder andere vom Arzt verordnete Substanzen ein, die über den Darm in die Körperzellen gelangen, äußerlich geschieht das gleiche über die Haut durch Ganzkörper-Ölbehandlungen oder -güsse. Diese ausgewählten Substanzen lösen fettlösliche Stoffwechsel-Abbauprodukte und umweltbedingte Toxine sanft und wirkungsvoll aus den Körperzellen.

Der zweite Schritt sorgt dafür, dass das vorher gelöste Ama die Gewebe auch wirklich verlassen kann. Wärmeanwendungen wie Kräuterdampfbäder, heiße Kompressen oder Abreibungen steigern die Stoffwechselaktivität (Agni) und stellen auch die feinsten Blut- und Lymphgefäße weit. So können die Schadstoffe die Zellen verlassen und in das Innere des Darms geschleust werden.

Der dritte Schritt garantiert anschließend, dass die bereits gelösten Toxine den Körper auch wirklich verlassen: Durch Abführen oder Einläufe wird der Darm gereinigt, so dass die Schlackenstoffe nach außen gelangen und nicht wieder aufgenommen werden können.

Damit ist Panchakarma eine unglaublich wirkungsvolle Methode, Ama systematisch wieder loszuwerden, das durch falsche Lebensweise, Umweltgifte und falsches Denken im Körper angesammelt wurde. Die Senkung des erhöhten Cholesterinspiegels, der Harnsäure und vieler krankhaft gesteigerter körpereigener Stoffe im Blut zeigen dies an. Auch Umweltgifte verlassen auf diese Weise den Körper: Patienten, die unter massiven Schäden des Nervensystems nach Pestizid-Vergiftungen litten, konnte durch Panchakarma wiederholt geholfen werden. Chemische Analysen des Kräuteröls nach einem *pizzichili* (eine wohltuende Behandlung, bei der eine halbe Stunde lang über den gesamten Körper warmes Öl fließt) zeigen, dass Kadmium, Blei und Quecksilber aus dem Körper geschleust werden. Hier ist die Panchakarma-Behandlung eine wunderbare Vorsorge, um die Qualität der Muttermilch schon lange vor dem Stillen zu verbessern: Die Konzentration von Umweltgiften, die sonst mit der Muttermilch in den Körper des Babys gelangen, können so bereits vor der Zeugung ausgeschieden werden!

Dieser tiefgreifenden Reduktion von Ama entsprechen die vielseitigen positiven Auswirkungen des Panchakarma. Wörtlich heisst es im »Charaka«:

»Bei einem Menschen, dessen Verdauungssystem gereinigt wurde, wird der Stoffwechsel angeregt, Krankheit verringert und normale Gesundheit aufrechterhalten. Sinnesorgane, Geist, Intellekt und Ausstrahlung werden verbessert; Stärke, guter Ernährungszustand, gesunde Nachkommenschaft und Potenz werden erzeugt; Alterserscheinungen treten weniger leicht auf, und der Mensch lebt lange – frei von Störungen. Deswegen sollte man die Ausscheidungstherapie zeitgemäß und richtig durchführen.«

Panchakarma hat sich bis in die heutige Zeit nur noch in Südindien erhalten, aber auch dort werden nur noch einige der in den Urtexten angegebenen Verfahren angeboten. Der Grundlagenarbeit der Ärzte, die sich zusammengeschlossen haben, alle Therapien in ihrer ursprünglichen Form zu beleben, ist es zu verdanken, dass Panchakarma in den Maharishi Ayur-Veda-Gesundheitszentren wieder in seiner vollständigen Qualität durchgeführt werden kann.

Die Selbsteinschätzungen von Personen, die eine Panchakarma-Behandlungsserie von mindestens zehn Tagen erhalten haben, zeigen deutliche Verbesserungen des Wohlbefindens, von Energie und Vitalität, das Abklingen früherer Beschwerden sowie besseren Schlaf und bessere Verdauung. Persönlichkeitstests zeigen die gleichen positiven Ergebnisse verbesserten seelischen Gleichgewichts in dieser erstaunlich kurzen Zeit.

Die verschiedenen Therapieverfahren werden von einem Arzt nach einer gründlichen Diagnose zusammengestellt. Sie werden so aufeinander aufgebaut, dass sie die Doshas des Patienten gezielt wieder ins Gleichgewicht bringen und Krankheiten oder frühe Anzeichen von Gesundheitsstörungen ausgleichen.

Obwohl alle Panchakarma-Behandlungen rein körperliche Maßnahmen sind, sind sie von ihrer Durchführung her so intelligent, dass immer auch gleichzeitig der Geist ausbalanciert wird. Sie werden damit dem Anspruch des Maharishi Ayur-Veda in vollendeter Form gerecht: Lebensglück und körperliche Verfassung gleichermaßen zu verbessern. Beispielsweise werden alle Massageöle mit Heilkräutern versetzt, die genau die gewünschten Doshas wieder ausgleichen, so dass neben der entgiftenden Wirkung Körper und Seele balanciert werden. Beim *abhyanga* (ayurvedische Ölbehandlung) streichen zwei Therapeuten in vollkommener Stille auf beiden Seiten parallel, was eine tiefe Entspannung beim Patienten hervorruft. Ein Therapeut streicht beispielsweise über den rechten Arm, während der andere genau die gleiche Bewegung am linken durchführt. Die Bewegung am linken Arm aktiviert die rechte Gehirnhälfte – die am rechten die linke. Da beide Gehirnhälften durch die völlig synchronen Bewegungen auf genau die gleiche sanfte Weise angeregt werden, wird das Gehirn durch die sorgfältige Durchführung der Bewegungen synchronisiert, was die physiologische Voraussetzung für die Erfahrung vollkommener geistiger Entspannung ist.

Eine andere Therapie des Panchakarma ist das *shirodhara*. Dabei fließt ein angenehm warmer Ölstrahl auf die Stirn des ruhenden Patienten. Anhand von EEG-Untersuchungen wurde die subjektive Erfahrung tiefster Entspannung bestätigt: Die Gehirnwellen während des Shirodhara gleichen dem Gehirnwellenmuster, das normalerweise nur in tiefster Meditation gefunden wird. Es zeigt an, dass das gesamte Gehirn ruhevolle Wachheit und einen erweiterten Bewusstseinszustand erfährt.

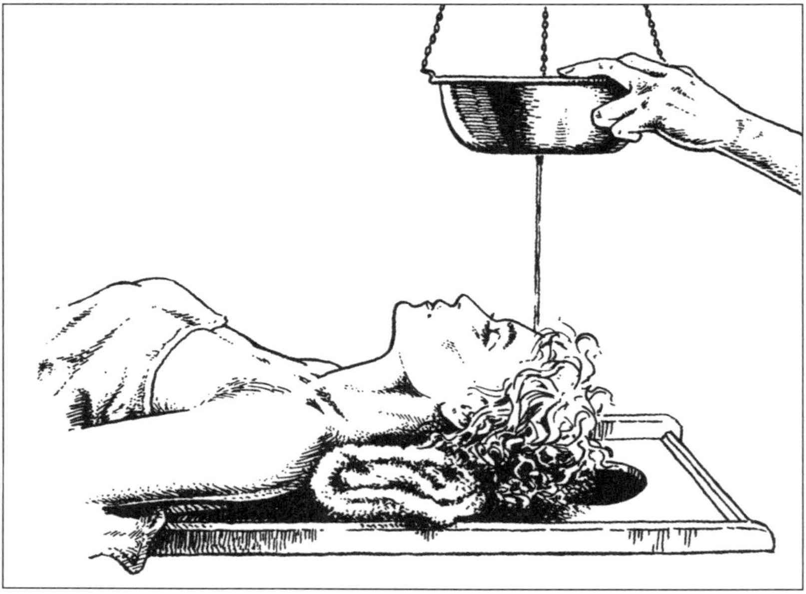

Shirodhara

Diese fein aufeinander abgestimmten Reinigungsverfahren können aber noch mehr: Sie erhöhen die Fruchtbarkeit von Mann und Frau. Ehepaare, die oftmals lange vergeblich einen Kinderwunsch hatten, rufen häufig kurz nach einer Panchakarma-Behandlung an und berichten voll Freude: Die Frau ist schwanger!

2.7 Das tägliche Abhyanga

Die ayurvedische Ganzkörper-Ölanwendung (Abhyanga) aus dem Panchakarma-System ist ein Bestandteil der vom Maharishi Ayur-Veda empfohlenen täglichen Routine zur Stärkung der Gesundheit und zur Vorbeugung von Krankheiten. Die Haut ist das größte Organ des Menschen. Tausende von Nervenenden verbinden sie mit allen Organen und Geweben des Körpers. Daher kann über die Haut das gesamte Körper-Geist-System des Menschen beruhigt und positiv beeinflusst werden.

Bereits vor der Empfängnis ist es sinnvoll, die ayurvedische Ganzkörper-Ölbehandlung regelmäßig durchzuführen. Sie balanciert die Physiologie von Frau und Mann, denn sie reduziert Vata, regt Agni und das gesunde Pitta an und scheidet ungesundes, angesammeltes Kapha aus. Die Srotas erweitern sich durch die Wärme des Öls und die streichenden Bewegungen, so dass der Körper mit jedem Abhyanga ein bisschen mehr von angesammeltem Ama befreit wird. Das Ergebnis: Ojas wird produziert, und die positiven Qualitäten des Bewusstseins können den Körper zunehmend durchdringen. Vergleichen Sie nochmals die Wirkungen von Ojas (Kap. 2.4): Alle diese positiven Wirkungen auf den Körper werden durch die regelmäßige ayurvedische Ölbehandlung gefördert. Jugendlichkeit, Vitalität und Lebensfreude stellen sich vermehrt ein, und die Fruchtbarkeit verbessert sich. (In Kapitel 6.3 finden Sie die Auswirkungen noch detaillierter dargestellt.)

Die tägliche ayurvedische Ölbehandlung

Regt den Kreislauf an
Stärkt und beruhigt das zentrale Nervensystem
Gleicht das gesamte System der Hormone aus
Kräftigt Muskeln, Gewebe und Gelenke und macht sie geschmeidig
Macht die Haut sanfter und strahlender
Stärkt die Verdauungskraft
Entfernt Toxine
Lässt Ojas einfließen
Beugt Krankheiten vor und belebt den gesamten Körper

Das ideale Öl

Traditionellerweise wird biologisches, kaltgepresstes Sesamöl für das tägliche Abhyanga benutzt, das Sie im Reformhaus oder Bioladen kaufen können. Es ist bei der Klassifikation nach den Doshas dasjenige Pflanzenöl, das über die meisten Pitta-Qualitäten verfügt. Daher erwärmt es den Körper am intensivsten von allen Ölen und regt den Stoffwechsel optimal an. Es kann leichter und tiefer in die Hautporen eindringen als andere pflanzliche Öle und wird vom Organismus besonders gut aufgenommen.

Sesamöl enthält mehr Linolensäure als andere Öle. Sie sorgt dafür, dass sich sowohl Bakterien als auch Pilze darin nicht vermehren können. Daher wirkt Sesamöl auch Entzündungen entgegen, sogar Krebszellen stellen dadurch ihr Wachstum ein. Die Wirkung ist so gut, dass ein Forscherteam zurzeit die Einsatzmöglichkeiten bei der Therapie von Hautkrebs, Dickdarmkrebs und Zahnfleischerkrankungen untersucht.

Das Sesamöl wird vor Gebrauch gereift, das heisst einmal auf etwa 110 °C erhitzt (siehe Anhang). Genauso wie beim Kochenlassen des Wassers, das zur Ausleitung von Ama aus dem Organismus verwendet wird, rücken auch die Moleküle des Sesamöls weiter auseinander, wenn es erhitzt wird: Es wird leichtflüssiger, zieht besser in die Haut ein und kann auch innerhalb der Zellen des Körpers optimal genutzt werden, um fettlösliche Toxine an sich zu binden. Das Sesamöl ist von Natur aus ein starkes Antioxidant, das heisst, es bindet die den Körper schädigenden freien Sauerstoffradikale. Das im Maharishi Ayur-Veda empfohlene Reifen des Öls verbessert darüber hinaus diese Bindungskapazität für freie Radikale, wie japanische Forscher jüngst feststellten.

Sesamöl ist grundsätzlich ideal. Sollte es draußen extrem heiß sein und der Körper gerät durch den übermäßigen Pitta-Einfluss aus der Balance, empfiehlt der Ayurveda statt dessen das kühlende, Pitta-reduzierende Kokosöl (Sie bekommen es als Kokosfett in fester Form in der Apotheke). Da der Stoffwechsel durch die Hitze ohnehin gesteigert ist, reicht dann die Behandlung der Kopfhaut, der Ohren und der Füße. Wird es kälter, geht man wieder auf das Ganzkörper-Abhyanga mit Sesamöl über.

Ganz besonders empfehlenswert sind die speziell auf die Doshas abgestimmten Heilkräuteröle des Maharishi Ayur-Veda. Diese sind bereits gereift, so dass Sie sie nur kurz vor dem Abhyanga auf Körpertemperatur zu erwärmen brauchen. Bei diesen Präparaten wurden dem Sesamöl in einem sorgfältigen Herstellungsprozess die Essenzen verschiedener Heilkräuter hinzugefügt, die genau auf ihre Wirkung auf die einzelnen Doshas hin ausgewählt wurden. Das Vata-Öl gleicht einen Überschuss an Vata aus, Pitta-Öl reduziert Pitta und Kapha-Öl ist für Kapha-Konstitutionen geeignet. Bei stärkeren Störungen kann Ihnen der Maharishi-Ayur-Veda-Arzt aber auch aus einem ganzen Arsenal besonders wertvoller Heilkräuteröle eines auswählen, das mit der täglichen Ganzkörper-Ölanwendung Ihre aus dem Lot geratenen Doshas gezielt wieder ins Gleichgewicht bringen kann.

Immer wieder stellen Menschen fest, dass das regelmäßige Abhyanga ihre Haut »austrocknet« und vermuten, dass ihre Haut das Öl nicht verträgt. Die ayurvedische Erklärung für dieses Phänomen liegt jedoch tiefer: Durch die Ölbehandlung wird Ama aus den tieferen Hautschichten gelöst und wandert an die Hautoberfläche. Wird die Haut dadurch trocken, tragen Sie einfach nach dem Abhyanga und dem anschließenden Duschen oder Baden eine Feuchtigkeitscreme auf. Nach wenigen Wochen oder Tagen ist auf diese Weise so viel Ama ausgeschieden worden, dass sich die Haut wieder normalisiert: Sie ist nach jedem Abhyanga samtig und schön.

Selten kommt es vor, dass das Sesamöl die Haut reizt. In diesem Fall fragen Sie bitte einen Maharishi-Ayur-Veda-Arzt nach einer für Sie geeigneten Alternative.

Jede Erkältungskrankheit ist eine Kapha-Störung. Trotzdem sollte man selbst das Kapha-Öl dabei nicht anwenden. Denn bei Fieber oder anderen körperlichen Krankheiten wird der Organismus immer mit Ama überschwemmt und die Verdauungs- und Stoffwechselenergie Agni ist reduziert. Eine Ölbehandlung in diesem Zustand löst zum einen noch mehr Ama aus den Zellen, das den Körper zusätzlich belastet und die Krankheit damit verschlimmert, und zum anderen ist das verringerte Agni mit dem Verarbeiten durch den Stoffwechsel und dem Ausschleusen der so gelösten Toxine überfordert. Statt des gewohnten positiven Behandlungserfolgs stellen sich die üblichen Ama-Zeichen wie Dumpfheit und Schwere vermehrt ein (siehe Kapitel 2.2).

Aus dem gleichen Grund sollten Frauen während der ersten drei Tage der Menstruation keine Abhyanga durchführen, denn auch dann ist Agni vermindert.

Das traditionelle Abhyanga beginnt mit der Massage des behaarten Kopfes. (Hierfür können Sie auch die Maharishi-Ayur-Veda-Haarbehandlung verwenden. Diese speziell zusammengesetzten Öle nähren Haarwurzeln und Kopfhaut. Die darin enthaltenen Heilkräuterextrakte gleichen gezielt Vata, Pitta oder Kapha aus, je nach Konstitutionstyp bzw. Haarbeschaffenheit.)

Durchführung des Abhyanga

Beleben Sie den ganzen Körper mit warmem Öl frühmorgens direkt nach der Entleerung von Blase und Darm. Für diese ayurvedische Behandlung sollte ausreichend Öl verwendet werden, so dass der Kontakt mit der Haut glatt und sanft ist. Es empfiehlt sich, alle Körperteile zuerst einzuölen und anschließend die Streichbewegungen durchzuführen. Sie können das Abhyanga teilweise stehend, teilweise im Sitzen durchführen, die Hauptsache dabei ist, dass Sie eine für Sie bequeme und entspannte Haltung einnehmen.

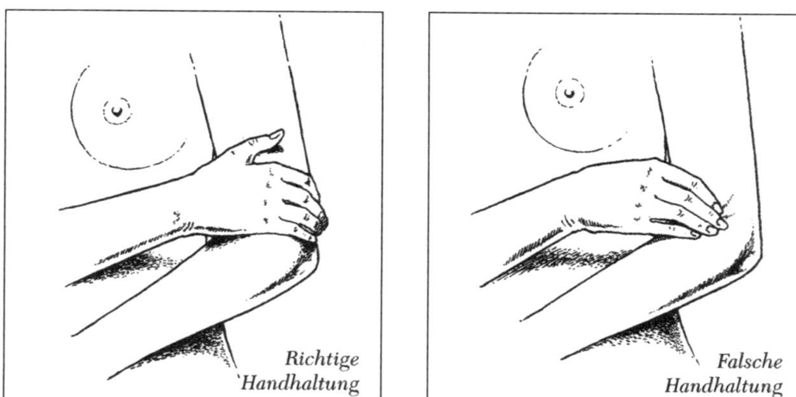

Durchführung des Abhyanga

Der Druck bei dieser Massage sollte fest, aber gleichzeitig angenehm und sanft sein. Man behandelt mit streichenden und kreisenden Bewegungen: Gerade Körperpartien wie Ober- und Unterarme, Ober- und Unterschenkel sowie den Rücken mit großen auf und ab führenden Längsstrichen, die Gelenke (Schulter, Ellenbogen usw.) rundherum mit kreisenden Bewegungen. Wenn es möglich ist, wie beispielsweise an den Beinen und dem Rumpf, bewegen sie beide Hände bei den Vor- und Rückwärts-Strichen und dem Kreisen parallel.

Behandeln Sie grundsätzlich alle Körperteile, indem Sie die ganze Hand auflegen mit Ballen, Handfläche und Fingern.

Führen Sie alle Bewegungen dreimal durch.

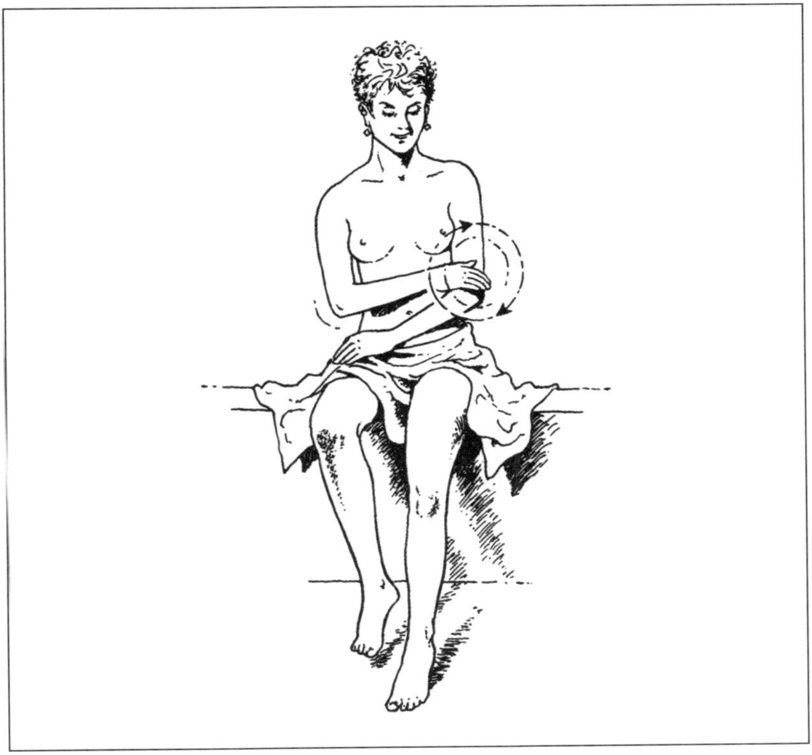

Das Abhyanga

Sie können sich auch einmal ein Abhyanga in einem Maharishi-Ayur-Veda-Gesundheitszentrum gönnen und sich ganz genau zeigen lassen, wie es gemacht wird. Da auch die Strichrichtung der Hände, die Dauer der Massage und die Stärke des Drucks und nicht zuletzt die Art und die Menge des verwendeten Öls eine unterschiedliche Wirkung auf die Doshas hervorrufen, können Sie bei dieser Gelegenheit auch den Arzt fragen, welche Art der Durchführung für Sie persönlich ideal ist.

Als Behandlungsdauer werden in der Regel fünf bis zehn Minuten täglich empfohlen. Das Öl beginnt erst nach zwei bis drei Minuten einzuziehen. Optimal ist es, wenn Sie es mindestens zehn Minuten auf der Haut lassen, bevor Sie ein warmes Bad (oder eine Dusche) zum Abspülen nehmen. Ein kleiner Rest Sesamöl verbleibt dabei in den Hautporen und auf der Hautoberfläche. Dieser sorgt dafür, dass die Vata-reduzierende Wirkung des Abhyanga den ganzen Tag über erhalten bleibt.

Klares, heißes Wasser reicht normalerweise aus, um das Öl zu entfernen; bei starker Körperbehaarung ist manchmal auch Seife nötig. Hier empfiehlt der Maharishi Ayur-Veda verschiedene Seifenarten je nach Konstitutionstyp und Hautbeschaffenheit. Alle Seifen werden mit ayurvedischen Kräutern auf rein pflanzlicher Glycerinbasis ohne Konservierungsstoffe hergestellt. Die Vata-Seife eignet sich gut für trockene Haut, die Pitta-Seife für eher empfindliche Hauttypen. Die Kapha-Seife gleicht einen Überschuss an Fett der Hautporen aus. (Tipps zum Umgang mit dem Sesamöl finden Sie im Anhang.)

2.8 Körperliche Fitness

Immer mehr setzt sich auch in Medizinerkreisen die Auffassung durch, dass regelmäßige körperliche Bewegung dem gesamten Organismus gut tut. Im Maharishi Ayur-Veda ist sie täglicher Bestandteil einer ausgeglichenen Lebensführung. Durch regelmäßige sportliche Betätigung oder zügiges Spazierengehen wird der gesamte Organismus belebt: Die Muskulatur wird stärker durchblutet, die Gefäße stellen sich weit, der Körper überwärmt sich, die Atmung vertieft sich, es wird vermehrt frischer Sauerstoff von außen aufgenommen. Alles wunderbare Voraussetzungen dafür, dass Ama abgebaut wird, die Srotas freigeputzt werden und Ojas vermehrt fließen kann. Die Wirkungen auf Körper und Geist sind daher vielfältig. Viele Studien der Sportmedizin zeigen, dass sogar Menschen mit Depressionen, die regelmäßig zu Spaziergängen und Sport angeregt wurden, meist innerhalb der ersten vier Wochen beginnen, besser zu schlafen, sich allgemein wohler zu fühlen und sogar ihre Depressionen deutlich abbauen. Hoher

Blutdruck kann sich ebenso reduzieren wie ein zu großes Körpergewicht. Positive Ausstrahlung und Lebensfrische nehmen zu. Dies wird verständlich durch die im Maharishi Ayur-Veda genauestens beachtete Verbindung von Körper und Geist: Körperliches und geistiges Ama werden immer durch ein und dieselbe Maßnahme gleichzeitig abgebaut, so dass neben der gesteigerten körperlichen Fitness sich ganz von selbst größere Lebensfreude und ein gesteigertes Glücksgefühl im täglichen Leben einstellt.

Voraussetzung ist allerdings, dass eines der wichtigsten ayurvedischen Grundprinzipien berücksichtigt wird, nämlich alles im Einklang mit den Gesetzmäßigkeiten der Natur zu tun. Das bedeutet im Falle sportlicher Übungen, dass das innere Feingefühl dabei genau beachtet werden sollte. Auch Sport und Bewegungen sollten eine Freude sein und kein Leistungszwang zu einem im voraus festgesteckten äußeren Ziel. Sind Sie mit Ihrer Aufmerksamkeit bei Ihren körperlichen Empfindungen und beachten Sie die Signale Ihres Geistes, werden Sie genau merken, wann die Freude an Bewegungen anfängt, in Anstrengung umzuschlagen. Dies ist äußerst wichtig, denn jede Form von Anstrengung ist ein Stress, der wie alle anderen Stressreize das Immunsystem schwächt, Vata aus dem Gleichgewicht bringt und die Lebensfreude mindert.

Auch hier beachtet der Maharishi Ayur-Veda die unterschiedliche Stoffwechsellage der drei Doshas. Menschen mit einem hohen Kapha-Anteil sind von Natur aus eher etwas träge – trotzdem brauchen gerade sie körperliche Betätigung am dringendsten, denn aufgrund des trägen Stoffwechsels neigen sie am ehesten dazu, Toxine zu produzieren und einzulagern. Oft haben gerade sie – und dies am ausgeprägtesten, je mehr Ama bereits angesammelt wurde – wenig Lust, sich sportlich zu betätigen. Aus diesem Wissen heraus sollten sie sich zu täglicher Aktivität ihres Bewegungssystems durchringen, gerade dann, wenn es schwer fällt. Sobald sie dies getan haben, stellen sie im Laufe der Übungen eine deutliche Steigerung der Lebensfreude und Frische fest, denn sie empfinden den Abbau von Ama sofort. Damit dieser auch genügend stattfindet, ist die Faustregel des Maharishi Ayur-Veda: Ein Mensch mit hohem Kapha-Anteil sollte einmal täglich ins Schwitzen geraten. Hat ein Mensch hauptsächlich Pitta in seiner Physiologie, sollte er Sport nur soweit treiben, bis er beginnt, tief zu atmen und dadurch eine auf ihn abgestimmte Stoffwechselsteigerung angezeigt wird. Sollte bei Ihnen Vata dominieren, Sie leicht erschöpft werden und auch sonst sehr sensibel sein, sollte auch dies bei der regelmäßigen Bewegung berücksichtigt werden. Sie sollten beim ersten Anzeichen von Anstrengung aufhören, das sich häufig daran zeigt, dass sie das Gefühl haben, sich weiter zwingen zu müssen.

Damit die körperliche Fitness sich allmählich trotzdem steigert, halten Sie sich an die Faustregel, die für alle Dosha-Muster gleichzeitig richtig ist: Üben Sie regelmäßig täglich, aber immer nur bis zur Hälfte Ihrer Kapazität. Könnten Sie anfangs gerade noch einen Dauerlauf von 20 Minuten bewältigen, wären danach aber ziemlich mitgenommen, gehen Sie auf keinen Fall jedesmal bis zu diesem Punkt. Beobachten Sie hierzu einmal das angespannte Gesicht von Joggern, die Sie täglich in unseren Parks und unseren Straßen sehen. Die verspannten Mundwinkel und der gesamte Gesichtsausdruck zeigen eine deutliche Vermehrung von Vata an – und damit eine Überlastung des Systems und ein Ungleichgewicht der drei Doshas. Das ist für Körper und Geist alles andere als gesund! Der Maharishi Ayur-Veda geht davon aus, dass jede Minute des Tages mit einem Glücksgefühl durchdrungen sein kann und sollte. Sich im Namen der »Gesundheit« zu überanstrengen, ist ein Widerspruch in sich, der überdies das gewünschte Resultat gar nicht erbringen kann. Gehen Sie regelmäßig nur bis zur Hälfte Ihrer Leistungsfähigkeit, geschieht etwas Wunderbares. Ohne Ihre innere Mitte zu verlieren, bei ruhiger Stoffwechsellage, wird Ihre Kondition nach und nach immer besser, Sie leisten immer mehr und halten dabei mühelos Ihre drei Doshas im Gleichgewicht, während Sie Ihren Körper zum Vorteil von Körper und Geist reinigen und kräftigen.

Damit ist auch regelmäßige sportliche Betätigung ein Weg zu Verbesserung der Fruchtbarkeit und zu einer ausgeglichenen psychischen Verfassung, die in der Schwangerschaft dem Ungeborenen zugute kommen wird.

2.9 Transzendentale Meditation

»Erst im Urlaub hat's geklappt!« Nicht selten besteht der Kinderwunsch eines Paares schon lange und scheint sich nicht zu erfüllen. Immer wieder hört man von Kindern, die nach so einer Warteperiode dann ganz überraschend im Urlaub gezeugt wurden, dann, wenn Mutter und Vater entspannt sind, wenn alle körperlichen Funktionen ins Gleichgewicht kommen konnten. Dass auch die Seele an der Fruchtbarkeit beteiligt ist, ist eine Erkenntnis, die sich in den letzten Jahren immer mehr durchsetzt. Aber wer kann schon ständig in Urlaub fahren, zumal nicht jeder Urlaub garantiert, dass die erhoffte Entspannung auch wirklich eintritt?

Das tiefere Ziel des Maharishi Ayur-Veda ist die ganzheitliche Entwicklung von Körper und Geist: zu mehr Gesundheit, vor allem aber zu größeren menschlichen Möglichkeiten, zu einem voll entwickelten geistigen Potenzial.

Logischerweise sind die Therapieformen daher nicht nur auf körperliche Anweisungen beschränkt – die Pflege und richtige »Ernährung« des Geistes sind fast noch wichtiger. Wenn nämlich der Geist ohne Hindernisse funktioniert, ohne alte, überholte Denkkonzepte und Verhaltensweisen, lebt ein Mensch ganz von selbst mehr im Einklang mit den Gesetzmäßigkeiten der Natur. So konnten Studien an meditierenden Menschen zeigen, dass sie von sich aus aufhörten, zu rauchen und weniger Alkohol tranken. Die allgemeine Erfahrung bestätigt dies: Je mehr sich das Bewusstsein ausdehnt, desto eher interessieren sich die Menschen für die Gesunderhaltung ihres Körpers, für liebevolle Beziehungen zu ihren Mitmenschen, Partnern und Kindern und für die weitere Entfaltung der Persönlichkeit.

Erinnern Sie sich an das Schaubild aus dem Kapitel 1.2 »Der Bauplan des menschlichen Körpers und Geistes«? Das ayurvedische Menschenbild basiert darauf, dass das reine Bewusstsein als ein alles durchdringender Bereich allen materiellen Formen zugrunde liegt. Je mehr es in die ausgedrückteren Bereiche der Schöpfung eindringen kann, desto eher zeigen sich seine positiven Qualitäten wie Unbegrenztheit, Seligkeitsbewusstsein, Harmonie und Toleranz auch im äußeren Verhalten eines Menschen. Und zwar ohne jede Anstrengung und Disziplin, sondern als ganz natürliches, spontanes Ergebnis. Wie aber nimmt man nun Kontakt mit dieser Quelle des Denkens, dem reinen Bewusstsein, diesem absoluten, unveränderlichen Bereich am Urgrund der Schöpfung auf?

Die alten Rishis hatten auch hierfür eine Reihe verschiedener geistiger Übungen zur Auswahl, deren grundlegendste die Technik der Transzendentalen Meditation ist. Absolute Stille zu erfahren, ist eigentlich ein Geburtsrecht jedes Menschen, und es ist bei richtiger Anleitung wirklich sehr einfach. Die Transzendentale Meditation nutzt die spontanen Gesetz-

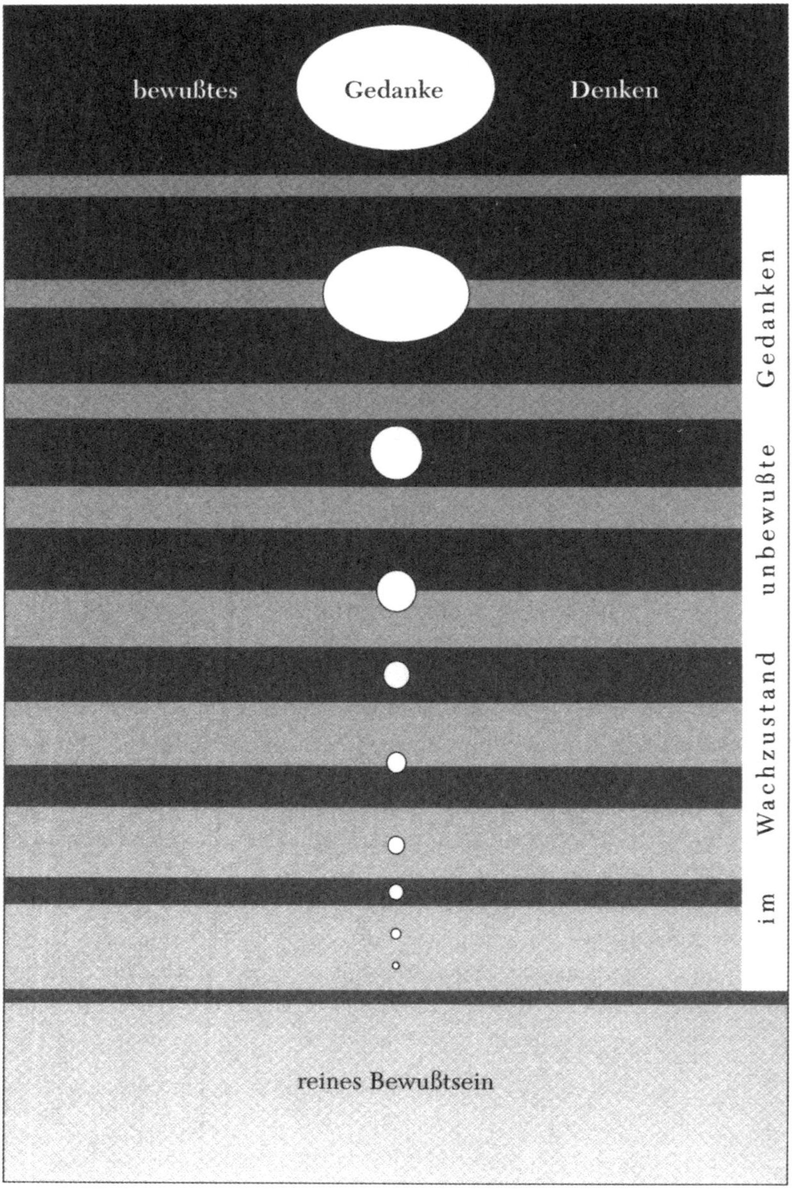

Transzendentale Meditation

mäßigkeiten im Geist jedes Menschen. Durch die Meditation wird jeder »Patient« sein eigener Arzt: Das Einfließen von Stille ordnet den Organismus so sehr, dass praktisch jede körperliche Funktion zunehmend ausgeglichen wird: Atmung, Herzschlag, Stresshormone, Abwehrlage, die fein abgestimmte Regelung der Organtätigkeiten – jeder nur denkbare Aspekt balanciert sich ohne schädigende Nebenwirkungen. Diese geistige Technik führt das Denken eines Menschen ganz natürlich und ohne Anstrengung zu diesen feinen Bereichen zurück.

Wenn der Geist in das Vereinheitlichte Feld eintaucht, nennt man diese Erfahrung Transzendenz, daher der Name Transzendentale Meditation (TM). Je öfter der Kontakt mit diesem Bereich aufgenommen wird, desto zuverlässiger stellen sich lebensförderliche Veränderungen im Leben eines Menschen ein. Jede Meditationstechnik, die die Erfahrung des reinen Bewusstseins (Transzendenz) erfahrbar macht, ist letztlich Transzendentale Meditation. Verschiedene Meditationstechniken unterscheiden sich jedoch erheblich in ihrer Fähigkeit, diese Erfahrung der Transzendenz systematisch und wiederholt und vor allem mit wenig Aufwand unter Alltagsbedingungen zu ermöglichen. Die Technik der Transzendentalen Meditation erreicht diesen Zustand besonders leicht und mühelos. In vergleichenden Studien war sie allen bisher herangezogenen Meditationstechniken in Bezug auf die positiven Auswirkungen im täglichen Leben und die Anzeichen tiefster Ruhe im Nervensystem deutlich überlegen. Dafür reicht es aus, wenn man regelmäßig zweimal täglich für 15 bis 20 Minuten in bequemer, entspannter Haltung meditiert.

Die TM ist weltweit die am besten dokumentierte Entspannungstechnik überhaupt, es gibt über 600 wissenschaftliche Studien über ihre Auswirkung auf Körper, Geist, Verhalten und Umgebung, die ein sehr eindeutiges Bild über positive Tendenzen im Leben des Einzelnen und der Gesellschaft zeichnen. Viele Krankheiten lassen sich positiv beeinflussen, allen voran der gefürchtete Bluthochdruck, Asthma, Migräne und Magengeschwüre. Reaktionsgeschwindigkeit, Intelligenzniveau und SelbstBewusstsein verbessern sich ebenso wie Mitgefühl, Durchsetzungsfähigkeit und die Vitalität im Alltag.

Das Beeindruckendste aber ist: Jedes geistige und körperliche Zeichen, das sich bei Stress in eine bestimmte Richtung verändert, ändert sich durch die Ausübung dieser geistigen Technik genau in ihr Gegenteil, ob es die Stresshormone, den Hautwiderstand oder die Beruhigung der Atmung betrifft. Auch der Alterungsvorgang wird nachweislich verlangsamt: Meditierende sind biologisch deutlich jünger als ihre nicht-meditierenden Altersgenossen. Für den Alltag bedeutet dies: Man fühlt sich nicht nur jünger, leistungsfähiger, besser gelaunt und optimistischer, sondern sieht auch so aus.

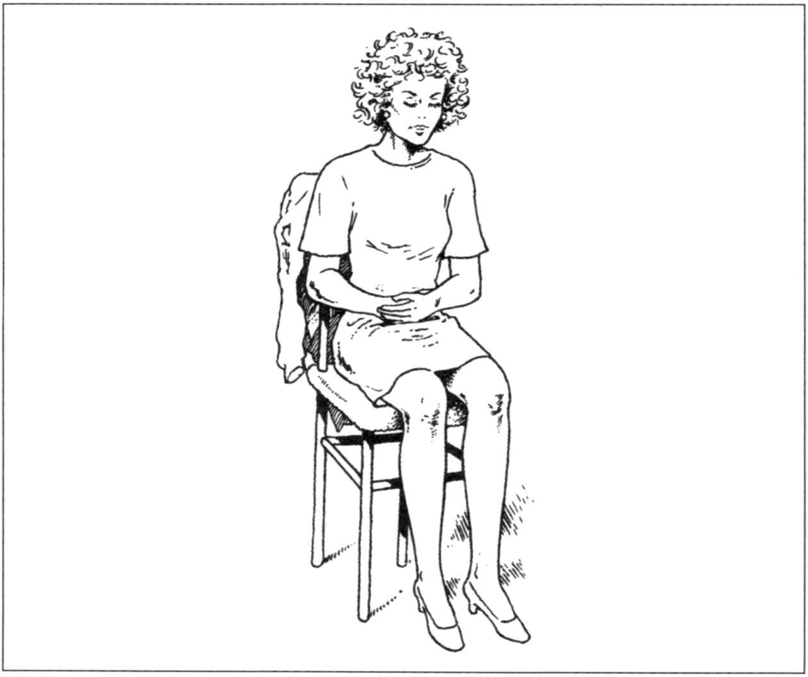

Meditation

Langzeitstudien an 2 000 Meditierenden ergaben, dass sie zwischen 50 bis 75 Prozent weniger Krankenkassenkosten verursachen als die Vergleichsgruppe. Inzwischen gibt es deshalb in einigen Ländern bereits Rabatte bei Krankenversicherungen, wenn man nachweislich die Technik der Transzendentalen Meditation ausführt. Auch Kraftfahrzeug-Haftpflicht-Versicherungsbeiträge werden wegen der erwiesenermaßen geringeren Unfallhäufigkeit reduziert angeboten.

Leider kann die Technik nicht aus Büchern gelernt werden, man braucht für die erfolgreiche, persönliche Unterweisung einen ausgebildeten Meditationslehrer, der in systematischer Weise dafür sorgt, dass der bewusste Geist Stufe um Stufe zur direkten Erfahrung des transzendentalen, absoluten Seins geführt wird. Dieser wählt ein individuell passendes *mantra*, ein Klangwort, aus, das die natürliche Tendenz des Geistes freisetzt, von selbst immer feinere Stufen des Denkens wahrzunehmen und schließlich das absolute, reine Bewusstsein an sich erfährt (siehe Kapitel 1.2). Jeder kann diese Technik in einem Sieben-Tage-Lehrgang von täglich etwa zwei Stunden Dauer erlernen. Danach kann man eigenständig für sich zu Hause weitermachen.

Übrigens: Der Maharishi Ayur-Veda kennt nicht nur die Transzendentale Meditation. Es gibt eine Reihe verschiedener Techniken für Fortgeschrittene, die auf der wiederholten Erfahrung des transzendentalen Bewusstseins aufbauen und in den alten uns überlieferten vedischen Schriften von den Rishis detailliert beschrieben sind. Eines der bekanntesten Aufbauprogramme sind die TM-Sidhis (*sidhi*: Vollkommenheit). Auf der Basis der durch die TM erworbenen Fähigkeit, spontan zu transzendieren, lernt der Ausübende anschließend, die feinsten Bereiche des Geistes bewusst zu nutzen. Da das Denken auf dieser Ebene des Bewusstseins wesentlich kraftvoller als in ausgedrückteren, gröberen Bereichen ist, lassen sich dadurch systematisch Fähigkeiten entwickeln, die früher im Bereich des »Übernatürlichen« angesiedelt wurden. Die Auswirkung der Sidhis für das tägliche Leben sind noch deutlich tiefgreifender als die Technik der Transzendentalen Meditation für sich genommen. Wenn viele Menschen sie in der Gruppe miteinander ausüben, verstärkt dies ihre Wirkungen noch zusätzlich, was intensiv untersucht wurde. Viele Studien zeigten, dass das Bewusstsein der Einzelnen dabei so sehr in den Bereich des Vereinheitlichten Feldes eintaucht, dass dadurch sogar gesellschaftliche Veränderungen bewirkt werden können (siehe Kapitel 13). Selbst wenn die Sidhis nur von jedem für sich zu Hause ausgeübt werden, bleibt es dabei: Auch der spirituell Versierte kann sich damit bisher ungenutzte Bereiche seines Bewusstseins nach und nach erschließen.

2.10 Ernährung für werdende Mütter und Väter

Die Zeugungskraft eines Menschen wird neben vielen anderen Faktoren auch von seiner Ernährungs- und Lebensweise mit beeinflusst. Diese alte, ayurvedische Weisheit ist in vielen Studien untermauert worden. So kann sich die Anzahl und Beweglichkeit der Spermien durch bestimmte Nahrungsmittel verringern, wie es beispielsweise von einigen Genussgiften bekannt ist. Logischerweise sorgt eine aufbauende Ernährung umgekehrt für die Stärkung der Fortpflanzungsorgane.

Die moderne Ernährungswissenschaft hat uns daran gewöhnt, gesunde Nahrung lediglich nach der Menge vorhandener Vitamine, Spurenelemente, Kalorien, Fette, Eiweiße und Kohlehydrate zu messen und seit neuestem auch nach dem Ausmaß der Bindungsfähigkeit für freie Radikale. Dies ist dem Maharishi Ayur-Veda bei weitem nicht genug. Die richtige und bewusste Ernährung spielt eine entscheidende Rolle für das Gleichgewicht von Geist und Körper. Der Körper ist nach ayurvedischer Auffassung die materielle Struktur, in der das höchste Bewusstsein entwickelt werden kann. Die Ernährung bildet eine der wesentlichen Grundlagen dafür: Schließlich liefert sie die Bausteine für den Körper. Ein gesunder Körper kann einen gesunden Geist in sich tragen und ist somit die Basis dafür, dass ein Mensch dauerhaft höhere Bewusstseinszustände erfahren kann. Ganz davon abgesehen, dass eine Nahrung, die Ama und Dumpfheit vermeidet, den Geist wach bleiben lässt, so dass er tiefer und klarer transzendieren kann – was die Persönlichkeitsentwicklung weiterhin beschleunigt.

Die ayurvedische Typenlehre zeigt, dass verschiedene Menschen eine unterschiedlich starke Verdauungskraft haben, abhängig davon, welches Dosha in ihrer Konstitution vorherrscht (siehe Kapitel 2.4). Richtige, gesunde Nahrungszusammenstellung und -zubereitung ist im Maharishi Ayur-Veda deshalb höchst individuell: Ein Mensch mit schwachem Agni braucht besonders leicht verdauliche Nahrung, während jemand mit kräftiger Verdauung ein schwereres Essen verlangt.

Darüber hinaus ist nicht für jeden Menschen die gleiche Nahrung gleich gut geeignet. Es gibt große Unterschiede in der Wirkung einzelner Nahrungsmittel auf die verschiedenen Konstitutionstypen. Im Klartext: Alle Nahrungsmittel werden hinsichtlich ihrer Wirkung auf Körper und Geist nach den drei Doshas klassifiziert. Die Kunst der ayurvedischen Nahrungsauswahl besteht darin, Essen auszuwählen, das die Doshas des jeweiligen Menschen in ein harmonisches Gleichgewicht bringt. So braucht ein Mensch, der viel Vata hat, also sehr sensibel ist und leicht nervös wird, Nahrung, die ihn »erdet«, die ihm das fehlende Kapha liefert wie beispielsweise süße Milch, Ghee oder leicht verdauliche Vollkornprodukte. Ein Mensch mit Kapha-Dominanz würde durch die gleiche Nahrung noch phlegmatischer. Für ihn sind statt dessen schärfer gewürzte Speisen mit geringem Fettgehalt empfehlenswert. Herrscht Pitta vor, sind süße Speisen wie Ghee und Milch angeraten, während saure sein Gleichgewicht stören.

Das Wichtigste bei der ayurvedischen Ernährung ist das persönliche Feinempfinden. Je mehr Sie auf die feinen Signale Ihres Körpers hören können, desto sicherer werden Sie im Umgang mit sich selbst. Denn jeder Mensch hat von Natur aus ein sicheres Gespür dafür, was ihm guttut und was nicht. Ich bin bei meinen Patienten, die noch nie etwas von Maharishi Ayur-Veda gehört haben, immer wieder über ihre instinktive Treffsicherheit erstaunt. Nach der gründlichen ayurvedischen Untersuchung teile ich ihnen die Dosha-Dominanz in ihrer persönlichen Konstitution und ihre Störungen im Gleichgewicht der Doshas mit. Oft gebe ich ihnen eine Liste, die ihnen Auskunft über die für ihren Typ empfohlene Nahrung gibt. Dabei höre ich immer wieder: »Gott sei Dank, das mag ich fast alles gerne!« Bei den Nahrungsmitteln, die sie vermeiden sollen, kommt hingegen die große Erleichterung: »Ein Glück, das schmeckt mir sowieso nicht besonders!« Eine meiner Patientinnen mit einer Vata-Dominanz hat die subjektive Erfahrung beim Essen treffend geschildert: »Neulich ist mir ein Licht aufgegangen. Ich habe mittags Blumenkohl und Hirse gegessen (beides sind Vata-Nahrungsmittel) und war einfach nur satt. Am nächsten Tag gab es Mohrrüben und Weizen (Kapha-Nahrung). Ich war genauso gesättigt wie tags zuvor, aber ich merkte deutlich, dass meine Körperschwingung durch das Essen ruhiger und langsamer wurde. Ich habe nicht nur meinen Hunger gestillt, sondern war auch seelisch zufriedener als vor der Mahlzeit!« Genau das ist mit der geforderten Balancierung der Doshas durch das Essen gemeint. Je mehr Übung Sie bei der Auswahl und der Zusammenstellung der Nahrung bekommen, desto zielsicherer werden Sie Ihre Nahrung Ihren persönlichen körperlich-geistigen Bedürfnissen anpassen können.

Voraussetzung dafür ist, dass alte, schädliche Gewohnheiten nach und nach abgelegt werden, denn diese können das Feinempfinden eines Menschen empfindlich stören. Daher ist es gut, sich an einige bewährte Regeln der ayurvedischen Ernährung zu halten.

Zehn goldene Essensregeln

Grundsätzlich sollte man nur dann essen, wenn ein deutliches Hungergefühl zu spüren ist. Dies zeigt an, dass Sie die vorige Mahlzeit vollständig verdaut haben. Isst man ohne Hunger, wird Ama mit all seinen negativen Auswirkungen produziert (siehe Kapitel 2.2 und 2.4).

Je ruhiger und entspannter ein Mensch beim Essen ist, desto stärker ist seine Verdauungskraft, desto besser wird die Nahrung assimiliert und desto weniger Ama entsteht. Aber desto deutlicher spürt er auch, welche Nahrung ihm gut bekommt und wann sein Sättigungspunkt erreicht ist. Ärger, Zorn, Unruhe und unangenehme Tischgespräche erreichen das Gegenteil, sie schaffen negative Moleküle und verringern Agni.

Schmackhaftes Essen »lässt das Wasser im Mund zusammenlaufen«, die Speichelsekretion verbessert die Verdauungskraft und Assimilation der Nahrung. Gründliches Kauen lässt die Speichelenzyme länger einwirken, die Nahrung wird besser aufgeschlossen und wiederum leichter verdaut.

Jede einzelne der ayurvedischen Essensregeln stärkt Agni und fördert die individuelle Verdauungskraft. Denn was nützt die gesündeste Nahrung einem Menschen, wenn er die darin enthaltenen Nahrungsbausteine nicht verarbeiten kann oder sein geschwächtes Agni statt wertvoller, stärkender Substanzen daraus Ama (Toxine) herstellt? Richtige Ernährung erzeugt als Endprodukt statt dessen Ojas in allen Körpergeweben und unterstützt die geistige Entwicklung und den Intellekt. Daher zielen die generellen Ratschläge des Maharishi Ayur-Veda für richtige Ernährung letztlich darauf ab, Ojas in guter Qualität herzustellen.

Die geistige Entspannung und das Glücksgefühl beim Essen spielen dabei eine überaus bedeutende Rolle. Große Überraschung zeigten die Forscher bei einem Tierexperiment, als die Versuchskaninchen einer Gruppe auf die ihnen vorgesetzte schädliche Ernährung weder den aus früheren Experimenten bekannten Bluthochdruck noch die damit verbundene Arteriosklerose entwickelten. Alle nur denkbaren Ursachen wurden untersucht – ohne Ergebnis. Bis schließlich die erstaunliche Entdeckung gemacht wurde: Der einzige Unterschied lag darin, dass der Wärter, der die Kaninchen dieser Gruppe versorgte, ihnen ihr Essen nicht nur in den Stall stellte, sondern jedes Tier einzeln auf den Schoß nahm und während des Fütterns streichelte! Ein deutlicher Hinweis darauf, dass die geistige Einstellung und das innere

Wohlgefühl während der Mahlzeit den Umwandlungsprozess der Nahrung entscheidend verbessern kann. Und ein weiterer Puzzlestein, der zeigt, dass der Geist stärker als die Materie ist! Auf dieser Basis kann die wichtige Regel des Maharishi Ayur-Veda, das mit Freude und Appetit zu essen, was einem persönlich gut schmeckt, in ganz neuem Licht gesehen werden!

Zehn goldene Essensregeln

1. Vor dem Essen ein Tischgebet sprechen oder eine Weile mit geschlossenen Augen entspannt dasitzen. In Stille essen.
2. Gründlich kauen.
3. In angenehmer, schöner Umgebung essen. Angenehme Tischgespräche führen, Aufregung und negative Themen meiden.
4. Erst essen, wenn ein deutliches Hungergefühl vorhanden ist.
5. Die Speisen sollten gut schmecken und individuell gut verträglich sein.
6. Kurz vor dem Sättigungspunkt die Mahlzeit beenden.
   (Richtschnur: die Hälfte des Magens mit fester Nahrung füllen, ein Viertel mit Flüssigkeit und ein Viertel frei lassen.)
7. Hat man zu viel gegessen, die nächste Mahlzeit auslassen.
8. Zur Stärkung der Verdauungskraft:
   So viel wie möglich warmes Essen und Getränke zu sich nehmen.
   Mehrmals täglich ein Glas heißes Wasser trinken.
9. Einmal wöchentlich einen Flüssigkeitstag einhalten.
   Die Mittagsmahlzeit zur Pitta-Zeit (etwa zwölf Uhr) sollte die Hauptmahlzeit des Tages sein. Agni ist dann am stärksten.
   Nach dem Essen einige Zeit ruhen, um psychosomatischen Störungen vorzubeugen.
10. Abends nur leicht essen, möglichst drei Stunden vor dem Schlafengehen. Schwer verdauliche Nahrungsmittel meiden, da diese die Produktion von Ama begünstigen.

Diese Grundregeln gelten generell für jeden Konstitutionstyp. Auf dieser Basis entfalten sich weitere Empfehlungen, die die großen Unterschiede zwischen einzelnen Dosha-Typen, das Klima und die Jahreszeit berücksichtigen ebenso wie die sich ständig verändernde Verfassung jedes Einzelnen. Da im Rahmen dieses Buches nicht das gesamte Wissen des Maharishi Ayur-Veda über Ernährung abgehandelt werden kann, werden wir uns im Folgenden auf grundlegende Empfehlungen beschränken. In den folgenden Kapiteln über Schwangerschaft, Stillen, Wochenbett und Ernährung von Kindern werden Sie dann bei der differenzierten Anwendung der Ernährungstherapie nach und nach mehr erfahren und Ihr Wissen vertiefen. Wenn Sie die ersten positiven Erfahrungen mit der ayurvedischen Ernährung gemacht haben, empfiehlt es sich, ein Kochbuch zu diesem Thema zu erwerben, das Ihnen durch praktische Rezepte den Einstieg weiter erleichtert, oder, noch besser, den Maharishi-Ayur-Veda-Kurs über Diät, Verdauung und Ernährung zu belegen, um alle nötigen Grundlagen dieses lebenswichtigen Themas kennen zu lernen und versiert behandeln zu können.

Der Geschmack beeinflusst die Wirkung des Essens

Der Geschmack wird normalerweise als ein eher zufälliger Aspekt der Nahrung angesehen, der nichts mit ihren ernährenden Qualitäten zu tun hat. Ganz anders im Maharishi Ayur-Veda. Denn er zeigt deutlich die Zusammensetzung und Wirkung der Grundbestandteile der Ernährung.

Generell unterscheidet man im Maharishi Ayur-Veda sechs verschiedene Geschmacksrichtungen, die den verschiedenen Doshas zugeordnet werden können.

Nicht nur der Geschmack entscheidet, wie Nahrungsmittel Körper und Geist beeinflussen. Die einzelnen Lebensmittel können weiterhin durch unterschiedliche Zubereitung in ihrer Wirkung auf die Doshas verändert werden. So können Sie durch Kochen und geschicktes Würzen andere oder zusätzliche Qualitäten der Nahrung entfalten. Durch Kombination verschiedener Speisen wird der gute Geschmack des Essens verbessert, durch den Kochvorgang grundsätzlich eine leichtere Verdaulichkeit erreicht. Gleichzeitig können durch die Kombination verschiedener Nahrungsmittel negative Effekte einzelner Lebensmittel verringert und gute hinzugefügt werden. So kann ein trockenes, Vata-vermehrendes Getreide wie Hirse durch Zugabe von reichlich Ghee beispielsweise mehr Kapha-Qualitäten annehmen.

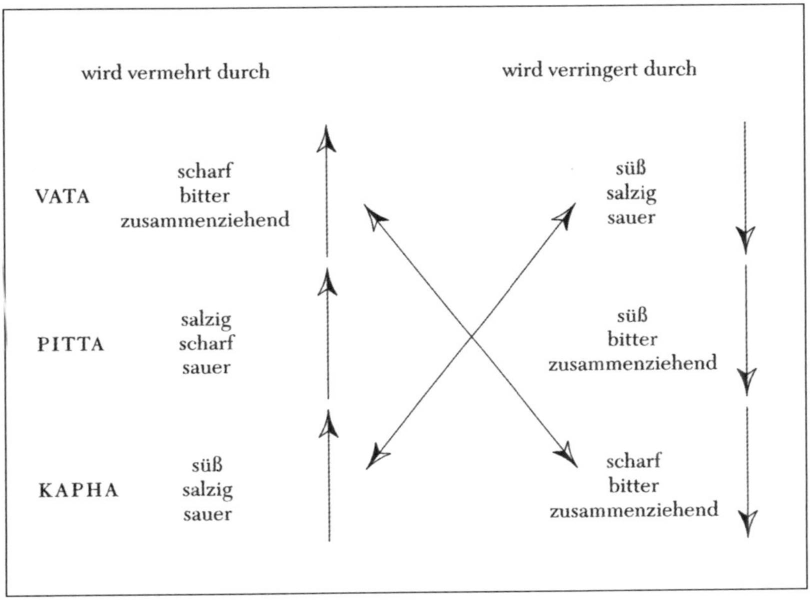

Wirkung der Geschmacksrichtungen auf die Doshas

Einige Faustregeln ayurvedischer Nahrungsauswahl

1. Nahrungsmittel, die dort angebaut werden, wo man lebt, sind allgemein verträglicher als importiertes Essen. Außerdem sollte Essen möglichst in der Jahreszeit gegessen werden, in der es wächst.
2. Essen, an das man seit Generationen gewöhnt ist, ist verträglicher als »artfremdes«.
3. Das einzige Veto des Maharishi Ayur-Veda: Essen oder trinken Sie nichts, was direkt aus dem Kühlschrank kommt. Nichts schwächt die Verdauungskraft auf Dauer mehr.
4. Gut gekochtes, warmes Essen unterstützt die Verdauungskraft. Nehmen Sie daher vorwiegend warme Speisen zu sich.
5. Nahrung sollte möglichst frisch zubereitet werden. Verwenden Sie möglichst keine Tiefkühlkost und vor allem keine Konserven.
6. Aufgewärmtes Essen ist ungesund. Darin sammeln sich vermehrt freie Radikale an, es beschleunigt die Alterung des Körpers und macht den Geist dumpf (siehe den entsprechenden Absatz in Kapitel 2.16).

7. Statt weißem Haushaltszucker verwenden Sie nach Möglichkeit Kandiszucker, braunen Roh-Rohrzucker oder kaltgeschleuderten Qualitätshonig. Mehr als etwa drei Teelöffel extra Süßmittel pro Tag produzieren Ama!
8. Nahrungsmittel, die die Srotas stark blockieren, sind Sauermilchprodukte (Käse, Quark, Kefir, Joghurt), die saure Geschmacksrichtung (Pickels, Gewürzgurken, Zitrone pur), Schokolade und Kakao und zu viel Süßes. Verwenden Sie davon so wenig wie möglich und wenn, dann eher mittags zur Pitta-Zeit.
9. Der Genuss von Fleisch ist im Ayurveda nicht grundsätzlich untersagt. Generell gilt es jedoch als ein Nahrungsmittel, das schwer verdaulich ist, also den Körper belastet und seinen Verfall unterstützt. Wenn Fleisch gegessen wird, muss die Verdauungskraft dem entsprechen; sie ist erhöht in der kalten Jahreszeit sowie bei Menschen, die schwer körperlich arbeiten. Können Sie leicht auf Fleisch verzichten, tun Sie es, ansonsten reduzieren Sie es schrittweise. Essen Sie statt Schweine- und Rindfleisch lieber Geflügel. Fisch ist zwar leichter verdaulich, aber regt Pitta stark an. Auch er sollte deshalb nur selten genossen werden (siehe auch Kapitel 9.2).
10. Qualitativ minderwertige Nahrung wie verkochtes Essen können Sie aufwerten: Fügen Sie etwas Ingwer und etwas Ghee hinzu. Beide fangen freie Radikale stark (siehe den entsprechenden Absatz in Kapitel 2.16) und reduzieren die negativen Wirkungen wieder.

In der Zeit vor einer Schwangerschaft sollten Körper und Geist so gesund wie möglich gehalten werden. Das fördert nicht nur die Fruchtbarkeit, sondern garantiert auch die besten Bedingungen für die Erbanlagen des Kindes, das Sie sich wünschen. Die richtige Auswahl der Nahrungsmittel sowie das optimale Verhalten bei der Nahrungsaufnahme verstärken die Selbstregulationskräfte des Organismus. Ein ausgewogenes und gut verdautes Essen erzeugt im gesamten Menschen ein so ausgeprägtes Wohlempfinden, dass Sie von sich aus diese Erfahrung wiederholen möchten. Die Disziplinierung, die sonst bei sehr vielen Ernährungslehren notwendig scheint, ist beim Maharishi Ayur-Veda fehl am Platze, da diese Ernährung den natürlichen Bedürfnissen entgegenkommt. Druck und Entsagung sind bei der Umstellung auf diese neue Kostform tabu. Machen Sie die Dinge, die Ihnen Spaß machen, die Ihnen schmecken und Freude, Wohlbefinden und harmonisches Gleichgewicht in Körper und Geist hervorrufen. Lesen Sie die Empfehlungen des Maharishi Ayur-Veda von Zeit zu Zeit wieder nach, und setzen Sie sie um. Dann werden Sie merken, dass Ihr Körper zunehmend nach gesunder, leichtverdaulicher Nahrung verlangt, weil er die positive Erfahrung von Leichtigkeit, Zufriedenheit und Energie wiederholen möchte.

Damit Sie sich einfach und leicht auf die ayurvedische Kost umstellen können, lesen Sie im Folgenden einiges über die vom Maharishi Ayur-Veda besonders empfohlenen Grundnahrungsmittel, die täglich genossen werden sollten, um optimale Gesundheit zu gewährleisten:

Basmati-Reis, Dinkel und Weizen: Basmati-Reis ist eine besondere Reissorte, bei der die Mineralien und Spurenelemente im Stärkekern vorliegen. Daher kann er als einzige Reissorte geschält werden, ohne die wertvollen Inhaltsstoffe einzubüßen. Bei »weißem« Basmati-Reis ist unsichtbar das Silberhäutchen noch vorhanden, das die meisten Mineralien enthält. Er ist daher vollwertig und besonders leicht verdaulich.

Weizen und Dinkel (die Urform des Weizens) sind diejenigen Getreidearten, die in Europa schon seit Urzeiten regelmäßig gegessen werden. Unser Körper hat sich seit Generationen an Weizen gewöhnt – er ist aus Gewohnheit leicht verdaulich, obwohl er eine schwerere Getreideart mit großem Kapha-Anteil darstellt. Besonders gut geeignet in fein gemahlener Form als Dinkel- oder Weizenbrot oder als Beilage zum Mittagessen als Fladen oder Pfannkuchen.

Dahl als Eiweißlieferant: Dahl ist ein Gericht, das aus verschiedenen Hülsenfrüchten hergestellt werden kann. Der Maharishi Ayur-Veda empfiehlt vorzugsweise geschälte, halbierte, gelbe Mung-Bohnen. Dahl und Basmati-Reis in Kombination sorgen dafür, dass der Körper die in beiden einzeln vorhandenen wertvollen Proteine gemeinsam noch besser ausnutzen kann. Zusammengenommen liefern sie ein so hochwertiges Eiweiß, dass man ohne Mangelerscheinungen völlig auf Fleisch verzichten kann. (Grundrezept siehe Rezeptteil im Anhang.) Die gerösteten und aufgeschlossenen Gewürze im Dahl sind nicht nur besonders geschmackvoll, sondern binden freie Radikale so sehr, dass jedes Mahl mit Recht als krankheitsvorbeugend und als Krebsschutz angesehen werden kann.

Lassi für eine gesunde Darmflora: Lassi ist ein Sauermilchgetränk, das traditionellerweise aus selbst hergestelltem, frischem Joghurt bereitet wird (genaue Anleitung im Anhang). Es sorgt für eine gute Darmflora, ist also besonders in unserer Zeit, in der die Darmflora bei fast allen Menschen gestört ist und Pilzerkrankungen um sich greifen, von unschätzbarem Wert. Es wird zum Mittagessen getrunken oder als leichte Zwischenmahlzeit zwischen Mittag- und Abendessen.

Durch die Verdünnung mit Wasser ist Lassi viel leichter als Joghurt und verengt die Srotas (Körperkanälchen) weniger als dieser, da es nur wenig säuerlich ist. Wissenschaftliche Studien der letzten Jahre zeigten, dass Joghurt-Getränke verschiedene natürliche Antibiotika enthalten, dass sie Darmerkrankungen (Durchfall und Verstopfung!) heilen können, den Cholesterinspiegel senken, die Immunität verbessern und krebsvorbeugend wirken.

Honig: Der Maharishi Ayur-Veda schätzt Honig als ein besonders positives Nahrungsmittel für Körper und Geist. Er reduziert Kapha. Wissenschaftlichen Studien zufolge lindert er Asthma, dämpft Halsschmerzen, beruhigt die Nerven und hilft beim Einschlafen. Aufgrund seiner antibakteriellen Wirkung lindert er Durchfall; alles Einsatzgebiete, die der Ayurveda seit langem kennt. Achten Sie darauf, Honig nicht zu erhitzen (siehe auch Kapitel 2.5).

Ingwer – die Wunderwurzel: Eine Sonderstellung unter allen Gewürzen nimmt der Ingwer ein, da er die Verdauungskraft Agni stark anregt, ohne das Pitta-Dosha im Körper zu stören. In wissenschaftlichen Experimenten hemmte Ingwer die Blutgerinnung wie Aspirin. Es verhindert das Zusammenklumpen der Blutplättchen, die das Blut gerinnen lassen, und schützt damit vor Herzinfarkt. Es senkt den Cholesterinspiegel, wirkt bei Übelkeit und Reisekrankheit, senkt den Blutdruck leicht und ist krebsvorbeugend. Darüber hinaus ist aus dem Ayurveda bekannt, dass er Ama optimal abbaut und bei verdorbenem Magen und Erkältungskrankheiten phantastisch wirkt.

Ghee: Ghee ist das Butterreinfett, das stets zu ayurvedischen, gekochten Gerichten genommen wird. Wasser und Proteine werden ihm beim Herstellungsvorgang entzogen. Es verliert dadurch die allergieauslösende Komponente des Kuhmilcheiweißes und ist extrem leicht vom Körper zu assimilieren. In der Liste der Substanzen, die freie Radikale besonders gut binden, rangiert es unter den ersten dreien, weit vor Vitamin A, C und E. Der Ayurveda sieht Ghee als eines der wirkungsvollsten Rasayanas an – es verbessert die Gehirnfunktion, die Gelenke und verlängert das Leben, wenn es regelmäßig eingesetzt wird. (Siehe Rezeptteil im Anhang.)

Olivenöl: Für Salate empfiehlt der Maharishi Ayur-Veda kaltgepresstes Olivenöl – eine Aussage, die inzwischen von unseren Wissenschaftlern bestätigt wurde, denn es ist der beste Radikalenfänger unter den pflanzlichen Speiseölen. Es hat die optimale Mischung ungesättigter und gesättigter Fettsäuren für den Körper. Es verringert das schlechte LDL-Cholesterin, steigert das gute HDL-Cholesterin im Blut, verdünnt das Blut, senkt den Blutdruck und enthält außerdem chemische Stoffe, die Krebs und das Altern verzögern.

Milch: Milch ist ein weiteres Rasayana des Maharishi Ayur-Veda. Regelmäßig genommen, beugt sie dem gefürchteten Knochenschwund (Osteoporose) vor, neuesten statistischen Erhebungen zufolge besonders wirkungsvoll vor dem 25 Lebensjahr. Sie ist eine Fundgrube an leicht assimilierbarem Kalzium und vielen anderen lebenswichtigen Mineralien. Sie beugt Karies vor, senkt hohen Blutdruck und erhöhtes Cholesterin im Blut und schützt vor allem vor Dickdarmkrebs.

Die ayurvedische Erklärung dieser Studienergebnisse: Milch beruhigt Vata und Pitta und kann von den Dhatus (Körpergeweben) sofort assimiliert werden. Sie liefert dem Körper gesundes Kapha und baut ihn auf wie kaum ein anderes Nahrungsmittel. Wichtigste Einsatzgebiete im Ayurveda: Einschlafhilfe, Energielieferant und Beruhigungsmittel. Charaka singt das Hohelied der Milch mit einer großen Zahl wohltuender Eigenschaften: Unter anderem gibt sie Körperstärke, verbessert den Intellekt, verringert Müdigkeit (Milch macht müde Männer munter!) und verbessert die Heiltendenz nach Verletzungen. Besonders geschätzt ist sie bei Störungen der weiblichen Unterleibsorgane und zur Qualitätsverbesserung der männlichen Samenzellen, ist gut gegen Verstopfung und hilft bei vielen anderen körperlichen Beschwerden.

Achtung: Milch ist eine vollständige Mahlzeit! Sie ist leicht verdaulich und daher bei Hunger als Zwischenmahlzeit gut geeignet.

Milch ist Kapha: Sie schleimt sehr stark. Daher sollte sie kurz aufgekocht, grundsätzlich heiß und mit Gewürzen genommen werden, die diese schleimbildende Komponente ausgleichen, wie Ingwer, Kardamom, Gelbwurz. Pitta- und Kapha-Churna lassen sich gut in Milch trinken; Vata-Churna enthält Salz, das nicht mit Milch genommen werden sollte, da sie dadurch schwer verdaulich wird (siehe auch Kapitel 2.10).

Frisches, reifes Obst der Jahreszeit: Dieses ist die zweite vom Maharishi Ayur-Veda erlaubte Zwischenmahlzeit. Obst ist so leicht verdaulich, dass es nach ein oder zwei Stunden vom Verdauungstrakt verarbeitet wird und zwischen zwei Hauptmahlzeiten den Körper daher nicht mit Ama belastet. Reifes, süßes Obst fördert alle positiven Eigenschaften des Lebens. Mit den Erkenntnissen der modernen Ernährungswissenschaft: Alle Obstsorten binden freie Sauerstoff-Radikale und verzögern dadurch den Verfall des Körpers (siehe Kapitel 2.16).

Gemüse: Gemüse bewertet der Maharishi Ayur-Veda als eine Beilage, wenn auch eine wichtige, die das Hauptnahrungsmittel Getreide ergänzt. Jede Gemüsesorte für sich liefert dem Körper einzigartige Heilimpulse, beispielsweise gibt es kaum ein Gemüse, das nicht das negative LDL-Cholesterin im Körper senkt und gleichzeitig das positive HDL stärkt. Kein synthetischer Stoff ist so intelligent wie die Natur. Gleichzeitig binden fast alle Gemüsesorten freie Radikale wirkungsvoll. Der Maharishi Ayur-Veda empfiehlt vor allem Gemüsearten, die über der Erde wachsen und Sonnenenergie aufgenommen haben; Wurzelgemüse, die unter der Erde wachsen (Ausnahme: Karotten und Rote Bete), sollten im Speiseplan seltener auftauchen.

Gewürze: Gewürze sind gut geeignet, die Wirkung bestimmter Nahrungsmittel zu verbessern und gesundheitsabträgliche Eigenschaften zu neutralisieren. Die meisten Gewürze steigern Agni und sorgen für leichtere Verdaulichkeit der Nahrung, wodurch der Entstehung von Ama vorgebeugt wird. Die Auswahl der Gewürze nehmen Sie am besten nach Doshas vor (genaue Klassifizierungen der einzelnen Nahrungsmittel und Gewürze lernen sie in dem bereits erwähnten Kurs kennen) – die Menge der Gewürze überlassen Sie Ihrem persönlichen Feinempfinden. Faustregel: Je mehr

Kapha Sie haben, desto schärfer sollten Sie würzen, je mehr Vata und Pitta vorhanden ist, desto sparsamer können Sie damit umgehen. Im Ayurveda besonders empfohlene Gewürze sind: Kreuzkümmel, Ingwer, Gelbwurz, Kardamom, Zimt, Nelken, Senfsamen, Asa foetida, schwarzer Pfeffer und Steinsalz. Weißen Pfeffer, Chili, Cayenne-Pfeffer und den europäischen Kümmel sollten Sie meiden, da Sie Agni so stark anregen, dass das Pitta-Dosha aus dem Gleichgewicht kommen kann.

Essen im Einklang mit der Jahreszeit

Da der Umgang mit Gewürzen eine Kunst für sich ist, ist es für den Anfang leichter, die speziell zusammengestellten Würzmischungen des Maharishi Ayur-Veda einzusetzen. Diese *churnas* (Pulver) sind nach den verschiedenen Doshas kombiniert: Kapha-Churna reduziert Kapha, Vata-Churna gleicht Vata aus usw. Es empfiehlt sich, die Churnas nach der eigenen Konstitution auszuwählen und auch die Jahreszeit zu berücksichtigen.

Entnehmen Sie die Möglichkeiten der folgenden Tabelle:

Typ	Jahreszeit Kapha (ca. März – Juni)	Jahreszeit Pitta (ca. Juli – Okt.)	Jahreszeit Vata (ca. Nov. – Febr.)
Vata	V	V	V
Pitta	P	P	P
Kapha	K	K	K
Vata-Pitta (Pitta-Vata)	V	P	V
Vata-Kapha (Kapha-Vata)	K	V	V
Kapha-Pitta (Pitta-Kapha)	K	P	V
Vata-Pitta-Kapha	K	P	V

Die angegebenen Monate sind ungefähre Angaben, die sich je nach Land und Klima ändern können (siehe auch Kapitel 3.7):

Vata-Klima zeichnet sich durch Wind, große Kälte, Kälte und Trockenheit oder ständig wechselndes Wetter aus.

Pitta herrscht vor, wenn es sehr heiß ist, und auch in der Zeit, die sich großer Hitze unmittelbar anschließt.

Die Kapha-Jahreszeit wird bestimmt durch kaltes, feuchtes Wetter, Nebel, Regen und Schnee. Einige Wochen nach dem Ende dieser Kapha-Zeichen im Frühling, wenn es schon etwas wärmer wird, dominiert Kapha weiter.

Im Maharishi Ayur-Veda werden auch Gewürztees mit Dosha-balancierenden Eigenschaften verwendet. Die MA-Vata-, Pitta- und Kapha-Tees können Sie nach dem gleichen Schema für sich und Ihre Familie passend auswählen. Bedenken Sie aber immer, dass auch die geschmacklichen Vorlieben berücksichtigt werden sollten, denn sie zeigen die feinen Bedürfnisse des Körpers an.

Meist isst man ja nicht allein, sondern in Gesellschaft. Natürlich haben nicht alle Personen die gleiche Dosha-Konstellation. Kochen Sie daher so vielfältig wie möglich, gerne auch zwei oder mehr Gemüsegerichte. Jeder wird sich nach seiner Vorliebe von dem einen Gericht mehr, von dem anderen weniger auffüllen, ganz wie es seinem instinktiven Bedürfnis, die Doshas auszugleichen, entspricht.

Die Churnas können darüber hinaus auch erst bei Tisch zugefügt werden, so dass die Entsprechung nach Jahreszeit und Konstitutionstyp vollkommen wird.

Empfehlungen für Frühstück, Mittag- und Abendessen

Morgens

Eine halbe Stunde vor dem Frühstück: Zitronen-Drink (Rezept siehe Kapitel 2.3).

Frühstück

Leicht, da morgens Kapha und schwache Verdauungskraft dominieren. Sie können wählen:

einen Becher heiße Gewürzmilch (Rezept siehe Anhang),
einen Becher frisch gepreßten Obst- oder Gemüsesaft,
Getreidebrei oder -suppe (Rezept siehe Anhang) oder
ein leicht verdauliches, getoastetes Vollkornbrot mit einem heißen Getränk.

Mittagessen
Reichhaltig mit allen Geschmacksrichtungen; Pitta und gutes Agni herrschen vor.

1. Beginnen Sie mit etwas Süßem und Schwerem: zum Beispiel etwas Schlagsahne mit geschlagener Banane.
2. Heißes Wasser schluckweise zum Mittagessen.
3. Salat aus Karotten, Roten Beten, Keimen/Sprossen, Petersilie, Basilikumblättern, frischem Ingwer – mit frischem Zitronensaft, hochwertigem Olivenöl und Steinsalz angemacht.
4. Gekochtes, warmes Gericht aus Basmati-Reis oder anderen Getreidesorten je nach Typ, mit Dosha-ausgleichenden Gemüsesorten und Gewürzen (siehe Anhang). Kartoffeln nur sparsam als Gemüse verwenden. Dazu Dahl reichen.
5. Trinken Sie Lassi (siehe Anhang) mit Kreuzkümmel, Ingwer, Salz oder Ingwer, Kardamom, Zucker nach Geschmack.
6. Nachtisch: frische, reife Früchte der Jahreszeit.

Abendessen
Weil dies eine Kapha-Tageszeit ist, sollte das Abendessen sehr leicht ausfallen und spätestens bis 19 Uhr eingenommen werden.

Heiße Gemüse- oder Getreidesuppe ist ideal.

Toastbrot mit Ghee und leichten pflanzlichen Aufstrichen, Maharishi Ayur-Veda-Tee je nach Konstitution und Jahreszeit.

Nichts schwer Verdauliches essen wie Sauermilchprodukte (Joghurt, Quark, Käse), fette Speisen, Gebratenes oder Wurzelgemüse (Ausnahme: Karotten und Rote Bete). Sonst liegt das Essen über Nacht unverdaut im Magen-Darm-Trakt, produziert Ama und verschlechtert die Schlafqualität.

Vor dem Schlafengehen
Heiße Milch mit Ghee, Roh-Rohrzucker (oder kaltgeschleuderter Honig, wenn die Milch nicht mehr als 40 °C hat), Kardamom, Ingwer.

Die Ernährungsempfehlungen der letzten Kapitel treffen dann vollkommen zu, wenn Sie relativ gesund sind. Sollten Sie hingegen Gesundheitsstörungen haben, insbesondere größere Stoffwechselprobleme oder Störungen des Verdauungstrakts, wenden Sie sich am besten wegen ausgefeilter Ernährungsanweisungen an einen Maharishi Ayur-Veda-Arzt. Kleine Störungen legen sich meist, wenn Sie die ayurvedische Kost befolgen.

2.11 Alkohol, Nikotin und andere schädliche Gewohnheiten

Spätestens mit eingetretener Schwangerschaft wird den meisten Frauen bewusst, dass sie das Beste für ihr Baby wollen. Sie möchten so schnell wie möglich auf ungesunde Nahrungsmittel oder Genussgifte verzichten und statt dessen gesunde Gewohnheiten annehmen, die ein optimales Wachstum des Ungeborenen unterstützen.

Natürlich ist diese Umstellung bereits vor der Empfängnis am sinnvollsten, am besten schon, wenn die werdenden Eltern eine Schwangerschaft planen. Da sich die befruchtete Eizelle bereits zwei Wochen nach der Empfängnis fest in die Gebärmutterschleimhaut einnistet und sich der Blutkreislauf des Ungeborenen mit dem der Mutter verbindet, ist dieser frühe Zeitpunkt der Beginn der stofflichen Beeinflussung des Kindes durch seine Mutter.

Wie aber wird man sicher und sanft lang verwurzelte, ungesunde Gewohnheiten los?

Diese Frage beantwortet Maharishi Charaka in seiner zweieinhalbtausend Jahre alten Schrift in einer Textstelle, die ein beredtes Zeugnis darüber abgibt, wie sanft und liebevoll der Maharishi Ayur-Veda mit Körper und Geist umgeht. Die darin empfohlene Umgewöhnung sorgt dafür, dass die bei einer abrupten Umstellung auftretenden Vata-Störungen vermieden werden.

Dieses ausgefeilte Programm der alten Rishis enthält bereits die heute üblichen, verhaltenstherapeutischen Elemente unserer modernen Psychologie.

Die geplante Umstellung erfolgt schrittweise und äußerst systematisch:

Charaka empfiehlt, für einige Tage drei Viertel des gesundheitsschädigenden Verhaltens beizubehalten, das man eigentlich loswerden möchte, aber schon ein Viertel des gewünschten gesunden hinzuzufügen.

Anschließend belässt man es einige Tage bei der Hälfte der alten und der neuen Gewohnheiten.

Erst wenn wieder einige Tage drei Viertel gesunde Maßnahmen mit einem Viertel ungesunden Verhaltens angewendet wurden, sollte man gänzlich bei den gesundheitsfördernden Verhaltensweisen bleiben.

Maharishi Charaka gibt insgesamt 14 Tage für eine sanfte und reibungslose Umgewöhnungsphase an. Diese Zeitspanne kann man Körper und Geist gönnen, damit sie sich leicht und natürlich auf ein neues Gleichgewicht einstellen. Bei jahrelangen, tief verwurzelten Gewohnheiten wie starkem Rauchen oder regelmäßigem Genuss von Bohnenkaffee können Sie die Entwöhnung vor Eintritt der Schwangerschaft gerne auch noch etwas langsamer gestalten. So ist gewährleistet, dass der Körper sich allmählich und sanft umstellt. Er kann sich an veränderte Stoffwechselschritte anpassen, ohne Entzugserscheinungen zu entwickeln, die den Organismus zum einen belasten und zum anderen den dauerhaften Erfolg der Umstellung in Frage stellen könnten.

Sind Sie bereits schwanger, so dass Sie sich so schnell wie möglich gesund verhalten wollen, können Sie sich auch noch schneller umstellen, wenn es mühelos geht. Oft ist die wachsende Liebe für das Kind schon Ansporn genug, den Verzicht mit Leichtigkeit zu schaffen, so dass die Seele stärker als der Körper ist. Viele Umstellungen sind auch so einfach zu bewerkstelligen, dass sie kein ausgeklügeltes System brauchen. Wollen Sie beispielsweise weniger Kartoffeln in Ihrem Speiseplan haben, da sie Vata stören und Ama produzieren, reicht es völlig aus, langsam die Häufigkeit schmackhafter Reis- oder anderer Getreidegerichte zu steigern und im Gegenzug Kartoffel-Mahlzeiten zu verringern. Entsprechend können Sie mit allen Gewohnheiten im Ernährungsbereich verfahren. So gewöhnen sich

Körper und Geist allmählich an neue Geschmacksrichtungen, bis die neue Kost später sogar besser schmeckt als die vorher regelmäßig genossene.

Wie sieht es aber aus, wenn Sie sich ungesunde Gewohnheiten mit System abgewöhnen wollen? Nehmen wir einmal das Beispiel Bohnenkaffee, denn er stört Vata: Die Pulsfrequenz steigt, er aktiviert im Übermaß, verursacht damit Unruhe im Organismus und führt auf lange Sicht zu einer zunehmenden Verstopfungstendenz. Außerdem verringert er den Eisengehalt im Blut, so dass die Sauerstoffversorgung des Ungeborenen verringert werden kann. Setzen wir voraus, Sie wollen sich das Kaffeetrinken abgewöhnen, gibt es zwei verschiedene Weisen, die ayurvedischen Empfehlungen in die Tat umsetzen: Entweder reduzieren Sie die Menge des getrunkenen Bohnenkaffees schrittweise und ersetzen ihn durch ein möglichst ähnliches Getränk (gut geeignet ist der ayurvedische Kaffee-Ersatz, *rajas cup*, der alle drei Doshas ausgleicht und gleichzeitig massiv freie Radikale fängt). Oder aber Sie trinken einen zunehmend dünneren Bohnenkaffee, indem Sie den Kaffee-Anteil verringern und die Menge des Wassers, mit dem Sie ihn aufbrühen, erhöhen. Auch hier sollten Sie gleichzeitig auf ein anderes Getränk umsteigen.

Babys bekommen durch den Nikotingenuss der Mutter zu wenig Sauerstoff und sind deswegen mangelernährt: Sie wachsen im Mutterleib langsamer als normal, haben ein geringeres Geburtsgewicht und sind von Geburt an infektionsanfälliger als andere Kinder. Atmen die Kinder nach der Geburt nikotingeschwängerte Luft ein, neigen sie zu Asthma und anderen Atemwegserkrankungen deutlich häufiger als Kinder nicht rauchender Eltern. Viele Gründe, sich und den Kindern die negativen Auswirkungen des Zigarettenrauchens zu ersparen.

Auch Rauchen kann man sich schonend und schrittweise abgewöhnen. Reduzieren Sie systematisch die Anzahl der täglich gerauchten Zigaretten nach obigen Empfehlungen, indem Sie sich Zeit lassen.

Ganz gleich, was Sie sich abgewöhnen wollen: Alles geht leichter, wenn Sie gleichzeitig das Feingefühl des Körpers erhöhen. Gut dafür geeignet sind die Zehn-Tages-Kur zur Ama-Reduktion oder der regelmäßige Flüssigkeitstag pro Woche (siehe Kapitel 2.3 und 2.5). Dies sollten Sie jedoch nur vor Beginn einer Schwangerschaft durchführen. In der Schwangerschaft selbst baut die Mutter den Körper des Ungeborenen auf, das formgebende Prinzip von Kapha ist hierbei gefragt. Die leichte Vata-Erhöhung durch die verringerte Nahrungszufuhr ist in dieser Zeit schädlich, da sie diesen Prozess stört. Damit Sie sich liebgewordene Gewohnheiten leichter abgewöhnen, können Sie sich jedoch auf jeden Fall die balancierende Wirkung des heißen Wassers zunutze machen. Trinken Sie beispielsweise immer dann, wenn Sie die Lust auf eine Zigarette (Kaffee, Schokolade oder was auch immer Sie reduzieren wollen) überkommt, einige Schlucke oder ein Glas heißes Wasser. Die Lust auf Nikotin lässt dann oft von selbst zunehmend nach. Durch die Temperatur des Wassers reduziert sich Vata, das fast immer die Ursache für unausgewogene Gewohnheiten ist. Gleichzeitig reinigt das heiße Wasser den Organismus – es baut Ama ab – und reduziert damit die Entzugserscheinungen deutlich.

Aber auch auf geistigem Wege können Sie sich die Umstellung erheblich erleichtern. Studien über Ausübende der Transzendentalen Meditation zeigen, dass diese Menschen bereits nach wenigen Wochen beginnen, von selbst deutlich weniger zu rauchen und oft das Rauchen sogar ganz aufgeben, unabhängig davon, ob sie dies ursprünglich vorhatten, oder nicht. Entsprechende Studien liegen über Koffein- und Alkoholgenuss und den Gebrauch nicht verschriebener Drogen vor. Wie lässt sich der Rückgang im Konsum dieser Genussgifte erklären? Durch die regelmäßige Erfahrung von mehr Glück und Ruhe wird jeder Mensch entspannter – Ersatzbefriedigungen werden daher weniger nötig. Gleichzeitig wächst das Feinempfinden des gesundenden Organismus – ganz von selbst verlangen Körper und Geist zunehmend nach Nahrungsmitteln und Lebensgewohnheiten, die im Einklang mit der Natur sind. Bleiben wir beim Zigarettenrauchen und meinen Erfahrungen mit vielen Patienten: Irgendwann schmeckt die Zigarette einfach nicht mehr. Mit Sicherheit ist dieses die ganzheitlichste und sanfteste Methode; Körper und Geist balancieren sich durch Transzendentale Meditation, so dass Intuition und Feinempfinden wachsen und die gewünschten Wirkungen sich nach und nach von selbst einstellen.

2.12 Nahrungsergänzungen zur Vorbeugung und Heilung von Krankheiten

Im Maharishi Ayur-Veda gibt es keine Medikamente im eigentlichen Sinne. Denn jedes Nahrungsmittel ist gleichzeitig Nahrung und Medizin. Jedes löst im menschlichen Organismus vielfältige chemische Reaktionen aus, die – richtig eingesetzt – gezielte Stoffwechselreaktionen und Wirkungen hervorrufen. Es baut den Körper also nicht nur auf und nährt ihn, sondern kann ihn – richtig eingesetzt – auch heilen. Gekonnt zusammengestellte und zubereitete Nahrung kann demnach den Einsatz von Medikamenten gänzlich überflüssig machen, zumindest, wenn das Heilmittel Nahrung rechtzeitig, nämlich ganz zu Beginn eines Krankheitsgeschehens, eingesetzt wird. Oder wenn die ausgewogene Ernährung von vornherein zur Vorbeugung und Gesunderhaltung befolgt wird.

Richtig ernähren heisst im Maharishi Ayur-Veda: zur richtigen Zeit, in der richtigen Zusammenstellung, spontan und mit Freude essen. Eine solche Ernährung kann tatsächlich jede Medizin überflüssig machen. Alles, was dazu notwendig ist, ist bewusst zu essen und das Feingefühl von Körper und Geist zu beleben. Im Idealfall reicht dies allein aus, einen Menschen vollkommen gesund zu erhalten. Die Erfahrung aber lehrt, dass zur heutigen Zeit fast niemand völlig gesund ist. Zumindest kleine Wehwehchen hat eigentlich jeder – und sei es nur zeitweise. Da der Geist der meisten Menschen nicht weit genug entwickelt ist, um sich spontan im Einklang mit allen Naturgesetzen und biologischen Rhythmen zu verhalten, stellen sich auch immer wieder Gesundheitsstörungen ein.

Was also tun, wenn die Abweichung von der inneren Balance so groß geworden ist, dass man trotz richtiger Ernährung und geistiger Übungen krank ist und bleibt? Dann ist der Zeitpunkt für spezifische Nahrungsergänzungen aus Heilkräutern, Gewürzen und Mineralien gekommen, wie sie der Ayurveda seit uralten Zeiten kennt.

Die Maharishi-Ayur-Veda-Präparate werden streng nach alten überlieferten Rezepturen hergestellt. Sie enthalten häufig seltene Kräuter, die oft mit großem Aufwand von Hand aus weit abgelegenen Gebieten gesammelt werden müssen.

Grundsätzlich werden diese Heilpflanzen in ihrer biologischen Gesamtheit verabreicht. Bei uns im Westen geht man zurzeit mehr und mehr dazu über, dem Kranken nur noch einzelne Substanzen zu geben, die auch bei isolierter Verabreichung ihre therapeutische Wirksamkeit bewiesen haben. Das mag zwar dem Glauben der modernen Wissenschaft an das Prinzip von Ursache und Wirkung entgegenkommen, sicher aber nicht der Funktionsweise des Körpers als biologischem System.

Aus der Ernährungswissenschaft ist bekannt, dass Wirkstoffe vom Körper deutlich besser genutzt werden, wenn sie in ihrem natürlichen Gefüge verabreicht werden. Beispielsweise wird das Vitamin C einer Orange zu einem ungleich höheren Prozentsatz dem Körper zur Verfügung gestellt, als die gleiche Menge synthetisches Vitamin C dem Körper zu geben vermag. Dies liegt daran, dass die natürlichen Bioflavonoide (Vitamin P), die von der Natur in Fruchtfleisch und weißem Teil der Schale reichlich mitgeliefert werden, die Aufnahmefähigkeit des Körpers für Vitamin C extrem steigern.

Diesem Faktor wird in der Arzneimittelherstellung im Ayurveda schon seit Jahrtausenden Rechnung getragen. Fast alle Rezepturen sind Mischpräparate mehrerer Substanzen, die in ihrem natürlichen Verbund gegeben werden.

Durch die gekonnte Mischung verschiedener Heilpflanzen wird einerseits die höchste Wirksamkeit erreicht, zum anderen wird höchste Sicherheit für den Patienten gewährleistet:

Nur ein oder zwei Kräuter erzeugen gezielt die gewünschte Heilwirkung.

Einige andere unterstützen die Ausscheidungs- und Entgiftungsfunktionen des Gesamtorganismus, so dass Toxine aus dem Körper geschleust werden. Dadurch wird sichergestellt, dass der Körper auf die steuernde Wirkung der Hauptpflanzenwirkstoffe besser ansprechen kann.

Gleichzeitig wird die Abwehrfunktion des betroffenen Gewebes (der Dhatus, siehe Kapitel 1.5) gestärkt. Dies bildet die Grundlage dafür, dass nicht nur die Symptome der behandelten Krankheit verschwinden, sondern dass sie von ihrer eigentlichen Basis her wirklich ausheilen kann.

Wieder andere Pflanzenteile balancieren die Nebenwirkungen, die die anderen Wirkstoffe bei isolierter Verabreichung erzeugen könnten. Und das ist auch das für einen Mediziner Erstaunliche bei der Verordnung ayurvedischer Kräuter- und Mineralienpräparate: In der ärztlichen Praxis sieht man so gut wie nie die sonst üblichen Nebenwirkungen der Schulmedizin. Im Gegenteil: Häufig haben diese Nahrungsergänzungen sogar positive Nebenerscheinungen. So berichtete mir eine junge Frau, die wegen Bronchial-Asthma behandelt wurde, dass sich in den ersten zwei Wochen nach der Einnahme der von mir verordneten Maharishi-Ayur-Veda-Nahrungsergänzung ihre langjährige Verstopfung gebessert habe und ihre ebenfalls seit langem bestehenden Schlafstörungen weniger wurden. Erst im Anschluss daran konnte sie die beabsichtigte Hauptwirkung feststellen: Ihre Atemnot besserte sich, so dass sie die vorher benötigten kortisonhaltigen Präparate und Sprays schrittweise reduzieren und später absetzen konnte.

Ama ist eine der Grundursachen fast aller Krankheiten und verhindert oder verlangsamt den Heilungsprozess. Alle Präparate des Maharishi Ayur-Veda, die Ihnen Ihr Arzt aufgrund der ayurvedischen Untersuchung und Pulsdiagnose empfiehlt, wirken deutlich tiefgreifender und schneller, wenn der Körper von Ama befreit ist.

Parallel zur Einnahme eines solchen milden Präparates sollten Sie sich daher bemühen, die Empfehlungen ayurvedischer Ernährung zu beachten. Ganz besonders wichtig: Essen Sie nur bei Hunger, vermeiden Sie Zwischenmahlzeiten, nehmen Sie ein leichtes, frühes Abendessen und trinken Sie regelmäßig heißes Wasser. Dann nutzt Ihr Körper die Impulse der Heilpflanzen optimal, und Sie werden schneller gesund. Aus dem gleichen Grund werden die meisten Nahrungsergänzungen auch auf nüchternen Magen genommen: Der Körper kann sie dann besser assimilieren, und ihre volle Wirksamkeit ist sichergestellt.

2.13 Der weibliche Zyklus

Fruchtbarkeit, Zeugung, die Aufrechterhaltung der Schwangerschaft und die Geburt werden wesentlich durch das Vata-Dosha mit gesteuert. Alle Ansätze des Maharishi Ayur-Veda zusammen halten Körper und Geist im Gleichgewicht, also auch das Vata-Dosha. In den Wochen und Monaten vor einer geplanten Schwangerschaft sollte man darüber hinaus jedoch dem Apana-Vata besondere Aufmerksamkeit schenken. Dieses ist das Subdosha, das die Funktion des Vata im Unterleib steuert und das vom Nabel aus abwärts alle Ausscheidungen und Bewegungen des Organismus reguliert. Es ist für den Menstruationsfluss verantwortlich sowie für die Entleerung von Blase und Darm. Es reguliert die Austreibung des Ungeborenen während der Geburt, den Wochenfluss und die Rückbildungsphase im Anschluss an die Geburt. Logischerweise ist es äußerst wichtig, das Gleichgewicht dieser steuernden Energie schon vor der Empfängnis sicherzustellen. Ganz besonders wichtig ist dies zur Zeit der Menstruation, da in dieser sensiblen monatlichen Phase das Apana-Vata durch die Physiologie besonders angeregt wird, um das Menstruationsblut auszuscheiden.

Die Tage vor und während der Menstruation zeichnen sich durch eine Vata-Erhöhung aus. Daher ist es günstig, in dieser Zeit alles zu vermeiden, was Vata im Körper erhöht, sowie alles zu beachten, was das Vata ausbalanciert.

2.14 Verhaltensempfehlungen für »die Tage«

In der Menstruationszeit

Nehmen Sie eine Vata beruhigende Diät zu sich.

Die Ernährung sollte besonders leicht verdaulich sein (warmes, gut gekochtes Essen, warme Getränke. schwer Verdauliches wie Fleisch, Eier, Käse und Sauermilchprodukte meiden, Lassi und süße Milch sind erlaubt). Am ersten Regeltag können Sie sich vorwiegend von Flüssigem wie Suppen und Säften ernähren (siehe Kapitel 2.5).

Trinken Sie regelmäßig heißes Wasser (alle halbe Stunde bis Stunde); die Menge richtet sich nach dem Durst.

Nehmen Sie einen Teelöffel Vata-Churna täglich.

Während der ersten drei Tage der Regel führen Sie kein Abhyanga (Ganzkörper-Ölmassage), keine Yoga-Asanas (siehe Kapitel 3.6) und keinen Sonnengruß (siehe Kapitel 3.5) durch.

Waschen Sie Ihre Haare während der ersten drei Tage nicht.

Nehmen Sie täglich ein warmes Wannenbad.

Vermeiden Sie Sport und Anstrengungen, lediglich sehr leichte Übungen und Spaziergänge sind angeraten.

Während der Regel sollte man sexuell enthaltsam sein.

Vermeiden Sie Situationen, die Ärger, Sorgen und Ängste hervorrufen können.

Gönnen Sie sich so viel geistige und körperliche Ruhe wie möglich; eine Bettruhe von drei Tagen vom Beginn der Regel an sieht der Maharishi Ayur-Veda als sinnvoll an. (Halten Sie diese desto eher ein, je stärker Ihre menstruationsabhängigen Beschwerden sind.

Die Bettruhe während der ersten drei Tage der Regel ist im europäischen Raum sicher nicht ganz leicht durchzuführen. In der letzten Frauengeneration hat sich die Einstellung »Während der Regel bin ich doch nicht krank!« durchgesetzt. Die meisten Frauen haben gelernt, ihre körperlichen und seelischen Signale nach mehr Ruhe gründlich zu überhören und sind stolz darauf, sich »ihre Tage« nicht anmerken zu lassen. Trotzdem ist die weibliche Physiologie in dieser Zeit besonders störanfällig und ruhebedürftig. Die indischen Ayurveda-Ärzte sind sogar der Meinung, dass die jenseits des 40. Lebensjahres auftretenden Myome (gutartige Geschwülste der Gebärmutter) bei uns deshalb so häufig vorkommen, weil unsere Frauen sich während der Menstruationszeit zu viel zumuten. Und so abwegig ist diese Vorstellung nicht: Immerhin läuft man als Frau einige Tage mit einer großen, blutenden Wunde im Bauch herum und tut so, als sei das gar nichts. Anhand der Pulsdiagnose sind die Veränderungen im weiblichen Unterleib deutlich spürbar, und das Gegenmittel für die dort ablaufenden Prozesse heisst auf jeden Fall: intensive Ruhe und jede Art von Vata-Reduktion.

Viele Frauen werden es sich nicht leisten können, die ersten drei Tage vollständig im Bett zu liegen. Richten Sie es sich jedoch – angepasst an Ihre jeweilige Lebenssituation – so weit wie möglich ein. Sind Sie berufstätig, legen Sie sich wenigstens hin, wenn Sie heimkommen. Hausfrauen mit größeren Kindern können viele Tätigkeiten auch auf der Wohnzimmercouch liegend durchführen wie zum Beispiel Hausaufgaben beaufsichtigen, Vorlesen usw. Gestalten Sie das Familienessen für diese Tage einfacher, und nehmen Sie die nötigen Vorbereitungen wenigstens im Sitzen vor. Hausputz und schwere Arbeiten verschieben Sie auf jeden Fall auf später! Testen Sie diese Empfehlung des Maharishi Ayur-Veda an sich selbst, und kontrollieren Sie den Erfolg anhand Ihres seelischen Befindens und dem Verlauf der Menstruation: Je mehr Ruhe Sie sich gönnen, desto geringer wird die Blutungsstärke und desto kürzer verläuft die Menstruation. Weniger Blutverlust ist nicht nur subjektiv angenehmer, er bedeutet auch weniger Eisenmangel und weniger Kräfteverlust. Frauen, denen es gelungen ist, die empfohlene Ruhephase während der ersten drei Tage einzuhalten, berichten sehr häufig, dass sie sich den ganzen nachfolgenden Monat ausgeglichener und energievoller als sonst fühlen. Beate, eine Mutter von drei Kindern, formuliert es so: »Für mich war es eine große Entlastung zu hören, dass ich mich während der Regel schwächer als sonst fühlen darf.

Seitdem sich meine innere Einstellung gewandelt hat, nehme ich die Ruhebedürftigkeit meines Körpers, aber auch meiner Seele viel deutlicher wahr. Meinen Kindern und meinem Mann gegenüber konnte ich es mit Leichtigkeit erklären, dass ich mich an diesen Tagen etwas zurückziehen möchte – im Gegenteil, sie ermutigen mich inzwischen von sich aus dazu. Wir stellen alle fest, dass ich ruhiger und ausgeglichener bin, wenn ich nicht aus falsch verstandenem Pflichtbewusstsein zu viel von mir verlange. Meinen Kindern gegenüber fühle ich eine ausgesprochene Dankbarkeit für ihre Feinfühligkeit in dieser Zeit – selbst das Verhältnis zu meinem Mann ist durch seine liebevolle Rücksichtnahme in diesen Tagen inniger – ich bin einfach wesentlich besser ›bei mir‹!«

Das zur Ausscheidung des Menstruationsblutes notwendige Vata sollte in aller Ruhe an der benötigten Stelle arbeiten dürfen. Geschlechtsverkehr während der monatlichen Regelblutung stört den ruhigen Fluss des Apana-Vata und führt auf Dauer dazu, dass sich Störungen des Vata-Dosha entwickeln. Körperlich übermäßig anstrengende Tätigkeiten, Sport, aber auch geistige Überanstrengung verlagern das Vata weg von dort, wo es gebraucht wird, in andere Bereiche des Körpers, so dass es dadurch im Unterleib geschwächt wird. Das gleiche gilt für die Haarwäsche: Durch diese Anregung gelangt das Vata vom Unterleib in den Kopf, was den Regelfluss stört. Statt dessen kann Vata-reduzierende Ernährung, Ruhe und das warme Wannenbad den gesamten Körper entspannen und das Vata im Gleichgewicht halten. Beachten Sie all dies, verwandeln Sie die Menstruation aus Schwächung in eine Zeit der Stärkung.

Die Technik der Transzendentalen Meditation (siehe 2.9) gleicht das Zwischenhirn und das übergeordnete Hormonsteuerungszentrum im Gehirn aus, die Hypophyse. Wird die Funktion dieser Schaltzentrale balanciert, ist das Zusammenspiel aller Drüsen im Organismus inklusive der Eierstöcke harmonischer. Daher werden Hormone und Botschaftersubstanzen zur richtigen Zeit am richtigen Ort und in der richtigen Menge freigesetzt. Die einzelnen Phasen des weiblichen Zyklus laufen dadurch in der von der Natur vorgegebenen Reihenfolge ausgewogen ab, wodurch nicht selten Störungen »wie von selbst« verschwinden.

Um den Rest der Anstrengung für Organismus und Seele auszugleichen, empfiehlt Ihnen der Arzt des Maharishi Ayur-Veda gerne auch spezielle Ölanwendungen für die Scheide nach dem Abklingen der Regel. Diese bringen mit verschiedenen Heilkräuterölen das angeregte Apana-Vata wieder zur Ruhe und sind so die beste Vorbeugung für alle Arten von Unterleibsstörungen.

Zusätzlich empfehlenswert ist das Rasayana für Frauen (Kapitel 2.16) täglich zu nehmen, das speziell zur Stärkung der weiblichen Physiologie zusammengesetzt wurde und etwas leicht assimilierbares Eisen enthält, um den blutungsbedingten monatlichen Eisenverlust ganz natürlich wieder auszugleichen. Auf diese Weise verhalten Sie sich im Einklang mit den Bedürfnissen von Seele und Körper und schaffen die besten Voraussetzungen dafür, dass sich Ihre Fortpflanzungsorgane für die gewünschte Schwangerschaft in optimaler Verfassung befinden.

2.15 Hilfe bei Beschwerden

Um Beschwerden im Zusammenhang mit dem weiblichen Zyklus dauerhaft zu beseitigen, sollten Sie so viele Empfehlungen des vorigen Kapitels befolgen wie möglich. Dieser Ausgleich sorgt nach und nach dafür, dass leichte Störungen von selbst verschwinden. Bei jeder Art von Menstruationsbeschwerden oder Migräne, die im Zusammenhang mit dem Zyklus steht, beachten Sie, dass Agni in den Tagen vor und während der Menstruation verringert ist. Viele Beschwerden lassen sich abmildern, wenn Sie Ihre Ernährung darauf abstimmen:

> Halten Sie ein bis drei Tage vor Regelbeginn nur Flüssigdiät, bestehend aus: frischen Gemüse-, Reis- oder Getreidesuppen, Tees, heißem Wasser, frisch gepressten Obst- oder Gemüsesäften (aus Karotten, Rote Bete). Wenn Ihre Beschwerden nachgelassen haben, kehren Sie langsam zur normalen Ernährung zurück. Bei speziellen Regelbeschwerden halten Sie sich grundsätzlich an die Empfehlungen zur Vata-Reduktion. Je ausgeprägter Ihre Beschwerden sind, desto genauer sollten Sie sie befolgen.

Sollten Sie nach einigen Wochen, in denen Sie die obigen Empfehlungen befolgen, keine ausreichende Erleichterung bemerken, kann Ihnen der Maharishi-Ayur-Veda-Arzt bei verschiedenen Frauenleiden selbstverständlich weiterführende, individuelle Anweisungen geben, wie Sie Ihren Körper und Ihren Geist wieder ins Gleichgewicht bringen. Ganz sicher wird er zur Unterstützung eine der vielen Nahrungsergänzungen, kurz genannt Maharishi-Ayur-Veda-(MA-)Präparate, für Sie auswählen, die Sie in den folgenden Abschnitten kennen lernen werden. Diese MA-Präparate sind (zumindest in Deutschland) verschreibungspflichtig.

Prämenstruelles Syndrom (PMS)

Diese Stimmungstiefs und Vielzahl verschiedener Beschwerden vor der Menstruation sind inzwischen so häufig geworden, dass sie einen eigenen medizinischen Namen bekommen haben. Während der westliche Gynäkologe einfach nur eine Zahl der unterschiedlichen Einzelsymptome, die bei einer Patientin auftreten, zur Kenntnis nimmt und diese mit verschiedensten medikamentösen Hilfen zu lindern versucht, weiß jeder Maharishi-Ayur-Veda-Arzt, dass sich dieses Syndrom wunderbar nach den aus den Fugen geratenen Doshas klassifizieren lässt. Je nachdem, welches Dosha mehr gestört ist, sind die Empfehlungen durchaus unterschiedlich:

1. Kapha-Symptome wie Stauungserscheinungen, Steifheit der Gelenke, Schwermut und Vergrößerungen der Brüste werden durch eine leichte, Kapha-reduzierende Ernährung mit Speisen mit scharfem, bitterem und zusammenziehendem Geschmack, regelmäßige Bewegung und systematische Ama-Reduktion während des gesamten Monats erfolgreich angegangen.
2. Ein »Pitta-PMS« mit Reizbarkeit, Gier nach Süßem, Migräne, Schwitzen, Durchfall und Hautausschlägen braucht Nahrung, die Pitta verringert. Saure und übermäßig scharfe Speisen sind zu meiden; süß, bitter und zusammenziehend sind zu bevorzugen. Viel körperliche Ruhe und emotional positive Eindrücke.
3. Das durch ein Zuviel an Vata-Dosha verursachte PMS mit Nervosität, ängstlicher Spannung, Schlafstörungen, Verstopfungstendenz und Blähungen braucht zur Behandlung extrem viel Ruhe und Regelmäßigkeit im Tagesablauf, eine Vata-reduzierende Nahrung mit süßen, we-

nig sauren und salzigen Nahrungsmitteln und unbedingt die tägliche ayurvedische Ganzkörperölbehandlung.
4. Empfohlenes Maharishi-Ayur-Veda-Präparat: MA-347, dreimal täglich eine Tablette. In Kombination mit MA-218 beeinflusst es diese Störung oft noch wirkungsvoller.
5. Drei Tage vor Auftreten des Stimmungstiefs Einhalten der obigen Diätanweisung oder zumindest extrem leichter Kost.
6. Fast immer ist Panchakarma (siehe Kapitel 2.6) hilfreich, muss für eine dauerhafte Wirkung bei starken Beschwerden jedoch manchmal wiederholt werden.

Schmerzhafte Menstruation mit Krämpfen und Rückenschmerzen

Ursache dafür ist ein Vata-Überschuss.

Vorbeugung: Rasayana für Frauen oder MA-347 sowie die empfohlenen Maßnahmen des Maharishi Ayur-Veda für die Zeit vor und während der Menstruation:

1. Alle Vata-reduzierenden Maßnahmen sind sinnvoll. Zusätzlich:
2. MA-244. Drei Tage vor Regelbeginn morgens und abends nüchtern eine Kräutertablette. Behalten Sie diese Dosierung ein bis drei Tage bei, bis die Regelbeschwerden verschwunden sind.
3. Ölen Sie die schmerzenden Bereiche (Bauch und Lendenwirbelsäulen-Region) mit warmem, gereiftem Sesamöl leicht ein.
4. Zur Milderung der akuten Beschwerden legen Sie sich eine leicht gefüllte Wärmflasche auf den Bauch.
5. Ebenso wohltuend ist ein warmes Wannenbad.
6. Panchakarma bringt auch in schweren Fällen deutliche Besserung.

Zu starke Regelblutung

Ursache ist eine Ansammlung von Vata und Pitta.

Vorbeugung: Rasayana für Frauen oder MA-347.

Als wirkungsvolles Präparat hat sich MA-242 erwiesen. Nehmen Sie zweimal täglich eine Tablette (mindestens sechs bis acht Wochen lang). Dieses Mittel hilft sehr gut. Es hat sogar Frauen, die wegen ständiger Blutungen vom Gynäkologen zur Ausschabung geschickt werden sollten, vor dieser bewahrt.

Transzendentale Meditation: In der medizinischen Literatur sind einige Fälle aufgeführt, bei denen allein durch die regelmäßige Praxis der TM über einen längeren Zeitraum zu starke Regelblutungen geheilt werden konnten. Nachvollziehbar ist dies, da diese Technik die übergeordneten Hormonsteuerungszentren im Gehirn in ihrer Funktion balanciert.

Ausfluss

Ursache: Ama und Apana-Vata-Störung

Vorbeugung: MA-347 oder Rasayana für Frauen

Als Präparat zur Behandlung empfiehlt sich MA-243, zweimal eine Tablette täglich.

Achtung: Brennt der Ausfluss, ist er übelriechend oder gelblich, suchen Sie umgehend einen Gynäkologen auf. Es könnte sich um eine Pilzerkrankung oder eine Infektion durch andere Erreger handeln.

Unregelmäßige Menstruation

Ursache: Vata und gestörte Dhatus (Körpergewebe)

1. MA-347, dreimal täglich eine Tablette mit Milch einnehmen.
2. Weitere Präparate, um die Dhatus – je nach Pulsstörung – zu stärken.
3. Der Arzt wird Ihnen zusätzlich die Fehler in Ihrer Lebensweise erklären, die zu dieser Schwächung führen. Insbesondere sollten Sie früh zu Bett gehen und so viel wie möglich Vata-anregende Aktivitäten im täglichen Leben reduzieren.

Endometriose

Ursache: Vata- und Kapha-Störung

Bei dieser Störung bluten während der Zeit der Menstruation nicht nur die speziellen Zellen der Gebärmutterschleimhaut ab. Gleichzeitig findet die Regelblutung auch an Gebärmutterzellen statt, die in umliegendes Gewebe abgewandert sind. Die Folge sind stark verlängerte und extrem schmerzhafte Regelblutungen.

Erstaunlicherweise kann man auch bei dieser durch die Schulmedizin nur schwer behandelbaren Regelstörung mit Maharishi Ayur-Veda häufig erstaunliche Erfolge erzielen. Basis sind wiederum die stark Vata-beruhigenden Anweisungen (s.o.) sowie MA-347, dreimal täglich eine Tablette regelmäßig in Milch nehmen, dazu MA 244, zweimal täglich eine Tablette, drei Tage vor bis drei Tage nach der Regel.
Gerade hier wird Ihnen der Maharishi Ayur-Veda-Arzt auch vaginale Anwendungen empfehlen, um das schwer gestörte Apana-Vata zu besänftigen.

Migräne

Ursache: Pitta-/Vata-Störung mit Ama

1. Zehn-Tage-Kur zur Ama-Reduktion (siehe Kapitel 2.3).
2. MA-104, zweimal täglich eine Tablette über längere Zeit nehmen. Diese Nahrungsergänzung ist kein Schmerzmittel im eigentlichen Sinn. Sie gleicht die Physiologie, über längere Zeit genommen, so aus, dass die Migränebeschwerden erst seltener und weniger stark werden und im Idealfall dann ganz ausbleiben. Im akuten Migräneanfall bis zu viermal täglich eine Tablette – Mindestabstand jedoch eineinhalb Stunden.
   Achtung: Dieses Präparat wird Ihnen der Arzt für die Zeit der Schwangerschaft nicht verordnen.

3. TM ist heilend, im Verlauf einiger Monate verringert es die Häufigkeit des Auftretens und die Intensität der Migräne erfahrungsgemäß beträchtlich. Tritt trotzdem noch ein Anfall auf, zeigt die Erfahrung vieler Frauen, dass er sich abfangen lässt, wenn man zu Beginn des Anfalls meditiert.
4. Yoga-Asanas, regelmäßig durchgeführt, unterstützen die Gesundung des Organismus in puncto Migräne.
5. Panchakarma hat Heilwirkungen. Das allgemeine Panchakarma entlastet den Darm und schwemmt Gifte aus dem Organismus. Das *nasya* ist eine spezielle Kopfbehandlung, die darauf aufbauend lokal die Kopfregion entgiftet und die blockierten Körperkanäle wieder öffnet.

Bei speziellen Beschwerden sollten Sie grundsätzlich die Sprechstunde eines Maharishi-Ayur-Veda-Arztes aufsuchen. Die sorgfältige ayurvedische Untersuchung und Befragung sowie die Pulsdiagnose zeigen meist noch tiefere Grundursachen und machen damit weitere spezifische Empfehlungen oder Verordnungen nötig, damit die genannten Mittel optimal anschlagen und sich der gewünschte Erfolg einstellt.

Alle genannten Frauenleiden zeigen als zusätzliche Grundursache eine Störung der Dhatus, der Körpergewebe. Schlagen die genannten Maßnahmen nicht ausreichend an, ist es immer sinnvoll, dass der Arzt Ihnen hilft, die Dhatus systematisch wieder zu stärken. Dies ist auch vorbeugend sinnvoll, damit die gleichen Beschwerden nicht nach einer Weile wieder beginnen, sondern wirklich von der Tiefe her ausheilen können.

2.16 Rasayanas zur Erhöhung der Fruchtbarkeit

Schon seit Urzeiten und in allen Kulturen sind die Menschen auf der Suche nach dem Lebenselixier an sich, einem Mittel, um ewige Schönheit und Jugend zu erhalten. Viele Märchen zeugen von diesem uralten Menschheitstraum. Und nicht nur sie: Ein neuer Zweig der medizinischen Wissenschaft boomt in den letzten Jahren, die Altersforschung.

Der Ayurveda trägt dies schon als Programm in seinem Namen: »Wissenschaft des langen Lebens«. Alle seine Therapieformen fördern nicht nur vollkommene Gesundheit, sondern verlängern auch die Lebensspanne. Darüber hinaus widmen die alten Schriften ein Hauptkapitel einzig und allein den Methoden der Lebensverlängerung: die Lehre von den Rasayanas. Rasayana bedeutet übersetzt »richtige Bewegung der Nahrung nach der Verdauung«. Rasayanas unterstützen den Stoffwechsel so, dass nicht nur körperlich optimale Nahrungsbausteine aus dem Essen hergestellt werden, sondern gleichzeitig Ojas entsteht und damit eine hohe Qualität des Bewusstseins garantiert wird. In den ayurvedischen Klassikern werden Rasayanas als vorbeugende und verjüngende Präparate und Verfahren beschrieben: Sie regen das Immunsystem an, beugen Krankheiten vor und stimmen das Zusammenspiel aller körperlichen Regulationsvorgänge reibungslos aufeinander ab. Sie verbessern Gedächtnis und Intelligenz, regen die Reparaturmechanismen der Gewebe an, verringern unphysiologische Alterungsprozesse und verlängern damit die Lebensspanne.

Bei einer geplanten Schwangerschaft sind Rasayanas unbedingt empfehlenswert: Sie verbessern alle körperlichen Funktionen, die Zeugungsfähigkeit ebenso wie die Erbsubstanz. Je älter eine Frau wird, desto größer wird anerkanntermaßen die statistische Wahrscheinlichkeit, dass Sie ein Kind mit einer Chromosomenstörung (Mongolismus) zur Welt bringt. Einfach deshalb, weil die schädlichen Wirkungen des Alterungsvorgangs auch auf die Eizellen eingewirkt haben und als Folge davon in den Keimzellen eine mangelhafte Chromosomenteilung abgelaufen ist. Nichts zeigt deutlicher, dass der Alterungsvorgang jede einzelne Körperzelle beeinflusst und selbst vor diesen gut geschützten Zellen des Körpers nicht Halt macht. Umgekehrt wirken verjüngende Einflüsse nicht nur auf den Gesamtorganismus positiv, sondern sie verbessern automatisch die Qualität der Erbsubstanz. Logische Konsequenz: Die optimale geistige und körperliche Verfassung der Eltern vor der Schwangerschaft ist sinnvoll, um ein gesundes und glückliches Kind zu empfangen.

Rasayanas zum Einnehmen

Das wertvollste Rasayana unter den Tausenden von Kräuterpräparaten, die in den alten Texten beschrieben werden, ist das *amrit kalash*, der »Nektar der Unsterblichkeit«. Diese seit Jahrtausenden überlieferte Rezeptur besteht aus zwei Komponenten: einer Heilkräuter-Fruchtpaste und Kräutertabletten. Gemeinsam stellen beide dem Körper die Wirkungen von über 40 exotischen Heilkräutern zur Verfügung: seltene Kräuter aus abgelegenen Regenwäldern und Bergen des Himalaya, die häufig genug auch heute noch zu Fuß von Menschen gesammelt werden müssen. Mehr als 250 verschiedene Einzelschritte und über 24 Stunden Zubereitungs- und Bearbeitungszeit werden für die Herstellung benötigt. Die alten Texte fordern diesen überaus aufwendigen Zubereitungsweg, um die volle Wirkung auch auf das Bewusstsein sicherzustellen. 20 Pfund Rohmaterial werden immer wieder konzentriert, dehydriert und verfeinert, bis schließlich ein Pfund dieses kostbaren Rasayana daraus entstanden ist.

Bisher wurden weltweit etwa 40 Studien allein über Amrit Kalash durchgeführt, die eine ungewöhnlich breit gefächerte Wirkung auf die Gesundheit feststellten. Maharishi Amrit Kalash schützt vor Krebs, vor Allergien, vor Arterienverkalkung, Blutgerinnseln ebenso wie vor Schlafstörungen, Müdigkeit, Stress, vor Depressionen und Infekten. Es verhindert die negativen Auswirkungen der Zivilisationskost auf den Organismus und lässt Wunden schneller heilen. Eine der tieferen Ursachen für diese auf den ersten Blick so unterschiedlichen Wirkungen ein und desselben Präparats: Dieses Rasayana bindet freie Radikale in bisher unbekannten Dimensionen.

Freie Radikale sind überaktive, unvollständige Sauerstoffmoleküle. Sie entstehen durch Stress, Rauchen und Alkohol, durch Chemotherapie ebenso wie durch übermäßiges Sonnenbaden und Verschmutzungen von Luft, Wasser und Erde. Sie lassen Eisen rosten und Essen verderben, ebenso wie sie den Verfall des menschlichen Körpers verursachen. Wenn freie Radikale sich mit anderen Molekülen des Körpers verbinden, sind sie dabei so aggressiv, dass sie Zellwände durchbrechen, die Energielieferanten der Zelle (die Mitochondrien) schädigen und sogar die DNA, die Erbsubstanz der Zelle, zerstören.

Forscher gehen davon aus, dass 10 000 freie Radikale täglich den Körper bombardieren. Daher suchen sie fieberhaft nach Substanzen, die diese aggressiven Sauerstoff-Fragmente binden, als Schutz vor frühzeitigem Altern und vielen Krankheiten. Der japanische Immunologe Dr. Niwa, eine international anerkannte Autorität auf dem Gebiet der freien Radikale und der Therapie mit Antioxidantien, fand heraus, dass Maharishi Amrit Kalash stärker als 500 andere bisher von ihm untersuchte Substanzen freie Radikale bindet. Dr. Sharma von der Ohio State University in den USA stellte ergänzend fest, dass Maharishi Amrit Kalash freie Radikale tausendmal mehr als Vitamin E und C bindet. Somit müsste man für etwa 2 500 Euro Vitaminpräparate zu sich nehmen, um die Wirkung einer Monatsration Amrit Kalash auf den Körper zu erreichen.

Eine ideale Vorbereitung auf eine gewünschte Schwangerschaft ist es daher, die Erbinformation der Zellen und die Selbstheilungskräfte des Organismus durch Rasayanas in den bestmöglichen Zustand zu bringen. In dieser Zeit ist ebenfalls das »Rasayana für Frauen« empfehlenswert, ein Stärkungsmittel, das speziell auf die weibliche Physiologie abgestimmt ist.

Geistige Rasayanas

Nicht nur Heilkräuter-Rasayanas verbessern Körper und Seele eines Menschen. Die geistige Einstellung und die Gedanken können den Körper verjüngen oder ihn belasten. Diese Weisheit ist seit alters im Ayurveda enthalten, in Form der geistigen Rasayanas. Sie setzen das Wissen um die Zusammenhänge voraus, die sich unserer Wissenschaft erst in den letzten 20 Jahren allmählich eröffneten.

Inzwischen ist es anerkannte Tatsache, dass kein Gedanke gedacht und kein Gefühl gefühlt werden kann, ohne gleichzeitig den Körper zu beeinflussen. Stresshormone spiegeln die geistige Verfassung ebenso wider wie Blutdruck, Atemfrequenz, die Gehirnwellen und der Hautwiderstand.

All diese Dinge sind den Medizinern schon seit Jahrzehnten bekannt, aber in jüngster Zeit wurden zusätzlich die Neuropeptide entdeckt (siehe Kapitel 1.6). Diese Aminosäure-Ketten werden je nach Stimmungslage zusammengesetzt, sie überschwemmen alle Zellen des Körpers mit ihrer Information. Jeden Gedanke und jede Stimmung, also jede Bewusstseinsqualität wandelt der Mensch augenblicklich in ein chemisches Molekül um, eine geistige Information also in eine materielle Substanz. Negative Gedanken produzieren Moleküle, die den Körper anstrengen und schädigen, umgekehrt können positive ihn wieder aufbauen und gesund erhalten. Daher ist es nur allzu einsichtig, dass die Rishis geistige Rasayanas beschrieben, die den Körper und Geist gesund und jung erhalten.

Geistige Rasayanas sind

Innere Haltung:	Wahrheitsliebe Ohne Ärger sein Bewahren innerlicher Ruhe Spontan Positives wahrnehmen Selbstkontrolle Ausdauer
Lebensförderliches Verhalten:	Freundliche Sprache Wohlverhalten Einfachheit Wohltätigkeit
Den Geist kultivieren:	Richtiger Gebrauch der Sinne Regelmäßige Meditation Frömmigkeit Hingabe an Liebe und Mitgefühl Hingabe an vedische Schriften Respekt gegenüber Lehrern, Vorgesetzten und Älteren In Begleitung Älterer sein
Den Körper schützen:	Sauberkeit Ausgewogenheit von Ruhe und Aktivität Sich nicht erschöpfen Kein übermäßiger Alkoholgenuss Keine übermäßige Sexualität Regelmäßiges Essen von Ghee

Alle alten Kulturen und Religionen haben diese oder ähnliche Rasayanas aufgelistet, im Westen kennen wir einige von ihnen, zusammengefasst in den Zehn Geboten der Bibel. Dass diese Werte nicht unwichtig sind, hat den kritischen Zeitgenossen wiederum die medizinische Wissenschaft der letzten Jahre bestätigt. Als man nämlich versuchte herauszufinden, warum manche Menschen bei guter Gesundheit besonders alt werden, fand man lauter Eigenschaften im Verhalten der gesunden Alten heraus, die Sie in obiger Liste wiederfinden. Diese Menschen lieben ihre Angehörigen und waren ihr Leben lang gerne für sie da, sie erfüllten ihren Beruf mit Freude, oft weit über das Rentenalter hinaus, sie arbeiten gerne, bewegen sich regelmäßig und in Maßen, sind auch im hohen Alter geistig interessiert und ernähren sich bewusst, ohne sich durch enge Verbote zu verkrampfen. Die Erkenntnisse über die Neuropeptide machen dies nachvollziehbar: Ein Mensch, der im Einklang mit sich und anderen lebt, erfährt weniger Spannung in seiner Physiologie, er produziert glückliche Moleküle. In ayurvedischen Worten: Er ist glücklich und sendet Glück in seine Umgebung aus, er ist für sich und andere ein Rasayana, erfreut sich guter Gesundheit und lebt lange.

Unter diesem Aspekt ist die Technik der Transzendentalen Meditation eine unschätzbare Hilfe: Durch ihre regelmäßige Ausübung verhält sich ein Mensch im täglichen Leben immer spontaner so, dass er die geistigen Rasayanas in seinem Denken und Verhalten von selbst ausdrückt. Befolgt er sie hingegen nur als ethisches Konzept mit dem Intellekt, würde er sich vielleicht zu positivem Verhalten zwingen, das seiner momentanen inneren Verfassung zuwiderläuft. Jeder Zwang, jede Verkrampftheit, und sei sie noch so gut gemeint, erhöht die Anspannung des Körpers und führt zum Gegenteil von Freude, Spontaneität und Loslassen-Können. Positive Gefühle und Verhalten, die hingegen ganz natürlich kommen, setzen eine positive Spirale in Gang. Je mehr Ansätze des Maharishi Ayur-Veda man regelmäßig in die Tat umsetzt, desto mehr finden Körper und Geist ihr natürliches Gleichgewicht. Und desto mehr verlangt das gewachsene Feinempfinden von Körper und Geist nach weiteren positiven Impulsen. So wird es zunehmend leichter, ein »ayurvedisches Leben« zu leben.

Größere Entspanntheit erhöht die Fruchtbarkeit ebenso wie körperliche Gesundheit und Frische (siehe Kapitel 2.9). Als Vorbereitung auf die Schwangerschaft machen Sie sich beide – Vater und Mutter in spe – die geistigen Rasayanas bewusst. Sie können auch jetzt schon das Kapitel 11 über »Ayurvedische Kindererziehung« lesen, das viele praktische Tips zur Umsetzung enthält, die auch in den zwischenmenschlichen Beziehungen zwischen Erwachsenen hilfreich und nützlich sind. Am besten halten Sie sich schon vor der Empfängnis an die Faustregel, die ich meinen Patienten bei diesem Thema halb scherzhaft ans Herz lege: »Seien Sie immer ein kleines bisschen positiver, als sie es von selbst wären, aber eben immer nur ein ganz kleines bisschen!«

2.17 Sterilitätsbehandlung des Maharishi Ayur-Veda

Nie war die »Machbarkeit« einer Schwangerschaft ein offeneres Thema als heute. Angesichts von künstlicher Befruchtung, hormonellen Behandlungen von Frau und Mann und intensiver Diagnostik durch Ultraschall oder direkter Bauchsondierung hat man oft das Gefühl, eine Befruchtung, wenn schon nicht auf natürlichem Wege, so doch auf jeden Fall mit medizinischer Hilfe herbeiführen zu können. Es scheint viel weniger »Schicksal« zu sein als früher, ob man ein Kind bekommt oder nicht. Doch der Schein trügt. So hat beispielsweise einer der bekanntesten Fruchtbarkeitsspezialisten Deutschlands die Fachwelt und die betroffenen Paare mit seiner neuesten Statistik erschüttert. Er fand heraus, dass alle diese hoch technisierten, wissenschaftlich anerkannten Methoden die Wahrscheinlichkeit, ein Kind zu bekommen, statistisch nicht mehr verbessern, als wenn die Paare auf die natürliche Erfüllung ihres Kinderwunsches gewartet hätten!

Der Maharishi Ayur-Veda hat in puncto natürlicher Verbesserung der Zeugungsfähigkeit und Fruchtbarkeit jedoch einiges zu bieten. Ausgenommen hiervon sind selbstverständlich rein organisch bedingte Fehl- oder Missbildungen des Genitaltrakts wie mangelnde Durchlässigkeit der Eileiter, fehlende Eierstöcke oder Fehlen des Hodens. Eine Untersuchung der Samenflüssigkeit, die eine zu geringe Spermienanzahl ergibt, ist ebensowenig ein Grund zur Verzweiflung wie deformierte oder schlecht bewegliche Samenfäden oder hormonelle Störungen bei der Frau. Diese Anzeichen verringerter Fruchtbarkeit lassen sich zurückbilden, denn sie sind erstaunlich häufig nur ein weiterer Nebeneffekt ungesunder Lebensweise. Selbst die so gefürchtete Komplikation nach einer Eierstockentzündung, undurchlässige Eileiter, sind kein Grund zur Panik, selbst wenn in diesem Fall der Körper der Frau immer wieder gezielten Heilreizen und Ölanwendungen des Maharishi Ayur-Veda ausgesetzt werden muss, damit er die entstandenen Verklebungen nach und nach wieder löst.

Deutliche Verbesserungen der Empfängnisfähigkeit und Fruchtbarkeit können durch gezielte Entgiftung, gesunde Ernährung und tiefe Entspannung erreicht werden.

Verbesserung der Fruchtbarkeit für Frau und Mann durch

1. Zehn-Tages-Kur zur Ama-Reduktion
2. Panchakarma
3. Ayurvedische Ernährung
4. Meiden von Alkohol- und Zigarettenkonsum
5. Ein-Tages-Flüssigkeits-Diät einmal in der Woche
6. Rasayanas
7. Transzendentale Meditation
8. Yoga-Asanas
9. Tägliches Abhyanga

Wie erfolgreich diese Maßnahmen in der Praxis sind, zeigt uns die Foresight-Forschungsgruppe aus England, die schon seit Jahren gesundheitsbewusstes Verhalten der Eltern weit vor der Empfängnis propagiert. Hunderte von Studienergebnissen wurden von diesen engagierten Ärzten, Geburtshelfern und Hebammen zusammengetragen, die die Zusammenhänge von Ernährung und Embryonalentwicklung, Verlauf der Schwangerschaft, Fehlgeburten und Missbildungen eindrucksvoll demonstrieren. Die von ihnen gegebenen Empfehlungen enthalten nur einen Teil der vom Maharishi Ayur-Veda empfohlenen Vorbereitungen auf eine Schwangerschaft, nämlich verbesserte Ernährungsgewohnheiten, Meiden von Genuss- und Umweltgiften (Rauchen, Alkohol, Blei in der Atemluft etc.) sowie die Behandlung von Allergien, gestörter Assimilation des Magen-Darm-Trakts und Infektionen. Bei dieser Vorbereitung brachten 89 Prozent der Paare innerhalb von zwei Jahren ein völlig gesundes Baby zur Welt, obwohl von den 327 Frauen zuvor 85 Prozent Problemfälle mit Unfruchtbarkeit, Fehlgeburten, Totgeburten oder Neugeborenen mit zu geringem Geburtsgewicht oder Fehlbildungen zuvor geborener Kinder waren. Das sensationell gute Ergebnis: Alle Schwangerschaften endeten ohne Komplikationen, und kein einziges der 327 geborenen Babys wies irgendein Handicap auf! Sollte Ihnen der Verzicht auf Alkohol, Nikotin und andere Genussgifte schwer fallen, lesen Sie bitte nochmals das Kapitel 2.11 »Alkohol, Nikotin und andere schädliche Gewohnheiten«. Selbstverständlich können Sie die oben genannten Empfehlungen zur Verbesserung der Fruchtbarkeit noch ausweiten, indem Sie noch viel mehr Möglichkeiten nutzen, Geist und Körper in ein harmonisches Gleichgewicht zu bringen. Ansätze des Maharishi Ayur-Veda, die die Physiologie von Mutter und Vater in spe ausgleichen, sind Maharishi Yoga-Asanas, Aromatherapie und das Hören der Gandharva-Veda-Heilklänge sowie ein Tagesablauf im Einklang mit den biologischen Rhythmen (siehe die entsprechenden Unterkapitel in Kapitel 3 »Schwangerschaft«). Die zusätzlich empfohlene Reduktion von Ama aus den Körpergeweben tut noch ein übriges dazu, die Assimilation der gesunden Nahrungsmittel zu verbessern und damit den störungsfreien Ablauf von Empfängnis, Wachstum des Ungeborenen, einen ungestörten Schwangerschaftsverlauf und eine reibungslose Geburt zu unterstützen.

Manche Störung der Fruchtbarkeit geht jedoch tiefer und braucht zusätzliche Unterstützung. Der Genitaltrakt von Mann und Frau wird wie alle anderen Gewebe auch von den drei Doshas gesteuert. Ist die Zeugungsfähigkeit des Mannes oder die Empfängnisfähigkeit der Frau nicht ausreichend, liegt diesem immer eine Störung des Apana-Vata (siehe Kapitel 2.13) zugrunde. Alle Maßnahmen des Maharishi Ayur-Veda, die die Funktion dieses für Empfängnis, Schwangerschaft und Geburt so überaus wichtigen Subdoshas ausgleichen, sollten in diesem Lebensabschnitt so gut wie möglich befolgt werden. Dazu gehören die Anweisungen für die Menstruation (Kapitel 2.14), ein regelmäßiger Lebensrhythmus im Einklang mit der Natur und die reibungslose Funktion der Ausscheidungsorgane Niere und Darm.

Im Rahmen einer Studie untersuchten Wissenschaftlerinnen in den USA ein Geist-Körper-Programm zur Behandlung von Unfruchtbarkeit, bei dem die beteiligten Frauen lediglich Meditationstechniken zur Stresslösung erlernten und an Unterstützungsgruppen teilnahmen. Das erfreuliche Ergebnis: Die Frauen, die Schwierigkeiten hatten, ein Kind zu empfangen, erhöhten die Wahrscheinlichkeit, schwanger zu werden, schon innerhalb eines halben Jahres um 35 Prozent! Wie in Kapitel 2.9 »Transzendentale Meditation« besprochen, können Sie damit »ganz nebenbei« Ihre Fruchtbarkeit erheblich verbessern!

Sind all diese Maßnahmen über einen längeren Zeitraum nicht erfolgreich, sollten Sie einen Maharishi-Ayur-Veda-Arzt aufsuchen. Er kann anhand der Pulsdiagnose feststellen, ob das Apana-Vata über das normale Maß hinaus gestört ist und in diesem Fall für Mann und Frau ayurvedische Kräuterpräparate verordnen, die ohne schädliche Nebenwirkungen die Fruchtbarkeit verbessern. Oder er kann sehen, ob bestimmte Dhatus

(Gewebe, siehe Kapitel 1.5) nicht aktiv genug arbeiten, und sie durch Nahrungsergänzungen gezielt unterstützen.

2.18 Maharishi Jyotish – Familienplanung und der Einfluss der Gestirne

Jens und Elke sind schon einige Jahre verheiratet. Seit zwei Jahren haben sie alle Verhütungsmaßnahmen gelassen, und ihre Enttäuschung über den immer noch unerfüllten Kinderwunsch wächst. Sie suchen Spezialisten auf. Frau und Mann werden einer gründlichen körperlichen Untersuchung unterzogen mit dem niederschmetternden Ergebnis: Sie können keine Kinder bekommen. Einige Jahre gehen ins Land; beide haben sich wohl oder übel mit ihrer Kinderlosigkeit abgefunden. Und da geschieht das Wunder: Innerhalb der nächsten sieben Jahre werden diesem »unfruchtbaren Ehepaar« vier gesunde Kinder geschenkt. Sicher kennen Sie aus Ihrem näheren oder weiteren Bekanntenkreis ähnliche Geschichten, die normalerweise mit Kopfschütteln quittiert werden und, wie man leicht nachvollziehen kann, auf seiten der Eltern mit übergroßer Freude.

Wie kann so etwas sein? Welche Erklärung gibt es dafür? So unglaublich es scheint, auch hier hat der Maharishi Ayur-Veda eine Antwort parat, weitab von jeder konventionellen medizinischen Erklärung.

Einer seiner Ansätze ist Maharishi Jyotish. *Jyotish* ist das Wissen vom eigenen Selbst und entwickelt die Einsicht in die tiefste Ebene des Bewusstseins, das »innere Licht«. Aus Geburtszeitpunkt und Geburtsort eines Menschen wird durch mathematische Berechnungen ein Bild des Standes der Planeten bei seiner Geburt errechnet. Jyotish erhellt die Gesetzmäßigkeiten im Leben jedes Menschen, die sich von seinem genauen Geburtszeitpunkt ablesbar, systematisch entfalten. Im Maharishi Ayur-Veda werden nicht nur Körper und Geist als eine untrennbare Einheit begriffen. Darüber hinaus wird der Mensch als ein Teil des Kosmos verstanden, wobei Mensch und Kosmos sich gegenseitig beeinflussen. Beide unterliegen denselben Gesetzmäßigkeiten, was der vedische Spruch zum Ausdruck bringt: »Wie der Makrokosmos ist auch der Mikrokosmos; wie das Universum, so der einzelne.« Nach der Auffassung von Maharishi Jyotish spiegelt der Stand der verschiedenen Himmelskörper zum Zeitpunkt der Geburt und in jedem weiteren Lebensabschnitt lediglich die Tendenzen wider, die der Mensch in seinem Leben erfährt. Innen und Außen sind damit nur zwei Seiten ein und derselben Medaille. Die Kunst besteht nur darin, vom »Außen« verläßliche Rückschlüsse auf das »Innen« zu ziehen.

Diese Idee ist für viele westliche Menschen äußerst gewöhnungsbedürftig, rüttelt sie doch ganz kräftig an unserer freiheitlichen Denkweise, dass der Mensch ein unabhängiges, völlig selbstbestimmtes Wesen sei. Dass er von Umwelt, Erziehung und anderen Einflüssen mit geformt wird, daran haben wir uns inzwischen gewöhnt, aber nun auch noch die weit entfernten Himmelskörper? Wie wir bereits in Kapitel 1.2 »Der Bauplan des menschlichen Körpers und Geistes« gesehen haben, ist letztlich alles in der Schöpfung Schwingung. Jede Schwingung aber trifft nach und nach auf alles im gesamten Kosmos und wird wieder reflektiert. Warum sollen die Schwingungen und Töne der Planeten das menschliche Nervensystem und sein Befinden weniger beeinflussen als die allgemein anerkannten Wirkungen von Sonne und Mond?

Die alten Rishis haben in tiefer Schau auch hier Zusammenhänge gesehen. Sie errechneten nicht nur eine Tafel der Stände der Himmelskörper zum Zeitpunkt der Geburt, sondern darüber hinaus eine Systematik, um verschiedene Phasen im Leben eines Menschen zu bestimmen. Diese kann Auskunft geben über mehr oder weniger Gesundheit, mehr oder weniger Glück in der Liebe, das Ausmaß von Wohlstand und eben auch über die Empfängnisfähigkeit in verschiedenen Lebensabschnitten. Dieses Wissen ist auch heute noch lebendig. So kenne ich aus meiner Sprechstunde eine Reihe von glücklichen Eltern, denen der Jyotish-*pandit* (ein in Maharishi Jyotish ausgebildeter Sachkundiger) die Geburt eines gesunden Kindes zu einem bestimmten Zeitpunkt berechnet hat. Wenn Ihnen diese Idee zu viel ist, überschlagen Sie dieses Kapitel ruhig. Suchen Sie sich aus dem Maharishi Ayur-Veda nur die Ansätze heraus, die Sie leicht und ohne inneres Kopfzerbrechen in Angriff nehmen können. Aber vielleicht wagen Sie sich auch an diesen Aspekt unseres Lebens und des ayurvedischen Wissens. Vorteile hat dies meiner Meinung nach allemal: Warum sollen sich Paare durch Sterilitätsbehandlungen quälen, die Körper, Seele und Beziehung belasten, statt mit diesem Wissen entspannt zu warten, bis eine günstigere Lebensphase kommt? Warum sich der beglückenden Erfahrung von entspanntem Sex berauben in einer Zeit, in der sowieso kein Kind geboren werden wird?

Was aber, wenn nach der Jyotish-Berechnung trotz äußerlich intaktem Genitaltrakt von Frau und Mann kein gemeinsames Kind empfangen werden kann? Akzeptiert man dieses tiefere Wissen um die Gesetzmäßigkeiten des Lebens, fällt es sicherlich leichter, seinen einzigartigen, besonderen Lebensplan auch ohne Kind zu akzeptieren und sein Augenmerk auf die Stärken dieses Lebens zu richten.

Oft findet der Jyotisch-Pandit aber auch nur leichtere Hindernisse für die Familienplanung, die sich vom Stand der Planeten ablesen lassen. Wie jeder Aspekt des Maharishi Ayur-Veda hat auch Jyotish den tieferen Sinn, Störungen vorzubeugen und sie auszugleichen, bevor Körper und Geist massiven Problemen ausgesetzt sind. So kann man in diesem Fall einerseits alle Methoden des Maharishi Ayur-Veda nutzen, um den Körper zu reinigen und auf körperlichem und geistigem Wege die Weichen für eine Empfängnis zu stellen. Bei größeren Hindernissen kann man aber auch einen mit Jyotish untrennbar verbundenen Ansatz des Maharishi Ayur-Veda in Anspruch nehmen, die *jagyas*. Die Jagyas sind altüberlieferte vedische Verfahren, die unerwünschte Ereignisse neutralisieren sollen, bevor sie stattfinden. Wenn dies wie Zauberei klingt – erinnern Sie sich daran: Alles im Kosmos ist Schwingung, ist Klang, unser Körper, jedes Atom, jedes Elektron, jede Pflanze und eben auch jeder Himmelskörper. Der Maharishi Ayur-Veda hat aus uralter Zeit das Wissen bewahrt, wie wir Schwingung mit Klängen behandeln können.

Jessica hatte schon zweimal nacheinander ein Kind verloren und ließ sich im Alter von 38 Jahren gemeinsam mit ihrem Mann eine Jyotish-Beratung geben, da beide begreiflicherweise Angst vor einer weiteren Schwangerschaft hatten, sich aber trotzdem sehnlichst ein Kind wünschten. Der Pandit riet beiden, noch ein gutes Jahr mit einer Schwangerschaft zu warten. Vor diesem Zeitraum empfahl er ein Jagya, das die Eltern durchführen ließen, da seinen Berechnungen zufolge die Schwangerschaft auch in diesem eher günstigen Zeitraum problematisch für Mutter und Kind verlaufen könnte. Trotzdem machte er den Eltern Hoffnung auf ein gesundes Kind, wenn auch mit Schwierigkeiten. Tatsächlich wurde Jessica in dem berechneten Zeitraum schwanger. Kurz vor der Geburt verlor sie jedoch ganz plötzlich und für die Ärzte völlig überraschend eine Menge Blut. Aber trotz aller Hindernisse: Heute ist sie die glückliche Mutter einer reizenden kleinen Tochter.

3 Die Schwangerschaft

3.1 Schwanger!

In dem Augenblick, wo Samen und Eizelle miteinander verschmelzen, ist der große Impuls gesetzt: Einige Frauen spüren bereits von diesem Zeitpunkt an, dass feine, zarte Veränderungen in Körper und Seele stattfinden. Der Großteil aller werdenden Mütter bemerkt die Einnistung des wachsenden Geschöpfes erst dann, wenn die monatliche Blutung ausbleibt.

Heute gibt es auf dem Markt eine Reihe verschiedener Schwangerschaftstests, mit denen man sich bereits zum denkbar frühesten Zeitpunkt Gewissheit über die erfolgreiche Einnistung der befruchteten Eizelle verschaffen kann. Und jeder Gynäkologe führt zu Beginn seiner ärztlichen Betreuung neben der körperlichen Untersuchung einen Schwangerschaftstest in seiner Praxis durch. Bei Wunschkindern steht es heute meist schon sehr früh fest: »Wir erwarten jetzt ein Baby!«

Die Vermutung oder bange Erwartung ist zur Gewissheit geworden. Und in die große Freude über ein Baby mischt sich fast immer auch ein wenig Ungewissheit oder Angst: Wie werde ich die kommenden Belastungen tragen, was kommt in diesem neuen Lebensabschnitt auf mich zu, wie wird die Geburt, und kann ich überhaupt eine liebevolle Mutter für mein Kind sein? Aber auch hier gilt: Je besser die Vorbereitung, desto problemloser wird die Zeit von Schwangerschaft, Geburt und den Wochen nach der Entbindung verlaufen. Der Maharishi Ayur-Veda bietet viele wertvolle Hilfen an, die für die schwangere Frau und das Ungeborene Gesundheit und Lebensglück vermehren.

3.2 Ernährung für werdende Mütter

In den letzten Jahren wird auch von Seiten der modernen Medizin der gesunden Ernährung der Schwangeren immer mehr Bedeutung beigemessen. War man früher der Auffassung, »Das Baby nimmt sich, was es braucht!«, kennt jeder Gynäkologe heute den Einfluss verschiedener Vitaminmangelzustände auf bestimmte Wachstumsstörungen und Fehlbildungen des Ungeborenen. Zunehmend werden deshalb in der ärztlichen Beratung während der Frühschwangerschaft isolierte Vitaminpräparate verordnet. Dies ist auf jeden Fall richtig und sinnvoll, denn leider ist in unserer Überflussgesellschaft Mangelernährung die Regel, da die durchschnittliche Ernährung junger Frauen von der Zusammenstellung her recht einseitig ist. Die Folge: Viele Vitamine und Spurenelemente werden in zu geringer Dosis aufgenommen. Ein scheinbar gut ernährter Körper zeigt bei genauerem Hinsehen Mangelerscheinungen.

Dazu kommt die mangelhafte Aufnahme im Magen-Darm-Trakt: Ist die Verdauungs- und Stoffwechselkraft Agni durch jahrelange ungesunde Ernährungsgewohnheiten und eine entsprechende Lebensweise geschwächt, nimmt der Organismus auch aus der gesündesten Nahrung die lebenswichtigen Baustoffe des Körpers nur noch unzureichend auf. Die Folge: Müdigkeit, Abgeschlagenheit und Anfälligkeit für Infektionen sogar bei gesunder Kost.

Leider bedeuten fehlende Nahrungsbausteine immer auch verringerte Qualität der Nahrungszufuhr für das Ungeborene, das neun Monate lang mit den Bausteinen aus dem Blut der Mutter versorgt wird. Je gehaltvoller das mütterliche Blut an wertvollen Nährstoffen ist, desto mehr Bausteine findet das Ungeborene vor, um daraus einen gesunden Körper und Geist aufzubauen. Logische Konsequenz: Während der Schwangerschaft, besser jedoch noch vor der Empfängnis (siehe Kapitel 2.17) muss die werdende Mutter ganz besonders darauf achten, dass sie sich ausgewogen und gesund ernährt und Agni gleichzeitig gut funktioniert. (Lesen Sie hierzu noch einmal die Unterkapitel über Agni, Ama und Srotas im Kapitel 2 sowie die Ernährungshinweise für werdende Mütter und Väter. Diese ausgewogene Art der Ernährung ist für die gesamte Schwangerschaft gültig, um die Mutter und das Ungeborene optimal zu versorgen.) Während der Schwangerschaft wird der Organismus des Ungeborenen aufgebaut, daher ist es besonders wichtig, auch in dieser Zeit besonders auf lebensfördernde Nahrungsmittel zurückzugreifen.

Eine Sonderstellung im Maharishi Ayur-Veda nimmt die Versorgung der werdenden Mutter mit Kuhmilch ein. Milch unterstützt den mütterlichen Organismus äußerst ausgewogen, so dass er den zunehmenden An-

Generelle Empfehlungen für die Schwangerschaft:

Trinken Sie regelmäßig heißes Wasser.
Essen Sie nur bei Hunger, und beachten Sie Ihren Sättigungspunkt.
Beachten Sie die zehn goldenen Essensregeln.

Nehmen Sie frisch zubereitete Nahrung zu sich, vorzugsweise:
frisches, gekochtes Gemüse,
Reis und Dahl,
Ghee,
rohen Rohrzucker und Honig,
frischen Salat, mit Olivenöl und Zitrone angemacht,
geschälte Mandeln, Rosinen,
fein gemahlenes Vollkornmehl für Brote, Pfannkuchen etc.
Würzen Sie je nach Verdauungskraft, Geschmack und Jahreszeit.

Für den kleinen Hunger zwischendurch:
frisches Obst oder frischgepresste Obst- oder Gemüsesäfte,
süße, sonnengereifte Früchte

Trinken Sie regelmäßig heiße Vollmilch.
Essen Sie, was Ihnen schmeckt und bekommt!
Verringern Sie Scharfes, Zwiebeln und Knoblauch ebenso wie weißen Raffinadezucker, Süßigkeiten, Kaffee und Tee.
Meiden Sie Alkohol am besten völlig.

forderungen im Laufe der Monate gewachsen ist. Sie reduziert Vata und Pitta und liefert – richtig genossen – wertvolles Kapha. Da Vata durch Unruhe, Unregelmäßigkeit und Veränderungen vermehrt wird, sorgt die regelmäßig genossene, warme Vollmilch dafür, Körper und Geist auch bei allen schwangerschaftsbedingten Veränderungen ruhig und ausgewogen zu halten. Das Kapha-Dosha ist hingegen für Struktur und Formgebung verantwortlich und gibt dem wachsenden Organismus des Ungeborenen die ordnenden Kräfte für die gesunde Ausbildung der Organe und einer ebenmäßigen, kräftigen Körperform. Milch stärkt Körper und Geist der werdenden Mutter und des winzigen, heranwachsenden Organismus in ihr. Außerdem liefert sie ihr und dem Ungeborenen gleichzeitig wichtige Bausteine: hochwertiges und leicht assimilierbares Kalzium.

So optimal die Milch als Kalzium-Lieferant auch ist: Viele Europäer leiden heute unter einer – oft unentdeckten – Milchallergie. Wenn Sie nicht sicher sind, ob Sie Milch vertragen, beobachten Sie sich genau. Falls Sie sie nicht gut verdauen, werden Sie Ama-Zeichen an sich feststellen. Sie werden nach dem Genuss von Milch müde, fühlen sich zerschlagen, spüren vielleicht leichten Kopfdruck oder eine minimale Übelkeit. Haben Sie abends Milch zu sich genommen, wachen Sie am nächsten Morgen mit einem schlechten Geschmack im Mund auf, Fingergelenke oder Augenlider sind geschwollen, was typischerweise in den ersten ein bis zwei Stunden nach dem Aufstehen wieder abklingt. In der Regel haben Menschen mit Milchallergie auch eine instinktive Abneigung gegen Milch: Sie schmeckt ihnen nicht. Zeigen diese Anzeichen, dass Sie Milch nicht vertragen, probieren Sie als ersten Schritt aus, die Qualität der Milch zu verbessern: Oft bleiben die genannten Symptome aus oder verringern sich, wenn Sie unerhitzte, nicht homogenisierte Rohmilch (am besten von glücklichen Kühen!) zu sich nehmen.

Kalt genossen verschleimt jede Milch den menschlichen Organismus. Daher wird Milch im Ayurveda traditionellerweise mit verdauungsfördernden und schleimreduzierenden Gewürzen aufgekocht. Sie sollte auch heiß genossen werden, um das Kapha der Milch, das durch Kälte zusätzlich vermehrt wird, von vornherein auszubalancieren (siehe Rezeptteil im Anhang).

Die Menge der Gewürze können Sie nach Belieben steigern, um die subjektive Verträglichkeit von Milch zu verbessern. Vertragen Sie auch diese ausgewogen zubereitete Milch nicht, sollten Sie vorerst auf sie verzichten, da Sie durch weiteren Milchgenuss nur zusätzliches Ama im Körper ansammeln. Wenn möglich, arbeiten Sie statt dessen in Zusammenarbeit mit einem Ayur-Veda-Arzt daran, Ihre Verdauungskraft diesbezüglich zu verbessern. Menschen, die Milch nicht vertragen, fehlen die Enzyme, die den Milchzucker (Laktose) zerlegen. Bei Laktose-Intoleranz ist das Maharishi-Ayur-Veda-Kräuterpräparat MA-154, regelmäßig mit Lassi genommen, häufig hilfreich. Da ausreichende Milchzufuhr nicht nur in der Schwangerschaft, sondern später auch in der Stillzeit den Körper von den Doshas her phantastisch ausgleicht und außerdem ein ausgezeichneter Energie- und Kalzium-Lieferant ist, wäre spätestens die Schwangerschaft ein sinnvoller Zeitpunkt, die Behandlung der Milchallergie in Angriff zu nehmen.

Viele Menschen vertragen Lassi im Gegensatz zu süßer Milch gut, da die Joghurt-Bakterien die Laktose bereits aufschließen, so dass Sie Ihren Kalzium-Bedarf in der Schwangerschaft vorerst mit Lassi decken können.

Alle Käsesorten und andere Sauermilchprodukte produzieren Ama. Je älter ein Käse ist, desto mehr freie Radikale führen Sie Ihrem Organismus damit zu. Essen Sie regelmäßig Käse, sollten Sie ihn zuerst abends weglassen oder zumindest Hartkäse durch Hüttenkäse ersetzen. Nehmen Sie abends eher Suppen oder Getreidebreie zu sich, das ist wesentlich besser als das traditionelle, kalte deutsche Abendbrot. Sollte Ihnen die Umstellung schwer fallen, wechseln Sie täglich ab, einmal warmes Abendessen, dann das gewohnte. So stellen Sie sich sanft und allmählich um. Um den Kalzium-Bedarf in Schwangerschaft und Stillzeit zu decken, müssen Sie, wenn Sie mit der Nahrung nicht genügend Milchprodukte zu sich nehmen können, zusätzliches Kalzium zuführen. Es gibt eine Reihe von Maharishi-Ayur-Veda-Nahrungsergänzungen, die Kalzium in natürlicher und besonders leicht assimilierbarer Form für den Organismus zur Verfügung stellen.

3.3 Gelüste und natürliche Bedürfnisse

Wenn man die alten klassischen Texte des Ayurveda studiert, stellt man mit Erstaunen fest, wie genau die Seher vor Tausenden von Jahren bereits die Entwicklung des Embryos im Mutterleib beschrieben haben. Sie wussten über die Ausformung der Gliedmaßen und der Organe in verschiedenen Stadien der Schwangerschaft ebenso Bescheid wie über die Einzelheiten der Versorgung des kindlichen Kreislaufs mit mütterlichem Blut durch die Nabelschnur.

Genauso differenziert wird die geistige Verfassung des wachsenden Winzlings beschrieben. Hat die moderne Medizin anhand verschiedener Untersuchungen des Kindes im Mutterleib erst in den letzten Jahren akzeptiert, dass bereits Ungeborene wahrnehmen, fühlen und reagieren, geht die Auffassung des Maharishi Ayur-Veda schon seit Jahrtausenden weit darüber hinaus. Unverrückbar stand fest, dass das Ungeborene bereits im frühesten Stadium über ein ausgeprägtes, individuelles Bewusstsein verfügt und dass es seine Bedürfnisse ganz direkt über die Bedürfnisse der Mutter ausdrückt. Mutter und Baby sieht der Maharishi Ayur-Veda als einen Organismus an – vom Beginn der Empfängnis an. Jeder Impuls, jedes Gefühl der Mutter strukturiert die physische und geistige Struktur des Ungeborenen. Die Gefühle der werdenden Mutter nähren das Kind nicht weniger als die Nahrung, die sie zu sich nimmt, und beeinflussen es in seinem Wachstum. Daher wird empfohlen, die Bedürfnisse einer schwangeren Frau äußerst ernst zu nehmen.

Fast jeder Schwangeren sind »Schwangerschaftsgelüste« bekannt: der plötzliche, starke Heißhunger auf bestimmte Nahrungsmittel, die einen vielleicht noch wenige Wochen vorher keineswegs interessiert haben, oder umgekehrt die ebenso ausgeprägte Abneigung gegen andere, die bis dato bestens gemundet haben. Nach ayurvedischer Auffassung können Störungen in der Embryonalentwicklung auftreten, wenn diese Bedürfnisse nicht genügend befolgt werden. Dies ist leicht nachvollziehbar: Häufig zeigen Schwangerschaftsgelüste überdeutlich einen versteckten Mangelzustand in der Physiologie der werdenden Mutter, den sie sonst übersehen würde. Bedürfnisse, die sich nicht erfüllen lassen, erzeugen außerdem Vata-Störungen, die dem Ungeborenen schaden könnten. Deswegen gehen die Anweisungen in den alten Texten sogar so weit, der werdenden Mutter Ungesundes zu erlauben, wenn sie darauf ein unstillbares Verlangen verspürt, nur sollte sie dies nach Möglichkeit mit Gesundem ergänzen. Als ich mit meinem dritten Kind schwanger war, fing ich im achten Schwangerschaftsmonat an, mit regelrechtem Heißhunger ab und zu Fisch zu essen, offensichtlich zum Erstaunen meiner beiden Kinder. Als wir wieder einmal auswärts Fisch aßen, fragte mein damals Achtjähriger mit leicht verwundertem Unterton: »Sag mal, Mami, sind wir jetzt eigentlich keine Vegetarier mehr?« Erst diese klare, kindliche Frage brachte mich auf die Spur. Ich vermutete einen Eiweißmangel und nahm für einige Tage bewusst mehr Milch und Lassi zu mir. Der prompte Erfolg: Kurz danach war der Fisch wieder gänzlich uninteressant. Dieses Beispiel führt zu einer wesentlichen ayurvedischen Empfehlung. Die Mutter soll mit allen Dingen versorgt werden, die sie mag und die im ganzheitlichen Sinn ihrer

Gesundheit förderlich sind. Eine äußerst sinnvolle Anweisung: Sollten Sie Verlangen nach ungesunden Speisen bekommen, überlegen Sie, auf welchen Mangel Sie dieses Gelüst hinweisen könnte. Trinken Sie außerdem regelmäßig heißes Wasser, werden Sie Ihre Körpersprache besser verstehen, und ihre Gelüste werden sich von selbst vorwiegend im gesunden Rahmen bewegen.

Folgen Sie Schwangerschaftsgelüsten in Ihrem eigenen und im Interesse des Ungeborenen.

Versuchen Sie, das Verlangen nach Ungesundem oder Schädlichem durch ähnliche, aber gesunde Speisen zu ersetzen.

Sollte Ihnen die Einhaltung dieser einfachen Faustregeln bei manchen Dingen schwerfallen, lesen Sie weiter in Kapitel 2.1 »Alkohol, Nikotin und andere schädliche Gewohnheiten«.

Die Schwangerschaft ist für jede Frau eine wunderbare Gelegenheit, das eigene innere Feinempfinden zu schulen. Kein noch so guter Arzt kann der werdenden Mutter in jeder Situation genauer sagen, was für ihre Gesundheit und das ungestörte Wachstum ihres Kindes besser ist als die eigene innere Stimme. (Nur um Missverständnissen vorzubeugen: Selbstverständlich sollten Sie trotzdem die regelmäßigen Schwangerschaftsvorsorge-Termine wahrnehmen und sich von einem erfahrenen Arzt oder einer Ärztin durch die Schwangerschaft begleiten lassen.) Je mehr Sie Ihre ureigensten Bedürfnisse bewusst wahrnehmen und sie dann so weit möglich und machbar in die Tat umsetzen, desto leichter können Sie Ihre eigene innere Mitte wahren. Durch die Schwangerschaft erfährt jede Frau mehr physische Umstellungen und Herausforderungen als sonst im Leben. Je gesünder und flexibler Körper und Geist der werdenden Mutter sind, desto leichter und natürlicher werden die körperlichen Anstrengungen dieser Lebensphase gemeistert. Viele Empfehlungen des Maharishi Ayur-Veda werden Sie in diesem Bestreben unterstützen, Körper und Geist in Harmonie miteinander zu bringen. Dies ist die beste Voraussetzung dafür, dass die Schwangerschaft eine Zeit innerer Freude und wachsenden inneren Glücks werden kann.

Die Bedürfnisse des Ungeborenen zeigen sich aber auch in anderen Vorlieben der werdenden Mutter, in ihrem Wunsch nach Ruhe oder Geselligkeit, nach bestimmter Musik oder Farben der Kleidung. Auch hierin beeinflussen sich nach ayurvedischer Auffassung die Mutter und ihr Ungeborenes gegenseitig. Daher sollten diese »kleinen« Wünsche der Schwangeren ebenfalls so weit wie möglich erfüllt werden. Alles, was sie mag und möchte, sollte sie bekommen, außer denjenigen Dingen, die dem Ungeborenen schaden könnten.

Im Einklang mit seinen Bedürfnissen zu leben, ist im Maharishi Ayur-Veda ein ganz zentrales Thema. Eine wichtige Empfehlung für alle Menschen lautet, natürliche Bedürfnisse grundsätzlich nicht zu unterdrücken. Hier kommen wir meist in einen Konflikt mit unserer »guten Kinderstube«, denn wenn Luft aus dem Mund oder dem After entweicht, haben wir gelernt, das als unfein zu empfinden. Aber überlegen Sie einmal: Für den Körper ist es natürlich und wichtig, überschüssige Luft aus dem Magen-Darm-Trakt wieder loszuwerden. Genauso wichtig ist es, dann Wasser zu lassen, wenn Harndrang da ist und auch bei Stuhldrang sofort zur Toilette zu gehen. Zögert man es heraus, wird das Unterdosha von Vata, das im Bauchbereich die entleerenden Bewegungen verursacht (von Stuhl, Urin, Wind und Menstruationsblut), das Apana-Vata, gestört. Auf Dauer zieht dies Störungen im gesamten Körpergefüge nach sich. Gewöhnen Sie sich daher an, auf Ihren Körper zu hören und jeden Entleerungsdrang augenblicklich zu befolgen. Dies ist eine vorbeugende Maßnahme für viele Krankheiten. In der Schwangerschaft ist Natürlichkeit körperlichen Bedürfnissen gegenüber fast noch wichtiger: Das Ungeborene wächst nämlich genau in dem Bereich heran, den Apana-Vata reguliert. Und auch während der Geburt steuert Apana-Vata die Wehentätigkeit und die Austreibung des Babys. Somit ist wichtig, genau diesen Bereich in der Schwangerschaft frei von Störungen zu halten.

3.4 Gewicht und Leibesumfang

In dem Maße, wie das Ungeborene wächst, verändern sich Gewicht und Leibesumfang der werdenden Mutter. Natürlicherweise gibt es auch hier eine große Schwankungsbreite: Frauen mit einem großen Kapha-Anteil in der Konstitution nehmen auch in dieser Lebensphase in der Regel mehr zu als werdende Mütter mit viel Vata-Merkmalen.

Bei jeder Schwangerschaftsvorsorge-Untersuchung dokumentieren Frauenarzt oder -ärztin die Gewichtszunahme, die in der Regel von Woche zu Woche zunimmt, je mehr die Schwangerschaft fortschreitet. Dabei geht diese Gewichtszunahme nicht nur auf das Konto des Körpers der Mutter; viele Kilogramm, die auf der Waage zu sehen sind, braucht das Ungeborene für seine optimale Versorgung. Allein das Fruchtwasser, das das Baby gegen Stöße von außen schützt, wiegt kurz vor der Geburt durchschnittlich 800 Gramm. Dazu kommt die um etwa 1 250 Gramm gesteigerte Blutmenge, die jetzt für das Ungeborene und die Mutter ausreichen muss, sowie die Plazenta von etwa 900 Gramm. Auch die Brüste der werdenden Mutter kurz vor der Geburt sind um etwa 400 Gramm schwerer geworden als vor Beginn der Schwangerschaft. Noch einmal etwa 2 000 Gramm lagert eine schwangere Frau durchschnittlich an Gewebswasser bis zur Geburt ein. Rechnet man all dies mit dem durchschnittlichen Geburtsgewicht eines reifen Neugeborenen zusammen, ergeben sich gut und gerne acht oder neun Kilogramm, die gleich oder kurz nach der Geburt wieder entfallen.

Sehen Sie die in den letzten Jahren aufgestellten Normwerte über die erlaubte Gewichtszunahme schwangerer Frauen bitte als eine recht grobe Richtschnur an. Auch die Aussagen der modernen Medizin werden in den letzten Jahren differenzierter. So häufen sich in letzter Zeit Studienergebnisse, nach denen es besonders für sehr schlanke Frauen für den Verlauf von Schwangerschaft und Geburt günstig ist, gerne etwas mehr zuzulegen. Umgekehrt macht natürlich eine überreichliche Gewichtszunahme ohnehin korpulenter Frauen die Schwangerschaft beschwerlicher und unter Umständen auch den Geburtsverlauf schwieriger.

Im Maharishi Ayur-Veda ist es am wichtigsten, dass die werdende Mutter sich rundherum wohl fühlt. Dazu gehört auch, dass sie essen darf, was ihr schmeckt und wonach sie verlangt. Haben Sie den Eindruck, dass Sie wirklich übermäßig zunehmen oder ständig unkontrollierbare Gelüste nach Essen haben, trinken Sie das heiße Wasser (siehe Kapitel 2.3) regelmäßig; es hilft Ihnen, auf unnötige Zwischenmahlzeiten zu verzichten und damit weniger Ama (Stoffwechseltoxine, die durch zu häufiges Essen entstehen) zu vermeiden. Aber auch in der Schwangerschaft gilt noch mehr als sonst: Wenn Sie richtigen Hunger haben, sollten Sie essen. Der Körper weiß am ehesten, was er braucht, vorausgesetzt, er ist einigermaßen im Gleichgewicht. Daher versuchen Sie, die kostbare Zeit der Schwangerschaft für sich und Ihr Baby im positiven Sinne zu nutzen. Je mehr Empfehlungen des Maharishi Ayur-Veda Sie in die Tat umsetzen können, desto leichter wird sich die erstrebte Balance einstellen und desto besser sind Sie für die Geburt und die erste Zeit mit Ihrem Baby gerüstet. Eine deutliche Gewichtszunahme in der Schwangerschaft ist auf jeden Fall von Natur aus sinnvoll: So zeigte eine neue Studie aus den USA, dass stillende Mütter ihr Gewicht von vor der Schwangerschaft ganz mühelos wieder erreichen, wenn sie wenigstens drei Monate voll stillen. Wenn Sie Ihr Baby voll und lange stillen wollen, wie die Natur es ursprünglich vorgesehen hat, ist es also durchaus von Vorteil, wenn Ihnen eben diese Natur ein Fettpölsterchen als Reserve gönnt!

Auch die Zunahme des Leibesumfangs ist von Frau zu Frau großen Schwankungen unterworfen. In den ersten zwei oder drei Monaten ändert sich der Bauch fast aller Frauen noch nicht. Am Ende des dritten Schwangerschaftsmonats ist das Ungeborene acht Zentimeter groß und wiegt etwa 30 Gramm, die Gebärmutter ist jetzt faustgroß. Danach beginnt man das Baby langsam auch von außen zu ahnen, bei den meisten Frauen wächst der Bauch zwischen dem dritten und fünften Monat deutlich, abhängig von der Lage der Gebärmutter und dem Gewicht der Schwangeren. Manche Gebärmutter ist nach hinten gelagert, so dass ihr zunehmender Umfang zuerst im Becken verschwindet. Logischerweise fällt das wachsende Bäuchlein bei schlanken Frauen eher auf als bei ohnehin runderen. Auch Muskulatur und Bindegewebe sind bei manchen Frauen fester und straffer als bei anderen. Deswegen gilt auf jeden Fall: Je öfter eine Frau schwanger ist, desto eher beginnt sich ihr Bauch zu runden.

3.5 Körper- und Schönheitspflege

Jede schwangere Frau sollte sich so wohl wie möglich fühlen, denn wenn sie ausgeglichen und glücklich ist, ist es auch das wachsende kleine Wesen in ihrem Bauch. Emotional bilden Mutter und Kind in der Schwangerschaft eine untrennbare Einheit. Daher können Sie sich in der Schwangerschaft mit gutem Gewissen verwöhnen – was Sie sich selbst tun, tun Sie Ihrem Baby Gutes.

Durch die hormonellen Veränderungen ändert sich das Wachstum von Haaren und Haut. Ihre Haare können stumpfer oder fettiger werden, die Haut trockener und empfindlicher, oft aber auch glänzender und schöner. Da die werdende Mutter zunehmend Wasser im Gewebe einlagert, werden auch Gesicht und Hals vom Ausdruck her weicher und ein wenig dicker. Häufig lagert die Haut schwangerer Frauen auch vermehrt Pigmente ein – diese bräunlichen Flecken verschwinden nach der Geburt langsam wieder.

Haare und Haut brauchen in der Schwangerschaft eine auf die einzelnen Veränderungen abestimmte Pflege. Der Maharishi Ayur-Veda orientiert sich auch hier am Ausgleich der Doshas: Fettige, volle und von Natur aus leicht gewellte Haare waschen Sie am besten mit Kapha-Shampoo. Dünne und frühzeitig ergrauende Haare und eine Tendenz zu Haarausfall kann durch Pitta-Shampoo gemildert werden. Das Vata-Haarwaschmittel ist für spröde, trockene oder stark krause Haare geeignet. Sollten Sie während der Schwangerschaft Schuppen bekommen, können Sie dagegen ein spezielles ayurvedisches Shampoo gegen Schuppen anwenden.

Auch bei der Körperpflege können Sie Ihre Doshas ausgleichen: Trockene, rauhe Haut fühlt sich unter den pflegenden Zusätzen der Vata-Seife wohl. Eine Haut, die reichlich Talg absondert und fettig glänzt, wird durch die Kapha-Seife allmählich ausgeglichen. Ist Ihre Haut sehr sensibel, rötet sich leicht und neigt zum Juckreiz, waschen Sie sich am besten mit Pitta-Seife. Alle Maharishi-Ayur-Veda Seifen sind pH-neutral, sie sind aus hochwertigen Pflanzenölen mit Kräuter- und Heilpflanzenauszügen ohne Konservierungsstoffe und ohne Verwendung tierischer Fette hergestellt. Sie pflegen und besänftigen jede Haut.

Die (möglichst) morgendliche, tägliche Ölmassage wird im Maharishi Ayur-Veda empfohlen, um Vata auszugleichen und damit entspannt den Tag zu beginnen. Gleichzeitig baut sie körpereigene Toxine ab und entgiftet auf Dauer gesehen den Organismus systematisch. Selbstverständlich ist die Ganzkörper-Ölmassage als ausgleichende Maßnahme auch in der Schwangerschaft empfehlenswert. Da das Öl eine Weile einziehen soll, bietet es sich an, danach die ayurvedische Mund- und Rachenhygiene durchzuführen.

Ebenso wie wir die Zähne ganz selbstverständlich von Zahnbelag befreien, empfiehlt der Maharishi Ayur-Veda, die Zunge abzukratzen. Über Nacht lagern sich hier festsitzende Abfallprodukte aus dem Körper an, die man nicht mit der ersten Mahlzeit morgens wieder hinunterschlucken sollte. Den Zungenbelag kann man mit einem Teelöffel entfernen oder mit einem eigens dafür vorgesehenen Zungenkratzer. Wenn Sie die ersten Male bewusst darauf achten, wie viel Belag sich so entfernen lässt, wird jedermann wohl von selbst diese kurz durchzuführende Reinigung mit in die morgendliche Hygiene integrieren. Das gut gereinigte Gefühl in der Mundhöhle ist überdies angenehm.

Nach dem Zähneputzen sollten Sie einen Tropfen Sesamöl mit der Spitze des kleinen Fingers oder einer Pipette in jedes Nasenloch geben. Es reduziert Vata und nimmt das Kapha des Schlafes aus dem Kopf. Gleichzeitig schützt es die Nasenschleimhaut vor dem Kontakt mit Umweltgiften, Bakterien oder Pollen. Damit beugt diese einfache Maßnahme Erkältungen vor. Der Maharishi Ayur-Veda empfiehlt als morgendliche Nasentropfen auch ein scharfes Nasenöl, das MP-16 (Nasenreflexöl). Dieses belebt Kopf und Gehirn so sehr, dass morgendliche Müdigkeit sich sprunghaft verringert und die Stimmung sich aufhellt. Auf lange Sicht soll es auch ein gutes Gedächtnis bis ins hohe Alter erhalten.

Zum Abschluss der Mundhygiene wird das morgendliche *gandusha* empfohlen. Nehmen Sie hierzu so viel gereiftes, warmes Sesamöl in die Mundhöhle, dass die Wangen sich nach außen wölben. Bewegen Sie nun den öligen Inhalt zwei bis fünf Minuten hin und her. Zum Abschluss gurgeln Sie noch mit zurückgelegtem Nacken, damit das Öl auch den Kehlkopf besänftigen kann. Das Sesamöl dringt schneller und tiefer als andere Öle ein, daher reicht diese kurze Zeit für die angestrebte Wirkung vollkommen. Im Gegenteil: Würden Sie regelmäßig länger Gandusha durchführen, könnten Kapha-Störungen im Kopfbereich entstehen. Um morgens Zeit zu sparen, können Sie das Gandusha auch unter der Dusche durchführen. (Das benutzte Öl geben Sie bitte in den Abfall oder spucken es anschließend in die Toilette; die Abfluss-Leitungen aus Waschbecken oder Dusche könnten sonst auf Dauer verstopfen.) Ist das Sesamöl für Sie anfangs ungewohnt, üben Sie einige Male mit warmem Wasser, dem Sie Tag für Tag mehr Öl hinzugeben, bis Sie sich vollständig daran gewöhnt haben.

Das regelmäßige Gandusha beugt nicht nur Erkältungskrankheiten vor, sondern schützt die Zähne vor Karies, was in der Schwangerschaft besonders wichtig ist. Amerikanische Forscher fanden auch den Grund dafür heraus. Sesamöl ist bakteriostatisch; es tötet zwar keine Bakterien ab, aber sie können sich darin nicht vermehren. Die schützende Wirkung des Gandusha scheint noch bis zum Abend vorzuhalten. So hatten Versuchspersonen eines Experiments mit dem morgendlichen Gandusha abends noch eine deutlich reduzierte Bakterienbesiedlung im Mundraum gegenüber Menschen, die nur mit Wasser gegurgelt hatten.

Nach dem Zähneputzen können Sie gerne noch einige Übungen des *surya namaskar* (Sonnengruß) durchführen, eine mehr sportliche Variante der Yoga-Stellungen.

Generell ist leichte sportliche Betätigung zu dieser Tageszeit am besten, da frühmorgens das Kapha-Dosha dominiert. Anregung und Anstrengung erzeugen Vata im Organismus. Dieses balanciert das Kapha zu dieser Tageszeit optimal und bereitet Körper und Geist für einen Tag in Frische, Energie und ausgeglichener Aktivität vor.

Haben Sie sich vor dem Sonnengruß ein Abhyanga gegeben, kann das Öl währenddessen ganz nebenbei weiter einziehen. Surya Namaskar ist eine ausgefeilte Abfolge ineinander überfließender Bewegungen und Haltungen mit eher sportlichem Charakter. Diese langsam durchgeführte Dehnübung in verschiedenen Körperstellungen regt sehr sanft, aber äußerst wirkungsvoll die gesamte Muskulatur an und belebt den gesamten Stoffwechsel. Die einzelnen Haltungen des Sonnengrußes können Sie sich ebenso wie die Yoga-Übungen (siehe folgendes Kapitel) von einem Maharishi-Ayur-Veda-Gesundheitsberater zeigen lassen, damit diese Übung bei korrekter Durchführung ihre optimale Wirkung entfalten kann. Ganz am Rande dazu ein paar praktische Empfehlungen: Damit Sie dabei nicht mit öligen Füßen auf dem Badezimmerboden herumglitschen, empfiehlt es sich, ein großes Badehandtuch auf einen Badezimmerteppich zu legen. So können Sie beim Sonnengruß Hände, Füße und den Körper aufsetzen, ohne zu verrutschen oder Ölspuren im Bad zu verteilen. Wollen Sie Ihr Surya Namaskar im Schlafzimmer machen, legen Sie auch hier das Badelaken über den Teppich und benutzen Sie zum Hin- und Hergehen ölfeste Latschen.

Falls Sie Surya Namaskar mit eingeöltem Körper machen, baden oder duschen Sie anschließend. Den Sonnengruß können Sie zu Beginn der Schwangerschaft ohne Bedenken ausführen, wenn es leicht geht und wenn Sie gesund sind. Sobald es mit zunehmendem Leibesumfang beginnt, beschwerlich zu werden, sollten Sie diese Übung einstellen und frühestens sechs Wochen nach der Geburt ganz allmählich wieder damit beginnen.

Baden oder duschen Sie grundsätzlich so warm, wie es Ihnen angenehm ist. Menschen mit einer Vata-Dominanz in der Konstitution lieben heißes Wasser, um die Kälte ihres Organismus auszugleichen. Pitta-Typen mögen es etwas kühler, während der Kapha-Typ sich in der Regel in der Mitte bewegt. Da plötzliche Veränderungen und Kälte Vata-Störungen hervorrufen, empfiehlt der Maharishi Ayur-Veda kein anschließendes kühles Abbrausen. Das dadurch hervorgerufene Frische-Gefühl ist ohnehin nur kurzzeitig, und Sie nehmen dafür frühzeitige Versteifung der Gelenke und andere Vata-Störungen in Kauf. Maharishi Ayur-Veda heisst immer sanft mit dem Körper umgehen. Die vielgepriesene Abhärtung macht im wahrsten Sinne des Wortes hart, was einer Eigenschaft von Vata entspricht. Eine gute Abwehrlage können Sie wesentlich besser und sanfter durch andere Methoden erreichen, wie beispielsweise gesunde Ernährung, Transzendentale Meditation oder morgendliche Ganzkörperölung.

Maharishi Charaka widmet eine Textpassage all den äußeren Kleinigkeiten, die das Wohlbefinden im täglichen Leben steigern. Er erwähnt dabei ausdrücklich, dass das weibliche Geschlecht sich wohler fühlt, wenn sich die Frauen schön herrichten und Schmuck tragen. Sogar die Rishis kannten offensichtlich die ewig weibliche Natur! Gerade in der Schwangerschaft kann hübsche Kleidung oder ein morgendliches Schönheitsritual ausgesprochen stimmungsaufhellend wirken. Viele Frauen nutzen gerne das Maharishi-Ayur-Veda-Hautpflegeöl. Einige Tropfen dieses kostbaren Öles werden mit ein paar Wassertropfen sanft in die Gesichtshaut einmassiert. Es macht sie geschmeidig, schützt, nährt und balanciert die Haut. Auch auf Hals und Nacken verteilt, belebt und erfrischt es. Nicht zuletzt ist sein Duft äußerst leicht und angenehm – ein wunderbarer Auftakt für jeden Tag. Viele andere Kosmetika und Hautpflegemittel, die die Haut verjüngen und nähren und gleichzeitig die Doshas ausgleichen, können Sie beim Maharishi-Ayur-Veda-Versand bekommen (siehe die Adressen im Anhang).

3.6 Yoga-Haltungen für Körper und Geist

Gleich nach der morgendlichen Hygiene ist ein günstiger Zeitpunkt, die Yoga-Asanas (Yoga-Stellungen) auszuüben. Das Wort *yoga* bedeutet Einheit. Damit meinten die Rishis das Einswerden der individuellen Persönlichkeit mit dem reinen Bewusstsein, dem kosmischen Selbst. Richtig durchgeführtes Yoga soll den Körper nach und nach so geschmeidig machen, dass reines Bewusstsein ungehindert durch ihn hindurchfließen kann. Es ist deshalb leicht nachvollziehbar, dass Yoga äußerst langsam und behutsam, am besten in Stille, durchgeführt werden sollte, um seine vollen Wirkungen entfalten zu können.

Yoga-Asanas beleben Körper und Geist gleichermaßen und sind ein wunderbares Mittel, um beide geschmeidig zu halten. Von außen betrachtet, nimmt der Übende in ruhiger Reihenfolge verschiedene Stellungen ein und verharrt in ihnen. Ganz wichtig für ehrgeizige Europäer: Es geht bei Yoga-Übungen nicht darum, möglichst erfolgreich reichlich verdrehte Positionen einzunehmen. Denn Yoga ist ein Prozess. Tief im Inneren von Körper und Geist laufen die eigentlichen Heilwirkungen dieser altüberlieferten Haltungen ab.

Das Bewusstsein, das den menschlichen Körper strukturiert, aufrecht erhält und an jeder Stelle gleichzeitig durchdringt, verdichtet sich auf der subtilsten Ebene des Körpers zu feinsten Formen und Strukturen. Diese nennt der Ayurveda *marmas*.

Ist ein einziges Marma gestört, sind dadurch alle anderen in ihrer Funktion beeinträchtigt, da sie wie ein Netzwerk miteinander verbunden sind. Umgekehrt werden alle Marmas automatisch durchlässiger, wenn man eines der anderen erfolgreich belebt.

Die Marmas werden am Verbindungspunkt zwischen Bewusstsein und dem feinsten Ausdruck der Materie lokalisiert. Also genau dort, wo Ojas beim Einfließen des Bewusstseins in den Körper entsteht (siehe Kapitel 2.4). Ojas ist »die Lampe an der Tür«, die denkbar feinste »Substanz«, ein Mittelding zwischen Bewusstsein und Materie. Im Gegensatz dazu bilden die Marmas die subtilen Bahnen und Punkte in der Physiologie, in denen Ojas fließen kann. Will man die Heilkräfte von Ojas, das den Körper regeneriert und aufbaut, ungehindert in den Körper einfließen lassen, müssen die Marmas intakt sein.

Die Marmas werden im Ayurveda als äußerst sensible Punkte angesehen, die sorgfältig geschützt werden müssen. Ihre Verletzung kann dauerhafte Schäden in der Koordination von Körper und Geist hervorrufen. Werden sie gestört, gerät automatisch der geistige Bauplan des Körpers durcheinander. Daher ist es nicht möglich, die Marmas direkt durch Berührung zu behandeln, zumal die meisten von ihnen in der Tiefe des Körpers verborgen liegen. Trotzdem wäre es ideal, die Marmas auszugleichen, da man über sie die gesamten Körpervorgänge von der Basis her balancieren kann.

Jeder von uns verspannt die Muskulatur durch unnatürliches Verhalten während des Tages, sei es durch Bewegungsmangel, durch Leistungssport oder einseitige Bewegungen. Zusätzlich speichert das Nervensystem unsere psychischen Erfahrungen und Stress – all dies erzeugt Blockaden in der Struktur unserer Physiologie. Diese Blockaden verhindern das ungehinderte Einfließen der vom Bewusstsein her einströmenden feinen Energien in den menschlichen Körper. Die Folge: Wir sind weder körperlich noch geistig in Höchstform. Ideal wären Techniken, um die blockierten Marmas systematisch zu befreien und zu beleben.

Körperlich kann man die Marmas nicht berühren – geistig ist dies jedoch durchaus möglich. So erstaunlich es klingt: Genau hier setzen die Yoga-Asanas an. Während der Yoga-Stellungen nimmt der Übende langsam und bewusst verschiedene Haltungen ein. Der Körper tut dabei sehr genau kund, wo Marma-Punkte Heilung brauchen. Dann nämlich, wenn der erste Dehnungsreiz bei einer Stellung wahrgenommen wird, weist der Körper mit dieser feinen Schmerzempfindung auf eine Stelle hin, die Hilfe braucht. So kann der von der Natur geplante Selbstheilungsmechanismus ganz von selbst und mühelos ablaufen. Denn jeder Schmerzreiz zieht automatisch die Aufmerksamkeit auf sich. Geschieht dies in äußerster Stille und Sammlung, so dass das Bewusstsein des Übenden kraftvoll ist, heilt das Bewusstsein seine eigene körperliche Ausdrucksform: Die Einheit, Yoga, findet statt!

Der Abbau von Blockaden im Geist-Körper-System durch regelmäßige Yoga-Asanas kann durch einen starken Geist und durch körperliche Reinigungsmaßnahmen beschleunigt werden. So unterstützen und ergänzen sich die einzelnen Ansätze des Maharishi Ayur-Veda gegenseitig.

Der Erfolg der körperlichen Yoga-Übungen steigert sich beispielsweise, wenn der Yoga-Schüler Transzendentale Meditation ausübt. Da sein

Bewusstsein daran gewöhnt ist, regelmäßig zu transzendieren, geschieht dies auch während der Stille der Yoga-Asanas automatisch. So werden die integrierenden Wirkungen der Übungen durch einen kraftvollen Geist beschleunigt.

Andererseits bilden auch körpereigene Toxine Blockaden im System. Befreit man den Körper systematisch von Ama (siehe Kapitel 2.3), stellt jeder mit Erstaunen fest, dass allein dadurch der Körper wesentlich dehnbarer und freier wird. Ama ist auch der Grund dafür, dass der Körper bei den Yoga-Asanas am Morgen steifer ist als am Abend. Durch die tägliche Aktivität und den Zyklus der Tageszeiten (siehe Kapitel 3.7) wird der Stoffwechsel bei jedem Menschen angeregt. Ama wird dadurch abgebaut, der Körper ist beweglicher.

Die gesamte Reichweite der positiven Auswirkungen der Yoga-Asanas entfaltet sich, wenn sie regelmäßig mit voller Aufmerksamkeit durchgeführt werden. Nach und nach werden die Marmas freier, so dass Ojas im Körper ungehindert fließen kann. Viele kleine und große Gesundheitsstörungen verschwinden, die Abwehrlage wird stärker; die Ausstrahlung wird schöner und klarer.

Alle Übungen sollten idealerweise sorgfältig erläutert und ihre Ausübung von einem erfahrenen Lehrer überprüft werden, damit sie ihre vollen Wirkungen entfalten können. (Dazu können Sie Maharishi-Yoga-Asanas-Kurse mit sehr ganzheitlich aufeinander abgestimmten Übungen, die systematisch alle Organsysteme und Muskelgruppen ausgleichen, belegen.) Eine gute persönliche Anleitung, gepaart mit dem Verständnis ihrer tieferen Wirkungen, ist auch hier der Schlüssel zum Erfolg!

Yoga-Asanas sind die ganze Schwangerschaft über eine wunderbare Unterstützung. Sie halten den Körper durch die regelmäßige Dehnung bis zur Geburt beweglich und flexibel. Die Haltung bleibt trotz des wachsenden Bauches aufrecht und entspannt, und Sie beugen ganz nebenbei den in den letzten Wochen oft auftretenden Rückenschmerzen vor. Je runder Sie im Verlaufe der Schwangerschaft werden, je schwerer das Ungeborene wird, desto mehr gilt: Nehmen Sie die Haltungen nur mit äußerster Umsicht ein, ganz langsam, ohne jede Anstrengung. Einige Übungen können Sie nicht mehr durchführen, wenn sich der Bauch rundet, andere müssen Sie abwandeln, um bei jeder Bewegung vollkommen entspannt bleiben zu können. Manche müssen Sie auch ganz weglassen. Hören Sie dabei in sich hinein, und richten Sie sich unbedingt nach Ihrem persönlichen Empfinden und den Empfehlungen Ihres Yoga-Lehrers.

Selbstverständlich können Yoga-Asanas nicht nur morgens ausgeführt werden. Allerdings sollten Sie darauf achten, nach einer Mahlzeit mindestens zwei bis drei Stunden verstreichen zu lassen, ehe Sie üben.

Während der Schwangerschaft können Sie ganz nebenbei eine Übung aus dem Yoga-System in Ihren Tagesablauf einfügen, die gezielt die Durchblutung und Entspannung des Beckenbereichs und des Beckenbodens verbessert. Setzen Sie sich tagsüber immer mal wieder in den »Diamantsitz«:

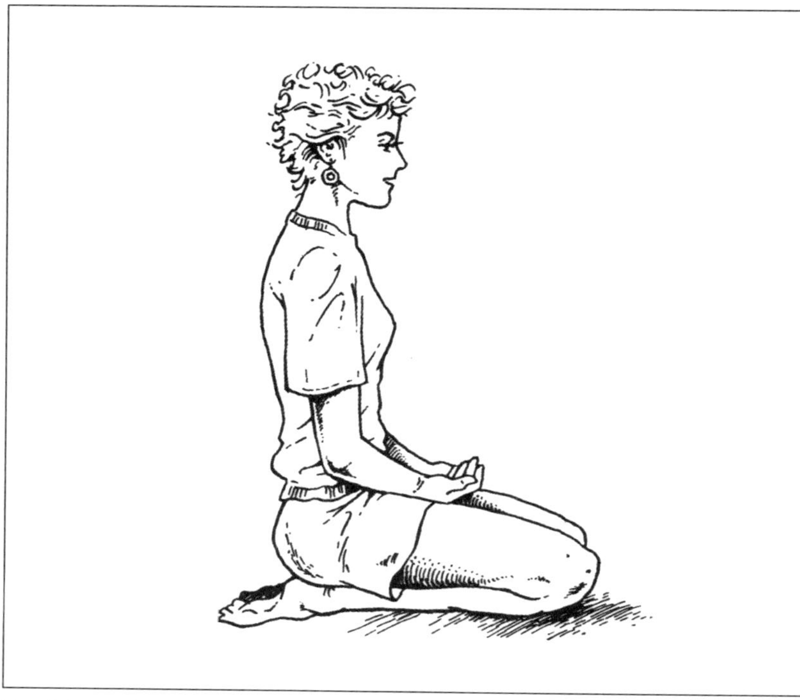

Der Diamantsitz

Die Knie liegen dabei nebeneinander. Legen Sie den linken großen Zeh über den rechten, so dass sich aus Ihren nach oben gerichteten Fußsohlen eine Schale bildet. Da hinein setzen Sie sich mit aufrechtem Rückgrat. Nehmen Sie diese Haltung anfangs nur kurz ein, so dass kein Dehnungsschmerz dabei entsteht. Nach und nach geben Bänder und Sehnen nach, bis Sie richtig bequem so sitzen können. So kann in diesem für Schwangerschaft und Geburt wichtigen Bereich die Energie im Körper zunehmend frei fließen. Im Diamantsitz können Sie manche Haus- oder Schreibarbeit verrichten, mit großen Kindern spielen oder lesen.

3.7 Leben im Einklang mit biologischen Rhythmen

»Bitte helfen Sie mir, ich leide unter Depressionen!« Der junge Mann in meiner Sprechstunde, der dies sagt, ist Anfang 30 und wirkt äußerst gesund. Er hat eine frische Ausstrahlung, spricht ruhig und bestimmt – kurzum: Seine Aussage erscheint mir auf den ersten Blick nicht gerade wahrscheinlich. Ich untersuche ihn gründlich und stelle fest, dass er eine deutliche Dominanz von Kapha in seiner Konstitution hat – wenn auch auf den ersten flüchtigen Blick nicht sogleich sichtbar, da er recht schlank ist. Ich lasse mir seine Beschwerden von ihm genauer schildern und erfahre, dass er besonders morgens unter seiner Depression leidet, was für diese krankhaften Stimmungstiefs tatsächlich typisch ist. Daraufhin bitte ich ihn, mir seine Lebensgewohnheiten zu beschreiben: Wann er morgens aufsteht, abends zu Bett geht, wie häufig und zu welchen Zeiten er tagsüber isst und was er in etwa zu sich nimmt. Er schläft morgens recht lange, als Kapha-Mensch hat er einen guten und tiefen Schlaf. Danach wacht er schon depressiv auf, hat eine lange Anlaufzeit, isst ein gutes, reichliches Frühstück, da er tagsüber als selbstständiger Geschäftsmann kaum zum Essen kommt. Die Depressionen dauern den ganzen Morgen an. Richtig gut geht es ihm meist erst ab 13 oder 14 Uhr. Nachmittags wird er dann sehr aktiv, arbeitet zügig und erfolgreich und isst dann gegen 22 Uhr ein reichhaltiges, warmes Essen. Die Pulsdiagnose zeigte keine nennenswerten Störungen – außer einer leichten Ansammlung von Toxinen.

Diesem Herrn habe ich kein einziges Präparat verschrieben, sondern ihm erklärt, was ihm fehlt. Er hatte verlernt, seinen individuellen Rhythmus den Zyklen der Natur anzupassen. Um es kurz zu machen: Sein Stoffwechsel ist aufgrund des hohen Kapha-Anteils von Natur aus langsam und träge – er verdaut seine Mahlzeiten daher recht langsam. Mit dem späten, schweren Abendessen legt er sich zu Bett, bevor es verdaut ist. Die unverdaute Nahrung bildet die ganze Nacht über körpereigene Stoffwechsel-Abbauprodukte. So wacht er zerschlagen und müde auf, obwohl er eigentlich ausgeschlafen sein müsste. In diesem Zustand nimmt er wiederum ein reichliches Frühstück zu sich, was die Belastung mit Ama weiter steigert. Wohl wird ihm erst, wenn im Laufe des Tages die Toxine im Stoffwechsel verarbeitet werden – dann ist er sogar extrem leistungsfähig. Ich erklärte meinem Patienten diese Zusammenhänge ausführlich und traf mit ihm eine Abmachung: »Ich verspreche Ihnen, Ihnen bei Ihrem nächsten Besuch ein Präparat gegen Depressionen zu geben, wenn es Ihnen dann nicht deutlich besser geht.« Bis dahin sollte er lediglich seinen Tagesrhythmus ändern. Die Hauptmahlzeit legte er auf die Mittagszeit und aß morgens und abends nur sehr leicht. Der Erfolg war durchschlagend. Bei der nächsten Konsultation nach vier Wochen waren nicht nur die »Depressionen« verschwunden, sondern er war ohne Übergang so fit und aktiv geworden, dass er in der kurzen Zeit begonnen hatte, eine zweite Filiale zu eröffnen!

Jeder Mensch trägt ein entwicklungsgeschichtliches Erbe in sich – seine körperlichen und geistigen Funktionen verlaufen parallel zu denen der Natur. Durch die Errungenschaften von Wohlstand und Technik, wie künstliches Licht, Heizung, gleitende Arbeitszeiten und vieles mehr haben wir es fast vergessen. Aber der Mensch ist keine Maschine, er ist ein sensibles biologisches System, das ohne Unterlass von den äußeren Bedingungen der Natur gesteuert wird. Bei allen Segnungen der sogenannten Zivilisation: Lichtmangel im Winter macht viele Menschen depressiv, Schlafmangel lässt schon nach kürzester Zeit Konzentrationsvermögen und Lebensfreude sinken, und auch heute noch werden bei Vollmond mehr Kinder geboren als zu anderen Zeiten des Monats.

Können Sie sich an einige der Aussagen unserer Großmütter erinnern wie »Schlaf vor Mitternacht zählt doppelt«, »Morgenstund' hat Gold im Mund« oder »Iss abends wie ein Bettelmann«? Man wußte auch in unserer Kultur vor gar nicht allzu langer Zeit um die Zusammenhänge von Tageszeit und körperlichen Funktionen. In den letzten Jahren entdeckt eine moderne medizinische Fachdisziplin diese Zusammenhänge wieder systematisch, die Chronomedizin (*chronos:* Zeit). Immer genauer werden körperliche Funktionen untersucht und mit ihren biologischen Veränderungen in Abhängigkeit von der Tageszeit beschrieben.

Schon seit alters her begreift der Ayurveda das menschliche Leben in Zyklen, eingebettet in die Rhythmen der Tageszeiten, der Jahreszeiten und des Lebensalters.

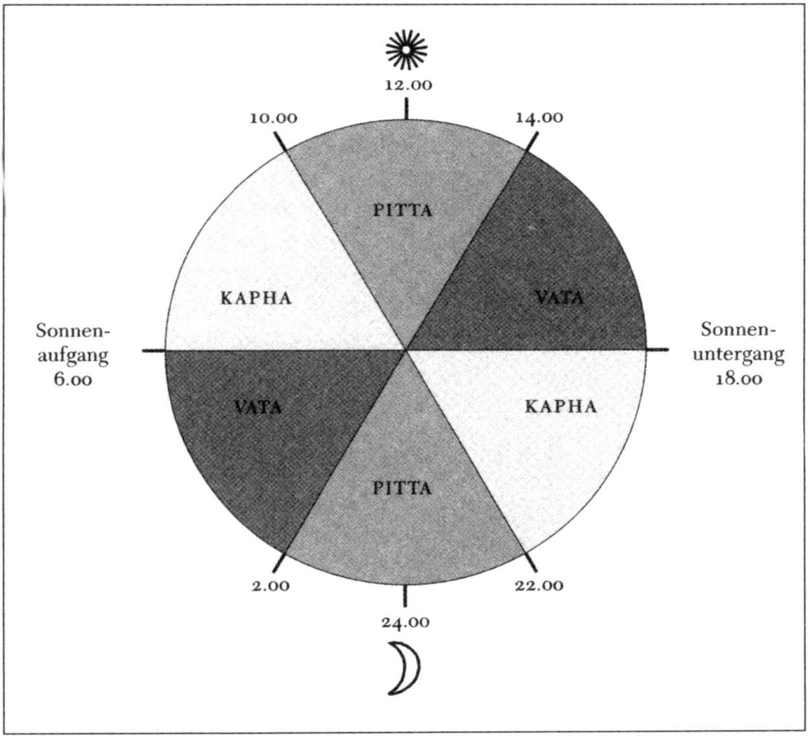

Die Doshas der Tageszeiten

Jeder Tag besteht aus 24 Stunden, die in Abhängigkeit vom Sonnenstand einen immer wiederkehrenden Ablauf zeigen.

Bei Sonnenaufgang herrscht das Ruheelement Kapha vor. Zu dieser Tageszeit ist der Stoffwechsel des Menschen noch relativ langsam und träge, wie obiges Beispiel gezeigt hat.

Im Laufe des Vormittags wird das Pitta-Dosha zunehmend stärker, mit der höchsten Ausprägung um 12 Uhr mittags, was gleichzeitig dem höchsten Sonnenstand entspricht. Alle Stoffwechselleistungen funktionieren zur Pitta-Zeit optimal, weshalb in diesem Zeitraum auch eine große und schwerere Mahlzeit wie das Mittagessen gut verdaut werden kann.

Danach schwächt sich Pitta mehr und mehr ab, während die Qualitäten von Vata Mensch und Natur beeinflussen. Unruhe oder leichte Erschöpfung – besonders bei Menschen mit einer Vata-Dominanz – können die Folge sein.

Nach Sonnenuntergang dominiert wiederum Kapha, Stille breitet sich aus, die gesamte Natur begibt sich zur Ruhe. Dem entsprechen auch unsere körperlichen und geistigen Funktionen. Daher sollte das Abendessen bei der nur gering ausgeprägten Stoffwechselleistung des Kapha-Dosha besonders leicht sein. Je früher es genommen wird, desto besser. Ideal ist es, so zu essen, dass vor dem Zubettgehen die letzte Mahlzeit vollständig verdaut wurde, um weder den Schlaf zu stören noch Toxine durch die unvollständig ablaufende Verdauung über Nacht zu produzieren. Viele Menschen fühlen zur Kapha-Zeit am Abend eine beginnende Müdigkeit und Schwere, die physiologische Vorbereitung auf einen gesunden Nachtschlaf im Einklang mit den biologischen Rhythmen. Entsprechend ist dies auch die beste Zeit, ins Bett zu gehen. Der Schlaf ist vor Mitternacht tatsächlich messbar tiefer als zu späterer Zeit.

Denn gegen 22 Uhr nehmen die Qualitäten von Pitta wieder zu: Der »tote Punkt« scheint überwunden, viele Menschen werden jetzt subjektiv wieder wacher. Trotzdem ist der Schlaf zwischen 22 und 2 Uhr äußerst wichtig. Jetzt werden die geistigen Eindrücke des Tages durch die Traumaktivität optimal verarbeitet, »verdaut«.

Frühmorgens vor Sonnenaufgang belebt die Aufwachtendenz in der Natur die menschliche Physiologie: Das Vata-Dosha dominiert. Ist es gestört, wachen diese Menschen daher bereits in den frühen Morgenstunden zwischen 2 Uhr und 6 Uhr morgens auf und haben es schwer, wieder in den Schlaf zu finden. Ab 6 Uhr, wenn Kapha sich wieder vermehrt, wundern sie sich häufig, dass sie dann wieder schlafen können.

Ein Mensch, der mit sich selbst und der Natur im Einklang lebt, folgt diesen Rhythmen und bleibt dadurch automatisch im Gleichgewicht. Leider hat sich in unserer Gesellschaft der Lebensrhythmus auf fast allen Ebenen von den natürlichen Rhythmen wegbewegt: Vielfältige Gesundheitsstörungen sind die Folge. Daher ist es wichtig, diese Rhythmen wieder bewusster wahrzunehmen und ihre Auswirkungen auf die körperlichen und geistigen Funktionen kennen zu lernen. Denn je reibungsloser sich der Tageslauf in den Rhythmus der Natur einschmiegt, desto besser sind nicht nur der allgemeine Gesundheitszustand und die Abwehrlage, sondern auch die seelische Ausgeglichenheit und das Lebensglück.

Ebenso wie der Tageslauf beeinflussen auch die Jahreszeiten das Gleichgewicht im Zusammenspiel der drei Doshas (siehe Kapitel 2.10).

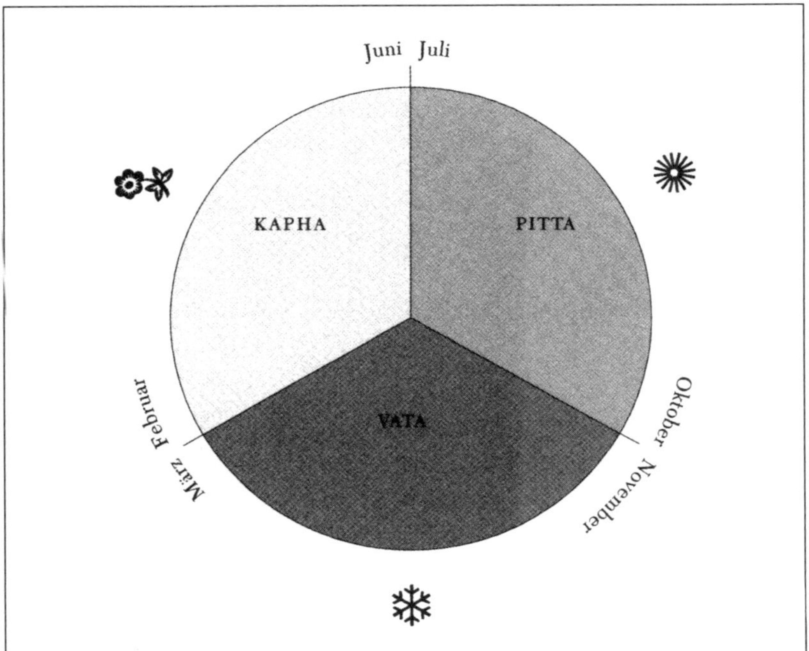

Die Doshas der Jahreszeiten

Ist es draußen windig, regnerisch und kalt, dominiert das Vata-Dosha. Auch wenn das Wetter ständig wechselt, nehmen die Einflüsse von Vata auf jeden Menschen zu. Besonders Menschen mit einem hohen Vata-Anteil in ihrer Konstitution spüren dann, dass sie nervöser werden, schneller frieren, ihre Haut trockener wird oder dass sie unruhiger schlafen.

Pitta vermehrt sich durch große, andauernde Hitze – nicht nur Aggressionen und Ungeduld nehmen zu, sondern auch Pitta-Krankheiten wie Magengeschwüre oder entzündliche Hauterkrankungen.

Ist das Wetter kühl bis mild, wie bei uns im Frühling, dann nimmt das Kapha-Dosha zu: Kapha-Störungen wie Frühjahrsmüdigkeit, Erkältungskrankheiten oder allergische Reaktionen wie Heuschnupfen treten vermehrt auf.

Da der Wechsel der Jahreszeiten immer wieder bestimmte Störungen begünstigt, ist es nur logisch, dass viele Empfehlungen des Maharishi Ayur-Veda darauf abzielen, diesen Störungen von vornherein vorzubeugen. Beispielsweise gleichen die Anwendungen der Panchakarma-Reinigungsbehandlungen (siehe Kapitel 2.6) diese jahreszeitlich bedingten Schwankungen wieder aus. Die geschickte Auswahl der Nahrungsmittel und Gewürze kann dabei helfen ebenso wie die Gestaltung des Lebensrhythmus und der Lebensweise.

Genauso wie die biologischen Rhythmen der Tages- und Jahreszeiten beeinflusst auch das Lebensalter jedes Menschen den Gleichgewichtszustand seiner Doshas.

Bei Kindern und Jugendlichen überwiegt Kapha, daher sind in diesem Lebensalter Kapha-Krankheiten wie Erkältungskrankheiten, Polypen der Nasenschleimhaut oder geschwollene Mandeln relativ häufig. Die Kinderzeit ist eine Zeit des körperlichen und geistigen Wachstums, Aufbau und Formgebung entsprechen ebenfalls Kapha. Typisch für die Kapha-Dominanz ist das große Schlafbedürfnis von Kindern und jungen Leuten.

Demgegenüber braucht der Mensch im mittleren Lebensalter, der Pitta-Zeit, genügend Dynamik und Durchsetzungsfähigkeit, um eine Familie aufzubauen und beruflich vorwärts zu kommen. Pitta-Störungen wie Magengeschwüre, Hauterkrankungen oder hoher Blutdruck sind in dieser Zeit auf dem Vormarsch.

Nach dem 60. Lebensjahr nimmt dann – unabhängig vom Grundtyp – bei allen Menschen das Vata-Dosha zu. Der Nachtschlaf wird leichter, Erschöpfbarkeit größer, Haut und Stimme trockener, das Gedächtnis kürzer, mit einem Wort: Der Mensch »altert«. Die damit verbundenen Störungen können durch Lebensweise, gezielte Ernährung, Panchakarma oder Rasayanas (siehe Kapitel 2.16) balanciert oder vermieden werden.

Das Schaubild auf der nächsten Seite soll die ineinander verwobenen biologischen Rhythmen, die auf Mensch und Natur einwirken, verdeutlichen.

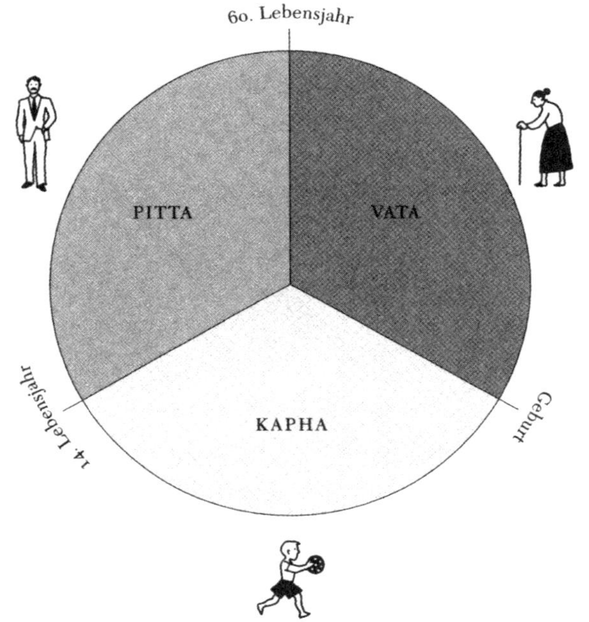

Die Doshas der Lebensalter

Ausgangslage ist die individuelle Dosha-Kombination eines Menschen. Diese wird überlagert und ständig verändert durch die verschiedenen Rhythmen der Natur. Aber das ist noch nicht alles, denn jede körperliche Aktivität, jedes geistige Erlebnis ändert das Gleichgewicht der drei Doshas. Mit einem Wort: Es gibt nichts im gesamten Kosmos, das keinen Einfluss auf das Gleichgewicht oder Ungleichgewicht dieser drei Grundkräfte ausübt. In jedem Augenblick und durch jeden inneren und äußeren Einfluss wird das Zusammenspiel der Doshas verändert. Umgekehrt gibt es aber auch eine Unzahl verschiedener Möglichkeiten, ein verloren gegangenes Gleichgewicht wiederherzustellen oder die Doshas so geschickt in der Balance zu halten, dass ein Ungleichgewicht möglichst vermieden wird. Will man all die Möglichkeiten genau kennen lernen und im täglichen Leben richtig umsetzen, ist fast ein umfangreiches Studium notwendig. Viele Aspekte aus Ernährung und Kochkunst, Lebensweise, Tagesrhythmen, Sport

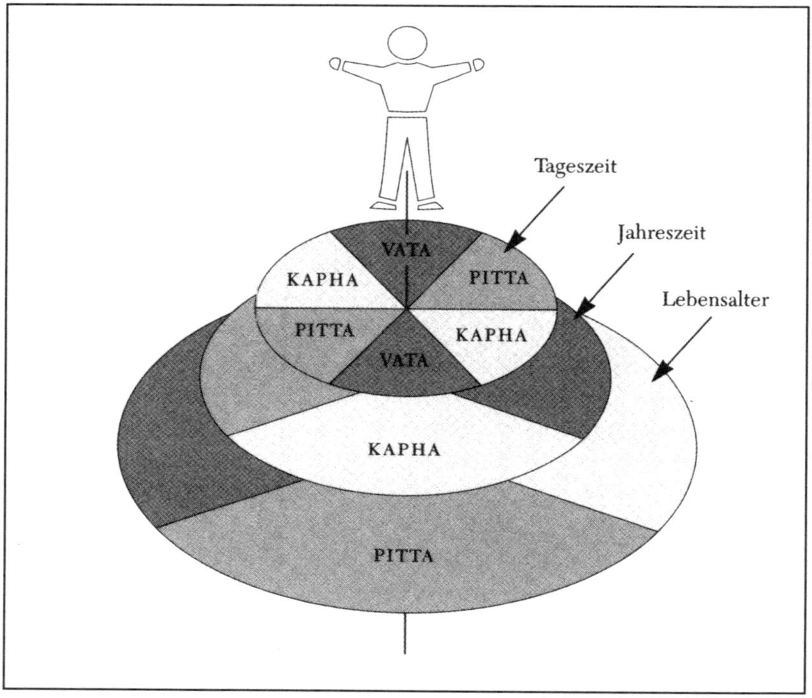

Leben im Einklang mit biologischen Rhythmen

und Bewegung sowie verschiedene Krankheitsanzeichen sind im Maharishi Ayur-Veda nach ihrer Wirkung auf die Doshas genau klassifiziert. Alles Wissenswerte, das jedem hilft, Fehler im Leben zu vermeiden und nach und nach zu einer Lebensweise im Einklang mit der Natur zurückzufinden, ist in einem speziellen Lehrgang »Vorbeugung durch Maharishi Ayur-Veda« zusammengefasst. Hier kann man sehr detailliert lernen, wie man im täglichen Leben seine Doshas ausgleicht, ganz gleich, welcher Typ man ist oder welchen verschiedenartigen Einflüssen des täglichen Lebens man ausgesetzt ist. Dies ist Vorbeugung im eigentlichen Sinne: Man kann Störungen vermeiden, bevor sie entstehen. Oder aber schon die ersten Anzeichen eines Ungleichgewichts bewusst wahrnehmen und das Gleichgewicht der drei Doshas gezielt wiederherstellen. Auch ein Besuch beim Ayurveda-Arzt dient dem gleichen Zweck. Er stellt fest, wie der augenblickliche Zustand der Doshas beschaffen ist, und gibt auf dieser Basis eine Reihe von

Empfehlungen und Hilfen, die heilen und weitere Ungleichgewichte in der Zukunft vermeiden.

Das Wachstum eines kleinen Wesens im Mutterleib ist eine Anforderung für den mütterlichen Organismus, der wie alle Anstrengungen Vata erhöht. Trotzdem kann sich jede werdende Mutter gesund, kräftig und optimistisch fühlen, insbesondere, wenn sie von Anfang an darauf achtet, das Vata-Dosha auszugleichen:

So entfaltet ein äußerst *regelmäßiger Tagesablauf* mit regelmäßigen Essenszeiten beruhigende Wirkungen auf Körper und Geist. Idealerweise sollten Frühstück und Abendessen eine leichte Mahlzeit sein; das Abendessen überdies möglichst vor 18 Uhr eingenommen werden. Die größte Mahlzeit sollte mittags in der Pitta-Zeit eingenommen werden.

Ausreichend Ruhe: Früh zu Bett (am besten vor 22 Uhr) und genügend Ruhe durch einen ausreichenden Nachtschlaf, eine kurze Mittagsruhe von einer halben Stunde sind ebenso empfehlenswert wie die tiefe Ruhe durch Transzendentale Meditation.

Ebenso ein *täglicher, leichter Spaziergang* von mindestens einer halben Stunde Dauer.

Wärme: Warmes Essen und Getränke, warm baden oder eine Ölmassage gleichen die Kälte erzeugenden Auswirkungen von Vata auf den Organismus aus.

Nahrungsmittel wie Milch, Ghee, Reis oder Weizen und Vata-reduzierende Gewürze, wie sie im Vata-Churna kombiniert sind (siehe Kapitel 2.10), beugen ebenfalls Störungen von Vata vor oder gleichen bereits aufgetretene Vata-Störungen wieder aus.

Bitte beachten Sie, dass diese Ratschläge allgemeiner Art sind. Im Einzelfall – insbesondere bei Pitta- und Kapha-Abweichungen – mag es sein, dass Ihnen Ihr Arzt spezielle, abweichende Anweisungen gibt. (Siehe auch Kapitel 3.11.)

Alle Ansätze des Maharishi Ayur-Veda sorgen gemeinsam dafür, dass jeder Mensch mehr und mehr im Einklang mit der Natur leben kann, ohne die Naturgesetze, die sein Wohlbefinden steuern, zu verletzen. So entsteht ein reibungsloser Fluss des Lebens in innerer und äußerer Harmonie.

3.8 Aromatherapie

Bekanntermaßen haben Düfte eine Wirkung auf Seele und Körper. Die Harmonisierung der fünf Sinne des Maharishi Ayur-Veda enthält daher mit gutem Recht die Aromatherapie: die Balancierung durch ausgewählte, reine Düfte. Die Wissenschaft hat vor einiger Zeit die Pheromone entdeckt. Dies sind kurzkettige Moleküle, die die menschliche Nase noch in höchster Verdünnung in der Atemluft wahrnehmen kann. Man nimmt an, dass auch Gefühlsreaktionen einzelner Menschen durch feinste Boten-Duftstoffe übertragen werden und uns so informieren, ob unser Gegenüber ängstlich oder entspannt, zornig oder glücklich ist. Ganz ernsthaft diskutiert man darüber, ob auch Sympathie und Antipathie zwischen Menschen auf die Wirkung dieser Botenstoffe mit zurückzuführen ist.

Düfte verknüpft jeder Mensch ganz automatisch mit positiven oder negativen Emotionen, mit Wohlempfinden oder Abscheu. So können durch bestimmte, gut ausgewählte Düfte das Wohlbefinden jedes Menschen gesteigert und gewünschte Wirkungen erreicht werden.

Im Maharishi Ayur-Veda wurden die Duftkompositionen wiederum nach ihrer Wirkung auf die Doshas zusammengestellt. Wollen Sie das Vata-Dosha balancieren, beispielsweise wenn Sie über längere Zeit empfindlich, erschöpft oder nervös sind, empfiehlt sich das Vata-Aroma-Öl. Entsprechend gibt es Duftöle, die Pitta oder Kapha ausgleichen.

Alle Aromaöle können Sie auf zwei Arten verwenden. Um eine gründliche Harmonisierung zu erreichen, sollten Sie den ausgleichenden Duft für einige Wochen regelmäßig etwa vier Stunden täglich auf sich einwirken lassen.

Geben Sie vier bis sechs Tropfen Duftöl in Wasser, das Sie in einer Aromalampe erwärmen. Danach sollten Sie sich für lange Zeit im selben Raum aufhalten. Falls Sie Ihre Umgebung tagsüber ständig wechseln, können Sie die Aromatherapie problemlos auf sich wirken lassen, wenn Sie abends schlafengehen. Lassen Sie die Lampe dann einfach an, bis ein ganzes Teelicht ausgebrannt ist. Da der Duft anschließend noch eine Weile deutlich wahrnehmbar im Raum bleibt, reicht dies für eine Vier-Stunden-Behandlung aus.

Genauso gut können Sie einen Aromazerstäuber als Medaillon an einer Kette um den Hals tragen, während das Öl seinen Duft entfaltet. Da alle Ayurveda-Aromaöle sehr fein duften, ist diese mobile Aromatherapie gleichzeitig ein zartes Parfum.

Aromaöle können auch noch individueller auf die Physiologie des Einzelnen zugeschnitten werden. In der Regel brauchen Sie hierzu jedoch einen Arzt, der in der ayurvedischen Pulsdiagnose erfahren ist. Er kann aus Ihrem Puls nicht nur den Zustand der einzelnen Doshas ablesen, sondern auch das Störungsmuster der sogenannten Subdoshas (siehe Kapitel 1.5). Zeigt die Pulsdiagnose, dass eines dieser Unterdoshas besonders aus dem Gleichgewicht ist, kann eine ganz spezifische Duftkomposition ausgewählt werden, die eben dieses Subdosha ganz sanft in seinen ausgeglichenen Zustand zurückführt. Anhand der Pulsdiagnose kann auch der Erfolg der regelmäßigen Dufteinwirkung festgestellt werden: Hat die Aromatherapie die Störung des Subdoshas ausgeglichen, zeigt der Puls an der ursprünglich gestörten Stelle wieder ein harmonisches Muster.

3.9 Gandharva-Veda: Die Heilkraft der Klänge

Seit der wissenschaftlichen Untersuchung der Wirkungen von Klängen auf das menschliche Nervensystem weiß man so genau wie nie zuvor, dass nicht nur Menschen wie Seismographen auf Töne reagieren. Schreiende Säuglinge beruhigen sich deutlich schneller, wenn sie den Herzschlag der Mutter hören. Es gibt Klänge, die anregen, und andere, die beruhigend wirken. Zu den Kuriositäten der Musikforschung gehört, dass Kühe bei klassischer Musik mehr Milch geben.

Pflanzen, denen 25 Minuten täglich eine besondere *raga* (Gandharva-Musikstück) vorgespielt wurde, wuchsen 20 Prozent höher mit um 72 Prozent gesteigertem Blattwachstum als die unbeschallten Kontrollpflanzen. Falls Sie keinen grünen Daumen haben, versuchen Sie es vielleicht einmal mit Gandharva-Veda? Unter Rockmusik verbrauchten die Pflanzen hingegen 20 Prozent mehr Wasser, obwohl sie deutlich schlechter wuchsen. »Rock-Kürbispflanzen« versuchten sogar eindeutig, vom Lautsprecher weg zu wachsen.

Seit alters wird die subtile Macht der Klänge mit großer Präzision im Ayurveda verwendet. Gandharva-Veda ist eigentlich ein Studiengang für sich. Wollte man ursprünglich in den Genuss der Heilwirkungen des Gandharva-Veda kommen, musste man dazu speziell ausgebildete Sänger oder Musiker engagieren oder selber ein entsprechendes Instrument erlernen. Erst in unserer mit allen Segnungen der Technik ausgestatteten Zeit ist es möglich, die positiven Wirkungen für jedermann im Alltag zu nutzen. Es gibt Gandharva-Veda-Musikstücke auf Tonband-Kassetten und Compact Discs für zu Hause.

Auch die Gandharva-Veda-Tradition geht auf die geistige Schau von Rishis zurück und wurde über Jahrtausende in Familientraditionen besonders in Nordindien bewahrt. In diesen Kompositionen werden die Rhythmen der Schöpfung und Klänge der Natur, wie sie die Rishis wahrgenommen haben, so verdeutlicht, dass sie für jedes menschliche Ohr hörbar werden. Dabei berücksichtigt die Musik der Gandharva-Veden den immer wiederkehrenden Ablauf der Tageszeiten.

Während der Übergangszeiten innerhalb des Tageszyklus reagiert der menschliche Organismus störanfälliger auf äußere Einflüsse, was mit den Gandharva-Klängen aufgefangen werden kann. Die Funktionen und Rhythmen der menschlichen Physiologie werden dabei ausgeglichen und gleichzeitig Natur und Umgebung harmonisiert.

Diese Wirkungen sind derart balancierend, dass sie sogar noch im Reagenzglas feststellbar sind. So haben Forscher fünf verschiedene Zellarten von bösartigen Tumoren (Lungen-, Dickdarm-, Gehirn- und Brustkrebs sowie Melanom-Hautkrebszellen) in einer Nährlösung entweder mit Gandharva-Veda oder mit Rockmusik beschallt. Das überaus erstaunliche Ergebnis: Das Wachstum der entarteten Zellen war durch die Rockmusik deutlich gesteigert. Gesunde Zellen und Krebszellen, die Gandharva-Veda-Musik ausgesetzt wurden, wuchsen hingegen langsamer. Wobei die Krebszellen, die normalerweise ein beschleunigtes Wachstum aufweisen, unter den Gandharva-Veden langsamer als die gesunden Körperzellen wuchsen.

Einer der Kernsätze des Maharishi Ayur-Veda ist, die Intelligenz des menschlichen Organismus auf jeder Ebene zu beleben und von dieser Basis aus ein natürliches Gleichgewicht herzustellen und aufrechtzuerhalten. Überall auf der Welt meint man, Krebszellen zerstören zu müssen, um Gesundheit zu erhalten. Sicher sind noch viele weitere Forschungen nötig, aber es scheint auch möglich zu sein, den Organismus so sehr mit harmonisierenden Einflüssen zu überfluten, dass die Krebszellen langsamer als gesundes Gewebe wachsen und so nach und nach durch die natürlichen Killerzellen und andere Abwehrmechanismen des Körpers unschädlich gemacht werden können. Die Verlangsamung des Wachstums scheint außerdem anzudeuten, dass Gandharva-Veda ähnlich wie Meditation und andere Verfahren den Grundumsatz des Körpers senkt und damit verjüngende und gesundheitsfördernde Einflüsse auf den Gesamtorganismus hat.

Dies kann natürlich auch direkt an Menschen nachvollzogen werden. Eine gute Gandharva-Veda-Sängerin forderte ihre Zuhörer auf, die eigene Pulsfrequenz zu verfolgen, während sie ein Gandharva-Veda-Stück vortrug, das den Herzschlag verlangsamen sollte. Zu Beginn der Musik lag die Frequenz bei 70, ging dann auf 60 Schläge pro Minute und blieb gegen Ende des Gesangs für eine Weile bei 40! Wollen wir die Herzfrequenz mit westlichen Methoden derart entspannen (was bei manchen Operationen nötig ist), müssen wir dazu schwere Medikamente mit enormen Nebenwirkungen in Kauf nehmen.

Die Gehirnaktivität harmonisiert sich beim Hören von Gandharva-Veda-Klängen ebenfalls messbar. Dabei zeigt die Gehirnrinde Wellenmuster, wie sie bisher nur aus tiefer Meditation bekannt sind und dann auftreten, wenn der Meditierende tiefste Entspannung gekoppelt mit einem Zustand von Glückseligkeit erfährt.

Beim ersten Hören sind die meisten Gandharva-Veda-Klänge für europäische Ohren noch recht fremd. Am wenigsten gewöhnungsbedürftig ist erfahrungsgemäß Gandharva-Veda-Musik mit Flöte oder Sitar, einem Zupfinstrument, das entfernte Ähnlichkeiten mit unserer Gitarre hat. Beim Vergleich der Wirkung von klassischer Musik und Gandharva-Veda auf Pflanzen wuchsen die »Klassik-Pflanzen« 35 Grad abgeknickt in Richtung auf den Lautsprecher zu. Bei Gandharva-Veda nahmen sie sogar eine Verdrehung um 60 Grad in Kauf und schlangen sich teilweise direkt um den Lautsprecher herum. Wenn Ihnen die Gandharva-Töne anfangs also noch sehr fremdartig vorkommen, scheint eine Gewöhnung doch lohnend. Spielen Sie die Klänge in der ersten Zeit einfach so leise, dass Sie sie nur wie einen Hauch wahrnehmen. So stellt sich Ihr Empfinden ganz sanft und allmählich auf diese Klangfolgen ein, und Sie lernen, sie zunehmend zu genießen.

Auch hier ist das subjektive Wohlempfinden maßgebend und überaus wichtig, wie folgendes Beispiel zeigt. Mit einem Kollegen habe ich gemeinsam Fortbildungskurse für Ärzte geleitet. In dem einwöchigen Grundseminar lernten die Teilnehmer auch die ayurvedische Pulsdiagnose. Während wir alle gemeinsam Gandharva-Veda hörten, verfolgten sie die Veränderung des eigenen Pulses. Diese Übung war unter zwei Aspekten überaus ergiebig: Die Ärzte konnten spüren, dass die Pulsdiagnose ein sehr feines

Instrument sein kann, um leichte Veränderungen im Befinden festzustellen. Und ganz nebenbei testeten sie die harmonisierende Wirkung der Gandharva-Veda-Klänge bei entspanntem Zuhören mit geschlossenen Augen. Immer mal wieder war ein Arzt dabei, der die Wirkungen der Klänge im Puls eher als störend ablas, nicht als harmonisierend. Auf unsere Nachfrage hin bestätigte dieser Arzt, dass er die Musik subjektiv nicht genießen konnte oder als unangenehm empfand. Sie sehen: Das beste Mittel taugt nicht, wenn es nicht gerne genommen wird. Dies ist ein wunderbares Beispiel dafür, weshalb der Maharishi Ayur-Veda bei allen Therapieformen Wert darauf legt, dass sie vom »Patienten« als angenehm empfunden werden. Widersetzen oder Abneigung erzeugt Spannungen, die verhindern, dass sich die vollen Heilwirkungen einer Therapie entfalten können. Bei jeder ayurvedischen Empfehlung achten Sie deshalb gleichzeitig auf Ihre Gefühle: Nur die Dinge, die Sie gerne in die Tat umsetzen, heilen mit voller Unterstützung der feinen Impulse der Natur. Lassen Sie sich daher auch mit dem Gandharva-Veda Zeit. Sie können die Prinzipien der allmählichen und liebevollen Umstellung, die Sie in Kapitel 2.11 (»Alkohol, Nikotin und andere schädliche Gewohnheiten«) kennen gelernt haben, auch auf diesen balancierenden Aspekt des Maharishi Ayur-Veda anwenden.

3.10 Rasayanas für die Mutter und das Ungeborene

Alle Empfehlungen des Maharishi Ayur-Veda für die werdende Mutter wirken vorbeugend und sorgen dafür, dass die Zeit der Schwangerschaft für die Mutter und das Ungeborene eine schöne Zeit wird. Da die gesamte Schwangerschaft erhöhte Anforderungen an den mütterlichen Organismus und ihre Psyche stellt und gleichzeitig maßgeblich darüber mit entscheidet, welche Ausgangslage das Baby für sein weiteres Leben erhält, wird für diese sensible Periode für beide ein spezielles Rasayana empfohlen, ein Aufbau- und Verjüngungsmittel für Mutter und Kind (siehe Kapitel 2.16).

Das »Rasayana für die Schwangerschaft« ist ein Schwangerschafts-Tonikum, dass das Ungeborene und die Mutter gleichermaßen nährt und aufbaut. Es unterstützt darüber hinaus das allgemeine Wohlbefinden der werdenden Mutter, verbessert die körperliche Verfassung, beugt der schwangerschaftsbedingten Verstopfung und der morgendlichen Übelkeit vor. Außerdem soll das Ungeborene im späteren Leben ein phantastisches Gedächtnis bekommen!

Dieses Präparat sollte im Idealfall die ganze Schwangerschaft über genommen werden. Nimmt die Mutter gleichzeitig Amrit Kalash (siehe Kapitel 2.16), kann es im letzten Schwangerschaftsmonat entfallen. Übrigens: Alle ayurvedischen Nahrungsergänzungen werden schon seit Jahrtausenden ohne Nebenwirkungen eingenommen, ihre Einnahme während der Schwangerschaft ist daher ohne Risiko. (Einige wenige Präparate sollten von schwangeren Frauen sicherheitshalber nicht genommen werden; diese kennt jedoch jeder Maharishi-Ayur-Veda-Arzt.)

Treten trotz der Einnahme des Rasayana für die Schwangerschaft noch größere oder kleinere Beschwerden auf, gibt es eine Reihe ganz natürlicher Methoden, das Gleichgewicht der werdenden Mutter wiederherzustellen. In der ärztlichen Praxis fällt immer wieder auf, dass bei vielen Symptomen mit leichten, natürlichen Methoden geholfen werden kann, in denen die Schulmedizin bisher keine Hilfe kennt oder »schwere Geschütze« auffahren muss.

Idealerweise lassen Sie sich von einem Arzt, der eine Maharishi-Ayur-Veda-Zusatzausbildung absolviert hat, untersuchen und – wenn nötig – ein Nahrungsergänzungs-Präparat verordnen. Da es für eine Befindlichkeitsstörung häufig mehrere Möglichkeiten gibt, die Doshas auszugleichen, und der Arzt auch den Zustand der Dhatus in das Gesamtbild mit einbezieht, kann er mit seiner Empfehlung die ganz persönlichen Besonderheiten berücksichtigen. Er wird dabei fast immer schneller zum Ziel kommen und die Doshas auf einer noch tieferen Ebene ausgleichen.

3.11 Schwangerschaftsbeschwerden – Vorbeugung und Heilung

Schwangerschaftsübelkeit und -erbrechen

Ist der Schwangeren trotz des Rasayana für die Schwangerschaft morgens oder tagsüber übel, mit oder ohne Erbrechen, ist dies ein Zeichen für übermäßiges Ama im Körper, gepaart mit einem verringerten Agni (Verdauungskraft) in der Frühschwangerschaft.

1. Alle Maßnahmen, die Agni verstärken, sind gut:
   Tagsüber halbstündlich heißes Wasser oder Ingwerwasser trinken (siehe Kapitel 2.3). Bei starker Übelkeit können Sie sich Ingwerwasser mit pulverisiertem Ingwer herstellen, etwa einen Viertel Teelöffel auf einen Becher heißes Wasser.
   Rösten Sie ganze Kardamomkörner (nachdem Sie sie aus der Samenhülle befreit haben), zermahlen Sie sie anschließend, und essen Sie immer, wenn nötig, ein Quentchen.
   Kochen Sie eine Reiswaffel (Puffreis-Cracker) mit einem Becher Wasser für etwa zehn Minuten, seihen Sie ab und trinken Sie das Wasser heiß.
   Übelkeit ist eine Kapha-Störung; Erbrechen ist der Versuch des Körpers, das übermäßige Kapha auf natürlichem Wege loszuwerden. Alle Maßnahmen, die Kapha reduzieren, sind daher wichtig:
   Das morgendliche Zitronenwasser mit Honig (s. Kapitel 2.3) trinken.
   Wenig fette Nahrungsmittel essen.
   Sauermilchprodukte reduzieren.
   Warme Speisen und Getränke, ruhig etwas schärfer gewürzt.
   Nur bei deutlichem Hungergefühl essen.
   Zwischenmahlzeiten meiden, wenn Sie nicht hungrig sind.
2. Bei nur morgendlich auftretender Übelkeit trinken Sie nichts, bis sie vorbei ist. Essen Sie eventuell etwas trockenen Reis oder Gerste, wenn Sie sehr hungrig sind.
   Reichen diese einfachen Maßnahmen nicht aus, sollten Sie mit einem Maharishi-Ayur-Veda-Arzt sprechen, damit er Ihnen einen genaueren Ernährungsfahrplan zusammenstellen kann.
3. Eine äußerst wirksame Nahrungsergänzung gegen Schwangerschaftsübelkeit ist MA-124, das nicht die zentral dämpfenden Nebenwirkungen unserer westlichen Medikamente hat. Stattdessen verbessert es die Verdauungskraft sowie die Aufnahme und Verdauung der Nahrung im Magen-Darm-Trakt, so dass Ama nicht mehr im Übermaß entsteht und die Übelkeit ganz natürlich entfällt.
4. Bei sehr schwerer Übelkeit, die auch unter all den obigen Maßnahmen nicht ausreichend gelindert wird, können Sie sich zusätzlich vom Arzt Vitamin B6 verschreiben lassen. Achten Sie entsprechend auf genü-

gend Vitamin B6 in der täglichen Nahrung (Bananen, Weizenkeime, Vollkornprodukte).

Schwäche

Ursache: Ama in Kombination mit Kapha

Extreme Schwäche, Müdigkeit und Zerschlagenheit treten bei vielen Frauen meist nur innerhalb der ersten drei Schwangerschaftsmonate auf.

Die Behandlung ist die gleiche wie bei Übelkeit und Erbrechen. Das Maharishi-Ayur-Veda Präparat MA-124 wirkt ebenfalls sehr gut gegen diese Ama-bedingte Schwäche.

Schlafstörungen

1. Befolgen Sie so weit wie möglich alle Vata-reduzierenden Empfehlungen, die in Kapitel 3.13 (»Müssen Stimmungsschwankungen sein?«) aufgeführt sind.
2. Die beste Vorbeugung und Heilung von Schlafstörungen ist geistige Entspannung. Eine Studie an Menschen mit Einschlafproblemen (durchschnittliche Einschlafzeit 75 Minuten!) ergab, dass dieselben Personen nach nur vier Wochen Transzendentaler Meditation im Mittel nur noch 15 Minuten bis zum Einschlafen brauchten. Diese schnell eintretende Verbesserung des Schlafs konnte ich auch bei meinen Patienten immer wieder feststellen.
3. Geben Sie vier bis sechs Tropfen »Nidra-Öl« vor dem Schlafengehen in eine Aromalampe und lassen Sie das Öl während des Schlafs verdunsten, etwa vier Stunden lang. Über den Duft wird das Vata-Dosha so ausgeglichen, dass der Körper schlafbereiter wird.
4. Heiße Gewürzmilch vor dem Schlafengehen, wenn Sie Milch gut vertragen. Milch enthält in hoher Konzentration L-Tryptophan, eine Aminosäure, die der Körper in das Schlafhormon Serotonin umwandelt, wenn die Milch für sich genommen wird. Ayurvedisch ausgedrückt: Warme Milch vor dem Schlafen beruhigt Vata und Pitta und versorgt den Körper mit Kapha (Entspanntheit).

5. Vor dem Schlafengehen reiben Sie sich die Fußsohlen sanft mit Ghee (Butterreinfett, siehe Kapitel 2.10) ein, zwei bis fünf Minuten pro Fuß sind ausreichend. (Sie können anschließend leichte Baumwollsöckchen anziehen, um die Bettwäsche nicht zu beschmutzen). Zusätzlich massieren Sie die Kopfhaut sanft mit gereiftem, warmem Sesamöl. (Ein Handtuch unter dem Kopf schont das Kopfkissen.) Sollte dies nicht ausreichen, können Sie für wenige Tage nacheinander auch direkt vor dem Schlafengehen ein Abhyanga durchführen (siehe Kapitel 2.7). Ein warmes Bad vor dem Einschlafen unterstützt die Vata-beruhigende Wirkung dieser Maßnahmen.
6. Reicht all dies nicht aus, fragen Sie einen Ayurveda-Arzt nach speziellen Kräuterpräparaten. Es gibt eine ganze Reihe von Maharishi-Ayur-Veda-Präparaten, die, je nach Grundtyp und Pulsdiagnose ausgewählt, das Schlafen erleichtern.
7. In den letzten Schwangerschaftsmonaten kann der Schlaf durch den wachsenden Bauch und die damit verbundene unbequeme Lagerung gestört sein. Eine Menge kleiner Kissen, die Bauch und Busen unterstützen und eine flexible Schlafhaltung in Seitenlage ermöglichen, machen der werdenden Mutter das Leben (und den Schlaf!) in der Regel leichter.

Verstopfung

Verschiedene Ursachen: Vata-Erhöhung, vermehrtes Ama, Bewegungsmangel

Die schon genannten Vata-reduzierenden Empfehlungen, inklusive des Rasayana für die Schwangerschaft, beugen trägem Stuhlgang vor.

Je nach Ursache sind unterschiedliche Therapien angeraten:
1. Gleichen Sie Ama aus durch Maßnahmen, wie sie bei Übelkeit und Erbrechen beschrieben sind.
2. Gehen Sie mindestens einmal täglich zügig spazieren (mindestens 30 Minuten), ohne sich zu überanstrengen.
3. Üben Sie regelmäßig Yoga-Asanas (siehe Kapitel 3.6).
4. Nehmen Sie mehr frisches Gemüse in der Nahrung zu sich, erhöhen Sie den Anteil von Ghee und guten Pflanzenölen bei der Zubereitung.
5. Nehmen Sie MA-Präparate gegen Verstopfung in der Schwangerschaft nur nach Anweisungen eines Arztes ein.

Eisenmangel

Ursache: In der Schwangerschaft entsteht ein erhöhter Eisenbedarf, weil das Ungeborene es braucht. Stress erhöht ebenfalls den Eisenabbau.

Subjektive Beschwerden: erhöhte Müdigkeit trotz gesteigertem Schlafbedürfnis, körperliche Schwäche

1. Beim Kochen erhöht ein Spritzer Zitronensaft zum Gemüse die Assimilation von pflanzlichem Eisen in der Nahrung.
2. Meiden Sie Bohnenkaffee in der Schwangerschaft, er baut Eisen vermehrt ab. (Ganz davon abgesehen, dass er Vata-Störungen verursacht.)
3. Je nach Art der Beschwerden gibt es verschiedene Maharishi-Ayur-Veda-Nahrungsergänzungen zur Behandlung des Eisenmangels. Manche erhöhen die Bildung der roten Blutkörperchen, der Eisenträger des Blutes, und unterstützen die Eisenaufnahme im Körper. Eisenhaltige Präparate bieten dem Körper gleichzeitig sehr leicht assimilierbares Eisen. Diese Präparate haben einen großen Vorteil: Keines von ihnen verursacht Übelkeit oder Verstopfung wie unsere gängigen westlichen Präparate!

Mineralmangel und Krämpfe

Ursache: Vata-Störung. Es entsteht ein erhöhter Bedarf an Mineralien aus dem Organismus der Mutter für das Ungeborene. Die Assimilation der benötigten Nahrungsbestandteile aus dem Magen-Darm-Trakt geschieht nicht ausreichend, da Agni reduziert arbeitet.

Kalzium:
1. Der erhöhte Kalzium-Bedarf der Mutter sollte idealerweise durch regelmäßiges Trinken von Milch gedeckt werden (siehe Kapitel 3.2).
2. MA-925. Es enthält natürlich vorkommende Kalzium-Salze aus Korallen, die durch den Herstellungsvorgang verfeinert wurden. Dabei werden die Unreinheiten der Korallen entfernt; die optimale Nutzung der anderen vorhandenen Spurenelemente, die in den Korallen enthal-

ten sind, wird sichergestellt. Zusätzliche Kräuterkomponenten verbessern die Aufnahme des Kalziums in den Organismus und balancieren den Mineralstoffwechsel.

Magnesium:

Magnesium-Mangel zeigt sich an Krämpfen der Unterschenkel- oder Zehenmuskulatur.

1. Magnesium-Gaben sind empfehlenswert, die bereits nach wenigen Stunden die Krampfneigung beheben können.
2. Langfristig achten Sie darauf, dass Ihre Nahrung vollwertiger ist (biologisch angebautes Gemüse bevorzugen), und verbessern Sie Agni (siehe Kapitel 2.3 und 2.4).

Wasseransammlungen

Ursache: Kapha-Vermehrung

Eine über den gesamten Körper verteilte Wassereinlagerung ist in der Schwangerschaft normal. Jede werdende Mutter sieht dadurch im Gesicht »weicher und sanfter« aus. Dies nimmt zu, je weiter die Schwangerschaft voranschreitet.

Viele Frauen leiden unter leichten Knöchelödemen in den letzten Schwangerschaftsmonaten, besonders wenn es heiß ist.

Am Ende der Schwangerschaft werden die Wasseransammlungen zusätzlich bedingt durch den Druck des Ungeborenen auf die Leber. Dadurch kann das Blut der Mutter schlechter zum Herzen zurückfließen und staut in die Beine zurück.

1. Ruhen Sie nach dem Mittagessen für 30 Minuten auf der linken Seite. Das entlastet die Leber und regt gleichzeitig Agni an. Eine Wärmflasche auf der rechten Bauchseite unterstützt die positive Wirkung.
2. Legen Sie bei Neigung zu Wasseransammlungen einen wöchentlichen Reistag ein. Nehmen Sie an diesem Tag mehrmals täglich – je nach Hunger – eine Suppe aus Basmati-Reis mit etwas Kreuzkümmel und Ingwer zu sich (siehe Rezeptteil im Anhang). Das schwemmt

das Wasser gründlich und natürlich aus den Geweben aus. Denn das Reiskorn enthält als Mineralstoff vorwiegend Kalium. Es ist für die entwässernde Wirkung von Reis verantwortlich: Natrium (in gewöhnlichem Kochsalz enthalten) hält das Wasser im Gewebe, Kalium zieht es umgekehrt quasi heraus und entlastet damit die Nieren. Aber Vorsicht: Wer den Reis zu stark salzt, macht diesen Vorteil wieder zunichte.

Dieser wöchentliche Reistag wirkt auch vorbeugend gegen die gefürchtete Schwangerschaftsvergiftung, bei der die Nieren so geschädigt werden, dass nicht nur vermehrt Wasser im Körper der Schwangeren eingelagert wird, sondern auch der Blutdruck massiv ansteigt.

Schwangerschafts-Toxikose

Diese Erkrankung gehört unbedingt in die Behandlung eines erfahrenen Arztes, kann jedoch durch ayurvedische Ernährungsempfehlungen, Maharishi-Ayur-Veda-Kräuterpräparate je nach Pulsdiagnose, gezielte Ama-Reduktion und Transzendentale Meditation im Verlauf abgemildert oder von vornherein vermieden werden.

Sodbrennen

Ursache: Den alten Texten zufolge erreichen Vata, Pitta und Kapha durch den Druck des Ungeborenen die Brust und erzeugen brennende Empfindungen, später Juckreiz. Die gleiche Ursache kann zu Schwangerschaftsstreifen führen.

1. Der Magen wird durch die Größe des Ungeborenen verkleinert. Essen Sie daher nur so viel, dass die Magensäure nicht in die Speiseröhre hinauf gedrängt wird. Wenn Sie dabei trotzdem Hunger- und Sättigungsempfinden beachten und bei Bedarf Zwischenmahlzeiten aus Obst oder Milch einlegen, brauchen Sie sich um die Ansammlung von Ama keine Sorgen zu machen.

2. Sodbrennen wird gemildert durch Lassi und Ghee. Trinken Sie einen Becher Lassi (siehe Rezeptteil), oder versuchen Sie im akuten Fall einen Teelöffel oder Esslöffel Ghee. Auch Milch mit Pitta-Churna (siehe Kapitel 2.10) beseitigt das Sodbrennen häufig.

Juckreiz

Ursache: Pitta-Störung. Meist in den letzten Schwangerschaftsmonaten, wenn das Ungeborene mechanisch auf die Leber drückt und ihre Entgiftungsfunktion stört. Je nach Ausprägungsgrad juckt nur der sich rundende Bauch oder aber die Haut des gesamten Körpers.

1. Vermeiden Sie zu kratzen, um die Haut nicht zu reizen.
2. Wird der Juckreiz unerträglich, sollten Sie stattdessen die betroffenen Stellen einölen und sanft reiben. Nehmen Sie dazu Pitta-Öl oder Kokosnussöl.
3. Die Diät sollte süße Speisen enthalten. Essen Sie nur kleinere Mengen zu jeder Mahlzeit. Nehmen Sie nicht viel Fett zu sich. Die alten Texte empfehlen zusätzlich salzfreie Kost und nach jedem Essen einen kleinen Schluck Wasser.
4. MA-579 ist eine sehr gut wirksame Nahrungsergänzung des Maharishi Ayur-Veda, ein Aufbaumittel für die Leber. Bei unerträglichem Juckreiz in der Schwangerschaft habe ich damit wiederholt beeindruckende Linderung erzielt. Manchmal verschwand der Juckreiz sogar schon bei einer minimalen Dosierung.

Schwangerschaftsstreifen

Ursache: Überdehnung der Haut, Pitta-Störung

Tägliches sanftes Einölen des wachsenden Bauches nährt die angespannte Haut und reduziert Vata lokal. Bevorzugen Sie Pitta-Öl, es sei denn, dies passt überhaupt nicht zu Ihrem Hauttyp (siehe Kapitel 3.5).

Rückenschmerzen

Ursache: statische Belastung der Wirbelsäule, meist im letzten Schwangerschaftsdrittel, Störung von Apana-Vata (siehe Kapitel 1.5).

Beste Vorbeugung: Regelmäßige Yoga-Asanas (siehe Kapitel 3.6).

1. Bei schon aufgetretenen Rückenschmerzen ist es besonders wichtig, die Yoga-Asanas mit äußerster Vorsicht durchzuführen und nicht auf eigene Faust zu üben. Es gibt eine Reihe von Haltungen, die gezielt die Muskulatur und Sehnen im Bereich der Wirbelsäule entspannen, die im Maharishi Yoga-Asanas-Grundkurs enthalten sind.
2. Äußerlich sind Heilkräuter-Ölanwendungen mit MA-299 oder MA-628 empfehlenswert. MA-299 verbessert die Beweglichkeit der kleinen Wirbelgelenke, lindert die mit Schmerzen verbundenen Muskelverhärtungen und verdaut Ama lokal. Bei akuten Schmerzen ist MA-628 besser geeignet, es hat einen schnelleren Effekt, da es schneller in die Haut eindringt. Bei starken Schmerzen können Sie einige Tropfen MA-634 hinzugeben, so dringen diese heilenden Öle noch schneller und tiefer ein.
   Reiben Sie am besten zweimal täglich die betroffenen Bereiche für fünf Minuten sanft ein. Das Öl heilt dabei, die sanfte Massage unterstützt die Aufnahme des Heilkräuter-Öls. Lassen Sie anschließend das Öl für etwa eine Stunde einziehen. (Achtung: Beide Öle färben. Sie sollten nur mit kochfester Baumwollwäsche in Kontakt kommen.)
3. Eine feucht-warme Packung verbessert die Assimilation und damit die Heilwirkung des Öls. Legen Sie sich ein warmes, feuchtes Tuch auf den schmerzenden Rückenbereich und darüber eine Wärmflasche.
4. Bei langandauernden Beschwerden können Sie sich vom Maharishi-Ayur-Veda-Arzt auch ein innerlich zu nehmendes Kräuterpräparat verschreiben lassen. Ich habe viele Fälle von akuter und chronischer Ischialgie (Hexenschuss mit ausstrahlenden Schmerzen in das Gesäß oder das Bein) gesehen, die darauf gut angesprochen haben. Da es hierfür verschiedene Präparate gibt, sollte die Auswahl am besten nach der Pulsdiagnose erfolgen.

Frühzeitige Wehen

Ursache: Vata-Ansammlung, Magnesium-Mangel bei verringertem Agni oder ausschließlicher Kost von künstlich gedüngten Nahrungsmitteln (siehe oben: »Mineralmangel und Krämpfe«).

Frühzeitige Wehen sind immer ein Warnzeichen dafür, dass der mütterliche Organismus zu starken Vata-Einflüssen ausgesetzt ist. Je früher man sie behandelt, desto erfolgreicher lassen sie sich ohne schwere Medikamente in den Griff bekommen.

1. Planen Sie eine systematische Vata-Reduktion in Ihrem Tagesablauf ein (siehe Kapitel 3.13).
2. Zusätzliche Bettruhe mehrmals täglich oder dauerhaft für die notwendige Zeitspanne ist empfehlenswert.
3. Eine Vata-reduzierende Diät muss der Maharishi-Ayur-Veda-Arzt speziell für Sie zusammenstellen. Auch über eine gezielte Vata-Reduktion mit MA-Präparaten wird er je nach Pulsmuster entscheiden.
4. Magnesium-Gaben (Dosierung bitte mit Ihrem Gynäkologen abstimmen) sind ebenfalls hilfreich. Viele Frauen leiden unter einem unentdeckten Magnesium-Mangel, da die mit Kunstdünger behandelten Böden nicht mehr genug Magnesium enthalten.

3.12 Vorbeugung von Erbkrankheiten beim Ungeborenen

Der Maharishi Ayur-Veda ist sich bewusst, dass der Stoffwechsel der Mutter das Ungeborene permanent beeinflusst, im positiven wie im negativen Sinne. Gezielt kann man daher die sensible Phase im Mutterleib nutzen, wenn das Ungeborene Gefahr läuft, Träger einer Erbkrankheit zu werden.

Besteht in der Familie des Vaters oder der Mutter eine Neigung zu einer Erkrankung, die sich auf die Kinder weitervererben könnte, wird der ayurvedische Arzt der Mutter empfehlen, dies beim Ungeborenen schon während der Schwangerschaft auszugleichen. Dies gilt für eine Anfälligkeit für Rheuma und Arthritis im Kreise der Familie ebenso wie für Asthma und andere allergische Erkrankungen. Hautleiden wie Schuppenflechte oder Neurodermitis, aber auch jede andere Krankheit mit einer erblichen Veranlagung wie beispielsweise gehäufte Krebserkrankungen bei Blutsverwandten sollten idealerweise bereits im Mutterleib angegangen werden.

In diesem Fall nimmt die Mutter während des dritten bis sechsten Monats der Schwangerschaft das entsprechende Maharishi-Ayur-Veda-Kräuterpräparat. Dadurch wird der Stoffwechsel des wachsenden Wesens so harmonisiert und gestärkt, dass es selbst nicht mehr Träger dieser Krankheit werden soll.

Einzige Ausnahme dieser Regel ist die Neurodermitis. Dieses Hautleiden wird auch im Maharishi Ayur-Veda als so schwer angesehen, dass die werdende Mutter während der gesamten Schwangerschaft eine Nahrungsergänzung zur Balancierung der Haut nehmen soll, selbst wenn sich bei ihr keinerlei Krankheitsanzeichen bemerkbar machen.

Es wäre schön, wenn in absehbarer Zeit zu diesem hochaktuellen Thema Langzeitstudien durchgeführt würden. Wie viel Leid könnte Kindern erspart bleiben, wenn auf diese schonende Weise der Stoffwechsel der Ungeborenen bereits balanciert werden könnte!

3.13 Müssen Stimmungsschwankungen sein?

Bei uns im Westen werden die häufigen Stimmungsschwankungen schwangerer Frauen als geradezu selbstverständlich hingenommen: »Es sind eben die Hormone!« Der Maharishi Ayur-Veda definiert die Ursache der Stimmungshochs und -tiefs als aus den Fugen geratenes Vata, was durch die vermehrte körperliche und seelische Belastung erklärlich ist.

Natürlich setzt sich jede schwangere Frau mit ihrer neuen Situation auseinander. Viele Fragen tauchen in diesem neuen Lebensabschnitt auf. Unsicherheiten sind natürlich, gerade wenn eine Frau ihr erstes Baby erwartet oder die äußere Situation für ein weiteres Familienmitglied nicht ideal zu sein scheint. Ganz besonders verständlich ist die innere Verunsicherung bei einem anfangs nicht erwünschten Kind. Wie die individuelle Situation der werdenden Mutter auch sein mag: Zu jeder Schwangerschaft gehört zwangsläufig die gedankliche Auseinandersetzung mit der neuen Situation, die Planung des neuen Lebensabschnitts für alle Beteiligten.

Die psychischen Einflüsse, die Vata am meisten durcheinanderbringen, sind Sorgen, Grübeln, Ängste, Zweifel und Unentschlossenheit. Einerseits kann man diese Gefühle vermeiden, indem man sich mit der Situation auseinander setzt, Informationen einholt und sich mit Menschen umgibt, die der werdenden Mutter mit positivem Rat zur Seite stehen. Das ist die Art und Weise, wie die Schwangeren überall auf der Welt mit ihren Ängsten und Befürchtungen umgehen. Vom Ayurveda her aber weiß man, dass übermäßige Sorgen und Ängste gleichzeitig Ausdruck eines gestörten Vata-Doshas sind. Die modern gewordene Einstellung unserer psychologisch geschulten Zeitgenossen geht hier oft über das Ziel hinaus: Oft ist es weniger das eigentliche Problem, das die Verunsicherung hervorruft, sondern die dahinterliegende Vata-Störung lässt es als Problem erscheinen. Es ist grundsätzlich wichtig, das Vata der werdenden Mutter auszugleichen. Viele Sorgen bekommen dann von selbst den Stellenwert, den sie verdienen: Manche verschwinden völlig, andere werden zu Herausforderungen, die eine schwangere Frau mit einer ausgeglichenen Psyche mit Leichtigkeit meistern kann.

Wenn Sie Ihr Vata schon vorbeugend ausgleichen, können die typischen Stimmungsschwankungen auf ein Minimum reduziert werden:

1. Je regelmäßiger Sie Ihren Tagesablauf gestalten können, desto besser.
2. Gönnen Sie sich so viel Ruhe wie nötig. Kleine Ruhepausen zwischendurch oder Hinlegen nach dem Essen sind optimal. Gehen Sie abends so früh ins Bett wie möglich (siehe Kapitel 3.7).
3. Üben Sie regelmäßig Transzendentale Meditation aus; nichts beruhigt Ihr Vata stärker. Damit sorgen Sie nicht nur dafür, dass Sie selbst Ihr eigenes Bewusstsein entwickeln. Die tiefe Ruhe und Entspannung, die Sie dabei erfahren, teilt sich über Ihren Stoffwechsel dem Ungeborenen unmittelbar mit. Nie wieder im Leben Ihres Kindes können Sie ihm mit so geringem Einsatz eine ausgeglichene, in sich ruhende Gemütsverfassung für sein gesamtes späteres Leben als Basis mitgeben (siehe Kapitel 2.9).
4. Schaffen Sie sich eine sorgenfreie und angenehme Umgebung.
5. Umgeben Sie sich mit Menschen, die Sie aufheitern und positiv stimmen. Vermeiden Sie schwermütige Gespräche und Kontakte, die Sie belasten oder ängstigen. Hierzu gehören mit Sicherheit die leider im-

mer noch üblichen »Schauergeschichten« von Entbindungsdramen anderer Frauen. Hören Sie stattdessen auf den Rat von Frauen, die ihr Leben positiv gestimmt gestalten, die Kinder und Babys lieben, Ihnen Mut machen und ihre konstruktiven Erfahrungen mit Ihnen teilen.

6. Lektüre und Fernsehfilme wählen Sie entsprechend aus. Denn genauso wie sie Ihre Psyche positiv oder negativ stimmen, reagiert der gesamte Organismus und damit auch das Ungeborene darauf. Während Hochschulstudenten einen Film über Mutter Teresa ansahen, verbesserte sich ihre Abwehrlage, messbar durch die Immunglobulin-A-Konzentration des Speichels, und blieb sogar noch eine Stunde danach hoch. Besonders interessant ist dabei das Nebenergebnis, dass sogar Studenten, die dem Filminhalt ablehnend gegenüberstanden, eine verbesserte Immunfunktion aufwiesen. Der Forschungsleiter erklärte dies damit, dass sie trotz ihrer Ablehnung das liebevolle Verhalten Mutter Teresas auf einer Ebene von Psyche und Körper aufgenommen hatten, die offensichtlich tiefer als ihre Einwände lag.
   Umgekehrt sollten angsterregende Situationen und Inhalte während der Schwangerschaft tabu sein. Bevorzugen Sie stattdessen alles, was Sie froh und heiter stimmt, was Sie entspannt. Besser als Fernsehen ist eine angenehme Unterhaltung im Kreise lieber Freunde oder der Familie oder eine angenehme und aufbauende Lektüre.
7. Meiden Sie schnelle Musik, hektische Bewegungen sowie übermäßige Anstrengungen und sportliche Höchstleistungen, da all dies Ihr Vata-Dosha zusätzlich anregt.
8. Leichte Gandharva-Veda-Musik tagsüber bringt das Vata weiter ins Gleichgewicht (siehe Kapitel 3.9).

3.14 Kommunikation mit dem Ungeborenen

Schon im Moment der Entstehung im Mutterleib, bei der Empfängnis, betrachtet der Ayurveda den Embryo als eine eigenständige Persönlichkeit (siehe Kapitel 3.3). Die Einstellung moderner Eltern hat sich auch bei uns seit Jahren davon wegbewegt, das werdende Wesen als einen unbewussten Zellhaufen anzusehen. Was liegt näher, als mit dem kleinen Wesen schon so früh wie möglich Kontakt aufzunehmen, um ihm so mitzuteilen, dass es freudig erwartet wird? Heutzutage gibt es verschiedene Schwangerschaftskurse, in denen den werdenden Eltern die Kommunikation mit dem Ungeborenen systematisch beigebracht wird. Sie üben, ihr Tagesbewusstsein den feinen Impulsen des Ungeborenen zu öffnen und es so bewusster wahrzunehmen.

In diesen frühen Monaten des Lebens mit dem Ungeborenen ist die Sprache sicherlich ein sehr grobes Medium mit begrenzter Verständigungsmöglichkeit. Stattdessen sind Mutter und Kind ständig durch den Stoffwechsel und durch ihre Gefühle miteinander verbunden.

Am Anfang dieses Buches, in Kapitel 1.6 »Geist und Körper sind eins«, wurde dargestellt, dass jeder Gedanke, jedes Gefühl entsprechende Neuropeptide im Organismus hervorbringt. Ganz einfach gesagt: Glückliche Gefühle erzeugen glückliche Neuropeptide, die das Ungeborene genauso überfluten wie seine Mutter. Auf diese Weise teilt sich der Gefühlszustand der Mutter dem Ungeborenen unmittelbar mit, denn beide sind eins. Nun wird auch die ayurvedische Empfehlung, die Aufmerksamkeit während der Zeit der Schwangerschaft auf Positives zu lenken, noch tiefer verständlich. Umgekehrt teilen sich die feinen Impulse, die das kleine Wesen in der Gebärmutter aussendet, seiner Mutter unmittelbar mit. Ich habe in meiner Praxis viele Frauen erlebt, die das Wesen und den Charakter ihres Ungeborenen schon während der Schwangerschaft ganz zart erahnen konnten, die automatisch seine einzigartige Wesenheit in sich erspürten. Natürlich fällt dies viel leichter, wenn eine Frau und auch der werdende Vater gewohnt sind, regelmäßig Kontakt mit den feinen Bereichen in ihrem Bewusstsein aufzunehmen. Menschen, die meditieren, tun dies zweimal täglich systematisch. Wenn sie Ruhe haben, geht das Bewusstsein ganz automatisch und ganz natürlich nach innen: Sie nehmen ihr Kind, seine zarten Empfindungen, manchmal sogar seine »Gedanken« wahr. Transzendentale Meditation in der Schwangerschaft ist außerdem eine wunderbare Hilfe, dass Freude und Glück erfahren werden können und nicht durch Stress blockiert werden.

Trotz aller positiven Einstellungen werden sich jedoch auch negative Erlebnisse und Emotionen während der Schwangerschaft nie ganz vermeiden lassen. Bei vielen aufgeklärten Eltern, die das Beste für ihr Baby wollen, entstehen dann Schuldgefühle, nach dem Motto: »Was habe ich jetzt der zarten Seele des Ungeborenen angetan?« Der permanente Druck zum

Positiven kann einen Dauer-Stress erzeugen, der logischerweise ins Gegenteil umschlagen kann. Auch dafür ist die Meditation eine Hilfe, man lernt automatisch, Negativem wie Positivem entspannt gegenüberzustehen. Dualität gehört zum Leben auf diesem Planeten, die Frage ist lediglich, wie man damit umgeht (siehe Kapitel 7.10). Gehen Sie während der Schwangerschaft durch negative Gefühle, Erlebnisse und Lebensphasen, können Sie Ihr Kleines daran ganz natürlich teilhaben lassen. Wenn Sie gewohnt sind, mit ihm tagsüber gedanklich zu kommunizieren, werden Sie eben auch diese Gedankeninhalte genauso spontan weitergeben. Ich erinnere mich gut, als ich in der ersten Schwangerschaft eine umfangreiche und sehr schmerzhafte Zahnbehandlung über mich ergehen lassen musste. Mir war nur allzu sehr bewusst, welche Neuropeptide mein Baby dabei überschwemmen mussten. Innerlich habe ich währenddessen zu ihm gesprochen: »Störe dich nicht daran, es tut mir leid, dass ich dir das jetzt zumuten muss, aber es dauert nur noch eine Weile. Dann schicke ich dir wieder ein paar positive Gefühle vorbei.« Ob es mein Baby im Bauch wirklich getröstet hat, wer kann das sagen? Ich selbst habe mich damit auf jeden Fall sehr viel ruhiger und wohler gefühlt ...

Im Westen wird die Eigenständigkeit und Stärke des Ungeborenen regelmäßig unterschätzt. Im Maharishi Ayur-Veda weiß man, dass das Ungeborene bereits die Doshas der Mutter ausgleichen kann, nicht weniger als umgekehrt. Der Einfluss von Mutter und Kind ist immer wechselseitig, was viele Mütter bei der Kommunikation und dem Erfühlen des Ungeborenen deutlich wahrnehmen. Manche Mutter, die emotional durch Höhen und Tiefen geht, kann sich durch die zarte Anwesenheit des kleinen Menschleins in ihr genauso getröstet fühlen, wie die Gegenwart eines Säuglings oder eines kleinen Kindes aufgewühlte Gemüter ganz sanft beruhigen kann.

3.15 Die Rolle des Vaters

Die Zeit der Schwangerschaft und die Vorbereitung auf ein neues Familienmitglied bringen neue Erfahrungen in jede Partnerschaft. Vorher bestehende Konflikte und Problembereiche können deutlicher hervortreten, wie in jeder Belastungssituation. Die Frau ist zarter und sensibler und braucht mehr denn je die emotionale Unterstützung des werdenden Vaters. Ist der Mann in dieser Zeit fürsorglich und einfühlsam, kann dies umgekehrt zu einer Festigung der bestehenden liebevollen Beziehung beitragen. Je inniger die Partnerschaft ist, je mehr die werdende Mutter und der Vater sich im Einklang miteinander befinden (was selbstverständlich nicht heisst, dass sie keine eigenständigen Persönlichkeiten sein sollen), desto mehr Zuneigung empfinden beide füreinander – die ideale Voraussetzung, ein Nest für das neue, zerbrechliche kleine Wesen zu bauen. Je mehr Sicherheit und Schutz der werdende Vater der schwangeren Frau geben kann, desto mehr gibt die Mutter davon automatisch an das Kind weiter. Sogar der Bestand der Schwangerschaft kann von diesen emotionalen Faktoren, die der werdenden Mutter Rückhalt geben, abhängen. So ergab die Auswertung einer kürzlich durchgeführten Studie, dass Frauen eher zu Frühgeburten neigen, wenn sie Konflikte innerhalb der sozialen Beziehungen haben, von denen sie Unterstützung erwarten, und diese Konflikte nicht lösen können.

Viele Studien über die Auswirkungen der Transzendentalen Meditation im sozialen Bereich haben gezeigt, dass Meditierende in wenigen Wochen und Monaten mehr Selbstvertrauen entwickeln, weniger ängstlich sind, positiver an ihr Leben herangehen und besser mit Konflikten umgehen können. Ein Mensch, der entspannt ist, kann logischerweise ein größeres Maß seines Potenzials nutzen, er kann zu dem Menschen heranwachsen, der er gerne sein möchte. Auch vor der ehelichen Beziehung machen diese positiven Selbstbildmerkmale nicht Halt: Als man Ehen meditierender Partner untersuchte, fand man heraus, dass sich die Nervosität in der Ehe zugunsten größerer Gelassenheit und Entspannung verringerte. Einfühlungsvermögen und Verständnis wuchsen sowie die Fähigkeit, fair zu sein und bei Konflikten objektiv und sachlich zu bleiben. Die Eheleute zeigten spontan mehr Wärme und Zuneigung untereinander. Einer weiteren Studie zufolge akzeptierten und bewunderten Meditierende ihren Ehepartner stärker, empfanden ihre Ehe als harmonischer und glücklicher und schätzten ihr Eheglück desto höher ein, je länger sie diese Technik gemeinsam ausübten. Sie erklärten sich dies damit, dass sie als Individuen stärker wachsen und entspannter, liebevoller und akzeptierender sein konnten. So kann sich eine innigere Verbindung der Eltern in spe ganz von selbst einstellen, eine wunderbare Voraussetzung für eine erfüllte, harmonische Schwangerschaft.

Viele Frauen tragen heute auch ohne Vater ein Kind aus. Nichtsdestoweniger ist es ideal, Menschen um sich zu haben, denen die werdende Mutter vertraut. Freunde oder andere verständnisvolle Frauen sind in dieser Situation von unschätzbarem Vorteil (siehe Kapitel 3.13). Gerade eine Frau in dieser Situation braucht jedoch ein gerüttelt Maß an eigenem inneren Halt, aus dem sie Kraft schöpfen kann. Die Zeit der Schwangerschaft ist besonders geeignet, durch TM die eigenen, inneren Bereiche zu entfalten, da jede Frau sich in diesem Lebensabschnitt ganz natürlich mehr nach innen wendet.

3.16 Sexualität in der Schwangerschaft

Sexueller Appetit, gute Fruchtbarkeit, die Potenz und nicht zuletzt die Fähigkeit, die sexuelle Vereinigung gelöst und entspannt zu genießen, sind Ausdruck eines balancierten Kapha-Dosha.

Wie jede körperliche Aktivität stimuliert der sexuelle Akt das Vata-Dosha. Daraus leiten sich einige allgemeine Empfehlungen des Maharishi Ayur-Veda ab. Es wirkt sich ungünstig auf das feine Gleichgewicht des Körpers aus, wenn man miteinander schläft, wenn die Blase voll ist und eigentlich entleert werden müsste. Wird ein natürliches Bedürfnis wie beispielsweise das Wasserlassen unterdrückt, zieht dies Vata-Störungen nach sich (siehe Kapitel 3.3). Genauso wenig sollten Sie Geschlechtsverkehr bei vollem Magen haben. Die Erklärung ist die gleiche wie für Sport, Ausübung der Yoga-Asanas oder auch angestrengtes Studium direkt im Anschluss an das Essen. Solange sich die Hauptaktivität des Organismus im Verdauungstrakt abspielt und die größte Blutfülle dort konzentriert ist, stört jede Maßnahme das Feingefüge von Geist und Körper, die die Aktivität zu anderen Teilen des Körpers hinzieht. Außerdem vermehrt sich nach dem Essen das Kapha-Dosha, der Mensch ist natürlicherweise nach einer größeren Mahlzeit zum Ausruhen geneigt. Bei jeder Verdauung und Assimilation entsteht ein kleines bisschen Ama, das ist ganz natürlich. Arbeitet oder bewegt man sich nach dem Essen zu sehr, wird dieses Ama in alle Körperteile geschleudert und produziert dort natürlicherweise Störungen. Nach einer Hauptmahlzeit lassen Sie daher mindestens zwei bis drei Stunden verstreichen, um Vata nicht zu stören und kein Ama in die Körpergewebe zu bringen.

Die körperliche Aktivität des Sexualakts regt immer das Vata-Dosha an, teilweise leert sie auch das Shukra-Dhatu, das Gewebe, das die Fortpflanzungsorgane bildet. Dies ist die Erklärung dafür, dass Menschen, die Vata im Übermaß im Organismus angesammelt haben, sich sogar nach einem wunderschönen Beisammensein geschwächt fühlen können. Dies hat nichts mit »Verklemmtheit« zu tun, sondern ist auf ihre empfindsame, Vata-betonte Verfassung zurückzuführen. Es nützt nichts, sich dann dem Partner zuliebe zu überwinden und es bei diesem unbefriedigenden Zustand zu lassen. Wesentlich besser sind der systematische Aufbau des Shukra-Dhatu und die Balancierung des Vata. Im Idealfall kann beides gleich nach der Vereinigung wieder aufgebaut und ausgeglichen werden, indem Sie heiße Gewürzmilch oder Mandelmilch trinken (siehe Rezeptteil im Anhang). Selbstverständlich ist auch Ruhe danach angeraten, denn jede Art von Ruhe balanciert Vata.

Auch Rasayanas haben einen aufbauenden, stärkenden Effekt. Es gibt ein Rasayana für Männer, das neben vielen anderen aufbauenden Wirkungen die kleine Schwächung der männlichen Physiologie durch den Geschlechtsverkehr und den Aufbau der Samenzellen wieder ausgleicht. Das Rasayana für Frauen unterstützt hingegen das Feingefüge des weiblichen Organismus und gleicht die menstruationsbedingte Schwäche und den damit verursachten Eisenverlust wieder aus.

Während der Schwangerschaft gibt es laut Ayurveda zwei sensible Phasen für das Ungeborene. Ganz zu Beginn, innerhalb der ersten vier Wochen nach der Befruchtung, wird die junge Schwangerschaft noch als sehr störanfällig und empfindlich angesehen, weshalb sexuelle Enthaltsamkeit angeraten wird. Dies entspricht im Übrigen den Aussagen unserer modernen Medizin, die davon ausgeht, dass im ersten Monat sehr viele befruchtete Eizellen von selbst wieder abgehen – jede stärkere Blutung, die zum Regelzeitpunkt oder kurz danach auftritt, wird dazu gerechnet. Anschließend, während der ersten Monate der Schwangerschaft, ist Sexualverkehr unschädlich für das Ungeborene. Gesunde Frauen können und sollen in dieser Zeit ihren und den Bedürfnissen des Mannes gerne nachgeben. Ist die Schwangerschaft aus irgendeinem Grund gefährdet, folgen Sie jedoch den Anweisungen Ihres Arztes.

Anders als im Westen rät der Maharishi Ayur-Veda im letzten Schwangerschaftsdrittel jedoch zur Schonung der Unterleibsregion der werdenden

Mutter. Etwa ab dem siebten Monat wird empfohlen, den Geschlechtsverkehr einzustellen, damit das Vata und insbesondere das Apana-Vata der werdenden Mutter ganz und gar ungestört bleiben. Viele Frauen spüren in den späten Schwangerschaftsmonaten von selbst, dass das Bedürfnis nach sexueller Vereinigung nachlässt. Ich habe sogar von sensiblen Vätern gehört, die so im Einklang mit ihrer Frau waren, dass auch sie ein geringeres sexuelles Verlangen als sonst hatten. Wenn es leicht geht, sollten Sie also, als Vorbereitung auf eine sanfte Geburt, diese letzte Zeit für liebevolle Umarmungen und Schmusen nutzen. Ganz besonders schön ist es auch, in den letzten Monaten mit dem unübersehbar großen Bauch in zärtlichen Stunden das Baby mit einzubeziehen. Es ist wunderschön, über den Bauch zu streichen, das Baby zu fühlen oder zu ahnen, mit ihm zu sprechen oder ganz in sich ruhend an es zu denken und es so in die innige Zweisamkeit mit einzubeziehen (siehe Kapitel 3.14).

3.17 Geburtsvorbereitung

Überall in Deutschland werden gute Geburtsvorbereitungskurse von erfahrenen Hebammen angeboten. Sie sollten diese Angebote nutzen, denn sie machen Sie mit allem, was auf Sie zukommen mag, vertraut und helfen so, unnötige Ängste zu vermeiden. (Das Maharishi-Ayur-Veda Gesundheitszentrum Bad Ems bietet darüber hinaus Mutter-und-Baby-Kurse im Block an, die die werdenden Mütter auf die wichtigsten Erfahrungen mit ihrem Baby vorbereiten und detaillierte praktische Übungen des Maharishi Ayur-Veda anbieten, ebenso wie einfache Kochrezepte, die die ayurvedische Ernährung auch im späteren Leben mit Kindern noch leichter durchführbar machen. Die individuellen ärztlichen Empfehlungen, die von der Dosha-Konstellation der Mutter und ihrer körperlichen Verfassung abhängen, können in diesem Rahmen ebenfalls gegeben werden. Wenn Sie wollen, können Sie dabei gleichzeitig die Technik der Transzendentalen Meditation von einem erfahrenen Meditationslehrer lernen.)

In den klassischen ayurvedischen Texten sind keine speziellen Atemtechniken beschrieben, trotzdem würde ich Ihnen unbedingt empfehlen, sich auch damit auf eine Geburt gründlich vorzubereiten. Setzen wir voraus, dass Sie im Idealfall meditieren, gehören sie zu den Frauen, die sich ganz besonders gut entspannen können, auch in extremen Situationen. Nichts ist wichtiger bei einer Entbindung, als die eigene innere Mitte nicht zu verlieren und bei aller Anstrengung und auch bei Schmerzen so entspannt wie möglich zu bleiben. Die Studie eines deutschen Arztes, der Schwangerschaft und Geburtsverlauf TM-meditierender Frauen untersuchte, ergab entsprechend, dass die Geburten bei diesen Frauen subjektiv leichter verliefen und dass sie im Schnitt um 22 Prozent kürzer waren als die der Vergleichsgruppe nicht-meditierender junger Mütter. Dieser Effekt war besonders bei den Erstgebärenden besonders eindrucksvoll, denn im Schnitt brauchten sie für ihre Entbindung knapp zwei Stunden weniger. Obendrein gab es bei den Geburten der meditierenden Mütter deutlich weniger Komplikationen. Von den Babys der Frauen, die an der üblichen Schwangerschaftsvorbereitung teilgenommen hatten, mussten drei mit der Zange und 22 mit der Saugglocke geboren werden (bei 131 Geburten), bei den Frauen, die zusätzlich meditierten, waren es nur drei Zangengeburten und drei Geburten mit der Saugglocke (bei 95 Geburten).

Selbst wenn Sie zu den Menschen gehören, die sich besonders gut entspannen können, sind gute und sicher beherrschte Atemtechniken erfahrungsgemäß zusätzlich von unschätzbarem Vorteil. Gerade während der schwierigeren Phasen während der Entbindung ist es gut, sich an einem Atemrhythmus festhalten zu können. Wenn Sie ohne Probleme in der Nähe eine Hebamme oder einen Geburtshelfer finden, der mit Leboyers »Atmen und Singen« arbeitet, ist dies eine wunderbare Technik, zumindest für die Eröffnungsphase der Geburt. (Es gibt auch ein Buch mit einer Anleitungskassette von Frederik Leboyer zu kaufen, so dass Sie allein üben können.) In der Austreibungsphase reicht dieses schöne und entspannte Singen bei den meisten Frauen jedoch nicht mehr aus, so dass es gut ist, auch die anderen, zuerst von Dick Read entwickelten Atemtechniken zu beherrschen, wie sie in der ursprünglichen oder abgewandelten Formen in fast allen Vorbereitungskursen geübt werden.

Eine entspannte Geburt ist wesentlich schmerzärmer! Wissenschaftler fanden heraus, dass entspannte Frauen unter der Geburt ein ganz bestimmtes Neuropeptid, das Endorphin, in ihrem eigenen Körper herstellen. Dieses Neuropeptid ist tausendmal stärker schmerzlindernd als Morphium oder Opium, ohne deren dämpfende und muskellähmende Wirkungen auf den Körper zu entfalten. Die Apotheke in unserem Inneren hat uns also bestens darauf vorbereitet, die Strapaze der Geburt zu meistern, vorausgesetzt, wir bleiben dabei entspannt! Genau dies wurde auch in der oben zitierten Studie herausgefunden: Die meditierenden Mütter, die sich aufgrund der regelmäßigen Ausübung dieser Technik gut entspannen können, empfanden erheblich weniger Schmerzen während ihrer Entbindung und waren gleichzeitig auch weniger ängstlich.

3.18 Namenwahl

Auch über die Wahl des Namens für den künftigen Erdenbürger gibt es aktuelle Empfehlungen des Maharishi Ayur-Veda. Seit uralten Zeiten hat man in allen Ländern der Erde seinen Kindern Namen gegeben, die in der näheren Verwandtschaft vorkamen wie den Namen des Großvaters oder einer lieben Tante. In der Regel waren dies Namen aus dem eigenen Kulturkreis, dem Sprachraum der Muttersprache. Erst in der heutigen Generation hat sich dies zumindest im Westen sehr stark gelockert, denn – bedingt durch den technischen Fortschritt – sind uns heute ganz andere Kommunikationswege und Austauschmöglichkeiten erschlossen. Alle Menschen haben Zugang zu anderen Kulturen durch Reisen, Fernsehen, Radio und fremdsprachige Literatur. Es ist also nicht weiter verwunderlich, dass dies auch auf die Auswahl der Namen für unsere Kinder einen Einfluss hat und viele fremdsprachige Namen Einzug in unsere Namensregister gehalten haben.

Bereits in den klassischen ayurvedischen Texten wird empfohlen, den Vornamen aus dem eigenen Sprachgebrauch und Kulturkreis zu wählen. Die Gründe dafür sind bei näherer Betrachtung leicht einsehbar. Jedem Menschen auf unserem Planeten ist die Muttersprache am vertrautesten, sie ist daher für die Balance des gesamten Körper-Geist-Gefüges die am meisten harmonisierende Sprache. Keine noch so perfekt gesprochene Fremdsprache hat einen derart beruhigenden Einfluss auf die Gehirnphysiologie wie die Klänge und Laute, die ein Mensch seit seiner Kindheit in sich aufgenommen hat. So sollte auch der eigene Name nicht »fremd« klingen, sondern Altvertrautes, Bekanntes im Menschen wecken. Außerdem sollte ein Kind mit seinem eigenen Namen glücklich sein und sich damit identifizieren können. Er sollte es daher nicht zu sehr aus seinem Kulturkreis herausheben. Im ungünstigsten Fall kann dies zum Spott durch andere Kinder führen und damit unnötige Spannungen in ihm hervorrufen. Ein vom Klang der jeweiligen Sprache und vom Gebrauch her gewohnter Name entspannt das Kind, hebt es nicht zu sehr aus seinem Umfeld heraus und leistet einen Beitrag dazu, dass sich ein kleiner und großer Mensch in seiner Stellung in der Gesellschaft integriert fühlen kann. Natürlich sind auch der individuelle Geschmack und das Feingefühl der Eltern wichtig, denn alle Familienmitglieder sollten sich mit dem Namen des Kindes wohl fühlen können.

Mit diesen Empfehlungen wird der grobe Rahmen für die Namenwahl eines Kindes im Einklang mit seiner jeweiligen Kultur und den Gepflogenheiten der Umgebung abgesteckt. Aber auch der eigentliche Klang des Vornamens hat im Maharishi Ayur-Veda eine wichtige Bedeutung für die Persönlichkeit des Kindes. Reste dieses uralten Wissens finden wir heute noch in dem lateinischen Sprichwort »nomen est omen«. Der Name ist ein Vorzeichen, er trägt also in Samenform die besonderen Qualitäten einer Persönlichkeit bereits in sich. Beim bloßen Nennen des Namens werden sie dem Hörenden klar, vorausgesetzt, er hat seine feinere Wahrnehmung dafür geöffnet. Erinnern Sie sich an das Kapitel 1.1 »Sanskrit – die Sprache der Veden und des Bewusstseins« und den Abschnitt über die Klänge des Gandharva-Veda (Kapitel 3.9)? Der Maharishi Ayur-Veda beachtet aufs minutiöseste die Auswirkungen von Klängen auf unser Nervensystem – und was gibt es Wichtigeres und Dauerhafteres für einen Menschen als den Klang seines eigenen Namens? Jedesmal, wenn er gerufen oder angesprochen wird, hat dieser Klang einen Einfluss auf sein Nervensystem – was liegt da näher, als einen Namen auszuwählen, der zur Persönlichkeit des Kindes passt, dessen Klang harmonische und ordnende Einflüsse auf sein Nervensystem aussendet?

Wollen Sie den Vornamen des Kindes nach ayurvedischen Gesichtspunkten auswählen, müssen Sie sich noch etwas gedulden und sich die endgültige Bestimmung des Namens bis kurz nach der Geburt aufheben. Denn die Kunst der richtigen Namenwahl ist ein fester Bestandteil von Maharishi Jyotish (siehe Kapitel 2.18) und damit abhängig von der Geburtsminute des Kindes. Das bedeutet in der Praxis: In dem Augenblick, in dem das Baby geboren wird, besteht eine ganz einzigartige Konstellation der Planeten, die nach den Erkenntnissen von Jyotish die ganz individuelle

Persönlichkeit des Kindes mit seinen Besonderheiten in jedem Lebensgebiet widerspiegelt. Da die Geburtsminute genau bekannt ist – gerechnet wird der Moment, in dem das Neugeborene den Mutterleib vollständig verlassen hat –, berechnet der Jyotishi in kürzester Zeit das individuelle Geburtshoroskop und kann daraus die Kriterien für die Wahl des günstigsten Vornamens ablesen. Er berücksichtigt dabei vorrangig die geistigen und emotionalen Besonderheiten des gerade geborenen Menschen, die durch die geschickte Namenswahl unterstützt und gefördert werden. Das wichtigste ist dabei der Klang der ersten Silbe, der den Eltern mitgeteilt wird. Sind die ersten Buchstaben bekannt, können die Eltern mit der endgültigen Auswahl eines passenden Vornamens beginnen. So wird diese balancierende und die Gefühlswelt des Kindes fördernde Silbe den Menschen sein ganzes Leben begleiten und immer wieder ihren ordnenden Einfluss auf ihn ausüben.

3.19 Die letzten Wochen vor der Geburt

Bei uns hat der Gesetzgeber für die letzten sechs Wochen vor der Entbindung den Mutterschutz eingerichtet: Fast alle werdenden Mütter sind jetzt froh über die Möglichkeit zu verstärkter Schonung. Der Organismus der werdenden Mutter erbringt Höchstleistungen, um das Ungeborene zu ernähren und mit Sauerstoff zu versorgen. Im Körper der Schwangeren ist es für zwei jetzt manchmal fast zu eng: Die Organe der werdenden Mutter müssen dem Ungeborenen Platz machen, der Bauch drückt, das Bücken wird beschwerlicher, die allgemeine Beweglichkeit ist eingeschränkt. Aber auch aus psychischer Sicht ist diese Zeit vermehrter Ruhe wichtig und sinnvoll: Jetzt kann sich die Mutter zunehmend mit dem kleinen Wesen auseinander setzen. Es ist unübersehbar da und macht sich deutlich bemerkbar, sogar seine kleinen Arme und Beine streichen von innen deutlich sichtbar unter der Bauchdecke entlang. Die Zeit der Vorbereitung auf die Geburt und das Leben mit dem Winzling hat intensiv begonnen. Spätestens jetzt kommen immer wieder Fragen auf wie: Werde ich genug Liebe für mein Kind haben – empfindet jede Mutter spontane Liebe für ihr Kind? Wie werde ich mit einem Neugeborenen fertig? (Um Antworten auf diese völlig berechtigten Fragen zu bekommen, lesen Sie jetzt schon einmal folgende

Kapitel: 5.1 »Die ersten Tage des Stillens«, 6.3 »Liebevolle Berührung: Abhyanga für das Baby« und 7.11 »Das Baby ist ein Rasayana«.)

Viele Frauen fühlen sich in dieser letzten Zeit trotz der körperlichen Bedrängnis psychisch ganz besonders wohl. Die Vorfreude auf das Kind, die hormonell bedingte Hochstimmung machen sich bemerkbar. Die Natur bereitet die Mutter auf das große Ereignis vor. Trotzdem hat die Beanspruchung des weiblichen Organismus in dieser Zeit seinen höchsten Punkt erreicht. Es ist jetzt ganz besonders wichtig, das Vata-Dosha zu balancieren. Einmal, um in dieser Zeit im Gleichgewicht zu bleiben, zum anderen aber auch, um für die Höchstleistung der Geburt gewappnet zu sein und für die anstrengende Zeit mit dem Baby danach.

Lesen Sie jetzt noch einmal die Empfehlungen aus Kapitel 3.13 »Müssen Stimmungsschwankungen sein?« und befolgen Sie sie so gründlich wie möglich. Auch wenn Sie nicht ruhebedürftig zu sein scheinen, ruhen Sie sich nach der Mittagsmahlzeit im Liegen aus. Legen Sie sich auf die linke Seite, das entlastet die Leber mechanisch vom Druck Ihres Winzlings und erhöht gleichzeitig Agni. Wenn Ihnen danach ist, legen Sie sich ruhig auch sonst einmal am Tag hin, legen Sie zumindest die Füße hoch, wenn Sie lesen, Musik hören oder sich mit Ihren großen Kindern beschäftigen.

Jetzt ist auch der Zeitpunkt gekommen, um sich auf das Stillen vorzubereiten. Reiben Sie dazu Ihre Brustwarzen mit gereiftem Sesamöl ein, um die Haut sanft und geschmeidig werden zu lassen. Anschließend zupfen Sie ein oder zwei Minuten an ihnen, um sie auf das Saugen des Neugeborenen vorzubereiten. Am besten behalten Sie dies täglich bis zur Geburt bei. Lesen Sie jetzt schon einmal das fünfte Kapitel zum Thema Stillen durch, damit Sie sich rechtzeitig auf diese innige Zweisamkeit vorbereiten und auftauchende Fragen rechtzeitig klären können.

Wichtig ist es auch, die letzten Vorbereitungen dafür zu treffen, dass alle Hindernisse, die einer sanften, natürlichen Geburt im Wege stehen könnten, beseitigt werden. In den klassischen ayurvedischen Texten wird großer Wert darauf gelegt, dass bei Frauen spätestens im achten Monat eine bestehende Verstopfung geheilt werden sollte. (Dies erfordert allerdings ärztliche Führung in einem Maharishi-Ayur-Veda-Gesundheitszentrum, da dies idealerweise mit speziellen Einläufen geschieht.) Eine Verstopfung zeigt, dass das Apana-Vata, das steuernde Vata-Prinzip im Unterleibsbereich, gestört ist. Dies ist Vorbeugung im umfassendsten Sinn: Ist Apana-

Vata vor der Geburt im Gleichgewicht, sind die Weichen dafür gestellt, dass die Geburt optimal verlaufen kann, denn Apana-Vata stimmt alle Geburtsvorgänge aufeinander ab.

Ist der Stuhlgang regelmäßig, empfiehlt der Ayurveda ab dieser Zeit trotzdem einen täglichen Einlauf, um Apana-Vata im Gleichgewicht zu halten. (Bitte halten Sie auch hier mit einem Maharishi-Ayur-Veda-Arzt Rücksprache, der Ihnen auf Sie zugeschnittene Anweisungen geben wird.)

Beate hatte bereits vor Beginn ihrer Schwangerschaft eine leichte Ischiasreizung. Etwa ein halbes Jahr vor der Empfängnis bekam sie plötzlich auf der rechten Gesäßhälfte den typischen, stechend-ausstrahlenden Schmerz, den sie mehrmals täglich, teilweise auch bei Bewegungen verspürte. Da die Beschwerden jedoch relativ leicht waren und sie sich dadurch nicht wesentlich beeinträchtigt fühlte, konsultierte sie keinen Arzt.

Im letzten Schwangerschaftsdrittel nahmen die Rückenbeschwerden – bedingt durch das größere Gewicht und den zunehmenden Bauchumfang – verständlicherweise zu: So wachte sie nachts jedesmal mit starken Schmerzen auf, wenn sie sich im Bett umdrehte, die Beschwerden tagsüber nahmen ebenfalls zu.

Im neunten Monat kam sie unabhängig davon regelmäßig zur Behandlung in unser Gesundheitszentrum und erhielt die ayurvedische Vorbereitung für eine sanfte Geburt: alle zwei Tage ein Abhyanga und einen Einlauf. Außer dass sie sich zunehmend leichter und kräftiger fühlte, bemerkte sie bereits nach dem dritten oder vierten Einlauf eine Erleichterung ihrer Rückenbeschwerden. Zu Beginn der Behandlung konnte sie nicht einmal für kurze Zeit mit ausgestreckten Beinen auf dem Rücken liegen, sie musste jeweils die Beine anwinkeln oder sich auf die Seite legen. Nach den ersten Einläufen konnte sie während der Massage bereits eine Weile die normale Rückenlage einnehmen, was sich im Verlauf der weiteren Behandlungen zunehmend verbesserte.

Auf den ersten Blick scheint es sich dabei wieder um eines der schwer nachvollziehbaren »Zauberkunststücke« des Maharishi Ayur-Veda zu handeln. Was war geschehen?

Wir wissen inzwischen, dass Schmerzen und muskuläre Verspannungen sowie Überbeanspruchung das Vata-Dosha vermehren. Bei Rückenschmerzen hat sich also zu viel Vata in diesem Bereich angesammelt und ruft Störungen hervor. Das Gebiet um die Lendenwirbelsäule herum wird von dem Subdosha Apana-Vata reguliert. Der Hauptsitz von Apana-Vata ist nach ayurvedischer Auffassung der Enddarm. So ist es zu erklären, dass Öleinläufe in den Enddarm das Vata des gesamten Apana-Gebietes beruhigen und damit die Verspannungen und Schmerzen zum Abklingen bringen konnten. Obwohl das Ungeborene weiter an Gewicht zunahm, blieben die Beschwerden bis zur Geburt minimal. Zwei Tage nach der Entbindung waren sie fast völlig abgeklungen!

Während des neunten Monats können Sie den Geburtskanal auch direkt mit Ölanwendungen auf den Durchtritt des Babys vorbereiten, wenn die Schwangerschaft normal verläuft. Der Maharishi-Ayur-Veda-Arzt wird Ihnen das passende Öl empfehlen und Ihnen die notwendigen Kniffe für zu Hause erklären. Mit der täglichen Ölung des Genitaltrakts vor der Geburt werden nicht nur der Damm, sondern auch die gesamte Vagina und der Muttermund sanft und geschmeidig. Außerdem wird lokal das Ama in diesem Bereich reduziert. Etwas anderes ist es, wenn Sie einen frühzeitigen Blasensprung haben sollten. In diesem Fall geht vor Geburtsbeginn Fruchtwasser ab, was anzeigt, dass Keime in die Fruchtblase aufsteigen können. Selbstverständlich richten Sie sich in diesem Fall nach allen Anweisungen Ihres Arztes.

Am besten halten Sie in den letzten Wochen vor der Geburt einen festen Rhythmus von Ruhe und Aktivität, Mahlzeiten und Spazierengehen, Transzendentaler Meditation, Yoga-Asanas und dem Hören von Gandharva-Veden ein. Ab dem achten Monat sollten Sie so viel wie möglich zu Hause ruhen und sich auf das Kind einstellen können, denn nach Auffassung des Maharishi Ayur-Veda wird in diesem Zeitraum der subtile Nährstoff Ojas zwischen der werdenden Mutter und dem Ungeborenen hin und her geleitet. Lassen Sie sich es rundherum so richtig an nichts fehlen, und tun Sie all die Dinge, an denen Sie Freude haben. Nichts balanciert Vata mehr als Harmonie und inneres Glück. Achten Sie ganz besonders darauf, sich abends so früh wie möglich ins Bett zu legen. Selbst wenn Sie wegen des großen Bauches nicht mehr ganz ungestört schlafen oder das Ungeborene so auf die Blase drückt, dass Sie die häufigen Blasenentleerungen nachts aus dem Bett holen, versuchen Sie wenigstens, die körperliche Ruhe des Hinlegens zu genießen.

Je regelmäßiger Sie Ihren Tagesablauf gestalten, desto erfolgreicher bringen Sie Ihr Vata in diesen wichtigen letzten Tagen ins Gleichgewicht.

Besonders schön ist es, in den ruhigen Abendstunden mit innerer Freude eine ganz persönliche Kleinigkeit für das Baby vorzubereiten. Ich habe es mir nicht nehmen lassen, für jedes meiner Kinder in der letzten Zeit vor der Geburt etwas Handgestricktes anzufertigen (die einzige Zeit der letzten Jahre, in der ich Nadeln zur Hand genommen habe!). Dabei fließen automatisch eine Menge Zärtlichkeit und Liebe für das kleine Wesen mit ein. Es ist etwas, was die Mutter nur für dieses einmalige Kind herstellt, es macht die Ankunft des kleinen Wesens konkret und zeigt ihm und seiner Mutter ganz deutlich, wie sehr es erwartet wird.

3.20 Einrichten des Babyzimmers, letzte Vorbereitungen

Das Babyzimmer bereiten Sie am besten so früh wie möglich vor. Trotzdem werden die meisten Eltern ihm kurz vor der Entbindung noch den letzten Schliff geben. In der vedischen Wissenschaft gibt es einen Zweig, der sich mit Architektur im weitesten Sinne beschäftigt: der *sthapatya*-Veda, die vedische Wissenschaft der Formgebung. In ihm ist alles Wissen über Städteplanung, die Architektur im Einklang mit natürlichen Gegebenheiten und die Nutzung der optimalen Einflüsse der Himmelsrichtungen für verschiedene menschliche Tätigkeiten enthalten.

Höchstwahrscheinlich werden Sie nicht gerade vor Ankunft Ihres Babys ein neues Haus bauen und alle diese Aspekte berücksichtigen können. (Falls doch, können Sie sich von einem entsprechend versierten Architekten beraten lassen.) Trotzdem gibt es einige allgemeine Regeln aus dem Maharishi Sthapatya-Veda, die Sie bei der Einrichtung Ihres Kinderzimmers oder der Babyecke in Ihrer Wohnung berücksichtigen können.

Versuchen Sie das Babybettchen so zu stellen, dass Ihr Neugeborenes beim Schlafen mit dem Kopf in Richtung Osten liegt. Auch wenn Sie Ihr Baby später tagsüber im Kinderwagen draußen schlafen legen, können Sie darauf achten, dass sein Köpfchen nach Osten zeigt. Der Sthapatya-Veda geht davon aus, dass die Himmelsrichtung, an der die ersten morgendlichen Sonnenstrahlen erscheinen, die belebenden und erfrischenden Einflüsse des jungen Morgens in das menschliche Nervensystem trägt. Ein Mensch, der nach Osten schläft, wird sich tagsüber wacher und klarer fühlen, als wenn er sich zu einer anderen Himmelsrichtung hin bettet. Auch wenn das für Sie gänzlich neu und ungewohnt klingen sollte: So entfernt von unserer Kultur ist dieses Wissen nicht. Zumindest in Norddeutschland wurden die alten Bauernhäuser grundsätzlich in Nord-Süd-Achse gebaut, mit dem Eingang nach Osten. Der Sthapatya-Veda sagt, dass jedesmal, wenn ein Mensch durch den Osteingang ein- und ausgeht, sein Nervensystem durch dessen Einfluss belebt und erfrischt wird.

Vielleicht können Sie bei dieser Gelegenheit gleichzeitig die Schlafplätze der anderen Familienmitglieder neu überdenken? Was für die Kleinen gut ist, gilt natürlich genauso für die größeren Geschwister und für die Eltern.

Die Materialien der Babymöbel, von Tapeten und Wandfarben wählen Sie nach Möglichkeit nach biologischen Gesichtspunkten. Heute gibt es viele Produkte, die schädliche Dämpfe und Ausdünstungen aus Baumaterialien auf ein Minimum reduzieren oder sogar ganz vermeiden. Entsprechende Beratung finden Sie im Fachhandel oder in Bioläden.

Sicher ist eine Wiege oder ein Körbchen mit einem Himmel für das Baby nach der Geburt ideal. Schon von alters her haben Eltern aller Kulturen empfunden, dass ein kleiner, überschaubarer Raum um den Kopf des Neugeborenen herum Geborgenheit vermittelt. Das Neugeborene findet damit in seiner allernächsten Umgebung ständig etwas Bekanntes, das Vertrauen weckt. Außerdem bietet der immer gleiche Anblick eines Himmels keine wechselnden Anregungen und ermöglicht damit die nötige Ruhe für das Einschlafen.

Stubenwagen, Körbchen und Wiegen werden normalerweise mit Stoff ausgeschlagen, was auch nach ayurvedischen Gesichtspunkten richtig ist. Das Neugeborene kann dadurch noch nicht aus seiner kleinen Schlafstatt herausgucken. Die fehlende Anregung erleichtert ihm das Einschlafen, da sein Bewusstsein weniger durch Sinnesreize nach außen gelenkt wird.

Das Gleiche sollte auch durch die Farbwahl des Himmels unterstützt werden: Seine Farben sollten beruhigen. Alle hellen Farben reduzieren das Vata-Dosha und fördern Kapha, ohne das kein Einschlafen möglich ist. Hellblau beruhigt tendenziell eher Pitta, Hellgrün besänftigt Vata und Apricot gleicht Kapha aus. Ein heller, einfarbiger Himmel ohne Muster vereint alle geforderten Qualitäten. Je stärker der Himmel gemustert ist, desto mehr Bewegungselement und Unruhe enthält er, verstärkt logischerweise also das Vata. Das Gleiche gilt für die Wahl der Tapeten, der Farben des Babyzimmers ebenso wie für die Bettwäsche des Babys und seiner Kleidung.

Apricot oder Pfirsichfarben ist eine sanfte Farbe, die in etwa dem Farbton entspricht, den das Ungeborene durch den Mutterleib schimmern sah, wenn es draußen hell war. Von daher ist es sicher gut, diesen Farbton zu wählen. Aber auch jeder andere Pastellton wird das Neugeborene beruhigen.

Gestalten Sie das Material des Bettchens ebenfalls so naturnah wie möglich. Das bezieht sich auf das Holz des Bettchens, seine Farben und Lacke sowie auf die verwendeten Stoffe.

Als Bezugsstoff eignen sich reine Baumwolle oder noch besser Seide, da sie sich nicht bzw. nur minimal elektrostatisch aufladen. Durch Kunstfasern wird das Vata-Dosha vermehrt, da deren elektrostatische Aufladung die Körperschwingung auf unnatürliche Weise beschleunigt. Dies kann jeder leicht an sich selbst nachvollziehen. Achten Sie das nächste Mal bewusst darauf, wenn Sie Kleidung aus Kunstfasern tragen, die sich beim Anziehen oder Entkleiden durch die Reibung auflädt und »knistert«.

Viele Babys lassen sich durch sanftes, rhythmisches Wiegen oder Schaukeln beruhigen. Dies ist sicherlich auf die Erinnerung an die Bewegungen der Mutter zurückzuführen, die dem Baby aus dem Mutterleib vertraut sind. Von daher ist ein Bettchen günstig, das ähnliche Bewegungen ermöglicht, wie zum Beispiel eine Wiege oder ein Korb, der mit einem Seil an der Decke befestigt ist. (Weitere Details hierzu finden Sie in dem entsprechenden Absatz in Kapitel 6.1.)

Kurz vor der Geburt legen Sie am besten auch schon die Kleidung für Ihr Baby, die Bettwäsche und Windeln für das Neugeborene bereit. Hierzu lesen Sie bitte jetzt schon im selben Kapitel die Unterkapitel: Sanfte Wärme für das Neugeborene, Babykleidung, Gleichmäßige Wärme im Bett und Welche Windeln für den Säugling?. Diese Informationen helfen Ihnen, das Optimale schon vor der Geburt zu besorgen. Maharishi-Ayur-Veda-Ärzte haben für die Zeit direkt nach der Geburt verschiedene Heilkräuter-Nahrungsergänzungen zusammengestellt (siehe den entsprechenden Absatz in Kapitel 7.3). Wollen Sie diese Unterstützung zur Schnellregeneration nach der Geburt und zum Dosha-Ausgleich von Mutter und Baby anwenden, sollten Sie auch diese jetzt schon besorgen.

3.21 Wohin zur Entbindung?

Egal, ob Sie zu Hause entbinden wollen, ein Geburtshaus aufsuchen oder eine geeignete Entbindungsklinik auswählen wollen, Sie sollten immer die gleichen Kriterien für Ihre Wahl zugrunde legen.

Jede Geburt ist ein ganz besonderes Erlebnis für sich. Aber auch die schönste Entbindung bedeutet für die werdende Mutter und meist auch für den werdenden Vater eine Anstrengung, die den ganzen Menschen fordert. Logischerweise muss dabei wieder einmal das Vata-Dosha ganz besonders beachtet werden, damit beide während der Entbindung so entspannt wie möglich sein können.

Versuchen Sie daher rechtzeitig zu klären, inwieweit der Vater bei der Geburt beteiligt sein soll. In alten, vedischen Zeiten hatten die Männer bei einer Geburt nichts verloren. Schon Wochen vor der Entbindung zogen die Frauen in das Entbindungshaus um, um sich dort von anderen Frauen verwöhnen zu lassen. Die kreißenden Frauen wurden dort die ganze Geburt über von liebevollen und erfahrenen Frauen geführt, so dass sie loslassen konnten. Wie wichtig und sinnvoll diese Empfehlung des Maharishi Ayur-Veda ist, zeigen die Ergebnisse einer unlängst in den USA durchgeführten Studie. Sie verglich die Geburten von Frauen, die während der Entbindung ihres ersten Kindes im Wesentlichen sich selbst überlassen waren und nur ab und zu während der Wehen von medizinischem Personal betreut wurden, mit einer zweiten Gruppe von Gebärenden. Diese wurden ständig von einer ungelernten Betreuerin unterstützt, die die Mütter nicht einmal kannte, aber sie half ihnen durch Handhalten, Rückenmassieren und freundliche Gespräche. Die Unterschiede waren beeindruckend: 75 Prozent der Frauen, die viel allein waren, hatten Komplikationen bei der Entbindung, im Gegensatz zu den liebevoll geführten Entbindungen. Hier traten Komplikationen nur bei 12 Prozent der Gebärenden auf, und die Geburtszeit bei den betreuten Müttern war überdies nur halb so lange wie bei der ersten Gruppe! Selbst das Neugeborene profitiert von der Qualität der Geburt: Die betreuten Mütter sprachen nach der Entbindung mit ihren Babys mehr, waren freundlicher und offener mit ihnen und streichelten sie mehr als die Mütter, die ihre Babys ohne Betreuung bekommen mussten. Egal, wo Sie entbinden werden, sorgen Sie also in jedem Fall dafür, dass Sie während der Entbindung einen emotionalen Rückhalt haben. Wie auch immer man über die Rolle von Männern und Frauen bei der Entbindung denken mag: Heute ist in einer guten Partnerschaft der Mann oftmals der beste Vertraute für seine Frau. Selbst wenn er wenig Ahnung von einer Geburt hat, wird dieses Manko durch die anwesende Hebamme und den Geburtshelfer wieder ausgeglichen. Fühlen sich die werdenden Eltern beide rückhaltlos wohl, wenn der Vater in spe dabei ist, und erhöht es das Geborgenheitsgefühl der Frau, ist dies sicher die Voraussetzung für eine beglückende Erfahrung für beide.

Und falls der Mann sich nicht traut und sich, aus welchen Gründen auch immer, gegen das Geburtserlebnis sträubt? Versuchen Sie, mit ihm liebevoll und akzeptierend über seine dahinterliegenden Gefühle zu sprechen, und schildern Sie ihm auch Ihre Wünsche und Befürchtungen so offen wie möglich. Oder unterhalten Sie sich mit Bekannten, die bereits gemeinsam Kinder in Empfang genommen haben, über ihre Erfahrungen. Oft werden Mann und Frau dann die Hintergründe ihrer Gefühle deutlicher, und neue Gesichtspunkte können Ängste oder Ressentiments neutralisieren. Ändert dies die Einstellung des Mannes nicht, akzeptieren Sie seine Empfindungen. Ein Vater, der widerstrebend einer Geburt beiwohnt, ist für die Geburtsarbeit der Frau sicherlich eher eine zusätzliche Belastung als ein entspannender Faktor.

Petra hatte vor der Geburt ihres zweiten Kindes eine ernste eheliche Krise, so dass ihr Mann sie nicht zur Geburt begleiten wollte. Nach vielen Gesprächen gelang es ihr, seine Gründe dafür zu akzeptieren. Sie bat ihn aber, sie in die Entbindungsklinik zu fahren und dort zu warten, was er zusagte. Offensichtlich fühlte er sich durch dieses Arrangement so frei, dass er seine Meinung mitten während der Geburt noch änderte: Zu Petras großer Freude erlebte er dann doch die Geburt seines kleinen Mädchens mit.

Den Entbindungsort suchen Sie am besten nach subjektiven Kriterien aus. Vergessen Sie nicht: Das Wichtigste ist »Ihr Vata«! Treffen Sie daher eine Wahl, bei der Sie sich rundherum entspannt fühlen. Wenn Sie eine »ayurvedische Geburt« wünschen (siehe Kapitel 4.2), möchten Sie sicher Ihre Umgebung mitbestimmen. In vielen Kliniken können Sie dies heute ohne weiteres tun. Am besten besprechen Sie Ihre Wünsche spätestens einige Wochen vor dem Entbindungstermin mit den Hebammen der Klinik. Ist der Geburtszeitpunkt erst einmal gekommen, fühlen sich nur wenige Schwangere noch in der Lage zu Diskussionen oder schwer durchsetzbaren Änderungen. Bei den vorbereitenden Gesprächen werden Sie auch merken, ob Sie sich in diesem Haus wohl fühlen und entspannen können. Und falls dies nicht der Fall sein sollte, können Sie sich noch rechtzeitig nach einer anderen Entbindungsmöglichkeit umsehen. Eine Entbindungsklinik bietet heute sicherlich die größte technische Ausstattung. Viele Frauen fühlen sich dort am besten aufgehoben.

Manchen Frauen macht gerade diese technische Ausstattung im Hintergrund Angst – schließlich sind diese Instrumente zumindest in vielen Kliniken in der Vergangenheit oft vorschnell in Anspruch genommen worden. Wenn Sie zu diesen Frauen gehören, ist vielleicht ein Geburtshaus, in dem natürliche Geburt angeboten wird und die vorhandene Technik nur im Notfall genutzt wird, für Sie das Richtige (Adressen ärztlich geleiteter Geburtshäuser bekommen Sie auf Wunsch von der Zeitschrift »Eltern« zugeschickt). Diese Häuser verbinden modernste Technik mit größtmöglichem Eingehen auf die individuelle Schwangere. Viele verfügen über besondere Gebärstühle, -bälle oder andere äußere Erleichterungen für die Zeit der Wehen.

Wer sich in seinen eigenen vier Wänden am wohlsten fühlt, kann auch zu Hause entbinden. Die Zahl der Hausgeburten steigt in den letzten Jahren wieder. Hebammen, die dafür besonders gut ausgebildet sind und über viele Erfahrungen damit verfügen, stehen jedoch nicht in allen Gebieten bereit. Hausgeburten haben statistischen Erhebungen zufolge im Übrigen ein leicht verringertes Geburtsrisiko gegenüber Klinikentbindungen. Allerdings muss man dabei fairerweise erwähnen, dass Frauen mit einem absehbar erhöhten Geburtsrisiko von vornherein in Kliniken überwiesen werden. Ein ähnliches Modell finden Sie in unserem Maharishi Ayur-Veda-Gesundheitszentrum in Bad Ems: Freie Hebammen leiten die Entbindung nicht nur so sanft, wie es der Maharishi Ayur-Veda erfordert, sondern Mutter und Baby bekommen vor, während und nach der Geburt die balancierenden Segnungen des Maharishi Ayur-Veda zu spüren (siehe die Kapitel 4 bis 7). Sanfte Ölmassagen nach der Geburt balancieren die Doshas der frischgebackenen Mutter und des Babys, die ayurvedische Aufbaunahrung für Wöchnerinnen steht bereit, so dass die Mutter in den ersten Tagen nach der Geburt rundherum verwöhnt wird und sich so optimal von der Geburt erholen kann.

Wie immer Sie sich jedoch entscheiden sollten, versuchen Sie kein Dogma aus der natürlichen Geburt zu machen. Befolgen Sie die Empfehlungen des Maharishi Ayur-Veda für die Zeit der Schwangerschaft, haben Sie Ihrerseits so viel wie möglich getan, um Ihrem Baby einen sanften Weg ins Leben zu ermöglichen. Sollten trotz allem Komplikationen auftreten – vielleicht eine Kaiserschnittentbindung nötig werden oder aber die Geburt anstrengender und schmerzhafter sein, als Sie es sich vorgestellt und gewünscht haben –, Ihr Vata-Dosha ist auf jeden Fall so ausgeglichen wie irgend möglich. Dies ist die beste Voraussetzung dafür, dass Sie auch mit unvorhergesehenen Situationen gut umgehen können!

4 Die Geburt

4.1 Die Geburt hat begonnen

Ab dem sechsten Schwangerschaftsmonat, besonders aber in den letzten Wochen vor der Geburt »probt« die Gebärmutter. Die werdende Mutter gewöhnt sich an die sogenannten Vorwehen, die in Intensität und Dauer richtigen Geburtswehen täuschend ähnlich sein können. Daher sucht jede Frau nach verlässlichen Kriterien für den wirklichen Geburtsbeginn. Das sogenannte Zeichen, der Abgang eines schleimigen, leicht blutigen Pfropfens, der sich vom Muttermund löst, ist häufig nicht eindeutig feststellbar. Sollte Fruchtwasser abgehen, ist dies auf jeden Fall ein eindeutiges Startsignal für den Aufbruch in die Klinik. In den meisten Fällen ist jedoch immer noch der sicherste Hinweis auf den Geburtsbeginn eine gleichmäßige, aktive Wehentätigkeit. Kommen die Wehen etwa alle zehn Minuten oder sogar in kürzeren Abständen ganz regelmäßig und ebbt diese Aktivität innerhalb einer halben Stunde nicht wieder ab, sollten Sie sicherheitshalber in die Klinik oder das Geburtshaus fahren. Im Falle einer Hausgeburt bereiten Sie das Entbindungszimmer vor, und verständigen Sie Ihre Hebamme.

4.2 Das Geburtszimmer

Während der Stunden der Geburt sollten Sie sich so wohl und entspannt fühlen wie möglich. Jede Geburt, auch die sanfteste und natürlichste, bedeutet eine ungeheure Anstrengung für Mutter und Baby, meist auch für alle anderen Beteiligten! So ist es wieder einmal wichtig, mit allen zur Verfügung stehenden Mitteln das Vata-Dosha von vornherein im Gleichgewicht zu halten.

Eine anheimelnde Umgebung mit entsprechender Musik, weichem Licht und wohltuenden Düften vermag eine entspannende Atmosphäre hervorzurufen. Wenn Sie mögen, stellen Sie Kerzen auf, hören Sie leise Gandharva-Veda (siehe Kapitel 3.9) oder andere beruhigende Musik, und geben Sie ein paar Tropfen Vata-Aromaöl in eine Duftlampe. Besonders gut ist das spezielle Aromaöl D, das gezielt das Apana-Vata ausgleicht, das während der Geburt ganz besonders gefordert wird. Wenn Sie außer Haus entbinden, nehmen Sie vielleicht auch ein paar ganz persönliche Dinge für die Ausstattung des Geburtszimmers mit, ein Lieblingsbild oder eine andere Kleinigkeit, an der Ihr Herz hängt. Je wohler Sie sich im Geburtszimmer fühlen, desto besser.

Stellen Sie auch heißes Wasser oder eine Thermoskanne mit Vata-Tee bereit, um dadurch zwischendurch das Vata (von Mutter und Vater und vielleicht auch der Hebamme!) im Gleichgewicht zu halten.

Wörtlich steht in den alten Texten des Ayurveda, dass Frauen die Gebärende betreuen sollten, »die der Schwangeren sympathisch sind, ihr Vertrauen einflößen und die bereits eigene Erfahrungen mit Geburten haben. Sie sollten um sie sein und sich tröstend und beruhigend mit ihr unterhalten.« Die psychische Entspannung der Gebärenden war also oberstes Gebot! Wie Sie in Kapitel 3.21 (»Wohin zur Entbindung?«) bereits gelesen haben, entscheidet der seelische Zustand der Frau wesentlich darüber mit, ob eine Geburt mehr oder minder mit Komplikationen und Schmerzen verläuft.

Genauso wichtig wie eine entspannende Atmosphäre und zwischenmenschliches Vertrauen ist die körperliche Bequemlichkeit der werdenden Mutter. Laut Maharishi Charaka soll mit Beginn der Wehen für die Frau ein weiches Bett am Boden bereitet werden, auf dem sie sitzen sollte. Keine Rede davon, dass die liegende Position zu bevorzugen ist. Je spontaner sich die Frau während der Geburt bewegen und verhalten kann, desto besser ist es.

4.3 Die Geburt

Eröffnungsphase

Die Geburt beginnt mit den Eröffnungswehen. Diese regelmäßigen Kontraktionen ziehen die Gebärmutter immer wieder stark zusammen, so dass sich dadurch der Muttermund schrittweise öffnet. Die Eröffnungsphase besteht aus Wehen und Wehenpausen, in denen sich die Mutter wieder erholen und neue Kräfte sammeln kann. Frauen mit viel Vata haben eher häufige Wehen mit kürzeren Zwischenpausen, dafür geht das Öffnen des Muttermundes dann in der Regel auch schneller voran. Kapha-Frauen neigen demgegenüber zu kräftigen Wehen mit längeren Erholungspausen. Obwohl so eine Geburt unter Umständen stundenmäßig länger dauert, zeichnet sie sich als Ausgleich durch längere Entspannungszeiten aus. Frauen mit einer Dominanz von Pitta in ihrer Konstitution liegen etwa zwischen diesen beiden Extremen.

Ganz gleich, wie die Geburt im Einzelnen verläuft: Je entspannter die Gebärende ist, desto komplikationsloser gestaltet sich der Entbindungsverlauf. Eine entspannte Frau produziert in dieser Extremsituation ihr eigenes hochwirksames Schmerzmittel, das Endorphin (siehe Kapitel 3.17). Dies ist die Erklärung dafür, dass Frauen, die sich intensiv auf eine Geburt vorbereitet haben und die sich gut entspannen können, deutlich weniger Schmerzmittel brauchen als üblich. Wie synthetisch hergestelltes Opium oder Morphium euphorisiert Endorphin überdies. Die Mutter kann die Belastung der Geburt idealerweise in einer Hochstimmung erleben.

Dauert die Eröffnungsphase lange, können Sie auch in dieser Extremsituation, wenn Sie es gelernt haben, Ihre normale Abend- oder Morgenmeditation durchführen. Danach geht es dann mit frischer Energie wieder besser voran.

Kann die Gebärende Druck und Schmerzen während der Entbindung zulassen, ist dies die beste Voraussetzung dafür, dass der »Wehentropf« überflüssig wird. Da unter synthetisch hergestellten Schmerzmitteln häufig die Intensität der Wehen nachlässt, müssen die Wehen anschließend künstlich wieder angeregt werden. Dies vermehrt logischerweise wieder die Schmerzen, da es viel schwieriger ist, die Wehentätigkeit von außen zu steuern. Kurz und gut: Nichts steuert die Geburt so gut wie der Körper selbst, ganz besonders dann, wenn vor Geburtsbeginn das Vata ausgeglichen wurde.

Die meisten Frauen haben während der Eröffnungswehen das instinktive Bedürfnis, sich zu bewegen und wechselnde Körperhaltungen einzunehmen. Eine Frau, die während der Schwangerschaft regelmäßig Yoga-Haltungen eingenommen hat, ist allgemein beweglicher und kann den Signalen ihres Körpers vertrauen (siehe Kapitel 3.6). Je entspannter Sie mit Ihrem Körper umgehen können, je mehr Sie die Geburt zulassen können, desto besser.

Der Körper jeder Frau weiß besser als ihr Verstand, was in jeder Phase der Entbindung das Richtige ist. Bestimmte Körperhaltungen und -bewegungen schaffen Erleichterung, Festhalten oder ein starres Schema erreichen das Gegenteil. Je besser es Ihnen gelingt, Ihren natürlichen Bedürfnissen nachzugeben, desto leichter kann die Geburt vonstatten gehen. Daher sollten Sie sich volle Bewegungsfreiheit gönnen und sich gehenlassen.

Die alten Texte geben hierzu hochaktuelle Anweisungen: »Wenn die Frau trotz Wehenschmerz nicht entbindet, sollte ihr gesagt werden: ›Steh auf, atme zwischendurch tief und bewege dich zwischendurch.‹ Schwere körperliche Anstrengungen sollten jedoch vermieden werden, weil zum Zeitpunkt der Geburt alle Doshas und Dhatus in Bewegung sind und die Frau sehr zart ist. Vata sollte daher nicht zusätzlich angeregt werden.«

»Sie sollte zwischendurch immer wieder leicht mit lauwarmem Öl massiert werden, im Bereich der Taille, der Seiten, des Rückens und der Beine. Dadurch kann sich das Ungeborene besser nach unten bewegen.« Dies ist eine tausendmal erprobte, enorm erleichternde Maßnahme bei jedem Geburtsverlauf. Das warme, gereifte Sesamöl entspannt die gesamte Körperregion, die während der Geburt angestrengt und gespannt ist. Nicht nur die äußere Hautschicht wird dadurch weicher, sondern das Apana-Vata, das den Geburtsverlauf bestimmt, wird direkt balanciert. Schmerzen und Druck lassen dadurch deutlich spürbar nach.

Das Einölen der Region an der Lendenwirbelsäule, im Bereich der Hüften und Beine können der Vater oder die Hebamme übernehmen. Oft ist der Bauch aber auch so empfindlich, dass die Frau ihn am liebsten nur selber zart berühren und einreiben möchte.

Das Einölen können Sie, sooft Sie wollen, während der Geburt wiederholen. Auch eine Wärmflasche auf die Lendenwirbelsäule oder Hüften hat schon mancher Gebärenden große Erleichterung verschafft. Folgen Sie dabei Ihrem eigenen inneren Gefühl!

Wenn die Eröffnungswehen sich ihrem Höhepunkt nähern, sind die vorher geübten Atemtechniken von Vorteil (siehe Kapitel 3.17), sei es, um den Wehenschmerz zu »veratmen« oder einfach »wegzusingen«. Ihre Hebamme wird Ihnen dabei mit Rat und Tat zur Seite stehen, damit Sie loslassen können.

Es ist allgemein ungünstig, während der Geburt zu essen. Sind die Wehen schmerzhaft und Vata im Übermaß angeregt, ist Agni automatisch reduziert. Daher verdaut die Mutter nur mangelhaft. Sollte die Geburt länger dauern, kann es umgekehrt sein, dass sich das Vata-Dosha durch die entstehende Nahrungspause vermehrt. Sie könnten sich dann schwach und ausgelaugt fühlen, was natürlich ungünstig für den Geburtsverlauf ist. Nehmen Sie bei Hunger daher am besten nur Leichtverdauliches zu sich, Obstsaft oder sonnengereiftes süßes Obst. Oder einen Becher heiße Gewürzmilch (siehe Rezeptteil im Anhang) zwischendurch. Richten Sie sich auch hier nach Ihrem persönlichen Empfinden: Oftmals taucht während der Geburt von selbst kein Hungergefühl oder Appetit auf.

Die Zeit der Eröffnungswehen neigt sich dem Ende zu, kurz bevor der Muttermund vollständig eröffnet ist. Meist kontrollieren Hebamme und Arzt den Fortschritt in bestimmten Abständen.

Übergangsphase

Wenn der Kopf tiefer in das Becken eingedrungen ist, was an der Erleichterung in der Herzgegend gefühlt werden kann, werden die Wehenschmerzen heftiger. Dies ist das Stadium, das wir heute als Übergangsphase bezeichnen. Kurz vor der vollständigen Eröffnung des Muttermundes sind die Eröffnungswehen am intensivsten. Fast alle Frauen haben jetzt das Gefühl, dass sie die Geburt nur noch schwer zulassen können.

Erfahrene Hebammen und Mütter erkennen die Übergangsphase gerade an der Psyche der Schwangeren: Jetzt will sie oft nicht mehr, am liebsten würde sie aufgeben und morgen weitermachen!

Hier braucht jede Frau ganz besonders liebevolle Unterstützung und Zuwendung. Ihre Konzentration ist oft so groß, dass sie sich automatisch ganz nach innen wendet und einfach tun muss, was der Körper von ihr verlangt.

Am Ende der Übergangsphase, wenn also die Wehen eindeutig sehr viel intensiver werden, empfehlen die alten Texte, dass die Frau sich auf das Bett setzt, damit sie beginnen kann zu pressen. Die aufrechte Haltung der Schwangeren wurde also für die Pressphase empfohlen.

Mit den letzten Eröffnungswehen wird der Muttermund maximal erweitert. Jetzt ist ein großer Kanal entstanden, durch den das Kind durchgeschoben werden kann, in etwa dann, wenn der Muttermund sich auf zehn Zentimeter erweitert hat.

Pressphase

Ohne jegliches Zutun der Frau entsteht jetzt ein unüberwindlicher Pressdrang. Die alten Texte warnen davor zu pressen, ohne dass ein eindeutiger Drang dazu da ist, da sonst die Anstrengung umsonst ist. Ayurvedischer Auffassung zufolge können dadurch sogar Krankheiten für das Baby entstehen.

Als ebenso nachteilig wird es angesehen, wenn die Frau versucht, den Pressdrang zu unterdrücken. Ganz sicher ist dieser Drang das wohl größte natürliche Bedürfnis im Leben einer Frau. Es ist fast nicht möglich, ihn zu unterdrücken. Trotzdem zeigt diese Passage der alten Klassiker, wie genau man die Körpersignale beachten sollte. Es zeigt, dass dem natürlichen Ablauf der Geburt erste Priorität eingeräumt wurde und dass die Gebärende ihre natürlichen Funktionen einfach zulassen sollte, so wie sie der Körper vorgibt (es sei denn, Hebamme und Arzt sagen Ihnen aus medizinischen Gründen während der Geburt etwas anderes).

Die Stärke des Pressens sollte zuerst sanfter sein und später gesteigert werden. In der Regel ist der Pressdrang so stark, dass nur die vorher geübte Hechelatmung den übergroßen Druck in Bauch- und Beckengegend ertragen lässt. Manchmal erfordert es der Geburtsverlauf, dass das Pressen eine Weile verzögert wird, um das Baby zu schützen, beispielsweise, wenn das Baby die Nabelschnur um den Hals hat. Atemtechniken helfen der Mutter dann enorm, den Anweisungen der Hebamme zu folgen.

Die meisten Frauen erleben die aktive Phase des Pressens als relativ angenehm. Während der Eröffnungswehen und der Übergangsphase kann man nur passiv sein, das Pressen bringt jede Frau wieder in die aktive Rolle. Und das lohnende Ergebnis ist greifbar nahe: Bald wird das Baby geboren!

Spätestens in dieser Phase sollten Vater oder Hebamme das Licht im Geburtszimmer etwas dämpfen, um den Übergang für das gerade geborene Baby durch den plötzlichen, grellen Lichteinfall nicht zusätzlich zu erschweren (siehe den entsprechenden Abschnitt in Kapitel 6.1). In relativer Dunkelheit wird der neue Erdenbürger direkt nach der Geburt vorsichtig die Augen öffnen und Mutter und Vater mit seinem Blick alle Anstrengung der letzten Stunden vergessen lassen.

4.4 Das Baby ist da!

Sobald das Baby geboren ist, muss als erstes überprüft werden, ob es gut atmet. Dies war nicht nur zur Zeit der Rishis so, sondern gehört heute bei jeder Entbindung zur Routine. Ärzte und Hebammen bewerten jedes Baby nach dem sogenannten Apgar-Schema mit zehn möglichen Punkten. Und auch hier können Mütter, die während der Schwangerschaft regelmäßig die Technik der Transzendentalen Meditation ausgeübt haben, ein Plus für ihre Neugeborenen verbuchen: Der Zustand der Babys nach der Entbindung war einer deutschen Studie zufolge etwas besser als der Apgar-Test der Neugeborenen nicht-meditierender Mütter.

Der Empfang der Neugeborenen mit den Empfehlungen des Maharishi Ayur-Veda ist besonders liebevoll und sorgt dafür, dass das Kleine sich von den Strapazen der Geburt schnell wieder erholt. Atmet das Baby und fühlt sich gut, wird es gebadet und behutsam gereinigt. Wenn nötig, werden auch Mund und Kehle sanft gesäubert.

Im Anschluss an das Bad wird die vordere Fontanelle (die große, weiche Stelle vorn am Schädel des Neugeborenen, an der die Schädelnähte noch offen sind) mit einem in gereiftem Sesamöl getränkten Wattebausch bedeckt. Setzen Sie Ihrem Neugeborenen am besten eine kleine Mütze auf, die den Wattetupfer dort festhält. Das Öl auf der Fontanelle beruhigt das Vata des Winzlings. So kann auch er nach den aufregenden und anstrengenden Stunden der Geburt erst einmal zur Ruhe kommen.

Erst danach wurde in alten Zeiten die Nabelschnur durchtrennt, der Nabel versorgt und das Neugeborene anschließend in ein Baumwoll- oder Seidentuch gehüllt. Dann wurde es das erste Mal gestillt, während sein Gesicht nach Osten zeigte.

Nun wird auch die Mutter versorgt. Die Plazenta, die das Blut der Mutter für das Ungeborene die gesamte Zeit über im Mutterleib gefiltert hat, ist jetzt überflüssig. Mit ein oder zwei Wehen kommt sie bald nach der Geburt von selbst heraus. Wenn nötig, wird die junge Mutter im Bereich des Geburtskanals noch genäht, und die Hebamme wird auch sie mit warmem Wasser sanft reinigen.

Sicher werden Sie in der heutigen Zeit diese Reihenfolge bei einer Entbindung nicht unbedingt einhalten – das Wichtigste, was die Rishis empfahlen, sollten Sie jedoch berücksichtigen: Die Nabelschnur sollte keinesfalls direkt nach der Geburt des Babys abgetrennt werden.

Anschließend darf sich die Mutter von den letzten Stunden erholen und erst einmal ausruhen.

Um das Vata-Dosha der jungen Mutter auszugleichen, hat der Maharishi Ayur-Veda eine Reihe von Empfehlungen direkt nach der Geburt parat. Alles, was der frischgebackenen Mutter gut tut, finden Sie in Kapitel 7.2 (»Die ersten Stunden nach der Geburt«).

Gleichzeitig sollten Sie jedoch auch die Empfehlungen im fünften (»Stillen«) und im sechsten Kapitel (»Das Leben mit dem Neugeborenen«) berücksichtigen, damit es Ihnen und dem Baby gut geht und Sie die Zeit mit ihm genießen.

5 Stillen

5.1 Die ersten Tage des Stillens

Das Kindspech wird ausgeschieden

Das Ungeborene wurde im Mutterleib mit mütterlichem Blut ernährt und hatte daher keine Darmentleerungen. Trotzdem haben sich im Laufe der Zeit vor der Geburt minimale Rückstände angesammelt: Sie bilden eine feste, klebrige, schwarze Masse, die das Neugeborene in den ersten Lebenstagen ausscheiden muss. Damit der Darm dieses sogenannte Mekonium oder Kindspech leicht hinausbefördern kann, empfiehlt der Ayurveda, das Kind – noch bevor die Mutter es zum erstenmal stillt – etwas kaltgeschleuderten Honig und Ghee in ungleichen Anteilen vom Finger lutschen zu lassen. Dies sollte während der ersten drei Tage drei- bis viermal täglich vor dem Stillen wiederholt werden – es reinigt den Darm und erleichtert die ersten Ausscheidungen, bis das Kindspech vollständig ausgeschieden ist. Dass das Baby dies geschafft hat, ist leicht an der Farbe des Stuhls zu erkennen. Sie wechselt von tiefschwarz allmählich auf hellgelb, die Stuhlfarbe eines gesunden Stillbabys.

Die Vormilch für das Neugeborene

An den ersten beiden Tagen im Leben des Neugeborenen bekommt es von seiner Mutter eine ganz besondere Kost: die Vormilch oder das Kolostrum. Diese Milch produziert der Körper ab dem fünften Schwangerschaftsmonat, wenn eine Frau schon einmal schwanger war, bei der ersten Schwangerschaft in der Regel deutlich später.

Meist hat die werdende Mutter in der Spätschwangerschaft schon bemerkt, dass sich in der Brust eine durchsichtig-gelbliche Flüssigkeit gebildet hat. Oftmals treten ein oder zwei Tropfen spontan aus, wenn sich die Brust erwärmt, zum Beispiel beim Duschen oder nach dem Baden. Während der Schwangerschaft ist die Menge des gebildeten Kolostrums jedoch noch minimal.

Das ändert sich einschneidend schon während des eigentlichen Geburtsvorgangs. Das Hormon Oxytocin steuert die Wehentätigkeit und löst dabei nicht nur die Kontraktionen der Gebärmutter aus, sondern regt gleichzeitig die Milchbildung an. Und noch ein zweiter Faktor sorgt dafür, dass die Milch für das Neugeborene sofort zur Verfügung steht: In dem Augenblick, in dem sich die Plazenta von der Gebärmutterwand löst, ändert sich das hormonelle Gleichgewicht der Frau drastisch. Die Hormone Östrogen und Progesteron, die bisher vom Mutterkuchen gebildet wurden, werden abgelöst durch die Produktion von Prolaktin, einem Hormon, das die Bildung der Muttermilch stimuliert.

Die Vormilch ist das wichtigste Nahrungs- und Schutzmittel für das Neugeborene. Die chemische Zusammensetzung des Kolostrums ändert sich täglich und passt sich genau den Bedürfnissen des neuen Erdenbürgers an. Der Nährwert ist konzentrierter als in der späteren Muttermilch – aber vor allem enthält diese Flüssigkeit sehr viele Proteine und Abwehrkörper, die das Neugeborene vor Infektionskrankheiten schützen. Außerdem legt sich die noch dickflüssige Vormilch auf die empfindliche Magen- und Darmschleimhaut und bewahrt sie vor Irritationen. Legt man das Baby also bereits kurz nach der Geburt das erste Mal zum Stillen an, ist dies nicht nur ein inniges Erlebnis. Das frühzeitige Stillen unterstützt vom ersten Moment an so intelligent sowohl den Organismus des Neugeborenen als auch den der Mutter, dass man nur ehrfurchtsvoll vor dem weisen Zusammenspiel der Natur stehen kann.

Das Neugeborene wird optimal ernährt und erhält gleichzeitig den effektivsten Infektionsschutz, den man sich nur vorstellen kann: Es bekommt genau die Abwehrkörper von der Mutter, die diese selbst gebildet hat. Das heisst, egal, in welchem Teil der Welt es geboren wird – es verfügt speziell über diejenigen Abwehrkörper, die es in der Umwelt brauchen wird, in die es hineingeboren wurde. Außerdem regt jede Stillmahlzeit über die Ausschüttung des milchbildenden Hormons Prolaktin die weitere Milchproduktion an. So sorgt das Neugeborene durch sein Saugen selbst für weiteren Nachschub.

Stillen fördert die Rückbildung

Für die Mutter ist der Stillvorgang körperlich genauso wichtig, denn durch das Stillen wird vermehrt Prolaktin und Oxytocin ausgeschüttet. Während Prolaktin das Milchbildungshormon an sich ist, sorgt das Wehenhormon Oxytocin seinerseits dafür, dass die Gebärmutter sich zusammenzieht, eine Funktion des Apana-Vata. Dabei ist das Vata-Dosha die steuernde Energie, die sich auf der gröberen Ebene das Oxytocin erschafft, das seinerseits die Kontraktion verursacht. Dadurch verkleinert sich die Wundfläche, die durch die Ablösung der Plazenta entstanden ist, so schnell wie möglich, und die Blutungen aus der Gebärmutter werden so gering wie möglich gehalten. So sorgt die Natur mit ihren eigenen Mechanismen dafür, dass der Kräfteverlust für die Mutter möglichst klein bleibt. Die durch das Oxytocin erzeugten Nachwehen bewirken im Laufe der Zeit, dass sich die Gebärmutter wieder auf ihre ursprüngliche Größe zurückbildet. Außerdem sorgt das Oxytocin durch die Kontraktionen immer wieder dafür, dass der Wochenfluss nicht im Körperinneren verbleibt, weil jede Nachwehe vermehrt Flüssigkeit aus der Gebärmutter herauspresst. Dies ist eine Maßnahme der Natur, um die Infektionsgefahr durch Rückstau des Wochenflusses gering zu halten.

Stillen verbindet

Der Stillvorgang hat also allein auf der körperlichen Ebene viele Wirkungen. Er heilt im Falle der Mutter, ist vorbeugend für das Neugeborene durch den Schutz vor Infektionen, und er erhält seine eigene Milchbildung aufrecht. Aber damit ist es noch nicht getan: Die geistigen, emotionalen Wirkungen des Stillens für Mutter und Baby sind mit Sicherheit das Wichtigste für beide. Da Körper und Geist auch beim Stillvorgang eine Einheit bilden, hat das Stillen an sich eine tiefe gefühlsmäßige Wirkung auf die Mutter und ihr Kind. In neueren Studien hat man festgestellt, dass das Oxytocin neben all seinen körperlichen Auswirkungen eine zusätzliche Wirkung auf die Psyche hat: Der Mensch empfindet mehr Nähe und Liebe. Das Oxytocin, das im Übrigen nicht nur beim Stillen, sondern auch beim Geschlechtsverkehr vermehrt produziert wird, intensiviert zwischenmenschliche Gefühle und vertieft die Liebe und Bindung zwischen zwei Menschen. Im Falle des Stillens ist das körperlich so wirksame Hormon gleichzeitig der Botenstoff, der von Natur aus dafür sorgt, dass Mutterliebe entsteht. Und das ist auch genau das, was eine stillende Mutter im Idealfall erfährt: Die Beziehung zu ihrem Neugeborenen wird inniger, die Liebe und Zärtlichkeit ihm gegenüber wachsen. Die enge Verbindung wiederum erleichtert der Mutter, sich in ihr Neugeborenes einzufühlen, ihre Intuition für seine Bedürfnisse und Stimmungen wächst. Und damit wächst auch ihre Sicherheit darin, für das Kind das Richtige zu tun, zu wissen, was es braucht.

Beate, eine junge Mutter von drei Kindern, erzählte mir, dass sie, solange sie ihre Babys stillte, körperlich spüren konnte, ob ihre Kinder schliefen oder wach waren. Wenn sie zum Beispiel im Wohnzimmer saß, und das Stillkind am Einschlafen war, konnte sie mit schlafwandlerischer Sicherheit zu ihrem Mann sagen: »So, jetzt ist es gerade eingeschlafen.« – und es stimmte. Sie fühlte in ihren eigenen Körperzellen sprunghaft, dass sie sich in dem Moment, wenn das Baby »eintauchte«, viel tiefer entspannten. Ihre Sicherheit ging sogar so weit, dass sie abends zu Nachbarn zu Besuch gehen konnte, um dann plötzlich aufzustehen und zu sagen: »Ich muss jetzt gehen, mein Kind wacht gleich auf!« Beate spürte das Wachwerden ihres Säuglings so rechtzeitig in ihrem eigenen Körper, dass er erst aufwachte, wenn sie zu Hause war. Ihr gesteigertes Feinempfinden für die Verfassung ihrer Stillbabys erklärte sie sich selbst mit der intensiven Verbindung, die der Stillvorgang zwischen ihr und dem Baby erzeugte. Denn regelmäßig nach dem Abstillen ihrer Kinder verlor sie diese Fähigkeit wieder.

Stillen verleiht dem Kind Sicherheit und Glücksgefühle und fördert die volle Entfaltung seiner körperlichen, geistigen und seelischen Anlagen. Es versorgt das Kind mit Zuwendung, Wärme, Hautkontakt, mit Liebe. Wenn die emotionalen Bedürfnisse des Winzlings durch Stillen befriedigt werden, hat dies eine nicht zu unterschätzende Langzeitwirkung auf seine emotionale Stabilität im späteren Leben. Der Hautkontakt mit der Mutter und das innige Zusammensein beim Stillen ist im Maharishi Ayur-Veda selbstverständlich, da Mutter und Kind auch noch eine lange Zeit nach der Geburt als eine untrennbare Einheit angesehen werden. Diese Einheit bleibt zeitlebens erhalten, wird aber auf der körperlichen Ebene schrittweise durch wachsende Eigenständigkeit des kleinen Erdenbürgers ersetzt.

Das erste Anlegen

Im Ayurveda wird das Neugeborene, sobald es nach der Geburt versorgt ist, das erste Mal gestillt. Bereits in der ersten halben Stunde nach der Geburt zeigt jedes gesunde Baby einen Saugreflex. Trotzdem ist das erste Trinken für den neugeborenen Winzling gar nicht so einfach. Er reagiert vielleicht auf die Brustwarze, aber bekommt sie nicht gleich richtig zu fassen, oder sie rutscht ihm wieder aus dem Mund. Und die noch unerfahrene Mutter traut sich noch nicht, sein kleines Köpfchen in die richtige Richtung zu drehen oder die Brustwarze richtig in sein suchendes Mündchen zu führen.

Auch Stillen will gelernt sein, manchmal braucht man ein wenig Geduld, aber es ist erstaunlich, wie schnell so ein Neugeborenes an Sicherheit gewinnt. Nach wenigen Tagen schon sind Mutter und Baby in der Regel ein eingespieltes Team. Je sicherer die Mutter sich mit den kleinen Handgriffen fühlt, die das Stillen erleichtern, desto entspannter kann sie beim Stillen sein. Je entspannter die Mutter, desto entspannter ist auch das Baby und desto leichter wird die Milch fließen.

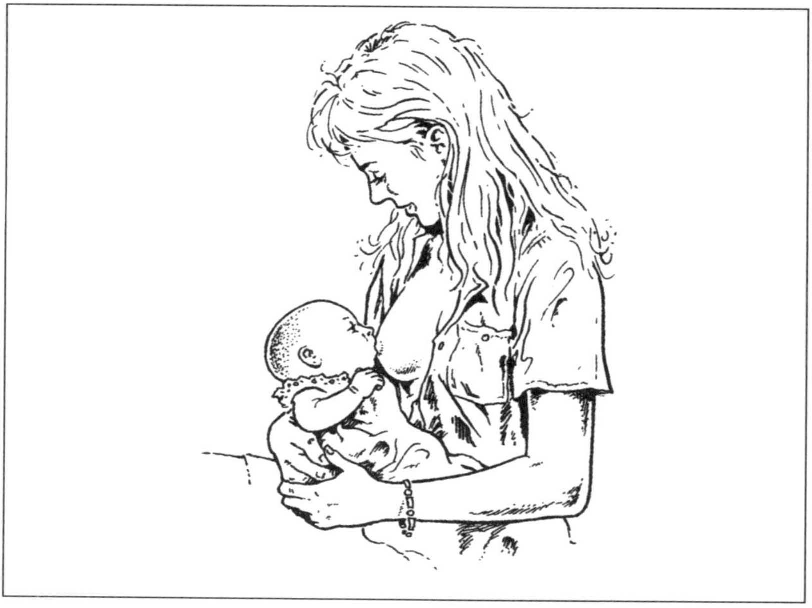

Aufrechte Stillhaltung

Generell ist es am günstigsten, das Baby aufrecht zu stillen. Denn dann kann die Luft, die das Kleine immer mitschluckt, leichter nach oben steigen. Mitgeschluckte Luft erwärmt sich im Bauch und kann kolikartige Schmerzen auslösen. Im Sitzen stößt das Baby häufig schon spontan während des Stillens auf. Oder ein kräftiges »Bäuerchen« löst sich kurz nach der Stillmahlzeit von selbst. So wird zum einen das Vata durch die eingedrungene Luft weniger gestört, und zum anderen werden aus dieser Ursache auftretende Blähungen vermieden. Auch wenn die beste Stillhaltung aus diesen Gründen aufrechtes Sitzen ist, heisst das nicht, dass Sie diese Haltung immer einnehmen müssen. Es ist sicher sinnvoll, das Baby zum Beispiel nachts einfach im Liegen zu stillen. Wenn es dabei ohne Probleme trinkt und keine Probleme mit Blähungen bekommt, ist dies für eine meist schlaftrunkene Mutter mit Sicherheit die angenehmste Lage.

Normalerweise sollte die richtige Sitzhaltung für die junge Mutter nicht nur aufrecht, sondern vor allem gleichzeitig entspannt sein. Bei den ersten Stillmahlzeiten schmerzt vielleicht noch der Unterleib, oder die Dammnaht erschwert das normale Sitzen. Daher sollte der Rücken auf jeden Fall gemütlich mit Kissen abgepolstert sein, damit die Mutter sich von der Haltung her rundherum wohl fühlen kann.

Diese Stillhaltung ist in jeder Beziehung die beste: Das Neugeborene ruht mit seinem Köpfchen, das noch völlig gestützt werden muss, entspannt auf dem gewinkelten Arm der Mutter. Sein Gesicht ist ihr automatisch zugewandt, die Brustwarze ist in erfreulicher Nähe, und es kann den bereits aus dem Mutterleib vertrauten Herzschlag hören. Damit diese Haltung auch für die Mutter bequem ist, sollte man – solange man zum Stillen noch im Bett sitzt – ein Bein so beugen und aufstellen, dass der Ellenbogen mit dem Babyköpfchen ganz entspannt darauf ruhen kann, oder unter diesen Arm ein dickes Kissen legen. Ist das Sitzen noch schwierig, kann auch eine Knierolle oder ein Kissen unter dem Bein zusätzliche Entspannung bringen.

Später ist es sicher bequemer und oft auch praktischer, auf einem Stuhl oder Sessel im Sitzen zu stillen – eine gepolsterte Armlehne oder ein Kissen unter dem Ellenbogen macht es dann besonders gemütlich.

Um dem Neugeborenen das erste Saugen zu erleichtern, muss die Mutter die Brustwarze für den kleinen Mund etwas vorwölben, damit das noch unerfahrene Baby sie gut und schnell zu fassen bekommt.

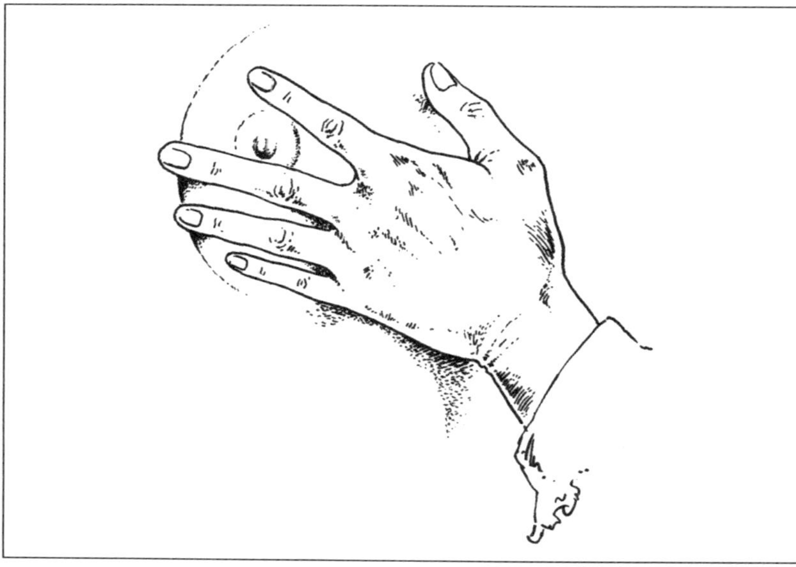

Die richtige Handhaltung beim Stillen

Am besten fassen Sie die Brust kurz vor dem Brustwarzenhof so, dass die Brustwarze entweder zwischen Daumen und Zeigefinger herausschaut oder zwischen Zeige-und Mittelfinger. So kann sie gut dirigiert und dem Neugeborenen in den Mund geschoben werden.

Das Baby bildet beim Trinken auf beiden Lippen kleine Saugpolster aus, die den Mund luftdicht abschließen. Wenn es aus Leibeskräften trinkt, ist das für das kleine Wesen eine schwere Arbeit, es setzt nicht einmal zum Atemholen ab. Das Neugeborene ist am Anfang so winzig, dass eine gut gefüllte Mutterbrust sich schon einmal direkt vor seine kleinen Nasenlöcher legen kann. Es fasst dann zwar die Brustwarze, bewegt aber ständig den Kopf hin und her und lässt wieder los, um Luft zu holen. Achten Sie deshalb darauf, mit den Fingern, die die Brust führen, gleichzeitig die Nase des Neugeborenen freizuhalten.

Das Neugeborene wird beim Trinken zuerst nur von seinem Saugreflex geleitet. Es sucht die Brustwarze erst einmal mit schiefem Mündchen in allen nur denkbaren Richtungen. Erst später, wenn das Baby größer geworden ist, kennt es die gewohnte Stillhaltung und wird den Kopf gleich richtig wenden.

Der Saugreflex wird durch einfache Berührung ausgelöst. Daher können Sie den Kopf des Neugeborenen ganz sanft in die richtige Richtung locken: Streichen Sie mit einem Finger einfach auf den Mundwinkel, der sich in Richtung auf die Brustwarze zu bewegen soll. Ganz von selbst wird Ihr Baby dann sein Köpfchen auf die richtige Seite drehen, so dass Sie ihm die Brustwarze in den Mund schieben können.

Nachwehen ... was nun?

Bei den ersten Stillmahlzeiten nach der Geburt ist das Oxytocin, das Wehenhormon, besonders aktiv, daher zieht sich die Gebärmutter beim Stillen vermehrt zusammen. Diese sogenannten Nachwehen werden nach der Entbindung des ersten Kindes meist nicht als sonderlich unangenehm empfunden. Sie werden in der Regel jedoch stärker und länger anhaltend mit jedem weiteren Kind. Gerade wenn die eigentliche Geburt erst Stunden zurückliegt und die Mutter froh ist, dass alles überstanden ist, werden die erneuten Schmerzen durch die Nachwehen als belastend empfunden. Die Mutter freut sich auf das Stillen des Säuglings, mit vereinten Kräften hat man die Brustwarze in seinen kleinen, noch unerfahrenen Mund bugsiert, und statt beiderseitiger, friedvoller Entspannung ... Nachwehen! In den ersten Tagen nach der Entbindung können diese verständlicherweise oft sogar recht schmerzhaft sein, denn die Uterusschleimhaut hat durch die Ablösung der Plazenta eine große Wundfläche und fühlt sich nach der enormen Leistung der Geburtsarbeit ohnehin noch gereizt an.

Wird die Mutter beim Stillen von Nachwehen überrascht, hilft im ersten Augenblick nur, sich zu entspannen. Auch wenn es unter diesen Bedingungen nicht ganz einfach ist, versuchen Sie, selbst mit dem kräftig saugenden Baby auf dem Arm, den Unterleib so gut es geht zu entspannen. Sie können auch Ihre Atemtechnik oder Entspannungsübung für die Eröffnungsphase der Geburt ein letztes Mal bemühen – hier ist sie noch einmal äußerst hilfreich.

Sollten Sie sehr unter den Nachwehen leiden und treten diese auch in den Stillpausen stärker in Erscheinung, ist jede Maßnahme lindernd, die sich um das Apana-Vata im Unterleib kümmert, das die Kontraktionen der Gebärmutter in der Nachgeburtsperiode steuert (siehe Kapitel 1.5). Je schmerzhafter die Nachwehen sind, desto stärker ist das Apana-Vata aus dem Gleichgewicht geraten und muss durch Wärme, Öl, Entspannung und Ruhe wieder beruhigt werden.

Hilfreich ist dabei – meist mit sofortiger Erleichterung –, die Lendenwirbelsäulen- und Steißbein-Gegend mit warmem Sesamöl sanft zu reiben, wenn möglich etwa drei bis fünf Minuten. Einige Frauen empfinden auch Erleichterung, wenn sie zusätzlich die Hüften und – sehr behutsam – auch den Bauch einölen. Sie können die Wirkung noch steigern, wenn Sie für die Massage statt reinem, gereiftem Sesamöl MA-Vata-Öl verwenden. Die Massage kann bei Bedarf mehrere Male am Tag wiederholt werden, bis die Nachwehen abklingen.

Wärme entspannt das Apana-Vata auch lokal. Nach der Ölmassage auf den unteren Rückenbereich, die Hüften und den Bauch können Sie die Wirkung mit Wärme weiter verstärken. Legen Sie sich dazu eine Wärmflasche auf den Bauch und eine zweite unter den Rücken, und ruhen Sie so im Bett. Die Wärmflaschen sollten nicht extrem heiß sein und nicht zu stark gefüllt werden.

Noch intensiver ist die positive Wirkung, wenn Sie die Wärmflaschen zusätzlich in ein feuchtes, warmes Tuch einschlagen. Die Feuchtigkeit fügt Kapha hinzu, das die beruhigende Wirkung der Wärme intensiviert. Übrigens: Bei dieser milden Wärmeanwendung besteht keine Nachblutungsgefahr für die Gebärmutter.

Um für die nächste Stillmahlzeit in puncto Nachwehen besser gewappnet zu sein, bereiten Sie sich, bevor Sie sich hinsetzen, eine flach gefüllte Wärmflasche, die Sie sich direkt während des Stillens auf den Bauch legen können. Die Wärme verringert die krampfartigen Beschwerden während der Kontraktionen der Gebärmutter.

Sind trotz all dieser Maßnahmen die Nachwehen nicht ausreichend gelindert und haben Sie einen Maharishi-Ayur-Veda-Arzt in der Nähe, kann dieser Ihnen mit Vata-beruhigenden Einläufen helfen. Da der Hauptsitz des Vata der Enddarm ist, kann an dieser Stelle des Körpers Vata auch am wirkungsvollsten reduziert werden. Im gleichen Maße, wie sich der Unterleib von den Strapazen der Entbindung erholt und sich das wunde Gefühl im Genitaltrakt zunehmend verringert, lässt auch die Schmerzhaftigkeit der Nachwehen nach. Ein Trost, wenn Sie die Nachwehen sehr quälen sollten: Bis zum dritten Tag nach der Geburt sind die Beschwerden meist spontan wieder abgeklungen. Die Wirkung des Oxytocins auf die Gebärmutterkontraktionen besteht jedoch auch nach dieser Zeit weiter, deutlich feststellbar daran, dass unmittelbar nach der Stillmahlzeit mehr Wochenfluss als sonst aus dem Uterus gepresst wird.

Empfehlungen bei Nachwehen

Entspannen Sie den Unterleib während der Nachwehen soweit wie möglich.
Während des Stillens legen Sie sich eine Wärmflasche auf den Unterbauch und eventuell eine zusätzliche auf den unteren Rücken.
Ölen Sie, wenn nötig mehrmals täglich, den Lendenwirbel-Steißbein-Bereich, eventuell auch den Bauch, sehr sanft ein.
Eine anschließende feucht-warme Packung steigert die Wirkung.

Neugeborenen-Gelbsucht

Die Vormilch ist eine sehr konzentrierte Nahrung, die noch nicht die Menge einer späteren Stillmahlzeit umfasst. Für die Mutter ist schwer feststellbar, wie viel das Neugeborene davon trinkt.

Es ist günstig, dem Baby die ersten beiden Tage die Brust häufig zu geben. Viele Neugeborene schlafen in den ersten beiden Tagen nach der Geburt sehr viel – so dass die Mutter mindestens bei jedem Aufwachen das Baby gründlich trinken lassen sollte. Je mehr Flüssigkeit das Baby zu sich nimmt, desto besser, denn in diese Zeit fällt für den neuen Erdenbürger der kritische Zeitraum, in dem es die Neugeborenen-Gelbsucht (den Neugeborenen-Ikterus) entwickeln kann. Um dem vorzubeugen, wird den Neugeborenen in vielen Kliniken Zuckerwasser verabreicht. Dieses entspricht dem Kolostrum in keiner Weise, zeichnet sich die Vormilch doch gerade durch ihren geringen Zuckergehalt gegenüber der späteren, reifen Frauenmilch aus. Da die Natur die optimale Zusammensetzung für das Neugeborene bereithält, ist Zuckerwasser sicher nicht das Richtige. Im Gegenteil: Der anschließende Abfall des Blutzuckerspiegels kann das empfindliche Gehirn und das Wohlbefinden des Säuglings schädigen. Im Allgemeinen hemmt das Zuckerwasser den Appetit der Säuglinge und macht sie so schläfrig, dass sie anschließend nicht mehr richtig an der Brust saugen wollen.

Die Neugeborenen-Gelbsucht entsteht, weil der kindliche Organismus die roten Blutkörperchen der Mutter abbaut, die ihn in der vorgeburtlichen Zeit mit Sauerstoff versorgt haben. Stattdessen nutzt das Neugeborene nun seine eigenen roten Blutkörperchen, muss jedoch die seiner Mutter gleichzeitig abbauen. Die Leber vieler Neugeborener ist häufig noch unreif, so dass das Baby mit dem reibungslosen Abbau des roten Blutfarbstoffs Probleme bekommen kann. So wie ein blauer Fleck, der ursprünglich aus rotem Blutfarbstoff entsteht, erst blau, dann grün und später gelb wird, wenn er abgebaut wird, so ist der gelbe Farbstoff, der bei der Neugeborenen-Gelbsucht im Blut kreist, ein Abbauprodukt des roten Blutfarbstoffs der Mutter. Wenn dieser gelbe Farbstoff, das Bilirubin, sich im kindlichen Blut übermäßig anreichert, kann er durch seine hohe Konzentration im Gehirn des Neugeborenen Schaden anrichten. Daher wachen Hebammen und Ärzte sorgsam darüber, dass dies nicht passiert.

Bekommt das Baby in den ersten Tagen durch das häufige Anlegen genug Flüssigkeit, können Sie als Mutter dazu beitragen, die Gefahr der Neugeborenen-Gelbsucht Ihres Babys möglichst klein zu halten. Außerdem sollte das Neugeborene so viel wie möglich, das heisst auch mit so viel freier Hautoberfläche wie möglich, dem Tageslicht ausgesetzt werden. Die Lichtbestrahlung unterstützt den kleinen Organismus dabei, den gelben Blutfarbstoff zu reduzieren. (Beachten Sie dabei aber die Hinweise im Abschnitt »Grelles Licht ist ein Stress« in Kapitel 6.1.)

Sollte Ihr Winzling trotzdem eine Gelbsucht entwickeln, können Sie – neben der normalerweise empfohlenen Lichttherapie mit ultraviolettem Licht – seine Leber auf einfache Weise mit einer Maharishi-Ayur-Veda Nahrungsergänzung unterstützen. MA-579 ist eine sehr effektive Mischung von Kräutern und Heilpflanzen, die die Leberfunktion normalisiert. Da das Neugeborene die Präparate noch nicht selbst einnehmen kann, können Sie dies als Mutter für es übernehmen: Normalerweise empfiehlt der ayurvedische Arzt der Mutter die Erwachsenendosierung, so dass das Baby auf diesem Wege seine Medizin über die Muttermilch erhält. Die Dosierung sollte nach Rücksprache mit dem Arzt festgelegt werden, da sie auf die Intensität des Neugeborenen-Ikterus abgestimmt werden muss. Normalerweise reichen nur wenige Tage dieser Unterstützung aus. Danach hat der

Organismus des Neugeborenen die Umstellung bewältigt, und das Bilirubin ist wieder abgebaut.

Das häufigere Anlegen und das Stillen mit der Vormilch ist neben der ausreichenden Flüssigkeitsversorgung des Neugeborenen auch für die noch unerfahrene Mutter sehr beruhigend: Sie hat mindestens zwei Tage Zeit, bis die sättigende Muttermilch gebildet wird. In den ersten Tagen können sich Mutter und Kind daher in aller Ruhe auf das Stillen einspielen, ohne den Druck, ob genügend Milch da ist oder nicht oder ob das Baby auch satt wird. Danach ist meist das Vertrauen gewachsen, dass die Brust Milch produziert und das Baby fähig ist, sie aus der Brust zu saugen. Auf dieser Erfahrung baut sich eine größere Gelassenheit der Mutter auf, die eine gute Basis dafür ist, dass das Stillen richtig in Gang kommen kann.

Das Einschießen der Milch

Zum anderen fördert das häufige Anlegen die Milchbildung im Allgemeinen. Wird das Neugeborene von Geburt an gestillt, sind im Organismus der Mutter nach ungefähr zwei Tagen alle Vorbereitungen für die Bildung der Muttermilch abgeschlossen: Das Einschießen der Milch beginnt. In wenigen Stunden schwillt der Umfang der Mutterbrust, sie wird praller, und das Drüsengewebe wird deutlich tastbar. Die Brust spannt zunehmend, manchmal fühlt sie sich auch heiß und schmerzhaft an. Frauen, die dies das erste Mal unvorbereitet erleben, sind oft überrascht von der Intensität dieser Umstellung. Was tröstlich ist: Die eigentlich unangenehme Zeit umfasst in der Regel nur mehrere Stunden, so dass nach einem Tag oder einer Nacht auch diese Phase wieder erfolgreich abgeschlossen ist.

Ein Nebenergebnis der bereits in Kapitel 3.17 (»Geburtsvorbereitung«) zitierten Studie war übrigens, dass frischgebackene Mütter, die die Technik der Transzendentalen Meditation ausüben, das Einschießen der Milch als weniger schmerzhaft empfinden als Stillende, die auf die harmonisierenden Wirkungen dieser Entspannungstechnik nicht zurückgreifen konnten.

Sollte das Einschießen der Milch bei Ihnen Beschwerden verursachen, können Sie sich das Leben mit einigen einfachen Hilfen erträglicher gestalten.

Zum ersten ist es wichtig, sich keine unnötigen Sorgen zu machen. Viele Frauen befürchten aufgrund der Hitze und der eventuell schmerzhaften Schwellung ihrer Brust, dass sie eine Brustentzündung haben könnten. (Die Symptome einer Brustentzündung sind jedoch andere. Lesen Sie dazu den Abschnitt »Erste Hilfe bei Brustentzündung« in Kapitel 5.3.) Die schmerzhafte Spannung der mütterlichen Brust am zweiten oder dritten Tag nach der Entbindung entsteht jedoch nicht durch eine Entzündung, sondern durch die sprunghafte Aktivitätszunahme im Drüsengewebe. Die Brust wird so stark durchblutet, dass sie sich übermäßig heiß anfühlt. Als Folge der Blutfülle lagert das gesamte Bindegewebe der Brust für einige Stunden mehr Wasser ein, weil vermehrt Körperflüssigkeit aus dem Blut in das Gewebe übertritt. Das verursacht die Schwellung und die vorübergehende Vergrößerung der Mutterbrust. Zum anderen springt die Milchproduktion innerhalb kürzester Zeit von der Produktion der Vormilch auf die mengenmäßig wesentlich größere Bildung von Muttermilch um. Die Milchdrüsen sind daher plötzlich wesentlich stärker gefüllt, was zusätzlich die Spannung in der Brust erhöht.

Sollten die Symptome, die das Einschießen der Milch verursachten, sehr unangenehm sein, bietet Ihnen Ihr trinkfreudiges Baby ganz von selbst Erleichterung an. Wenn Sie es anlegen, verringert es durch sein Trinken automatisch die Milchmenge in der jeweiligen Brust, und Sie spüren deutlich, wie Spannung und Hitze sich verringern.

Häufig reicht das Anlegen des Säuglings allein noch nicht aus, um die Beschwerden ausreichend zu lindern. Oder das Neugeborene schläft so tief und fest, dass Sie es nicht gerne wecken wollen. In diesem Fall ist es hilfreich, wenn Sie sich selbst zusätzlich noch ein wenig Milch abpumpen.

Am einfachsten geht dies mit einer kleinen Vakuum-Handpumpe, wie Sie sie in jeder Apotheke bekommen können. Sie besteht aus einem gläsernen Hauptstück mit einer Öffnung für die Brustwarze. Durch Eindrücken des Gummi-Ballons am anderen Ende wird ein Unterdruck erzeugt, der – vergleichbar mit dem Saugen des Babys – die Milch austreten lässt. Das Abpumpen mit dieser Handpumpe geht übrigens schneller, wenn Sie das Vakuum zwischendurch immer wieder kurzfristig lösen und erneuern.

Schon drei bis vier Teelöffel abgepumpte Milch sorgen dafür, dass sich die Brust weniger prall und gespannt anfühlt. Dieses Verfahren hat den großen Vorteil, dass Sie sich zwischendurch – auch wenn das Baby gerade schläft – immer wieder Erleichterung verschaffen können. Außerdem können Sie nur genau die Milchmenge abpumpen, die nötig ist, um die Beschwerden der Brust zu mildern. Würden Sie zum gleichen Zweck das Neugeborene entsprechend oft anlegen, würde die Milchproduktion damit zusätzlich angeregt. Je öfter das Baby trinkt, desto mehr Prolaktin wird ausgeschüttet, und entsprechend mehr Muttermilch wird hergestellt. Die Zunahme der Milchmenge würde wiederum das Spannungsgefühl der Brüste weiter verstärken. Wird umgekehrt die Menge der eingeschossenen Muttermilch reduziert, ist die Erleichterung direkt spürbar.

Die verbleibende Hitze der mütterlichen Brust ist als Pitta-Störung anzusehen. Gleichen wir dieses Symptom – wie in der ayurvedischen Therapie üblich – mit seinem Gegenteil aus, tun wir damit automatisch das Naheliegendste.

Sie können sich eine kühlende Kompresse mit einfachsten Mitteln selbst herstellen. Nehmen Sie dazu einen feuchten, kalten Waschlappen oder ein nasses Gästehandtuch, und legen Sie dies um die heiße Brust herum. Dies lindert augenblicklich. Diese Kompresse erneuern Sie, sobald Sie wieder Hitze im Gewebe der Brust spüren oder der feuchte Lappen heiß geworden ist. Die Temperatur des kalten Waschlappens sollten Sie subjektiv als angenehme Erleichterung empfinden. Auch wenn die Hitze sehr groß sein sollte, legen Sie sich keine Eispackung auf die Brust, sie würde das Vata im Gewebe sprunghaft verstärken. Da sich auf jede Vata-Vermehrung weitere Dosha-Störungen aufpfropfen können, könnte dies die Basis für spätere Brusterkrankungen bilden. Es kommt selten vor, aber im Extremfall kann dadurch sogar die Milch völlig versiegen.

Gegen Beschwerden beim Einschießen der Muttermilch

Lassen Sie den Säugling häufiger trinken.

Pumpen Sie zusätzliche Milch ab.

Legen Sie feuchte, kühle Kompressen auf.

5.2 Muttermilch ist unübertroffen

In den letzten Jahren ist das Stillen in unserer Gesellschaft zum großen Glück für alle Beteiligten wieder hoffähig geworden. Neue Studien und Beobachtungen zeigen, dass die Muttermilch-Ernährung in den ersten Lebensmonaten eine große Zahl positiver Wirkungen auf das Baby hat. Aber nicht nur das, sondern das Stillen hat – emotional wie körperlich – gesundheitsfördernde Wirkungen auf das gesamte spätere Leben eines Menschen.

Dass das Stillen wieder anerkannt wird, hat verschiedene Gründe. Zum einen haben die Ärzte, die die natürliche und sanfte Geburt in Europa populär gemacht haben, sich darauf zurückbesonnen, dass der Stillvorgang natürlich ist und daher das Beste für Mutter und Kind sein muss. Die emotionale Bedeutung des Stillens als wichtiges Bindeglied zwischen Mutter und Baby wird seitdem mehr und mehr anerkannt und untersucht (siehe den Abschnitt »Stillen verbindet« in Kapitel 5.1). Immer breitere Bevölkerungsschichten sehen es heute wieder als selbstverständlich an, dass junge Mütter ihre Kinder an die Brust legen.

Zum anderen ist die Muttermilch in ihrer Zusammensetzung chemisch so genau analysiert worden wie nie zuvor. Die Experten sind sich allgemein darüber einig, dass die Ernährung mit Muttermilch das Beste für den neuen Erdenbürger ist. Dies ist hauptsächlich darauf zurückzuführen, dass die Muttermilch von ihrer Zusammensetzung her optimal auf den jeweiligen Entwicklungszustand des Säuglings zugeschnitten ist. Nachdem die Vormilch das Neugeborene in den ersten Tagen mit den dringend benötigten Abwehrstoffen versorgt hat, schießt zwischen dem zweiten und fünften Tag die Übergangsmilch ein, bis nach weiteren zwei Wochen die sogenannte reife Milch fließt. Die Muttermilch bietet dem Säugling in jedem Alter die Zusammensetzung, die er am ehesten braucht und die er in der jeweiligen Entwicklungsphase gut und leicht verdauen kann.

Damit die Muttermilch von hoher Qualität sein kann, muss die Mutter sich während der Stillzeit selber hochwertig ernähren. Denn die Muttermilch enthält generell nur die Nährstoffe, die die Mutter mit der Nahrung aufnimmt. Die einzigen Ausnahmen sind Kalzium und Phosphor, weil sie den mütterlichen Knochen entzogen werden können. Alle anderen Bausteine für die verschiedenen Körpergewebe (Dhatus) müssen durch eine gehaltvolle und ausgewogene Ernährung der Mutter sichergestellt werden (siehe die Kapitel 2, 3 und 7).

An dieser Stelle sei auch auf die Meldungen über den Schadstoffgehalt der Muttermilch hingewiesen, die bei werdenden Müttern oft Aufregung und Verunsicherung hervorrufen. Viele Pestizide und andere Schadstoffe reichern sich im menschlichen Fettgewebe besonders stark an, da der Mensch am Ende der Nahrungskette steht. Daher überträgt jede stillende Mutter zwangsläufig einen großen Teil der Umweltgifte, die sie im Laufe ihres Lebens aufgenommen hat, auf das Baby.

Muttermilch von Frauen, deren Speisezettel viel Fleisch enthält, weist einen besonders hohen Schadstoffgehalt auf. Umgekehrt zeigte eine Studie von Frauen, die sich sechs Jahre lang primär vegetarisch ernährten und unbehandelte, organische Nahrungsmittel bevorzugten, dass ihre Milch nur halb so viel Schadstoffe enthielt wie die der Nicht-Vegetarierinnen. Diese Zeit der Reinigung kann man vermutlich drastisch abkürzen, wenn die Mutter in spe vor der Zeugung die Toxine gezielt mobilisiert und ausscheidet (siehe Kapitel 2.6).

Muttermilch beruhigt Vata und nährt die Dhatus

Im Ayurveda wird jede Art von Milch als wertvolles Nahrungs- und Heilmittel angesehen. Milch hat viele Kapha-Merkmale und kann damit ganz natürlich ein Ungleichgewicht des Vata- und Pitta-Dosha ausgleichen. Sie ist allgemein beruhigend und besänftigend, sie fördert den Schlaf. Sie gibt dem Körper Flüssigkeit und Feuchtigkeit, sie ist fetthaltig und süß, alles Eigenschaften des Kapha-Dosha. Daher nährt sie den gesamten Organismus. Sie kann sehr leicht assimiliert werden und ist deshalb gut geeignet, die Körpergewebe (Dhatus) aufzubauen.

Aufgrund ihres hohen natürlichen Kalzium-Gehalts wird Milch von Medizinern als ideales Nahrungsmittel für den Aufbau von Knochen, Haaren und Nägeln geschätzt. Die frühe Ernährung mit Muttermilch soll sogar vor Osteoporose (Abnahme der Knochendichte) in späteren Lebensjahren schützen: Voll gestillte Kinder entwickeln Langzeitstudien zufolge im Alter weniger Osteoporose als mit künstlicher Nahrung gefütterte. Und das selbst dann, wenn die Nicht-Gestillten im Laufe ihres späteren Lebens regelmäßig Milch und Milchprodukte zu sich genommen haben. Das Poröswerden der Knochen zeigt ein Übermaß an Vata an. Gleichzeitig reduzieren sich Struktur und Festigkeit, damit nimmt ausgewogenes Kapha ab. Die von der Natur vorgesehene Ernährung in den ersten Lebensmonaten, die den Körper mit genügend leicht assimilierbarem Kapha versorgt, scheint demnach eine solide Basis für die Beschaffenheit der Dhatus in höherem Lebensalter zu schaffen. Das frühe Angebot an Kalzium und anderen Mineralien der Muttermilch scheint sich demnach als Schutzfaktor für die Knochen noch Jahrzehnte später auszuwirken.

Darüber hinaus wird Milch im Maharishi Ayur-Veda als eines der wenigen Nahrungsmittel geschätzt, die nicht nur das Asthi-Dhatu (Knochen, Haare, Nägel) nähren, sondern auch alle anderen Körpergewebe inklusive der Fortpflanzungsorgane (Shukra) schnell und wirkungsvoll stärken (siehe Kapitel 1.5). Sie kann den Körper besonders gut und umfassend aufbauen und sorgt damit für eine gute gesundheitliche Verfassung. Denn eine der Grundbedingungen für eine gute Gesundheit im Ayurveda ist die gute Beschaffenheit der Dhatus. Die aufbauende Wirkung der Milch stärkt den gesamten Organismus, ohne ihn zu belasten.

Muttermilch – ein wirkungsvoller Allergieschutz

Selbstverständlich wurde im Maharishi Ayur-Veda schon vor Jahrtausenden die Muttermilch als unersetzliches Nahrungsmittel für den Säugling geschätzt. Man ging davon aus, dass das Baby die ersten sechs Monate nur von Muttermilch leben und wachsen soll. Danach wird allmählich andere Nahrung zugefüttert, bis das Baby sich – mit etwa elf Monaten – auf normale Nahrung umgestellt hat und sich der Muttermilch entwöhnt (siehe Kapitel 8).

Diese Auffassung ist nach modernsten Erkenntnissen noch heute gültig. Das Argument, das in unserer allergiegeplagten Zeit in keiner Stilldiskussion fehlt, ist die Erkenntnis, dass Stillkinder wesentlich weniger Allergien entwickeln als Flaschenkinder. Die Muttermilch wird vom Säugling offensichtlich nicht als »artfremd« eingeordnet – er entwickelt keine Abwehrreaktion gegen sie. Anders ist es bei künstlich ernährten Säuglingen: Besonders Kuhmilch, auch wenn sie in verdünnter Form gegeben wird, begünstigt das Entstehen von Allergien gegen verschiedene Nahrungsmittel. Oder sie verursacht andere allergisch bedingte Erkrankungen wie Heuschnupfen, Asthma, allergische Bronchitis oder bei entsprechender Veranlagung auch Milchschorf und Neurodermitis.

Aus der westlichen medizinischen Erfahrung wissen wir, dass gestillte Kinder wesentlich weniger zu Allergien und zum gefürchteten Milchschorf neigen. Einer der Gründe, die im Maharishi Ayur-Veda als auslösender Faktor für Allergien angesehen werden, ist die Überflutung des Körpers mit Ama. Ama können in diesem Zusammenhang einerseits umweltbedingte Toxine sein, ebenso wie die heutige Medizin den zunehmenden Kontakt mit fremden Stoffgruppen als Ursache dafür erkannt hat, dass Allergien auf dem Vormarsch sind. Zum anderen handelt es sich bei Ama um körpereigene Stoffwechselabbauprodukte, die entweder entstehen, weil die Nahrung an sich für den Organismus nicht zuträglich ist und/oder weil der Verdauungsprozess ihr nicht gewachsen ist. Die zarte Verdauungskraft des Babys wird durch Ersatznahrung leicht überlastet, daher entsteht eher Ama als bei einem Gestillten. Dies zeigt sich durch Unwohlsein und Unregelmäßigkeiten der Verdauung oder aber als Ansammlung von Ama im Körper: Dumpfheit, langsamere Reaktion, weniger gute Laune und Ausstrahlung des Babys und eben mehr Allergien ...

Eine Untersuchung von 1 377 allergischen Kindern ergab, dass Allergien desto häufiger auftraten, je kürzer die Stilldauer des Kindes war. In anderen Studien konnte man sehen, dass die steigende Allergieanfälligkeit der Menschen proportional ist zur Abnahme der Anzahl der mit Muttermilch ernährten Kinder. Aus diesem Wissen heraus empfehlen unsere Schulmediziner heute, Babys möglichst vier bis sechs Monate lang voll zu stillen. Nach Ablauf der sechs Monate scheint das Verdauungssystem des Säuglings reif genug zu sein, um sich ohne Nachteile mit fremden Proteinen auseinanderzusetzen. (Aus diesen Erkenntnissen heraus wurde – sollte Stillen aus welchem Grund auch immer für die Mutter nicht möglich sein – in jüngster Zeit die sogenannte hypoallergene Säuglingsnahrung entwickelt, die in Studien kein höheres Risiko bei der Auslösung von Allergien gezeigt haben soll als Muttermilch. Allerdings schmeckt sie unangenehm.)

Muttermilch und Ama

Die Muttermilch wird im Maharishi Ayur-Veda als die am besten geeignete Nahrung für das Neugeborene angesehen. Sie ist – das ist auch im Westen in den letzten Jahren Allgemeingut geworden – physiologisch am besten auf das zarte Neugeborene abgestimmt.

Die Verdauungskraft eines gesunden Neugeborenen kann durch die Muttermilch nicht überfordert werden. Übereinstimmend konnte man feststellen, dass Blähungen, Drei-Monats-Koliken und Verstopfung bei Stillkindern auch heute noch wesentlich seltener sind oder durchschnittlich milder verlaufen als bei Flaschenkindern. Und das, obwohl die künstlich hergestellte Nahrung nach neuesten Erkenntnissen so nah wie möglich an die Zusammensetzung der Muttermilch angepasst wird.

Die ersten Eiweiße, mit denen ein Säugling sich auseinander setzen muss, sind zum größten Teil in seiner Nahrung enthalten. Weder der Darm noch die Immunabwehr des Babys ist schon stark genug, um angemessen auf eine hohe Dosis fremder Proteine aus Kunstmilch zu reagieren. Ist die Babynahrung schwerer verdaulich, als es dem sensiblen Verdauungsapparat des Säuglings entspricht, entstehen zunächst alle Arten von Verdauungsstörungen wie Stuhlunregelmäßigkeiten oder Blähungen. Deutliche Zeichen dafür, dass der Magen-Darm-Trakt des Babys die zugeführte Nahrung im Stoffwechsel nicht vollständig verarbeitet hat und Ama entstanden ist. Das Ama verursacht beim Baby die gleichen Symptome wie im reiferen, erwachsenen Organismus. Sie werden feststellen, dass der Säugling im Gesicht, vor allem unter den Augen, geschwollen aussehen kann, er reagiert müder und träger, er neigt leicht zu Erkältungskrankheiten oder ist allgemein infektanfälliger. Auch wirkt er stimmungsmäßig weniger ausgeglichen und zufrieden.

Das Neugeborene, das mit Muttermilch ernährt wird, bekommt hingegen die denkbar leichteste und auf sein Agni ideal abgestimmte Kost. Obwohl Agni, die Verdauungskraft, in den ersten Lebensmonaten noch sehr zart ist, wird durch diese optimal angepasste, leichtverdauliche Nahrung kein Ama produziert. Das Baby ist daher bei der Muttermilchfütterung in der Regel gesünder, seine Abwehrlage ist besser, und es sieht wacher und klarer aus.

Stillen vermehrt Ojas

Die Verdauungskraft des Säuglings ist stark genug, um die Muttermilch problemlos in ihre kleinsten Bestandteile zu zerlegen. Daher kann sie nicht nur ohne Beschwerden assimiliert werden, sondern wird im Organismus direkt in Ojas, das feinste Endprodukt der Nahrung, umgewandelt (siehe Kapitel 2.4). Darüber hinaus nimmt die Muttermilch im Maharishi Ayur-Veda zusätzlich eine herausragende Stellung ein. Denn sie enthält das meiste Ojas unter allen Nahrungsmitteln, da sie das Ojas der Mutter direkt auf das Kind überträgt. Ojas entsteht am Verbindungspunkt zwischen Bewusstsein und Materie, am Ursprung aller Materie. Und diese Ebene belebt es auch direkt im Baby. Ojas ist damit die geistige Nahrungsessenz, die die Mutter für ihr Kind herstellt und direkt an es weitergibt. Denn die Mutter hat mit ihrem Agni die Nahrung bereits verdaut, die sie selbst zu sich genommen hat. In einzelnen, aufeinanderfolgenden Stoffwechselschritten hat sie nicht nur die grob-chemischen Nahrungsbestandteile zerlegt, assimiliert und zu neuen Gewebeformen, also auch der Muttermilch, zusammengesetzt, sondern aus ihrer Nahrung außerdem Ojas produziert.

Daher hat die Muttermilch neben allen materiellen, stofflichen Qualitäten ein riesiges Plus, das durch den besten künstlich hergestellten Muttermilchersatz nicht nachzuahmen ist: Sie gibt dem Säugling die gebündelten feinen geistigen Energien seiner Mutter in materieller Form. Daher ist es äußerst wichtig, dass es der Mutter gut geht. Ist sie ausgeglichen, sind ihre Doshas im Gleichgewicht, nimmt sie selbst hochwertige Nahrung zu sich, ist ihre Muttermilch automatisch stärker mit Ojas-Qualitäten durchdrungen, die sie wieder an ihr Kind weitergeben kann.

Stillende Mütter können deshalb oft beobachten, dass die Babys nach dem Stillen nicht nur zufriedener und ruhiger sind (Stillen bzw. Nahrungsaufnahme allgemein erhöht Kapha). Nach einer reinen Muttermilch-Mahlzeit strahlen die Kinder, ihre Augen leuchten intensiver, selbst die Haut bekommt einen ganz besonders feinen Glanz und ... gestillte Kinder haben einen unvergleichlich zarten Duft.

Wenn Sie Gelegenheit dazu haben, vergleichen Sie Babys daraufhin: Fast immer lassen sich Stillbabys von anders Ernährten an ihrer Ausstrahlung unterscheiden. Besonders eindrucksvoll kann man dies an größeren Säuglingen beobachten, die abwechselnd Muttermilch und andere Nahrung zu sich nehmen. Achten Sie einmal darauf, wie der Säugling nach der Stillmahlzeit aussieht, seine Haut, die Augen – seine ganze Ausstrahlung ändert sich. Oft leuchtet es wie von innen heraus, das ganze Baby scheint sanft abgerundet. Auch nach einem Brei ist das Baby satt und zufrieden – nach jeder Mahlzeit entsteht schließlich sofort Kapha. Aber die feine Intensivierung der Ausstrahlung wie nach dem Stillvorgang ist viel weniger ausgeprägt.

Ojas und Ama

Ojas und Ama haben eine gegenläufige Beziehung. Sind die Körperkanäle, die Srotas, frei von Ama, kann Ojas in ihnen frei fließen. Dann ist auch das Agni, die Verdauungskraft des Organismus, automatisch in guter Verfassung. Das gute Verdauungssystem wiederum sorgt dafür, dass die Nahrung ohne Ama assimiliert werden kann und dass als Endprodukt der Nahrung Ojas entsteht. Um es auf einen ganz einfachen Nenner zu bringen: je mehr Ama, desto weniger Ojas und umgekehrt – wo wenig Ama ist, da ist viel Ojas.

Hierin finden wir nun den zweiten Grund dafür, dass die Muttermilch das Auftreten allergischer Erkrankungen verringert. Ama begünstigt das Entstehen von Allergien. Daher ist es wichtig, dass das Baby nur die am leichtesten verdauliche Nahrung bekommt, im Idealfall also gestillt wird. Auf der anderen Seite besteht eine der Auswirkungen von Ojas darin, dass es vor allergischen Reaktionen schützt, indem es die Immunkräfte des Organismus verbessert. Der Allergieschutz durch die Muttermilch ist nach ayurvedischen Kriterien damit also ein doppelter.

Ojas verbessert auch die Abwehrlage des Menschen. Voll gestillte Kinder sind bekanntermaßen vor allen Virusinfekten, gegen die die Mutter immun ist, geschützt. Unzählige Untersuchungen weisen nach, dass Flaschenkinder wesentlich anfälliger sind als Brustkinder. In einer klassischen Studie dieser Art wurden 20 000 Säuglinge unter einem Jahr untersucht. Bei Flaschenkindern gab es doppelt so viele Infektionen wie bei Brustkindern. Ihre Krankheiten waren schwerer, und es starben zehnmal so viele. Von den Säuglingen, die an akuten Infektionen erkrankten, waren 96,7 Prozent Flaschenkinder und nur 3,3 Prozent Brustkinder! Gestillte Säuglinge zeigten weniger Mittelohrentzündungen, Atemwegsinfektionen und Durchfallerkrankungen. Wenn sie deswegen ins Krankenhaus eingeliefert wurden, war ihre Überlebensrate deutlich höher.

Ojas von guter Qualität verbessert die Ausstrahlung, die geistige Wachheit und Aufnahmefähigkeit. Ein Baby, das viel Ojas hat, ist körperlich und psychisch anpassungsfähiger und ausgeglichener und – das Ojas verlängert seine Lebensspanne.

Bei all den wunderbaren Eigenschaften der Muttermilch sollte man auch die prosaischen, praktischen Aspekte der Brustfütterung nicht vergessen: Muttermilch ist grundsätzlich keimfrei, hat immer genau die richtige Temperatur und steht jederzeit und überall sofort zur Verfügung. Und das alles ohne jede Vorbereitung und lästigen Abwasch. Außerdem ist Muttermilch auch heute noch die preiswerteste Nahrung für das Baby.

Wenn Sie dann noch all die positiven Auswirkungen für Leib und Seele des Kindes dazurechnen, ist Muttermilch als Vorbeugung für gute Gesundheit im jetzigen und späteren Leben Ihres Kindes wirklich unübertroffen.

5.3 Erste Hilfe bei Stillproblemen

Genug Milch für mein Baby?

Auch das Stillen will gelernt sein. Nicht selten ist die frischgebackene Mutter noch unsicher, ob sie überhaupt stillen kann, und wenn ja, ob die Milch für ihr Baby auch ausreichen wird.

Die berühmte Anthropologin Margaret Mead, die Naturvölker in aller Welt beobachtet hat, sagte, dass sie nie von einer Eingeborenen gehört habe, die ihr Kind nicht stillen konnte. Man kann davon ausgehen, dass eigentlich jede Mutter in der Lage ist, ihren Säugling zu stillen. In der medizinischen Fachliteratur zeigt ein Bericht von Mundugumor-Frauen in Neuguinea sogar, dass viele dieser Frauen Säuglinge adoptierten und sie stillten, obwohl sie selbst nie schwanger gewesen waren. Sie ließen sie nach Wunsch saugen und kurbelten ihre Milchproduktion dadurch so sehr an, dass sie ihre Adoptivkinder voll stillen konnten.

»Werde ich genug Milch für mein Baby haben?« Das ist sicher eine der häufigsten Fragen, die eine Frau, die ihr erstes Kind erwartet, am Ende der Schwangerschaft bewegt. Spätestens zu diesem Zeitpunkt hat sie von Frauen gehört, die ihr Kind nicht stillen konnten, weil sie angeblich nicht genug Milch hatten. Bei diesen Geschichten hat man immer den Eindruck, dass das arme Neugeborene ohne Zufütterung mit der Flasche bestimmt verhungert wäre. Entsprechend groß ist der Druck, unter den sich eine junge Mutter vielleicht gesetzt fühlt. Leider ist es oftmals gerade dieser Druck und die damit verbundene Vata-Störung, die das reichliche Fließen der Muttermilch erschweren.

Sie wissen bereits, dass die Saugbewegungen des Babys an der Brustwarze dafür sorgen, dass das Prolaktin, das Milchbildungshormon, im Hypothalamus, ausgeschüttet wird. Je öfter Sie das Baby also saugen lassen, desto häufiger wird die Brustwarze stimuliert und desto mehr Prolaktin wird gebildet. Wenn Sie also überhaupt ein paar Tropfen Milch produzieren, und scheint es Ihnen auch noch so wenig, zeigt Ihnen dies eindeutig, dass Ihre Brust Milch bilden kann. Und wo etwas Milch ist, kann durch gezielte Anregung der Milchbildung mit Sicherheit auch mehr hergestellt werden.

Auf die Selbstregulation von Nachfrage und Angebot kann man sich hundertprozentig verlassen. Manchmal kann dies recht kurios anmuten: Eine Zwillingsmutter, die beide Kinder mit Muttermilch ernährte, merkte nach einigen Wochen, dass sie eine schwerere und eine leichtere Brust entwickelt hatte. Sie hatte es sich zur Gewohnheit gemacht, den größeren Säugling auf der linken Seite zu stillen und den kleineren auf der rechten. Entsprechend lieferte die rechte Brust, an der immer nur der Kleinere saugte, im Laufe der Zeit weniger Milch als die linke für den größeren Zwilling.

Je öfter Sie also Ihr Neugeborenes anlegen, desto mehr Milch werden Sie bilden. Sollten Sie unsicher sein, ob Ihr Baby genug Milch bekommt, und wollen Sie die Milchproduktion ankurbeln, brauchen Sie nur eines zu tun: Lassen Sie Ihr Baby häufig trinken. Die Milchmenge wird sich, wenn Sie dies regelmäßig tun, innerhalb von acht bis 24 Stunden an den erhöhten Bedarf anpassen.

Dies ist die körperliche Seite, die Milchbildung in gewünschter Menge sicherzustellen. Was dabei ganz besonders wichtig ist: Ein hungriges Baby trinkt auch richtig, es saugt besonders intensiv. Der Reiz, um Prolaktin zu bilden, ist dann entsprechend groß. Gibt die Mutter, die den Eindruck hat, ihr Baby nicht ausreichend ernähren zu können, zu früh auf, verschlimmert sich ihr Dilemma fast automatisch. Da sie – oder andere wohlmeinende Berater – befürchten, das Baby sei nicht satt geworden, wird mit der Flasche zugefüttert. Die Flaschennahrung, neben allen bereits erwähnten Nachteilen, macht das Baby erst einmal richtig satt. Die Folge: Es wird bei der nächsten Brustfütterung wieder nicht mit vollem Einsatz saugen, so dass die Milchbildung nicht ausreichend angeregt wird. Dazu kommt, dass das Baby selbst aus dem feinstgelochten Sauger die Nahrung viel leichter herausbekommt als aus der Mutterbrust. Füttert man es öfter mit der Flasche, ist es die Anstrengung, aus der Mutterbrust Milch herauszusaugen, nicht mehr genügend gewohnt. So gibt es eventuell eher auf, aus der Brust zu trinken und verlangt nach der Flasche. Damit hat ein Teufelskreis begonnen. Das Baby trinkt weniger aus der Mutterbrust, die Trinkmenge aus der Brust verringert sich, und nun ist man wirklich auf die Flaschennahrung angewiesen, oder?

Es gibt aus dieser Situation nur einen Ausweg. Legen Sie Ihr Baby einfach öfter an, wenn Sie den Eindruck haben, dass es von Ihnen zu wenig Milch bekommt, und lassen Sie sogar das Teefläschchen weg. Lassen Sie das Neugeborene ruhig für eine Weile alle zwei Stunden an jeder Brustseite trinken, Sie werden bald merken, dass das Brustgewebe sich praller füllt und so anzeigt, dass die Trinkmenge für Ihr Kind sich vermehrt hat.

In allen Kulturen und zu allen Zeiten gab es Tees, Getränke und Heilkräuter, die die Milchbildung der stillenden Frauen anregen sollten. Ein beredtes Zeugnis dafür, dass die bange Frage, ob genügend Milch vorhanden sei, nicht nur die heutigen Mütter beschäftigt.

Auch im Maharishi Ayur-Veda sind seit alters verschiedene Faktoren bekannt, die die Milchbildung der stillenden Frau fördern. Laut Charaka begünstigt eine Ernährung die Produktion von Muttermilch, die vorwiegend aus flüssiger Nahrung besteht, ebenso wie aus süßen, sauren und salzigen Speisen. Durch flüssige Nahrung wird dem Körper viel leichtverdauliches Kapha zugeführt, ebenso wie die Geschmacksrichtungen süß, sauer und salzig das Kapha im Körper vermehren. Als besonders milchbildend werden weiterhin Getreide und Milch genannt, ebenso wie einheimische Gemüsesorten. Auch hier gilt das gleiche Grundprinzip: Milchbildend sind alle Substanzen, die dem Körper der Frau Kapha zuführen.

Kapha kann jedoch nicht nur durch die geschickte Auswahl der Nahrungsmittel vermehrt werden, sondern auch dadurch, dass sich die Frau genügend Ruhe gönnt. Die positive Wirkung von Ruhe und Entspannung auf den Erfolg des Stillens ist damit gar keine so neue Erkenntnis und wurde von den alten Rishis schon genauso ernstgenommen wie die anderen Faktoren, die die Milchbildung fördern. Insofern haben die Urväter des Ayurveda ein abgerundetes und vielseitiges Ganzheitskonzept zur Milchbildung: jede Art von Kapha zu vermehren, ohne dadurch ein Ungleichgewicht zu erzeugen.

Maharishi-Ayur-Veda-Ärzte haben ein spezielles Programm für Mütter und Babys nach der Geburt entwickelt. Es ist eine Schulung der jungen Mutter durch medizinisches Personal, damit sie das Baby-Abhyanga optimal durchführen kann. Außerdem erfährt sie einiges über leichte körperliche Übungen für das Kleinste (siehe den entsprechenden Abschnitt in Kapitel 6.3). Die Schulung umfasst weiter die Wochenbett-Massage für die Mutter sowie ganzheitliche Ernährungs- und Verhaltensratschläge für die erste Zeit. (Solche Kurse werden im Maharishi-Ayur-Veda-Gesundheits- und Seminarzentrum Bad Ems angeboten.) Nicht zuletzt gehören dazu vier verschiedene vorbeugende Kräuter- und Gewürzzusammenstellungen. Das »Milchbildungs-Mix« besteht aus Mandeln, Kokosnuss, rohem Rohrzucker, Ghee und wertvollen Gewürzen. Diese Mischung schmeckt nicht nur lecker, sie nährt und stärkt den Organismus der Mutter nach der Geburt und fördert darüber hinaus die Milchbildung. Sollten Sie den Eindruck haben, dass Ihre Milchmenge der Unterstützung bedarf, nehmen Sie zweimal täglich zwischen den Mahlzeiten einen gehäuften Esslöffel, und kauen Sie ihn sehr gut.

Außerdem sollten Sie, zumindest für einige Zeit, die Milchmenge, die Sie selbst zu sich nehmen, steigern. Am besten trinken Sie ein- oder mehrmals täglich ein Glas aufgekochte, süße Milch mit etwas Ghee, rohem Rohrzucker, einer Prise Ingwer und einer Prise Kardamom (siehe Rezeptteil im Anhang). Die Milch in dieser aufbereiteten Form kann vom Magen-Darm-Trakt sehr leicht assimiliert werden und fördert die Milchproduktion der Mutter. Dieser Milchtrunk eignet sich sehr gut als Zwischenmahlzeit, Sie können ihn aber auch als vollwertiges Frühstück zu sich nehmen oder als beruhigende Einschlafhilfe vor dem Zubettgehen. Milch und Ghee werden im Maharishi Ayur-Veda als hervorragendes Mittel eingesetzt, um Vata und Pitta zu reduzieren. Je heißer die Milch, desto stärker wird durch die Zufuhr von Wärme ein Vata-Überschuss ausgeglichen. Durch die Vata-Beruhigung wachsen Ruhe und Gelassenheit der stillenden Mutter. Zusätzlich fördert nichts die Milchbildung so gut wie Milch selbst.

Im Übrigen steigert die getrunkene Milchmenge nicht nur die Milchproduktion der jungen Mutter, sie beugt auch dem durch das Stillen verursachten Haarausfall vor (siehe den entsprechenden Abschnitt in Kapitel 7.5).

Falls Sie Milch nicht vertragen können, versuchen Sie, sich Rohmilch aus dem Reformhaus oder besser noch vom Bauern zu besorgen. Sie ist leichter verdaulich als ultrahocherhitzte Milch, oder nehmen Sie statt süßer Milch Lassi. Wenn auch Lassi noch Ama-Zeichen bei Ihnen produziert und Sie müde macht, müssen Sie in der Stillzeit unbedingt ein Kalzium-Präparat zu sich nehmen, damit die Dhatus gefüllt werden und keine Mangelzustände und spätere Schwächung entstehen. Ayurvedische Kalzium-Präparate sind vom Herstellungsverfahren so aufbereitet, dass der Körper das in ihnen enthaltene Kalzium besonders gut absorbieren kann.

Trotz all dieser körperlichen Maßnahmen ist das Wichtigste beim Stillen eine entspannte Mutter. Entspannung gleicht das erhöhte Vata aus, das die Milchproduktion und das Fließen der Milch reduzieren kann. Um dies näher zu verstehen, müssen wir uns noch einmal mit dem Wehenhormon Oxytocin beschäftigen. Das Oxytocin löst nicht nur die Kontraktionen der Gebärmutter aus, sondern auch das Zusammenziehen der Milchdrüsen und Milchgänge. Dieses Phänomen kann sowohl emotional als auch durch körperliche Reize ausgelöst werden und ist stillenden Müttern wohlbekannt. Nach dem Einschießen der Milch dauert es erfahrungsgemäß noch wenige Tage, bis die Mutter den sogenannten Let-down-Reflex bemerkt. Ein schreiendes Baby, manchmal auch nur der Gedanke an das Baby oder eine leichte Berührung der Mutterbrust, löst häufig ein Ziehen und eine Spannung im Drüsenkörper aus. Diese Kontraktion der Milchgänge lässt meist ein paar Tropfen Muttermilch austreten. Das Gleiche wird auch körperlich durch das Saugen ausgelöst. Beginnt das Baby, an einer Brustseite zu trinken, fühlt die Mutter das durch das Oxytocin bedingte Zusammenziehen in beiden Brüsten, und die andere Seite fängt auch an zu tropfen. Let-down-Reflex wurde dieses Phänomen deshalb genannt, weil sich durch die Stimulierung einer Brust als Reflex auch die Milchgänge der anderen weitstellen.

Zum erfolgreichen Stillen gehören also zwei Funktionen: Zum einen muss genügend Muttermilch produziert werden, wofür das Prolaktin verantwortlich ist. Zum anderen muss die vorhandene Muttermilch auch abgegeben werden können, wofür das Oxytocin sorgt. Voraussetzung für die reibungslose Funktion von beidem ist eine entspannte Mutter.

Das Vata-Prinzip sorgt im Körper für gerichtete Bewegungen, also auch für die Kontraktionen, die das Oxytocin im Organismus bewirkt. Umgekehrt bewirkt Entspannung grundsätzlich, dass sich die Srotas im Körper öffnen und weitstellen, zu denen die Milchgänge ebenso wie die Milchdrüsen gehören. Ist das Vata im Gleichgewicht, kann die Milch also besser fließen.

Alles, was das Vata-Dosha beruhigt, hilft der stillenden Mutter, entspannt zu sein. »Milch-Killer« sind umgekehrt alle Faktoren, die Vata vermehren: zu viel körperliche Arbeit, geistiger Stress, abends lange aufbleiben, zu wenig Schlaf oder wenn die Mutter sich unter Druck setzt. Um das Vata im Gleichgewicht zu halten, wird zum einen die oben genannte Kapha-vermehrende bzw. leichte Vata-reduzierende Ernährung empfohlen. Vata kann aber auch durch gezielte Entspannungstechniken reduziert werden. Die Studie eines deutschen Mediziners zeigte, dass meditierende Mütter ihre Säuglinge durchschnittlich deutlich länger stillten. Eine andere Untersuchung ergab, dass der Blutspiegel des Milchbildungshormons Prolaktin sich im Anschluss an jede Ausübung der Transzendentalen Meditation deutlich erhöht.

Alle Ansätze des Maharishi Ayur-Veda, die das Vata-Dosha gemeinsam von verschiedenen Aspekten aus harmonisieren, stellen damit gleichzeitig eine ausreichende Milchproduktion sicher.

Aber auch direkt während des Stillens können Sie etwas tun: Versuchen Sie, sooft es geht, in Ruhe und mit voller Aufmerksamkeit ihrem Neugeborenen die Brust zu geben. Nichts ist entspannender und rührender, als dem Baby mit voller Aufmerksamkeit beim Trinken zuzusehen. Ich habe es die ersten Wochen, wenn die Babys am Ende der Stillmahlzeit einschliefen, immer sehr genossen, sie die ersten Minuten beim Schlafen zu beobachten, ihre kleinen Grimassen, ein flüchtiges Lächeln, ein Kräuseln der Augenbrauen oder des Mundes ... Die ruhige Aufmerksamkeit für das Baby lässt automatisch mehr Liebe wachsen. Die Mutter öffnet sich dem kleinen, neuen Wesen, sie empfindet wachsende Zärtlichkeit – und die Milch fließt leichter.

Milchfördernd sind

ein häufiges Anlegen des Säuglings,
das Milchbildungs-Mix, zweimal täglich einen gehäuften Esslöffel,
die Milchmenge, die die Mutter selbst zu sich nimmt,
warme Getränke und warme Speisen,
eine leichte, Vata-reduzierende Ernährung,
Transzendentale Meditation,
Ruhe nach dem Mittagessen,
Abhyanga, die ayurvedische Ölmassage,
ein warmes Bad,
ruhige Spaziergänge an frischer Luft,
entspannte Aufmerksamkeit während des Stillens,
Gandharva-Veda-Musik (leise beim Stillen),
Vata-Aromatherapie (während des Stillens).

Und woran merkt die Mutter, dass ihr Baby nun wirklich genug Milch bekommt?

Um ganz genau kontrollieren zu können, welche Menge Milch ein Säugling bei jeder Stillmahlzeit zu sich nimmt, hat man vor noch nicht allzu langer Zeit die bemitleidenswerten Stillbabys vor und nach jeder Mahlzeit gewogen. Mit dieser Prozedur wurde nicht nur der Säugling geärgert: Einen schreienden und heftig strampelnden Säugling aufs Gramm genau zu wiegen oder ihn zu wiegen, nachdem er gerade selig an der Mutterbrust eingeschlafen ist, erfordert auch von seiten der Mutter eine gewisse Kaltblütigkeit.

Aber was noch mehr zählt als diese Details: Die Mutter stellt sich und ihre Milchproduktion durch das ständige Nachkontrollieren unter Erfolgszwang. Der seelische Druck, unter den sich die Mutter setzt, erhöht das Vata, was die Milchbildung und -abgabe verringert und durch andere Maßnahmen wieder ausgeglichen werden muss.

Der Maharishi Ayur-Veda besteht aus einer Vielzahl verschiedener Verfahren, die in ihrer Gesamtheit das innere Feingefühl für körperliche und geistige Zusammenhänge herstellen können. Wenn man sich jedoch auf äußere Kontrolle verlässt, geht das innere Feingefühl verloren oder baut sich weniger gut auf. Stellt die Mutter sich auf die Signale ihres Körpers und die ihres Babys ein, kann dadurch eine innere Sicherheit wachsen, ebenso wie ein gestärktes Vertrauen in die eigene Wahrnehmung. Eine Mutter, die mit ihrem Säugling eine gute Verbindung hat, fühlt deutlich, ob er durch die Brustmahlzeit ausreichend gesättigt wurde oder nicht. Bevor Sie als Erstlingsmutter entspannt über diese Sicherheit verfügen, vergehen meist einige Tage oder Wochen. Bis dahin gibt es jedoch eine Reihe hilfreicher und natürlicher Kriterien, die Ihnen zeigen, ob Ihr Baby genügend Muttermilch bekommt.

Beginnen wir mit dem Nächstliegenden: Bevor Sie Ihren Säugling anlegen, erfühlen Sie selbst das Volumen Ihrer Brust sowie ihre Festigkeit und Spannung. Daran können Sie unschwer erkennen, wie stark sie mit Milch gefüllt ist. Nachdem das Baby mit dem Trinken fertig ist, ist die Brust schlaffer und weniger prall gefüllt. An der geänderten Spannung und Konsistenz sehen Sie deutlich, um wie viel Milch sie erleichtert wurde. Im Laufe weniger Tage nach dem Einschießen der Milch wird allein dies Kriterium Ihnen die Sicherheit geben, dass Ihr Kind genug Milch bekommt.

Genauso deutlich zeigt Ihnen Ihr Säugling durch sein Verhalten, ob er satt geworden ist. Wenn Sie das Neugeborene anlegen, trinkt es zügig und konzentriert, seine Saugbewegungen sind relativ schnell. Größere Babys hingegen lassen sich später durch äußere Einflüsse ablenken, wenden den Kopf oder lassen die Brustwarze los. Sicherlich gibt es so viele verschiedene Verhaltensweisen beim Trinken, wie es unterschiedliche Charaktere bei Menschen gibt. Trotzdem zeigt Ihnen ein Neugeborenes eindeutig, dass es trinkt, denn es lässt sich in der Regel durch nichts in der Welt davon ablenken. Sie spüren die Zielgerichtetheit in seinen kräftigen Saugbewegungen an der Brustwarze, und Sie spüren und hören, dass Ihr Baby zwischendurch immer mal wieder Milch hinunterschluckt. Lassen Sie das Baby an einer Brust ungestört trinken, trinkt es in den ersten Lebenswochen sehr häufig am Ende der Stillmahlzeit langsamer, legt ab und zu eine Pause ein oder nickt ein: ein Zeichen, dass es durch die Anstrengung müde wurde und dass das Kapha der Milch seine Wirkung tut, es wirkt schlaffördernd. Seien Sie versichert: Ein hungriges Baby, das schreiend nach der Mutterbrust verlangt hat, würde nicht viele Minuten konzentriert an der Brustwarze saugen, ohne abzusetzen, wenn es keine

Milch bekäme. Genauso wenig könnte es hörbar Flüssigkeit hinunterschlucken, wenn keine Milch vorhanden wäre, und noch viel weniger würde es – offensichtlich entspannt – mit der Brustwarze im Mund genüsslich einschlafen.

Nicht zuletzt sei noch eine ganz profane Beobachtung erwähnt: Macht Ihr Baby fünf- bis sechsmal täglich die Windel nass, ist die Trinkmenge ausreichend.

Wollen Sie die Milchbildung anregen, empfiehlt es sich, dass Sie Ihrem Säugling, auch wenn er an der ersten Brustseite bereits eingeschlafen ist, vielleicht nach einer kurzen Pause von etwa fünf Minuten, noch die zweite Brust geben. Man weiß heute, dass die Muttermilch sich nicht nur mit wachsendem Alter des Säuglings in ihrer Zusammensetzung ändert. Auch im Laufe einer Stillmahlzeit bekommt das Baby verschiedene Milchsorten: Zu Beginn saugt es die kalorienarme Vordermilch aus der Brust, die zwar seinen Magen füllt, aber primär erst einmal seinen Flüssigkeitsbedarf abdeckt. Die eigentlich nährende und sättigende Muttermilch bekommt es erst danach. Daher ist das richtig, was das Baby von selbst tut: Ich habe alle meine Kinder immer so lange an einer Brust trinken lassen, bis sie die Brustwarze von selbst losließen. Instinktiv mochte ich die Ruhe, mit der sie tranken, nicht stören. Bis das Baby von selbst das Saugen beendet, mögen vielleicht 15 bis 20 Minuten vergehen, manchmal auch länger, je nachdem, wie schnell und intensiv das Baby trinkt, wie hungrig oder müde es ist.

Das Baby bekommt genug Milch, denn

die Brust ist nach der Stillmahlzeit deutlich leerer,
das Baby nuckelt ausdauernd und konzentriert,
es schläft gegen Ende des Stillens ein,
das Baby schluckt hör- und fühlbar Milch während des Trinkvorgangs,
das Baby ist nach dem Stillen entspannter und zufriedener als vorher,
das Baby hat fünf- bis sechsmal täglich die Windeln nass.

Hilfe – ich habe zu viel Milch!

Spätestens, wenn Ihre Brust Ihnen das Gefühl gibt, dass Sie am liebsten Drillinge ernähren möchten, wird Ihnen klar: Ihre Milchproduktion ist über das Ziel hinausgeschossen. Quält das »Zuwenig Milch!« die unerfahrene Mutter zu Beginn oft psychisch, verursacht das »Zuviel Muttermilch!« handfeste körperliche Beschwerden. Die Brust spannt, zu prall gefüllte Brustdrüsen beginnen zu schmerzen, und auch nach dem Stillen verbleibt noch eine ganze Menge Milch in der Brust. Das angenehme Gefühl der körperlichen Erleichterung durch das Stillen stellt sich nie vollständig ein.

Die Regulierung der Muttermilchmenge verläuft bei zu viel Muttermilch genauso wie bei zu wenig. Das Dilemma hierbei ist nur: Am liebsten würden Sie Ihren Säugling häufiger anlegen, damit die Milchmenge aus der Brust gesogen wird. Auf Dauer würde aber gerade dies die Milchbildung anregen und den Zustand weiter verschlimmern.

Daher gibt es nur eines, so widersprüchlich es auch auf den ersten Blick klingt: Legen Sie Ihr Baby weniger an. Am schnellsten erzielen Sie Fortschritte, wenn Sie die Stillabstände für das Neugeborene möglichst weit strecken (siehe Kapitel 5.4) und wenn Sie bei jeder Mahlzeit den Säugling nur an einer Brust trinken lassen. Erfahrungsgemäß dauert die Reduzierung der Milchmenge einige Tage. Aber der Einsatz lohnt sich: Sie müssen nicht mehr ständig mit nasser Bluse herumlaufen und Ihre volle Brust nicht mehr beim Treppensteigen mit den Händen unterstützen.

Haben Sie zu viel Muttermilch, dann

vergrößern Sie die Stillabstände für das Baby,
geben Sie dem Säugling bei jeder Mahlzeit nur eine Brust,
reduzieren Sie Kapha-fördernde Nahrung, insbesondere Milch,
legen Sie kühlende Kompressen auf.

Wenn Sie die Wirkung dieser Maßnahme beschleunigen wollen, so streichen Sie aus Ihrem Speiseplan diejenigen Nahrungsmittel, die Kapha aufbauen: Trinken Sie vor allem für ein paar Tage weniger Milch, und streichen Sie das Milchbildungs-Mix für eine Weile.

Kühle Kompressen, die Pitta verringern und damit die Hitze aus der gefüllten Brust angenehm lindern, vermehren gleichzeitig das Vata. Dadurch ziehen sich die Srotas, die Milchkanälchen und -drüsen, zusammen und verlangsamen dementsprechend die Milchproduktion.

Wunde Brustwarzen

Selbst bei der besten Vorbereitung der Brust in der Spätschwangerschaft (siehe Kapitel 3.19) lassen sich wunde Brustwarzen zu Beginn der Stillperiode wohl kaum vermeiden. Ein so zartes Gewebe wie die Warze ist dem eifrigen Angriff des Neugeborenen nicht immer ohne Eingewöhnungszeit gewachsen. So ist es keine Seltenheit, dass die Brustwarzen sich wund anfühlen und – bei kräftig saugenden Neugeborenen – sogar Schrunden bekommen. Dies ist besonders schmerzhaft, weil das Baby beim nächsten Trinken die gerade zuwachsende Schürfung wieder aufreisst.

Die wunde Brustwarze ist durch Überbeanspruchung entstanden, eine durch äußere Einflüsse erworbene Vata-Störung. Um sie zu beheben, muss die strapazierte Brust mit Vata-reduzierenden Maßnahmen geschützt werden.

Daher ist die Behandlung wunder Brustwarzen ähnlich wie bei der Reduktion der Muttermilchmenge: Hilfreich ist es, wenn das Baby seltener trinkt, so dass sich die Brustwarze schneller regenerieren kann. Um die Belastung der einzelnen Seite gering zu halten, gibt es verschiedene Empfehlungen, die Sie individuell ausprobieren sollten:

Versuchen Sie, die Stillabstände für den Säugling möglichst zu strecken.

Manche Frauen empfinden es als leichter, wenn sie immer nur eine Brust zu einer Stillmahlzeit anbieten – die jeweils andere hat dann doppelte Zeit, sich zu erholen.

Andere Mütter geben dem Säugling lieber jede Brust jeweils nur die Hälfte der Stillzeit, dann bleibt die Dauerbeanspruchung für jede Seite geringer. An der ersten Seite sollte das Neugeborene allerdings etwa 15 Minuten trinken dürfen, damit es auch genügend sättigende Hauptmilch bekommt.

Und wenn die Schrunden Sie beim Anlegen des Säuglings trotzdem zu sehr schmerzen?

Wenn möglich, warten Sie die ersten zwei Minuten ab, in denen Ihr Baby trinkt. Sie können ziemlich weh tun, aber danach, wenn der Milchfluss durch den Let-down-Reflex richtig in Gang gekommen ist, schmerzt die Brustwarze häufig nicht mehr.

Und wenn alles nicht hilft, können Sie die Milch selbst abpumpen und dem Baby im Fläschchen anbieten.

(Zu diesem Zweck können Sie in der Apotheke eine elektrische Milchpumpe ausleihen, wenn das Abpumpen mit der Vakuum-Handpumpe zu mühsam ist.)

Wenn nur eine Brustwarze betroffen ist, können Sie das Baby an der unverletzten Seite stillen und die überschüssige Milch aus der anderen Seite soweit abpumpen, dass kein Milchstau entstehen kann (siehe unten). Nach ein bis zwei Tagen sind bei dieser Schonung die Schrunden abgeheilt.

Während der gesamten Stillperiode ist es wichtig, dass die Brustwarzen genügend Luft bekommen. Noch wichtiger wird dies, wenn sie wund geworden sind und wieder heilen sollen. In feuchtem Milieu können sich außerdem Bakterien gut vermehren, unter völliger Trockenheit sterben sie jedoch ab. Daher ist es wichtig, die Brust an ihrer Spitze, an der Bakterien eindringen können, möglichst trocken zu halten.

Gerade in den ersten Stillwochen, in denen die Brust sich auf die vom Säugling geforderte Milchmenge einspielt, tritt immer wieder Milch auch zwischen den Stillmahlzeiten aus. Um die meist schwerere Mutterbrust zu stützen, tragen fast alle Frauen in dieser Zeit einen Büstenhalter, der vorne ständig durchfeuchtet ist, wenn man keine Stilleinlagen benutzt. Nun haben aber die gängigen Papier-Stilleinlagen einen gravierenden Nachteil: Sie sind so konzipiert, dass sie möglichst viel Milch aufsaugen können, ohne sie nach außen abzugeben.

Daher liegt die Brustwarze auf der Innenseite der Papier-Einlagen ständig in einer feuchten Kammer, was die bakterielle Besiedlung der Brustwarze begünstigt und das Abheilen der wunden Stellen verzögert. Dieses Problem tritt in geringerem Maße oder gar nicht auf, wenn Sie Stilleinlagen aus naturbelassener Schafwolle oder Seidenläppchen benutzen. Sie sind teilweise über entsprechende Versandhäuser für Naturtextilien zu bekommen oder an einem Abend schnell selbst gestrickt. Unbehandelte Wolle hat den großen Vorteil, dass sie das Vielfache ihres Eigengewichtes an Flüssigkeit aufnehmen kann, ohne feucht zu sein. Dadurch können die Brustwarzen trotz einiger Tropfen ausgetretener Milch im Trockenen liegen. (Beachten Sie bitte, dass unbehandelte, naturbelassene Schafschurwolle extrem leicht filzt. Sie dürfen sie daher bei der Handwäsche nur leicht in kaltem Wasser durchziehen.) Wenn die Brustwarzen schon etwas angegriffen sind und sich heiß anfühlen, mag reine Seide subjektiv stärker lindern, weil sie kühlt. Seide kann mehr Feuchtigkeit speichern als Baumwolle und Papier, jedoch nicht so viel wie Schafwolle.

Zusätzlich tut es den Brustwarzen gut, wenn sie zwischendurch so oft wie möglich an der Luft trocknen können. Wenn sie trotz der hier angegebenen Hilfen sehr wund sind, können Sie in der Apotheke zwei Milchfänger erwerben. Diese flachen, runden Glas- oder Silikonbehälter werden im Büstenhalter getragen und fangen die austretende Milch auf. Die Brustwarze liegt in der in der Mitte gelegenen Öffnung in direktem Luftkontakt, wodurch sie schneller heilt.

Wie jede Vata-Störung bessern sich wunde Brustwarzen durch Wärme. In diesem Fall empfiehlt sich jedoch trockene Wärme, um die ständige Feuchtigkeit der Brustwarzen auszugleichen. Als trockene Wärmequelle, die in jedem Haushalt vorhanden ist, hat sich bei wunden Brustwarzen Rotlicht bewährt. Durch die Wärme wird die Durchblutung gesteigert und der Heilprozess beschleunigt.

Sind die Brustwarzen gereizt, ist es gut, sie zwischendurch immer mal wieder mit Wasser zu waschen, in dem auf etwa eine Tasse eine fein gemörserte Tablette der Maharishi-Ayur-Veda-Nahrungsergänzung MA-505 aufgelöst wurde, ein sehr bitteres, stark zusammenziehendes Heilpflanzenpräparat. Außerdem können Sie eine Paste aus Ghee und Gelbwurzpulver im Verhältnis zwei zu eins herstellen und diese zur Beruhigung der wunden Haut nach jedem Stillen oder bei Bedarf auch zwischendurch auftragen (Achtung: Gelbwurz färbt stark, legen Sie zur Schonung der Wäsche ein auskochbares Baumwollläppchen in den Büstenhalter). Auch reines Aloevera-Gel, das im Maharishi Ayur-Veda als schützendes Hautöl bei verschiedensten Hauterkrankungen erfolgreich eingesetzt wird, besänftigt die wunde Brustwarze.

Bei wunden Brustwarzen

die Stillabstände vergrößern,
im Wechsel das Baby bei jeder Stillmahlzeit nur an einer Brustseite trinken lassen oder
dem Säugling jede Brust nur die halbe Zeit anbieten,
durch Stilleinlagen aus Schafschurwolle für Trockenheit der Brustwarzen sorgen,
die Brustwarze direktem Luftkontakt aussetzen,
durch trockene Wärme (zum Beispiel Rotlicht) die Heilung beschleunigen,
Aloe-vera-Gel oder Ghee-Gelbwurzmischung regelmäßig auftragen.

Milchstau ist vermeidbar

Wenn Sie viel Milch haben, kann es passieren, dass der Säugling nicht genügend Milch aus Ihrer Brust trinkt. Die nicht abgetrunkenen Milchreste können sich in den Milchgängen und -drüsen stauen und später eventuell zu Entzündungen führen. Hält der gestaute Zustand an, ohne dass die Milchdrüsen entleert werden, beginnt die Brust stellenweise zu spannen, die betroffenen Brustdrüsen schmerzen und sind als Verdickung im Brustgewebe tastbar.

Beim ersten Anzeichen eines Brustdrüsenstaus sollten Sie Gegenmaßnahmen ergreifen. Denn je länger Sie damit warten, desto unangenehmer und schmerzhafter wird der Zustand Ihrer Brust.

Natürlich ist die geeignete Gegenmaßnahme, die Brust zu entleeren. Zunächst würde sich beim Stillen dankbare Erleichterung bei Mutter und Kind einstellen. Aber dieses Vorgehen hat seine Tücken: Würden Sie das Baby zur Entlastung einfach häufiger anlegen oder zusätzliche Milch abpumpen, würde Ihre Milchproduktion dadurch noch weiter angekurbelt und das Problem des Milchstaus auf Dauer nur verschlimmert. Stattdessen hilft nur eines: die übermäßig gefüllten Milchdrüsen gezielt zu entleeren. Stellen Sie dabei zuerst fest, wo genau sich die schmerzhaften Verhärtungen im Brustgewebe befinden. Fast immer liegen sie dort, wo der Säugling durch sein Saugen die Milchdrüsen schlechter leeren kann, nämlich an der Außenseite der Brust.

Die eleganteste und einfachste Lösung des Problems besteht in diesem Fall darin, den Säugling für sich arbeiten zu lassen. Legen Sie ihn auf die gewohnte Weise an, wird er jedoch weniger die gestauten Milchdrüsen entlasten als diejenigen, die er bereits bei den letzten Mahlzeiten geleert hat, was nicht viel nützt.

Liegt der Milchstau an der Außenseite der mütterlichen Brust, können Sie den Säugling einfach »falsch herum« trinken lassen: Stützen Sie das Köpfchen wie gewohnt mit Ihrem Ellenbogen, aber legen Sie das Baby so herum, dass seine Beinchen nicht vor Ihrem Bauch zu liegen kommen, sondern unter Ihrem Arm nach außen zeigen. Wenn Sie während des Stillens darauf achten, können Sie genau fühlen, auf welche Richtung die Saugbewegungen Ihres Babys zielen. Wenn nötig, können Sie zusätzlich die Lage Ihrer Brust etwas verschieben, damit auch wirklich die gestauten Anteile durch das Stillen ausgesaugt werden. Falls Sie den Eindruck haben, dass trotz der geänderten Stillhaltung sich die betroffenen Milchdrüsen nicht zufriedenstellend entleeren, können Sie mit Ihren Fingern den Vorgang zusätzlich unterstützen. Streichen Sie dazu mit dem Daumen von den verhärteten Stellen aus in Richtung auf den Ausführungsgang der Brustwarze, während das Baby trinkt. Der Druck muss dabei stark genug sein, damit Sie mit Ihren wiederholten Bewegungen die gestaute Milch auf den Ausgang hin bewegen können.

Dass Sie den Milchstau erfolgreich beseitigt haben, können Sie am sichersten daran ablesen, dass sich die mütterliche Brust – besonders an den vorher verhärteten Bereichen – wieder gleichmäßig weich anfühlt. Der durch den Stau verursachte Schmerz braucht hingegen meist noch einige Stunden, bis er wieder völlig abgeklungen ist.

Reicht das Leertrinken der betroffenen Brustdrüsen durch den Säugling nicht aus, sollten Sie die gestaute Brust zusätzlich mit der Handpumpe erleichtern. Dies ist insbesondere dann sinnvoll, wenn die Brust extrem gespannt und/oder die gestauten Brustdrüsen sehr schmerzhaft sind. Dadurch wird das Volumen der Brust erst einmal kleiner, und die durch die Spannung bedingten Schmerzen nehmen ab. Anschließend müssen Sie die verhärteten Milchdrüsen gründlich per Hand leeren. Da das sogenannte »Melken« bei gestautem Brustkörper extrem schmerzhaft sein kann, können Sie sich die ganze Prozedur mit einfachen Maßnahmen erleichtern.

Zur Vorbereitung für das Ausstreichen sollten Sie dafür sorgen, dass sich die Milchgänge und -drüsen erweitern, so dass die Milch leichter aus ihnen herausfließen kann. Da sie sich wie alle Srotas unter Wärme gut entspannen und ausdehnen, können Sie die schmerzenden, verhärteten Bereiche mit einigen Minuten Rotlicht überwärmen. Meist fangen allein von diesem Reiz die Brüste an, spontan Milch abzusondern. Danach ölen Sie die Brust mit etwas gereiftem Sesamöl ein. Die Finger gleiten damit besser auf der Hautoberfläche, und das Ausstreichen der verdickten Milchdrüsen gestaltet sich deutlich weniger schmerzhaft.

Die Luxusvariante für diese Prozedur habe ich erst bei meinem dritten Kind entdeckt und kann sie nur wärmstens empfehlen: Ölen Sie die Brust ein, und legen Sie sich genüßlich in die warme Badewanne. Im Auftrieb des Wassers lässt die Spannung der Brust sofort angenehm nach, und die melkenden Bewegungen der Finger werden in Kombination mit dem Sesamöl als wesentlich sanfter empfunden. So vorbereitet ist es ein leichtes, die Milch (fast) schmerzlos unter Wasser herausfließen zu lassen. Damit hat der Milchstau auch seine positiven Aspekte: Wenigstens so ist es einer Frau von heute vergönnt, einmal wie Kleopatra in Milch zu baden!

Bei Milchstau

entleeren Sie die verhärteten Brustdrüsen gezielt:
Legen Sie Ihr Baby »falsch herum« an.
Leeren Sie die Brust zusätzlich mit der Handpumpe.
Überwärmen Sie die Srotas, ölen Sie die Brust mit gereiftem Sesamöl ein, und »melken« Sie die schmerzenden Stellen mit den Fingern aus.

Auch beim Milchstau ist Vorbeugen besser als Heilen. Es ist wesentlich leichter, dafür zu sorgen, dass die Milch rundum gleichmäßig abgesaugt wird, als die bereits schmerzenden Brustdrüsen nachträglich zu entleeren. Die frühzeitige Behandlung des Milchstaus ist auch deshalb so wichtig, weil sich daraus eine Brustentzündung entwickeln kann. Daher machen Sie es sich zur Gewohnheit, nach jedem Stillen kurz die Brust abzutasten, ob sie noch verhärtete Bereiche aufweist, um schon im ersten Anfangsstadium Gegenmaßnahmen ergreifen zu können. Außerdem sollten Sie – falls Sie öfter einen Milchstau entwickeln – darauf achten, dass Ihre Milchmenge sich reduziert und an den tatsächlichen Bedarf des Säuglings anpassen kann (siehe oben den Abschnitt »Hilfe – ich habe zu viel Milch!«).

Erste Hilfe bei Brustentzündung

Wenn Sie in der Stillperiode regelmäßig alle Empfehlungen des vorigen Kapitels beachten, haben Sie bereits alles dafür getan, einer Brustentzündung vorzubeugen. Aber trotz sorgfältiger Pflege der Brustwarzen und gleichmäßiger Entleerung der Milchdrüsen kann es zu einer Brustentzündung kommen.

Diese unterscheidet sich vom Milchstau dadurch, dass das Gewebe um die Milchgänge und -drüsen herum eine zusätzliche Entzündung entwickelt. Die Brust fühlt sich, zumindest an einigen Stellen, extrem heiß an, die Venenzeichnung tritt stärker hervor, der Spannungsschmerz der Brust ist sehr stark und lässt sich weniger genau gestauten Drüsen zuordnen. Häufig sind die Lymphknoten in der Achselhöhle, die ihr Bestes tun, um der Entzündung Herr zu werden, verdickt und schmerzhaft tastbar. Die Lymphknoten können Sie häufig nur an ihrer Lage von schmerzhaft verhärteten Milchdrüsen unterscheiden: Sie liegen innerhalb der Achselhöhle, gestaute Milchdrüsen hingegen immer noch im äußersten Rand des Brustkörpers. Auf jeden Fall sollten Sie beim Verdacht einer Brustentzündung Ihre Temperatur messen – ist sie erhöht, ist dies zusammen mit den anderen Beschwerden das sicherste Zeichen, dass sie eine Brustentzündung entwickelt haben.

Da diese Krankheit durch eine bakterielle Infektion entsteht, wird der Schulmediziner in der Regel mit Antibiotika behandeln wollen, um die Keime abzutöten und damit die Entzündung zu beseitigen. In dem Fall bekommt auch das Baby über den Weg der Muttermilch seine Dosis Antibiotika, mit allen Nachteilen für den Magen-Darm-Trakt und das Immunsystem. Noch vor kurzem hat man deshalb während der Behandlung einer Brustentzündung mit dem Stillen ausgesetzt. Heute plädieren Ärzte und Hebammen jedoch dafür, das Baby weiter trinken zu lassen, da die

Brustentzündung erfahrungsgemäß schneller abheilt, wenn weiter Milch abgesaugt wird.

Beginnen Sie bei einer Brustentzündung rechtzeitig mit der Behandlung, ist es fast immer möglich, auch ohne bakterienabtötende Medikamente und ihre Nebenwirkungen auszukommen.

Da es sich bei der Brustentzündung um eine fieberhafte Erkrankung des ganzen Organismus handelt, sollten Sie als erste Maßnahme Ihre Ernährung entsprechend umstellen. Bei erhöhter Körpertemperatur ist Agni, die Verdauungskraft, stark geschwächt. Das ist der Grund dafür, dass Kranke in der Regel weniger Appetit haben. Würden sie trotzdem ihre normale Nahrung zu sich nehmen, würde der Körper wegen der geschwächten Verdauungskraft daraus vermehrt Ama produzieren. Diese hauseigenen Stoffwechseltoxine belasten den Organismus zusätzlich und erschweren die Heilung des Krankheitsprozesses. Solange Fieber vorhanden ist, muss auf die reduzierte Verdauungskraft unbedingt Rücksicht genommen werden. Daher empfiehlt der Maharishi Ayur-Veda eine extrem leichtverdauliche Kost. Kochen Sie sich anstatt normaler Mahlzeiten jeweils eine dünne Reissuppe (Rezept im Anhang). Sie können genügend Suppe essen, um sich gesättigt zu fühlen. Sollten Sie bei dieser Kost Verlangen nach etwas Frischem entwickeln, können Sie sich frische Säfte bereiten. Besonders empfehlenswert sind in diesem Fall entweder selbst ausgepresster Saft von süßen Orangen oder frischer Saft aus Karotten oder Roten Beten. Durch das Zentrifugieren sind Früchte und Gemüse so stark zerkleinert, dass sie ohne großen Verdauungsaufwand im Magen-Darm-Trakt assimiliert werden können. Dadurch wird kein Ama produziert, und die Dhatus werden schnell und wirkungsvoll aufgebaut. So kann das Fieber den Körper wesentlich weniger schwächen, als dies bei schwerem Essen geschieht. Die Energie, die der Körper bei der Verdauung der Nahrung spart, wird automatisch in die Heilung der Brustentzündung investiert.

Um die geschwächte Verdauungskraft anzuregen und den Flüssigkeitsbedarf zu decken, der wichtig ist, um die Toxine aus dem Körper zu schleusen, trinken Sie am besten halbstündlich einige Schlucke bis eine halbe Tasse heißes Wasser. Wenn Sie es mögen, können Sie die Wirkung noch mit wenigen Scheiben frischer Ingwer oder einem Teelöffel Ingwerpulver pro Thermoskanne verstärken. Ingwer verbrennt das Ama noch intensiver (siehe Kapitel 2.3).

Eine sehr gute ayurvedische Nahrungsergänzung bei fieberhaften Erkrankungen, die Agni anregt, sehr leicht abführend wirkt und Ama aus dem Organismus schleust, ist MA-505. Es ist sehr stark zusammenziehend, reinigt die Srotas, so dass seine Auswirkungen zusammengenommen darauf abzielen, den Entzündungsprozess schneller abklingen zu lassen. Nehmen Sie hiervon vier bis sechs Tabletten vor dem Schlafen, es sei denn, Ihr Maharishi-Ayur-Veda-Arzt empfiehlt eine andere Dosierung. Zusätzlich können Sie in Absprache mit ihm auch morgens etwas Rizinusöl einnehmen. Dies nimmt Ama aus dem Darm und unterstützt damit die Entgiftungsfunktion Ihres Organismus.

Die bisher vorgeschlagenen Maßnahmen tragen dazu bei, dass die Belastung des Körpers mit Stoffwechselabbauprodukten möglichst gering bleibt. Sie stärken seine Verdauungskraft, so dass weniger Toxine entstehen, und unterstützen den Körper in seinem Bestreben, die vorhandenen Toxine auszuleiten. Diese Therapie hat folgende Vorteile: Sie werden sich trotz Brustentzündung und erhöhter Temperatur subjektiv erstaunlich gut fühlen. Sie sind weniger abgeschlagen (die Abgeschlagenheit ist ein Ama-Zeichen!), und der gesamte Organismus hat mehr Kraft, sich mit der eigentlichen Krankheitsursache auseinander zu setzen.

Nicht nur im Maharishi Ayur-Veda gilt die alte Volksweisheit: Wer Fieber hat, gehört ins Bett. Durch die Ruhe wird Vata reduziert, der Körper kann ausgewogenes Kapha ansammeln. Kapha im Gleichgewicht bedeutet immer eine gute Abwehrlage, die Selbstheilungskräfte des Organismus werden aktiviert.

Wenn Sie die Technik der Transzendentalen Meditation bereits erlernt haben, können Sie Ihre Abwehrlage zusätzlich stärken, denn es gibt spezielle Anweisungen für Kranke, die wegen Fiebers das Bett hüten. In vielen verschieden angelegten Studien hat man festgestellt, dass während der Ausübung der Transzendentalen Meditation alle Abwehrmechanismen des Körpers deutlich intensiviert werden. Abzulesen ist dies beispielsweise daran, dass die Anzahl der weißen Blutkörperchen und der Lymphozyten im Blut nach oben schnellt, so dass der Körper über mehr Zellen verfügt, die die Krankheitserreger in Schach halten. Der Cortisol-Spiegel im Blut nimmt hingegen ab, was zeigt, dass die allgemeine Immunität zunimmt. Alle Stoffwechselfaktoren, die sich unter Stressbelastung verändern, werden während der TM in die entgegengesetzte Richtung beeinflusst. Die

Ruhe der TM ist das physiologische Gegenteil von Stress. Da Stressbelastungen generell die Abwehr des Körpers verschlechtern, kann die TM umgekehrt Stress abbauen und die Immunität damit deutlich verbessern. Indem Sie diese körpereigene Immunspritze täglich einsetzen, wird auch die Brustentzündung ohne Nebenwirkungen deutlich schneller abheilen.

Um nun die Brustentzündung zusätzlich gezielt zu behandeln, geben Sie dem Säugling die entzündete Brust so häufig wie möglich, oder pumpen Sie Milch ab (siehe oben den Abschnitt »Wunde Brustwarzen«). Das häufige Herausfließen der Milch spült die Krankheitskeime aus der Brust und entlastet das Gewebe als Ganzes.

Zusätzlich pflegen Sie Ihre Brustwarzen sorgfältig. Ätherische Öle desinfizieren stark und bekämpfen Entzündungen. Nehmen Sie ein bis zwei Tropfen MA-634, eine Mischung reiner, stark desinfizierender ätherischer Öle, und tropfen Sie diese von außen auf die Stilleinlage der betroffenen Brust. Der direkte Kontakt könnte auf einer gereizten Brustwarze unangenehm sein, da MA-634 relativ scharf ist. Von der Wirkung her reicht es völlig aus, wenn die verdunstenden Substanzen die Brustwarze erreichen. Erneuern Sie die Tropfen von Zeit zu Zeit. Am besten ist es, wenn dieser indirekte Kontakt 24 Stunden täglich anhält, bis es Ihrer Brust wieder besser geht. Vergessen Sie aber bitte nicht, bevor Sie Ihren Säugling das nächste Mal anlegen, die Brustwarze mehrmals gründlich mit klarem Wasser zu spülen. Das Baby nimmt die Brustwarze sonst nämlich nicht, weil ihm der anhaftende Geschmack zu scharf ist.

Kühle Kompressen mit einem feuchten Tuch gleichen die Hitze und damit das gestörte Pitta der entzündeten Brust aus. Eispackungen sind auch bei Brustentzündungen zu stark und würden Störungen verursachen (siehe den Abschnitt »Das Einschießen der Milch« in Kapitel 5.1).

Ihr ayurvedischer Arzt wird Ihnen – je nach Pulsdiagnose – zusätzlich Maharishi-Ayur-Veda-Nahrungsergänzungen empfehlen. MA-251 wird das gestörte Udana-Vata ausgleichen, das bei Brustentzündung im Puls regelmäßig stark vermehrt zu tasten ist. MA-347 beeinflusst mit seinen Heilkräutern die weibliche Brust, baut Ama ab und die Dhatus auf, wodurch es bei Brustentzündung ideale Wirkungen in sich vereint.

Wenn Sie sich sorgfältig an diese Punkte halten, sollte es Ihnen möglich sein, die Brustentzündung wieder rückgängig zu machen. Erste Anzeichen dabei sind: Ihr Allgemeinbefinden bessert sich wieder, das Fieber sinkt mindestens drei bis vier Zehntelgrad in acht bis zehn Stunden, Entzündungszeichen wie Rötung und Schmerzen werden weniger intensiv. Erfahrungsgemäß stellt sich die erste Erleichterung nach einigen Stunden ein, das völlige Abheilen kann zwei bis drei Tage dauern. Beginnt die Linderung der Brustentzündung nicht innerhalb eines halben Tages oder vermehren sich die Beschwerden, sollten Sie sich unbedingt an einen Arzt wenden.

Bei Brustentzündung

Schonende Reissuppe als Nahrung
Halbstündlich heißes Wasser oder Ingwerwasser trinken
MA-505 vor dem Schlafengehen
Bettruhe bei Fieber
Das Baby häufig trinken lassen oder Milch abpumpen
Kühle Kompressen, um die Hitze der Brust zu lindern
MA-634 auf die Außenseite der Stilleinlage geben
MA-347 einnehmen

5.4 Stillen nach Bedarf und Rhythmus

In der heutigen Generation der Mütter hat sich der Begriff »Stillen nach Bedarf« durchgesetzt. Die Generation der Mütter davor stillte ihre Kinder nach der Uhr, nach einem festen Zeitplan von vier Stunden. Für das Neugeborene hieß das im Extremfall, dass es, wenn es zwischen den Mahlzeiten weinte, einfach schreien musste. Im Gegenteil, die Ärzte dieser Generation waren mit Erklärungen zur Notwendigkeit des Schreiens eines Säuglings schnell zur Hand. Man sagte, es kräftige die Lunge des Neugeborenen, ja sogar, dass Kinder, deren Mütter sie nicht schreien lassen würden, davon krank werden könnten. Diese Erklärungen waren sicher nötig, denn welche junge Mutter, die ihr Neugeborenes schreien hört, hat nicht den unwiderstehlichen Drang, es aufzunehmen und zu beruhigen? Dieses instinktive Beruhigen-Wollen sieht man schon bei kleinen Kindern. Ich war immer wieder überrascht, wie sehr meine beiden ersten Kinder (damals acht und fünf Jahre alt) wollten, dass ich unser neues Baby beruhige. Schon beim ersten lauteren Ton riefen sie – meist mit vorwurfsvoller Stimme –, dass ich hingehen sollte. War ich ihnen nicht schnell genug, unterbrachen sie das spannendste Spiel und gingen selbst.

Das Geschrei eines Säuglings – und insbesondere das des eigenen – geht einer Mutter und meist auch dem Vater durch Mark und Bein. Besonders beim ersten Kind können die Eltern es schwer ertragen. Sicher ist dieses einer der Schutzmechanismen, die die Natur entwickelt hat, um das Überleben dieses hilflosen Winzlings sicher zu stellen. Gottlob hat sich in den letzten Jahren ein grundlegender Wandel in der Auffassung vollzogen, wie die Bedürfnisse eines Neugeborenen einzuschätzen sind. Man billigt heutzutage auch dem kleinsten Erdenbürger zu, Lust und Unlust zu empfinden. Viele Studien und Beobachtungen zeigen, dass liebevoll empfangene und behandelte Kinder sich in ihrem Leben auch zu liebevolleren Menschen entwickeln können. Für jedes Neugeborene ist es ein großer Fortschritt, dass die »Erwachsenen« sich mehr und mehr bemühen, sich in es einzufühlen.

Aber was bedeutet nun das Schreien eines Säuglings? In jedem etwas ausführlicheren Säuglingspflegebuch werden die frischgebackenen Eltern darauf hingewiesen, dass man an der Art des Schreiens erkennen könne, was das Baby braucht. In ganzen Artikelserien wird immer wieder beschrieben, wie ein Baby weint, wenn es Zärtlichkeit wünscht, spielen möchte, hungrig ist, die Windeln voll hat oder Schmerzen erleidet. Dass dieses ein nicht enden wollendes Thema ist, zeigt nur eines: Es ist vor allem am Anfang gar nicht so einfach, diese Nuancen herauszuhören. Erfahrungsgemäß sind vor allem Frauen und Männer, die zum erstenmal Eltern geworden sind, damit völlig überfordert. Und das Ende vom Lied ist, dass diese Eltern – in bester Absicht – ihrem Kind ständig zu trinken geben, aus Angst, das Baby könnte vielleicht Hunger haben. Nichts quält eine junge und verunsicherte Mutter mehr als die Frage: »Ist mein Kleines vielleicht bei der letzten Mahlzeit nicht satt geworden?« – »Tut ihm der Bauch weh vor Hunger?« Und das Vertrackte an der ganzen Situation ist tatsächlich, dass man die Menge, die das Kind getrunken hat, deutlich sichtbar nur an dem Zustand der zuvor pralleren Mutterbrust ablesen kann (sehen wir einmal davon ab, dass das Kind vor und nach jeder Mahlzeit gewogen werden könnte; siehe den Abschnitt »Genug Milch für mein Baby?« in Kapitel 5.3). Dazu gehört wiederum einige Erfahrung und Sicherheit im Umgang mit dem Stillen. Und diese hat nun mal keine frischgebackene Mutter beim ersten Kind gleich nach der Geburt.

Wie kann nun »Stillen nach Bedarf« für Baby, Mutter und Vater zur Freude werden?

Stillempfehlungen für Mutter und Baby

Das ungeborene Baby wird im Mutterleib pausenlos über die Nabelschnur mit Nahrung versorgt. Der Übergang in die äußere Welt ist auch in dieser Beziehung für den neuen Erdenbürger eine große Umstellung. Er muss sich daran gewöhnen, dass es einerseits Mahlzeiten, andererseits aber auch Zeiträume ohne Nahrungszufuhr gibt. Er lernt zum ersten Mal einen unterschiedlich gefüllten Magen und damit auch die ersten Empfindungen von Hunger und Sättigung kennen. Und die Mutter lernt, dass ein sattes Kind zufriedener und ausgeglichener ist als ein hungriges.

Der Übergang von der Dauerkost im Mutterleib zu Brustmahlzeiten sollte wie jeder Wechsel im Maharishi Ayur-Veda langsam und allmählich erfolgen, um keine Rauigkeiten (Vata-Störungen) im kleinen Nervensystem entstehen zu lassen (siehe Kapitel 6.1).

Daher empfiehlt der Maharishi Ayur-Veda der Mutter, in den ersten beiden Wochen nach der Geburt ganz nach Bedarf zu stillen, also immer dann, wenn sie den Eindruck hat, der Säugling möchte trinken. Der Mindestabstand der Stillzeiten sollte jedoch nicht kleiner als zwei Stunden sein. Denn selbst die äußerst leicht assimilierbare Muttermilch muss verdaut werden!

Dieser noch sehr enge Abstand gibt auch der unerfahrenen Erstlingsmutter die Sicherheit: »Das Kind kann zwei Stunden ohne Nahrungsaufnahme überstehen!« Dieser Faktor ist in seiner Wichtigkeit nicht zu unterschätzen: Ich habe viele Mütter gesehen, die ihre Kinder noch nach Wochen und Monaten rund um die Uhr (teilweise stündlich!) anlegten. Lernt man diese Familien näher kennen, sieht man immer das gleiche Bild. Die Mutter (und meist auch der Vater) sind erschöpft, verständlicherweise durch den Schlafmangel überreizt, weinerlich, nervös – vom frischgebackenen Elternglück ist oft nur ein kümmerliches bisschen übrig. Das muss und sollte nicht so sein!

Gibt die Mutter dem Säugling anfangs alle zwei Stunden die Brust, ist dies der erste, leichte Anfang, einen Stillrhythmus zu entwickeln, der für die ganze Familie und den Säugling große Vorteile bringt.

Wie sieht das nun in der Praxis aus? Sie geben dem Baby in den ersten Tagen die Brust und lassen es in aller Ruhe trinken. Zuerst trinkt das Baby eifrig und zügig, seine Saugbewegungen sind intensiv und schnell. Je satter es wird, desto langsamer trinkt es, oft nuckelt es gegen Ende der Mahlzeit mehr und mehr. Lassen Sie den Säugling selbst bestimmen, wie lange er trinken will (Ausnahmen finden Sie im Abschnitt »Wunde Brustwarzen« in Kapitel 5.3). Wenn es Sie beruhigt, können Sie in den ersten Tagen und Wochen auf die Uhr schauen, um ein Gefühl für die ungefähre Trinkdauer Ihres Babys zu bekommen. Trinkt das Baby beispielsweise meist 20 oder 25 Minuten, kann es auch mal nach 15 Minuten fertig sein oder zu anderen Zeiten auch 30 bis 40 Minuten saugen wollen. So trinkt es nicht nur, bis es satt ist, sondern kann auch sein Nuckelbedürfnis an der mütterlichen Brust stillen, was sicher natürlicher ist, als ihm dafür grundsätzlich den Schnuller anzubieten (siehe den entsprechenden Abschnitt in Kapitel 6.1). Außerdem ändert sich die Zusammensetzung der Muttermilch mit der Trinkdauer: Anfangs ist sie flüssiger und löscht den Durst, nach zehn bis 15 Minuten wird sie substanzhaltiger und sättigt.

Daher ist es auch nicht zwingend, voll gestillten Säuglingen zusätzlich ein Teefläschchen anzubieten. Die nötige Flüssigkeitsmenge bekommt es ausreichend und ganz natürlich aus der Mutterbrust. Da ein Baby ständig saugen möchte, wird es schon aus diesem Grund die angebotene Teeflasche leeren, auch ohne durstig zu sein. Hat es ständig zusätzliche Flüssigkeit in Form von Tee im Bauch, saugt das Baby bei den eigentlichen Stillmahlzeiten unkonzentrierter, weil es weniger Hunger fühlt, und trinkt sich dabei nicht richtig satt. So ist es wesentlich schwerer, mit ihm einen deutlichen Stillrhythmus zu entwickeln.

Dass das Neugeborene satt ist, sehen Sie daran, dass es von selbst aufhört zu trinken, das Köpfchen abwendet, tief einschläft, die Brustwarze loslässt oder mit der Zunge aus dem kleinen Mund schiebt. Es signalisiert damit selbst das Ende seiner Stillmahlzeit.

Ein Neugeborenes schläft eigentlich immer gegen Ende des Stillens ein, manchmal erwacht es nach wenigen Minuten, oder aber es beginnt tief und fest zu schlafen. Behalten Sie es die ersten fünf Minuten auf dem

Arm – das ist ganz besonders innig und schön. Selbst kleinste Babys können in diesem Stillschlaf etwas ganz Kostbares: Sie lächeln, satt und zufrieden, das »Engelslächeln«, und die Mutter spürt: »Meinem Kleinen geht es gut!« Danach tragen Sie es zum Weiterschlafen in sein Bettchen. Ist es nach dieser kurzen Zeit wieder aufgewacht und trotzdem müde, das heisst, Sie wissen, dass es vor dem Trinken schon eine Weile wach war (Neugeborene können anfangs meist nicht mehr als eine halbe Stunde ohne zu quengeln am Stück wach sein), können Sie das Baby ebenfalls schlafen legen. In den allermeisten Fällen wird das Baby dann weinen, manchmal auch schreien. Das Wichtigste ist, dass Sie das Baby jetzt nicht stören. Leider ist es völlig normal, dass Neugeborene sich in den Schlaf weinen. Falls es für Sie unerträglich ist, dies Weinen zu ertragen – das ist eigentlich bei allen liebevollen Eltern, ganz speziell beim ersten Kind so –, helfen Sie sich selbst. Gucken Sie zum Beispiel auf die Uhr, schaukeln Sie das Neugeborene zwischendurch immer mal wieder sanft, gehen Sie im Zimmer herum, und sprechen Sie beruhigend auf Ihr Baby ein, ohne es aufzunehmen. Dies wird vor allem Ihnen helfen, mit Ihren eigenen Vata-Störungen wie Angst und Unruhe besser umzugehen. Das Baby sollte jedoch nicht länger als fünf, höchstens zehn Minuten weinen. In der Regel passiert in dieser Zeit für junge Eltern etwas Überraschendes: Mitten im lautesten Geschrei ist das Baby plötzlich eingeschlafen. Sie selbst werden dabei in wenigen Tagen lernen, nach und nach entspannt zu bleiben, denn immer wieder erfahren Sie, dass Ihr Baby nach kurzem Weinen tief und fest und offensichtlich auch sehr zufrieden schläft. Ihr Baby fühlt sich beim Einschlafen auch nicht allein gelassen, denn Sie sind ja bei ihm, es hört Ihre Stimme, Ihre Bewegungen, aber es lernt von den ersten Tagen an, in der Geborgenheit ihrer Nähe allein und in Ruhe einzuschlafen.

Da viele Eltern selbst das meist kurze Schreien des Säuglings am Anfang kaum ertragen können, legen sie es oft in ein Tuch und tragen es herum, um ihm das Einschlafen zu erleichtern. Sicherlich beruhigen der Wiegerhythmus und die gewohnten Bewegungen der Mutter das Baby, und es schläft gut ein. Das Tuch oder den Tragesack auf Dauer als Einschlafhilfe zu benutzen, hat jedoch Nachteile. Es ist nie wieder so leicht, das Baby an selbstständiges Schlafen zu gewöhnen wie in den ersten Tagen. Eine Gewohnheit von Anfang an zu schaffen, ist für das Neugeborene und die Mutter (!) erfahrungsgemäß immer wesentlich einfacher als zu einem späteren Zeitpunkt. Ein Baby, das im Tuch eingeschlafen ist, werden Sie zwischendurch wieder ablegen müssen, es wird im Laufe der Monate schließlich schwerer. Legen Sie es dann hin, wacht es durch die Prozedur des Ablegens auf und weint, weil es nicht ausgeschlafen ist, und Sie haben seinen anfangs noch sensiblen Schlafrhythmus gestört. Dazu kommt, dass das Kind lernt, nur im Tuch einzuschlafen. Ohne ständiges Schaukeln ist es das Einschlafen nicht gewöhnt und verlangt ständig weiter nach dieser oder einer ähnlichen Einschlafhilfe. Das führt dann im Laufe der Zeit zu Eltern, die zu nachtschlafender Zeit mit ihrem Ein- oder Zweijährigen täglich bei Wind und Wetter mit der Sportkarre mehrere Runden um den Block schieben, um ihn zum Einschlafen zu bewegen. Oft muss das Kind nach dem Einschlafen im Buggy weiterschlafen, weil die Eltern Angst haben, es könne beim Umbetten wieder aufwachen. Immer wieder höre ich auch von Vätern, die jeden Abend ihren Sprößling im Auto spazierenfahren, bis er einschläft. Irgendwann gibt es dann doch noch ein Donnerwetter, weil die Belastungsgrenze durch Müdigkeit und ständige Anspannung auch bei den langmütigsten Eltern einmal erreicht ist. Dies ist für das Kind meiner Meinung nach wesentlich unverständlicher und schlimmer, als von Anfang an dem Neugeborenen zu helfen, allein einzuschlafen.

Außerdem können die Eltern mit ihrem Neugeborenen bei der ersten Methode glücklicher und entspannter sein. Es ist nämlich durchaus möglich, auch mit dem kleinsten Säugling mit einem Rhythmus einigermaßen ausgeruht zu sein und das Baby zu genießen.

Setzen wir also voraus, Sie haben es geschafft, den kleinen Erdenbürger – auch mit etwas Weinen – einschlafen zu lassen. Er schläft ruhig und friedlich. Nun lassen Sie ihn so lange schlafen, bis er von allein wieder aufwacht, auch wenn zwei Stunden überschritten werden. Das Neugeborene kann dabei durchaus alle normalen Alltagsgeräusche hören. Lassen Sie seine Zimmertür auf, so dass Sie es hören können, wenn es erwacht, und gehen Sie Ihren ganz normalen Beschäftigungen nach. Das gibt dem Baby unterschwellig das Gefühl: Es ist jemand da, aber ich werde nicht gestört.

Sie selbst lernen in diesen ersten zwei Wochen ganz nebenbei, dass Ihr Neugeborenes oft vier, fünf, manchmal sogar sieben Stunden ohne Nahrung durchschläft, allerdings noch sehr unregelmäßig. Anschließend trinkt es dann um so kräftiger, und Sie lernen konzentriertes Trinken von gesättigtem Nuckeln zu unterscheiden. Wieder ein Schrittchen Sicherheit und positiver Erfahrung für die frischgebackene Mutter.

Spätestens nach zwei Wochen sollte die Mutter beginnen, sich und das Neugeborene in einen Rhythmus einzubinden und sich allmählich auf einen vierstündigen Stillrhythmus hin zu bewegen. Das kann in der Praxis so aussehen: Das Baby wird einige Tage alle zweieinhalb Stunden, dann alle drei, dann wenige Tage alle dreieinhalb und dann alle vier Stunden angelegt. Diese langsame Verzögerung ist nicht nur für den Säugling schonend, er gibt besonders der unerfahrenen jungen Mutter ein ruhigeres Gefühl, wenn das Baby mal zwischendurch schreit.

Es ist immer wieder überraschend, wie schnell sich ein aus Leibeskräften schreiendes Baby beruhigen kann. Hat Ihr Baby gut getrunken, so dass es nach menschlichem Ermessen satt sein müsste, und hat es gerade geschlafen, gehen Sie es zum Beispiel zwischendurch wickeln. Die andere, aber gewohnte Umgebung lässt das Baby nach einer Weile meist zufrieden werden. Oder Sie gehen mit dem Baby hin und her, so dass die Schaukelbewegungen es in einen anderen Rhythmus versetzen. Unser Geheimtip war immer die im Haus befindliche Treppe: Einmal rauf und runter mit dem kleinen Bündel auf dem Arm, das unterbricht erst einmal das Schreien, und das Baby ist wieder offen für eine andere Stimmungslage. Anstatt sich Sorgen zu machen, ob Ihr Säugling vielleicht schon wieder hungrig sei, können Sie Ihr Kind herumtragen, spazierenfahren oder auch mal ein wenig sich in den Schlaf greinen lassen, wenn es nur müde ist und Ruhe braucht. Nichts lässt ein Baby sich ruhiger und entspannter fühlen – und sich demnach auch entsprechend verhalten – als eine entspannte, souveräne Mutter, die ihr Baby genießen kann.

Auf diese Weise ist es ohne weiteres möglich, in wenigen Wochen einen vierstündigen Rhythmus für die Stillmahlzeiten zu finden. Und dies ohne unnötiges Schreien und Unruhe für das Baby und in großer Entspanntheit und Sicherheit für die junge Mutter. Erst wenn sich ein guter Rhythmus eingestellt hat und Sie sich mit dem Stillen, der Milchmenge und dem Abstand sicher fühlen, können Sie dem Baby an heißen Tagen auch einmal zwischendurch etwas Extra-Flüssigkeit anbieten. Sinnvoll ist hierfür einfach nur warmes Wasser (siehe Kapitel 2.3). Eine winzige Menge Kandiszucker oder eine Prise Roh-Rohrzucker kann hinzugefügt werden, da diese beiden Zuckersorten in Maßen kein Ama im Körper erzeugen. Um auch andere Geschmacksrichtungen anzubieten, geben Sie auch ab und zu Fencheltee, Rosinenwasser oder Wasser mit einer kleinen Gabe Kreuzkümmel.

Das Stillen nach Bedarf und Rhythmus hat aber noch eine Reihe weiterer Vorteile.

Die Verdauungskraft des Neugeborenen stärken

Regelmäßige Nahrungsaufnahme verbessert beim Säugling, nicht anders als beim Erwachsenen, die Verdauungskraft Agni.

Ein Säugling mit regelmäßigen Stillzeiten kann selbst die sehr leichtverdauliche Muttermilch besser aufschließen, wenn Magen und Darm zwischendurch eine Pause mit der Verdauungstätigkeit einlegen können. Bekommt der Säugling umgekehrt zu oft Nahrung, ohne dass Magen und Darm sich erholen können, leidet er viel eher unter Symptomen gestörter Verdauungstätigkeit. Er weint wegen schmerzhafter Blähungen oder wird zu einem »Spuckkind«, weil ständig auf den gefüllten Magen neue Milch kommt, die er gar nicht verarbeiten kann.

Damit kann Ama in dem noch unreifen Verdauungssystem des Säuglings entstehen, wenn er »zu oft« gestillt wird. Viel zu früh wird der Organismus des kleinen Kindes mit körpereigenen Stoffwechselabbauprodukten überladen und so die Basis für spätere Krankheiten gelegt. Umgekehrt verbessert sich durch die regelmäßigen Stillmahlzeiten Agni und bildet damit eine gute Basis für spätere Gesundheit im Leben.

Sicherheit und Geborgenheit für den kleinen Erdenbürger

Der regelmäßige, wiederholbare Tagesrhythmus gibt dem Baby Sicherheit; weniger Vata-Störungen entstehen. Das Baby ist von selbst ruhiger und ausgeglichener. Schreit es nicht nur in voller Lautstärke, können die Eltern leichter unterschiedliche Tonarten seiner Stimme und verschiedene Bedürfnislagen erkennen. Auch ganz frischgebackene Mütter und Väter gewinnen so mehr Sicherheit und Vertrauen im Umgang mit ihrem Neugeborenen.

Regelmäßige Stillabstände fördern längere Schlafperioden

Regelmäßige Stillzeiten führen dazu, dass das Baby nachts automatisch größere Abstände durchschläft. Ein Erwachsener, der sich daran gewöhnt hat, ständig in kleinen Mengen zu essen, wird nach kurzer Zeit das Bedürfnis nach entsprechend kurzen Abständen bei der Nahrungsaufnahme entwickeln. Unterlässt er diese Angewohnheit bewusst für eine Weile, stellen sich seine Bedürfnisse und sein Hungergefühl in der Regel nach kurzer Zeit wieder um. Ebenso ist schon der kleinste Säugling ein »Gewohnheitstier«, was man sich zum Vorteil für alle Beteiligten leicht zunutze machen kann (siehe den Abschnitt »Durchschlafen lernen« in Kapitel 6.4).

Der Milchfluss der Mutter ist regelmäßiger

Auch dies ist ein großer Vorteil des Stillens nach Bedarf und Rhythmus: Die Muttermilch wird sehr regelmäßig abgetrunken und entsprechend regelmäßig produziert. Stillt die Mutter nach wenigen Wochen regelmäßig alle vier Stunden, brauchen die Frauen häufig nicht einmal mehr Stilleinlagen zu tragen, weil gerade soviel Milch produziert wird, wie der Säugling braucht.

Erste Stillempfehlungen für Mutter und Baby

Legen Sie in den ersten zwei Wochen das Neugeborene an, wenn es Hunger zu haben scheint – jedoch nicht öfter als alle zwei Stunden.

Legen Sie das Baby zum Einschlafen hin, selbst wenn es wenige Minuten weint.

Wecken Sie Ihr schlafendes Baby zwischendurch nicht auf.

Nach zwei Wochen verlängern Sie die Abstände allmählich: wenige Tage alle zweieinhalb Stunden, dann drei Stunden, bis der vierstündige Rhythmus erreicht ist. Diesen behalten Sie bei.

Ist der Stillabstand noch nicht erreicht und Ihr Baby weint, tragen Sie es herum, spielen mit ihm, wickeln es, baden oder massieren es, oder lassen Sie es nochmals einschlafen.

Luft im Bauch

Wenn das Baby normalerweise ruhig und zügig ohne Unterbrechung trinkt und das plötzlich nicht mehr tut, hat dies häufig ganz naheliegende Ursachen. So krümmt sich das Neugeborene während der Stillmahlzeit plötzlich, drückt – manchmal unter Jammern – den Rücken durch, streckt dabei den Kopf nach hinten, häufig ohne die Brustwarze loszulassen, und atmet heftig und stoßweise. Es zieht ein verzweifeltes Gesichtchen, trinkt dann aber gierig weiter. Unter Umständen wiederholt sich dies mehrmals in kurzen Abständen und beunruhigt die unerfahrene Mutter, weil der Ausdruck des Kleinen deutlich zeigt, dass es Schmerzen hat. Fast immer hat das Baby nur eine zu große Portion Luft geschluckt. Um ihm zu helfen, nehmen Sie die Brustwarze aus seinem Mund (schieben Sie einen Finger zwischen seine geöffneten Lippen, damit es loslässt, ohne Ihnen weh zu tun), und lassen Sie es ein Bäuerchen machen. Wenn Sie ihm in aufrechter Haltung leicht den Rücken klopfen, müssen Sie meist nicht lange warten: Ein oder zwei kräftige Rülpser lösen sich, und danach kann das Baby ungestört weitertrinken. Falls dies gehäuft beim Stillen im Liegen auftritt, achten Sie darauf, den Säugling möglichst in aufrechter Haltung anzulegen (siehe den Abschnitt »Das erste Anlegen« in Kapitel 5.1).

6 Das Leben mit dem Neugeborenen

Das Leben mit einem Neugeborenen ist ein ganz großer, neuer Lebensabschnitt für alle Beteiligten. Geht es Kind und Eltern gut, kann diese Zeit eine besonders innige, ja geradezu bewusstseinserweiternde Phase Ihres Lebens sein. Damit alle Familienmitglieder sich gegenseitig genießen können, ist es sehr wichtig, dass es Mutter und Baby gut geht.

Das Hauptaugenmerk des Maharishi Ayur-Veda liegt auch im Umgang mit dem Neugeborenen auf der Vorbeugung von Störungen. Achtet man in den ersten Lebenswochen auf das Vata-Dosha, sorgt für einen regelmäßigen Tagesablauf im Leben des neuen Erdenbürgers und beachtet die Besonderheiten dieser sensiblen Lebensphase, kann das Leben mit einem Neugeborenen wunderschön sein. Sie werden sich an einem Baby erfreuen, das wenig schreit, ruhig trinkt, sich nicht mit Blähungen herumquälen muss, gut schläft und schon nach zwei oder drei Wochen beginnt, Sie glücklich anzulächeln. Auch wenn Ihnen die Empfehlungen des Maharishi Ayur-Veda auf den ersten Blick vielleicht viel erscheinen – es ist wesentlich weniger aufwendig, Störungen zu vermeiden, als sie später zu behandeln – und ein ausgeglichenes, gut gedeihendes Baby wachsen zu sehen, ist eine der beglückendsten Erfahrungen im Leben eines Menschen überhaupt.

6.1 Die große Umstellung

Es gibt im menschlichen Leben wohl kaum einen Augenblick, der so einschneidende Veränderungen für den gesamten Organismus mit sich bringt wie der Moment, in dem der neue Erdenbürger den Mutterleib verlässt. Innerhalb von Minuten ist alles anders: Die Außentemperatur wechselt von der Körperkerntemperatur im Mutterleib drastisch auf normale Zimmertemperatur. Die Feuchtigkeit der Fruchtblase wechselt zu einer völlig trockenen Umgebung, statt konstanter wärmender Umgebung wird das Neugeborene in Kleidung gesteckt, die zusätzlich häufig gewechselt wird. Im Mutterleib erfuhr das Ungeborene Berührungen von außen nur gedämpft. Auf der einen Seite durch die Kontraktionen der Därme und der inneren Organe, auf der anderen Seite durch die streichelnde Hand der Mutter durch die Bauchdecke. Auch die Geräuschkulisse ändert sich: Im Mutterleib war der konstante Herzschlag der Mutter zu vernehmen sowie das Gurgeln der Darmtätigkeit. Stimmen von außerhalb und andere Laute klangen gedämpft. Viele Monate Dunkelheit wechseln zu blendender Helligkeit. Zusätzlich atmet das Baby nun selber und muss sich ab dem Zeitpunkt seiner Geburt selbst mit Nahrung versorgen. Statt kontinuierlicher Sättigung im Mutterleib lernt es Hunger und Durst kennen. Und nicht zuletzt: Wachsein und Einschlafen, die vorher offensichtlich problemlos ineinander übergingen, müssen gemeistert werden.

Eine solche einschneidende Veränderung vermehrt auf jeden Fall das Vata-Dosha, da jeder schnelle und abrupte Wechsel Vata aus dem Gleichgewicht bringt. Damit dies nicht zu einer tieferen Störung bei dem kleinen Wesen führt, gibt es eine einleuchtende Regel:

Gestalten Sie den Übergang für das Neugeborene so behutsam wie möglich.

Bieten Sie ihm die im Mutterleib gewohnte Umgebung so weit wie möglich weiter an, und lassen Sie neue Elemente nur allmählich einfließen.

Dieses Vorgehen berücksichtigt die von den alten Rishis empfohlene langsame Umstellung auf neue Gewohnheiten und sorgt dafür, dass Körper und Geist des Neugeborenen sanft und ausgeglichen bleiben können und unnötige Vata-Störungen vermieden werden (siehe Kapitel 2.11). Maharishi Charaka gibt insgesamt 14 Tage für eine sanfte und reibungslose Umstellung an.

Sicher ist es im Falle des Neugeborenen richtig, dieses Zeitschema nicht dogmatisch zu übernehmen. Jedes Kind und jede Mutter werden ihr eigenes Tempo bei der Eingewöhnung an die neuen Lebensbedingungen finden. Wichtig bleibt nur, dass dies langsam und mit viel Einfühlungsvermögen geschehen sollte. Lassen Sie sich und Ihrem Baby Zeit für die Umstellung. Erzeugen Sie keinen Druck, sondern stellen Sie sich sanft und liebevoll auf die Bedürfnisses seines Körpers und Geistes ein.

Grelles Licht ist ein Stress

Ursachen für Krankheiten der Sinnesorgane sieht der Ayurveda nicht nur in innerlichen Störungen unterschiedlicher Doshas. Auch Überbeanspruchung der Sinnesorgane selbst oder ihr falscher Gebrauch kann sie auf Dauer schwächen und damit den Grundstein für spätere Krankheiten legen. Der erste eindrucksvolle Sinneseindruck des gerade Geborenen ist mit Sicherheit die Erfahrung von Licht. Stunden alte Säuglinge sind extrem lichtscheu: Die ersten beiden Tage schließt das Baby bei jedem helleren Lichteinfall die Augen. Stolze Eltern werden bei einem Blitzlicht-Foto eine unangenehme Überraschung erleben: Das Baby schließt nicht nur ruckartig die Augen, sondern streckt in Rückenlage schreckhaft die Ärmchen nach außen und schreit. Selbst, wenn es sich bei dieser Abwehrhaltung nur um die Auslösung eines Reflexes handelt, sieht man deutlich, dass das grelle Licht den Winzling erschreckt.

Wollen Sie die ersten Augenblicke mit Ihrem Neugeborenen festhalten, können Sie im Fotogeschäft einen Film mit 1 000 Asa kaufen. Die Lichtempfindlichkeit dieses Films ist so hoch, dass auch bei schwacher Beleuchtung eine Aufnahme ohne Blitzlicht möglich ist. Auf diese Weise schonen Sie Augen und Nervensystem Ihres Neugeborenen.

Genauso sanft sollten Sie mit Licht in den ersten Tagen umgehen. Zumindest am ersten Tag wird Ihr Neugeborenes bei Tageslicht die Augen automatisch geschlossen halten. Die Stille, die so ein Neugeborenes mit sich bringt, veranlasst feinfühlige Eltern häufig dazu, das Licht nicht nur während oder direkt nach der Geburt zu dämpfen, sondern das Baby auch die ersten Tage danach im leicht abgedunkelten Zimmer zu lassen. Und sie werden belohnt: Erst bei Zwielicht oder Dämmerung öffnet ein nur wenige Tage altes Neugeborenes seine Augen vorsichtig. Die Stille in seinem Blick rührt die meisten Eltern zutiefst – es ist oft eine solch tiefe Weisheit in seinem Gesichtsausdruck, dass die Eltern ehrfürchtig vor diesem neuen Menschlein stehen. Und vielleicht ahnen, dass dieses neue Kind etwas ganz Kostbares mit sich bringt: sich selbst.

Falls Ihr Baby eine Neugeborenen-Gelbsucht entwickeln sollte, müssen Sie trotz dieser Lichtscheu darauf achten, das Kind so viel wie möglich dem Tageslicht oder direktem Sonnenlicht auszusetzen. Denn dies hilft, den gelben Farbstoff schneller abzubauen (siehe den Abschnitt »Neugeborenen-Gelbsucht« in Kapitel 5.1). Folgen Sie dabei den genauen Anweisungen Ihres Arztes, aber versuchen Sie trotzdem, seine Augenpartie dabei vor intensivem Licht zu schützen.

Auf jeden Fall sollten Sie, wenn Sie das Baby wickeln oder ansonsten Zwiesprache mit ihm halten wollen, dies nicht in grellem Licht tun. Ihr Neugeborenes wird es Ihnen danken: Es öffnet die Augen weit und blinzelt in die Welt ...

In den nächsten wenigen Tagen werden Sie merken, dass das Neugeborene sich schon mehr an Tageslicht gewöhnt hat und von sich aus die Augen immer häufiger öffnet. Im gleichen Maße können Sie das Baby allmählich den für uns normalen Lichtverhältnissen aussetzen. Mit Blitzlicht sollten Sie jedoch weiterhin so sparsam wie möglich umgehen.

Jedes Baby hat ein Recht auf Stille

Nichts ist in unserer Zivilisation so selten geworden wie äußere und innere Ruhe. Das Ungeborene im Mutterleib kennt Geräusche jeder Art – nur sind sie durch das Fruchtwasser und die Bauchdecke der Mutter gedämpft. Wenige Tage und Wochen alte Säuglinge sind dementsprechend lärmempfindlich. Nicht selten erlebt man auf plötzliche, laute Geräusche die gleiche reflexhafte Schreckreaktion wie auf Blitzlicht.

Will man die Umstellung auf das Erdenleben möglichst sanft gestalten, sollten äußere Lärmquellen so weit als möglich vom Kind fern gehalten werden. Das bedeutet nicht, dass in der Umgebung des Babys keine Geräusche sein dürfen. Aber sie sollten zuerst nur abgeschwächt zu hören sein. Lassen Sie Ihr Neugeborenes, eventuell bei angelehnter Tür, in seinem Zimmer schlafen. So gewöhnt es sich an leise Hintergrundgeräusche, ohne davon gestört oder aufgeschreckt zu werden. Gleichzeitig akzeptieren Sie auch das Bedürfnis eines so kleinen Wesens nach Ruhe: Sein Schlafplatz sollte nicht mitten im Wohnzimmer oder in der Küche sein, es sollte auch lernen dürfen, Ruhe zu genießen und ungestört schlafen zu können. Schließlich hat das Neugeborene für lange Zeit im Mutterleib alle Geräusche nur gedämpft wahrgenommen und muss sich an eine lautere Umgebung schrittweise gewöhnen. Dies kann in unserer unruhigen Zeit gar nicht genug betont werden. Wollen Sie ein Kind, das in sich ruhen kann, das auf der Basis innerer Ausgeglichenheit aktiv sein wird, dann sollte es von vornherein immer wieder Stille erfahren dürfen.

Der Maharishi Ayur-Veda empfiehlt, dass das Neugeborene in den ersten Tagen, in denen auch Sie als Mutter noch viel im Bett liegen, bei Ihnen im Zimmer sein und bleiben sollte. Denn die Mutter und das Baby haben bereits in der Schwangerschaft eine solch untrennbare Einheit gebildet, dass diese nicht plötzlich nach der Geburt unterbrochen werden sollte.

Wenn Sie im Krankenhaus entbinden, werden Sie nicht allzu viel Einfluss auf den Lärmpegel der Umgebung nehmen können. Versuchen Sie daher, wenigstens den Ihnen möglichen Teil ruhig zu halten. Radio und Fernsehen sind ebenso wie zu laute Gespräche als erste Sinneseindrücke eines Neugeborenen gänzlich ungeeignet. Sollte es auf der Entbindungsstation zu laut zugehen, nehmen Sie es so leicht wie möglich: Wenn Sie zu Hause sind, geben Sie dem Baby eben eine Extraportion Ruhe.

Als Faustregel wäre es gut, das Neugeborene die ersten zwei Wochen fast nur in ein und demselben Raum zu lassen und es die ersten sechs Wochen nicht nach draußen mitzunehmen. Lassen Sie das Baby anfangs so viel wie möglich in ein und demselben ruhigen Zimmer Ihrer Wohnung. Erst allmählich lernt es dann andere Teile des Hauses kennen: beim Wickeln, Baden, dem ersten kurzen Gang in die Küche und so weiter. Da das Neugeborene anfangs nachts im Zimmer der Mutter schläft, bietet es sich an, es dort in der ersten Zeit auch tagsüber schlafen zu lassen. Die immer gleiche Umgebung, die das Baby im Mutterleib gewohnt war, kann dann in behutsamen Schritten erweitert werden.

Wenn Sie die Möglichkeit haben, können Sie das Neugeborene nach einigen Tagen innerhalb des Hauses auch an die frische Luft zum Schlafen bringen. Wenn es die Außentemperatur erlaubt, ziehen Sie das Baby warm genug an, decken es sorgfältig zu (auch die Hände, die es beim Schlafen nach oben streckt!) und lassen Sie es die Stille der Natur und frische Luft genießen. Ist es dafür zu kalt, stellen Sie das schlafende Baby im Zimmer vor das geöffnete Fenster. Die Geräusche aus der Natur wie Vogelzwitschern, das Plätschern eines Baches, Meeresrauschen oder das Säuseln des Windes in den Bäumen werden im Maharishi Ayur-Veda ebenso wie Gandharva-Veden als Urklänge bezeichnet. Ihre Töne ändern sich je nach Tages- und Jahreszeit. Sie haben zum einen eine beruhigende Wirkung, zum anderen sorgen sie dafür, dass das menschliche Nervensystem von Anfang an in den Rhythmen der Natur mitschwingen kann.

Wenn Sie es irgendwie organisieren können, lassen Sie das Baby in den ersten sechs Wochen noch zu Hause, insbesondere wenn Sie Auto fahren, im Supermarkt einkaufen gehen, größere Menschenansammlungen aufsuchen, an größeren Feiern teilnehmen und Ähnliches. Besonders den Nachtschlaf sollten so kleine Babys in ihrem eigenen Bett verbringen dürfen, in der ihnen gewohnten Umgebung. In den letzten Jahren ist es üblich geworden, selbst kleinste Erdenbürger an allem teilnehmen zu lassen; Reisebetten, Tragetaschen, Bauchtragen, Autositze usw. machen dies nicht nur leicht möglich, sondern verführen geradezu dazu. Dadurch, dass das Baby überallhin mitgenommen werden kann, wird der Radius der jungen Eltern weniger eingeschränkt. Aber der Preis, den man dafür zahlt, kann hoch sein: Das Baby wird deutlich unruhiger, schläft nachts schlechter, und es kann zunehmend schwieriger werden, einen wiederholbaren, ruhigen Tagesrhythmus einzuhalten. Mit einem Wort: Das Neugeborene wird viel zu früh Vata-anregenden Außeneinflüssen ausgesetzt. Achten Sie statt dessen jedoch darauf, dem Baby so viel totale Stille als möglich zu gönnen, legen Sie vom ersten Tag an den Baustein dafür, dass Ihr Kind eine ausgewogenes, entspanntes Nervensystem entwickelt.

Die äußere Ruhe ist jedoch nicht nur für Ihr Kind wohltuend. Das Neugeborene gibt der gesamten Familie die Chance, den Wert der Stille wieder deutlicher zu empfinden, zu fördern und zu genießen. Nimmt man Stille ganz bewusst wahr, so wie man sonst vielleicht nur Musik lauschen würde, entdecken auch Erwachsene ihre heilende, entspannende Wirkung wieder. Automatisch sprechen Vater und Mutter und auch die Geschwister zu einem Neugeborenen mit leiser, sanfter Stimme – so eine Aura von Ruhe verbreitet das Baby um sich herum. Horcht man gerade in diesen leisen, ersten Tagen »mit den Ohren des Neugeborenen«, fällt es leicht, Stille sehr intensiv zu empfinden. Das Baby lockt von Anfang an die Kunst der leisen Töne hervor, und die Eltern fühlen dies als eine neue Verinnerlichung. Auf der Basis dieser Ruhe fließen Zuwendung und Zärtlichkeit fast von selbst.

Stille trägt das Element der Unbeweglichkeit in sich, sie lässt Kapha wachsen, während Lärmberieselung Vata vermehrt. Und für einen neuen Erdenbürger gibt es nichts Wichtigeres, als von Anfang an in sich zu ruhen und auf dieser Basis eine innere Stabilität, Zeichen eines ausgewogenen

Kapha-Dosha, zu entwickeln. Gönnen Sie Ihrem Baby – und allen anderen Familienmitgliedern – so viel Stille wie möglich. Kultivieren Sie den Wert der Stille: Lassen Sie gezielt Radio und Fernsehen aus, und nehmen Sie selber den Frieden, den Ihr Baby mitbringt, bewusst wahr.

Nach Vollendung der sechsten Lebenswoche ist das Neugeborene nicht mehr ganz so sensibel. Sie können nun vorsichtig beginnen, es nach draußen mitzunehmen. Sein Körper zeigt von selbst, dass es nun mehr Kapha hat: Die Wangen werden dicker, der kleine Po rundet sich. Entsprechend robuster wird also auch seine gesamte geistige Verfassung.

Das erste Bettchen

Bei der Gestaltung des ersten Bettchens sollte das Neugeborene so viele gewohnte Elemente wie möglich vorfinden. Im Mutterleib lebte es in einer immer enger werdenden Umgebung. Kurz vor seiner Geburt umschlossen die Muskelwände der Plazenta und die angrenzenden Organe das Ungeborene so fest, dass es bei jeder Bewegung Grenzen spürte. Die logische Konsequenz für die erste Schlafstatt: Auch hier sollte das Neugeborene Grenzen spüren. Dafür eignet sich ein Bettchen, das relativ klein ist, so dass das Baby eine gewisse Festigkeit spüren kann, wenn man die Decke um es stopft. Nicht umsonst wird das »Einkuscheln« häufig auch noch von größeren Kindern geliebt. Ich habe in den ersten Tagen und Wochen meiner Babys zum Schlafen ihr Köpfchen zusätzlich noch eng oben gegen die ausgepolsterte Kopfseite des Körbchens gelehnt. Da meine Kinder schon lange vor der Geburt mit dem Kopf nach unten lagen, hatte ich den Eindruck, dass sie dieses vertraute Gefühl beruhigen würde. Je älter sie wurden und je mehr Vertrauen ich in ihre Fähigkeit entwickelte, auch ohne diese Hilfsmittel gut und ungestört zu schlafen, desto mehr habe ich die Schlafpositionen dann gelockert.

In der ersten Zeit ist das Neugeborene in der direkten Nähe zur Mutter am besten aufgehoben. Der Maharishi Ayur-Veda sieht Mutter und Kind bis zur Abnabelung als einen gemeinsamen Organismus an, aber auch nach der Geburt bleibt ihre Beziehung äußerst eng. Viele Mütter empfinden daher zu Recht eine frühe Trennung, und sei es auch nur nachts, als unnatürlich und unangenehm.

Selbst bei kleinen Affenkindern ist feststellbar, dass die Trennung von der Mutter die Abwehrlage verschlechtert. Trennten Forscher sechs Monate alte Äffchen für nur 24 Stunden von ihrer Mutter und dem Pflegepersonal, blieb die Regulierung der weißen Blutkörperchen anschließend für mindestens einen Monat lang gestört! Umgekehrt fördert die körperliche Nähe zusätzlich die Übereinstimmung zwischen Mutter und Baby. Untersuchungen über Herzschlag und Atemfrequenz junger Mütter und ihrer Babys haben gezeigt, dass beide sich vom Rhythmus her aufeinander einpendeln, wenn sie gleichzeitig in einem Zimmer sind. Der Herzschlag des Kindes, der wesentlich schneller als der der Mutter ist, schlägt nach einer Weile in einem festen Verhältnis zu dem der Mutter. Die gleiche Übereinstimmung (Entrainment) gilt auch für die Atemfrequenz von beiden. Die enge Bindung der Mutter an ihr Baby wird also durch körperlicher Nähe aufrechterhalten und verstärkt.

Daher ist ein kleines Bettchen günstig, das leicht transportiert werden kann und nachts direkt neben dem der Mutter steht. So hört die Mutter in den ersten Tagen jedes Seufzen, Bewegen und erste Ansätze zum Greinen des Neugeborenen. Ein großer Vorteil, da die Mutter sieht, dass nicht jeder Muckser des Kleinen gleich bedeutet, dass es aufwacht. Oft überschläft es diese Aufwachphasen auch schon, und Mutter und Vater lernen, dass ein Baby nicht gleich beim ersten Tönchen aufgenommen werden muss. In den ersten Tagen genießt die Mutter die Lebenszeichen des Winzlings besonders, denn auch ihre Vertrautheit mit dem Neuling muss noch wachsen.

Als ungefähre Richtschnur empfiehlt der Maharishi Ayur-Veda, dass das Kind etwa mit einem Jahr allein in seinem Zimmer schlafen sollte. Die Nähe der ersten Zeit ist wichtig, um das Vertrauen des Babys zu festigen, dass Mutter und Vater immer da sind, wenn es sie braucht. In dem Maße, wie das Kind tagsüber ganz natürlich seinen Aktionsradius erweitert, wird es auch nachts selbständiger und kann ohne die enge körperliche Nähe von Vater und Mutter durchschlafen. Der Übergang dazu richtet sich selbststverständlich nach den Signalen von Eltern und Kindern. Am besten ist es, wenn er schrittweise gestaltet werden kann. Ich bin bei meinen beiden letzten Kindern mit folgendem Vorgehen ideal zurechtgekommen. Ich hatte für den Anfang ihres Lebens ein Körbchen aus Palmblattgeflecht, einem ganz natürlichen und sehr leichten Material, das innen mit Stoff ausgeschlagen war und einen Himmel besaß. In den ersten Tagen, in denen ich tagsüber noch viel im Bett ruhte, lag das Baby im Körbchen direkt neben mir im Bett, so dass ich es hören und, was ich noch viel schöner fand, auch bequem beobachten konnte, ohne es zu stören. Nachts wurde das Baby zum Stillen nur kurz herausgehoben und konnte anschließend, wenn wir nicht beide eingeschlafen waren, ohne Aufwand wieder hineingelegt werden. Wenn ich das Baby, um ihm das Einschlafen zu erleichtern, schaukeln wollte, habe ich es mir kurzerhand samt Körbchen auf den Schoß gestellt und mit den Beinen gewiegt. Als die Stillabstände in der Nacht so groß geworden waren, dass das Kind allein in seinem Zimmer schlafen konnte, habe ich es zuerst mit dem Körbchen in sein Kinderbett gestellt. So schlief es wohl in einem anderen Zimmer, aber immer noch in seinem vertrauten Bettchen. Erst nach einiger Umgewöhnungszeit legte ich das Baby dann direkt in sein größeres Kinderbett zum Schlafen.

Selbstverständlich ist dies nur eine gute Lösung von vielen. Ich selbst kann nicht gut und entspannt schlafen, wenn so ein kleines Baby direkt neben mir im Bett liegt. Andere Mütter haben ihr Kleines in den ersten Wochen am liebsten in ihrem eigenen Bett. So können sie schon beim ersten Greinen dem Baby die Brust geben und – mit etwas Glück – dabei sogar selber weiterschlafen. Allerdings sollte das nicht dazu führen, dass eine verständlicherweise schlaftrunkene Mutter dem Säugling bei jedem Muckser die Brustwarze in den Mund schiebt. Denn dadurch würde das Baby sich an zu kurze Stillabstände gewöhnen, die das Leben für Mutter und Baby auf Dauer erschweren würden (siehe Kapitel 5.4).

Beginnen Sie also Ihre erste Zeit mit dem Neugeborenen in größtmöglicher Nähe auch in der Nacht. Ganz natürlich wird das Bedürfnis nach totaler Nähe auf seiten der Eltern weniger werden. Sie wollen irgendwann wieder allein und ungestört schlafen und fühlen sich vielleicht durch den kleinen Dauergast eingeengt. Ebenso wird das Baby selbstständiger und weniger abhängig von der ständigen Präsenz der Mutter. Je nach Mutter, Vater und Baby werden Sie das erste Jahr im Leben Ihres Babys unterschiedlich gestalten und die für Sie alle am besten geeignete Lösung finden.

Sanfte Wärme für das Neugeborene

Das Ungeborene im Mutterleib hat neun Monate lang die konstante, wärmende Körperkerntemperatur der Mutter um sich. Diese liegt bei 38 °C, also weit über der Außentemperatur, in die es hineingeboren wird. Kommt das Baby in nördlichen Teilen der Erde zur Welt, ist die Außentemperatur naturgemäß kühler. Aber auch in südlichen Gegenden ist sie innerhalb der Häuser fast immer kälter. In den ersten Tagen und Wochen nach der Geburt ist die Temperaturregelung des Neugeborenen noch nicht ausgereift, sie muss sich erst auf schwankende Außentemperaturen einspielen. Diesen Mangel müssen die Eltern durch die richtige Kleidung wieder ausgleichen.

Kälte erhöht sowohl Vata als auch Kapha, Hitze vermehrt das Pitta-Dosha. Wird das Vata durch Kälte angeregt, beginnt der Säugling nicht nur zu frieren. Durch den Kälteeinfluss ziehen sich die Srotas (Körperkanäle, siehe Kapitel 2.2) zusammen, der gesamte Organismus verspannt sich entsprechend. Da Körper und Geist eine Einheit sind, wird das Baby nervöser und unruhiger. Diesem kann man damit begegnen, dass der Säugling grundsätzlich warm genug gehalten wird. Die verengten Srotas führen außerdem dazu, dass Ama sich im Körper eher festsetzen kann.

Das durch die Kälte angeregte Kapha sorgt zusätzlich zur Verschleimungstendenz des Körpers dafür, dass das Baby leichter Erkältungen bekommt. Bietet man dem kleinen Körper hingegen genügend Wärme, wird nicht nur der Grundstein für eine entspanntere Persönlichkeit gelegt, sondern das Baby ist auch körperlich allgemein gesünder, weil ein starkes, ausgewogenes Kapha für eine gute Abwehrlage sorgt.

Setzt man ein kleines Baby hingegen zu starker Hitze aus, kann auch das zu entsprechenden Störungen durch Pitta-Überschuss führen: Das Kind wird unruhiger, leichter gereizt oder zornig. Wird das Baby nur kurzfristig oder sehr selten zu starker Hitze oder Kälte ausgesetzt, kann ein flexibler Organismus dies ausgleichen. Langzeit-Störungen der Doshas treten erst dann auf, wenn die Temperaturregelung des Säuglings und Kleinkindes ständig überfordert wird.

Das Baby muss daher generell durch eine wärmende, aber nicht überwärmende Hülle geschützt werden. Vata und Kapha können im Gleichgewicht bleiben, wenn das Baby so angezogen und zugedeckt wird, dass seine Körpertemperatur gleichmäßig warm bleiben kann. Und Pitta bleibt im Gleichgewicht, wenn diese Wärme nicht übertrieben wird.

Babykleidung

Ungeeignet für den zarten Körper des Neugeborenen sind Kleidungsstücke aus Kunstfasern. Diese laden sich durch Reibung elektrostatisch auf, die Bewegung der feinen elektrischen Ströme vermehrt Vata. Da die Haut durch Kunstfasergewebe nicht gut atmen kann, entsteht leicht ein Hitzestau zwischen Kleidung und Körperoberfläche. Aus dem gleichen Grund bietet Kleidung aus Kunstfasern dem Körper nur mangelhaften Austausch mit Sauerstoff, so dass sich Ama auf der Hautoberfläche ansammeln kann. Gerade weil die Temperaturregelung des Neugeborenen noch nicht ausreichend entwickelt ist und es bei Überwärmung leicht schwitzt, ist Kleidung aus Kunstfasern auch unter diesem Gesichtspunkt nicht empfehlenswert. Dazu kommt, dass Kunstfaserstoffe schwerer als Naturfasern zu färben sind, so dass sie mit künstlichen Farbstoffen behandelt werden müssen, die für den menschlichen Organismus eine zusätzliche Belastung darstellen. Selbst wenn das Ama, das in diesem Fall von außen mit dem Körper in Kontakt kommt, keine allergischen Hautreaktionen auslöst, wird der Körper jedoch zu früh mit Toxinen belastet. Je weniger der junge Organismus mit künstlichen, fremden Stoffen in Verbindung kommt, desto seltener wird er im späteren Leben Allergien entwickeln.

Damit stören Kunstfasern alle drei Doshas: Vata durch die elektrostatische Aufladung, Pitta durch den Wärmestau und Kapha aufgrund der Ansammlung von Ama. Aus diesem Grund ist synthetische Kleidung für den zarten Körper eines Neugeborenen ungeeignet.

Traditionellerweise zieht man unseren Babys Unterwäsche und Kleidung aus Baumwolle an. Diese bietet sich an, weil man sie kochen kann und sie deshalb besonders hygienisch erscheint. Natürlich behandelte Baumwolle löst auch keine Allergien aus, wenn sie direkt auf der Haut getragen wird. Sie verursacht keine Vata-Störungen durch elektrostatische Aufladung und keine Ansammlung von Ama. Denn sie ist atmungsaktiv, der Sauerstoffaustausch zwischen Körper und Umgebung bleibt unbehindert, so dass der Körper Stoffwechseltoxine über die Hautoberfläche abgeben kann. Zunehmend ist auch Kleidung aus chemisch unbehandelter oder mit Pflanzenfarben gefärbter Baumwolle auf dem Markt, die Babykleidung bei der Herstellung weniger gesundheitsschädigenden Substanzen aussetzt.

Noch idealer als Baumwollkleidung scheinen mir für unsere Breitengrade für die ersten Lebensmonate und -jahre jedoch Kleidungsstücke aus reiner Schurwolle. Die Wollfaser wärmt am intensivsten von allen Naturfasern. Wollfasern sind fünf- bis sechsmal dünner als menschliche Haare. Die Kräuselung der Wollfaser bildet ein Luftpolster, das sich anwärmt und dementsprechend die Körperwärme des Babys hält. Aufgrund dieser besonderen Fasereigenschaften der Wolle ist auch der Sauerstoffaustausch leicht möglich, so dass Wolle trotz ihrer stark wärmenden Eigenschaften den Körper nicht so schnell überhitzt. Gegenüber der Baumwolle hat sie einen weiteren Vorteil, der besonders bei den kleinen Erdenbürgern ins Gewicht fällt. Reine Wolle kann ein Vielfaches ihres Eigengewichts an Wasser aufnehmen, ohne sich feucht anzufühlen. Schwitzt das Baby oder hat es sich nass gemacht, bleibt Wollgewebe immer noch warm. Ein Baumwollgewebe würde sich bei vergleichbarer Feuchtigkeit bereits nass anfühlen, und das Baby würde darin durch die Verdunstungskälte eher frieren. Demgegenüber hat das Baby in Kleidung aus Schurwolle eine gleichmäßige Wärmehülle um sich. Die konstante Wärme hält das Vata im Gleichgewicht mit allen positiven Folgen für die weitere körperliche und geistige Entwicklung des Babys.

Eine weitere angenehme Eigenschaft der Wolle: Sie nimmt kaum unangenehme Gerüche an und ist antibakteriell wirksam. Daher ist es auch nicht nötig, Wolle so oft und so heiß zu waschen wie Baumwolle. Der Hygienevorteil der Baumwolle wird durch diese besondere Eigenschaft der Wollfasern wieder ausgeglichen. Eine Einschränkung gibt es jedoch: Unbehandelte Schafschurwolle filzt extrem leicht. Sie dürfen sie nur kühl waschen (etwa 20 °C), geeignetes Wollwaschmittel verwenden und die Wollsachen nicht rubbeln und auswringen, sondern nur leicht im Wasser schwenken. Sind Sie nicht vorsichtig genug, sind die teuren Hemdchen und Höschen nach mehrmaligem Waschen bereits bretthart!

Trägt Ihr Baby die Wolle direkt auf der Haut, sollten Sie unbedingt darauf achten, dass sie nicht kratzt. Sie sollte durch den Herstellungsvorgang so verfeinert sein, dass sie sich genauso sanft und fein wie die Babyhaut selbst anfühlt. Alle Einflüsse, die auf das zarte Neugeborene wirken, sollten dafür sorgen, dass es sich rundherum sanft und zufrieden fühlen kann, denn so wird sein Vata nicht gestört. Wunderbar praktisch ist die schurwollene (oder mit Seide gemischte) Hemdhose. Unterhemd und -hose sind dabei in einem Teil geschnitten und können im Schritt weit aufgeklappt werden. Nichts drückt das Baby, und es ist überaus praktisch für den schnellen Windelwechsel zwischendurch.

Unter den Naturfasern ist Wolle diejenige, die bei empfindlichen Säuglingen am ehesten allergische Reaktionen auslösen kann, ebenso wie die bekannten Allergene Katzen- und Pferdehaare. Alle Tierhaare enthalten für den Menschen fremde Proteine, die bei entsprechender Disposition eine übermäßige Abwehrreaktion auslösen können. Sollte Ihr Baby beim Kontakt mit Wolle Atembeschwerden oder Hautreaktionen bekommen, sollten Sie den Kinderarzt umgehend um Rat fragen. Ist die Wolle der Auslöser, muss die Schurwolle aus der Umgebung des Neugeborenen entfernt werden. In diesem Fall kann man auf Kleidung aus Seide ausweichen, die keine Allergien auslöst.

Seide ist eine ganz besonders wertvolle Naturfaser, die für Babys vom Maharishi Ayur-Veda empfohlen wird. Sie liegt von der Wärme her zwischen Baumwolle und Wolle. Im Sommer kühlt sie, im Winter hat sie eher wärmende Eigenschaften. Babykleidung aus Seide ist immer dann günstig, wenn das Baby Wollfasern nicht verträgt. Sollte das Neugeborene auf die wollenen Unterhemdchen hin nur gereizte Haut, aber keine anderen allergischen Symptome entwickeln, hüllen Sie es, nachdem Sie seidene Unterwäsche angezogen haben, in wollene Jäckchen oder Pullover. Auf diese Weise kommt die Wolle nicht in direkten Hautkontakt, aber der Körper kann sich in ihrer sanften Wärme gut entspannen.

Kleidung aus Seide sorgt dafür, dass die Eigenschwingung eines Menschen ungestört aufrechterhalten wird. Wenn Sie mit dem Begriff Körperschwingung oder Ausstrahlung nicht viel anfangen können, haben Sie sich mit Ihrem Baby den besten Lehrmeister dafür ins Haus geholt. Kein Zeitpunkt im Leben ist günstiger als die Geburt eines Babys, um die Art verschiedener Körperschwingungen ganz bewusst wahrzunehmen. Denn eine Aura von Sanftheit und Zartheit umgibt jedes Neugeborene so deutlich, dass fast alle Menschen Babys »süß« finden. Sie haben sogar das unwiderstehliche Bedürfnis, das Baby auf den Arm zu nehmen, weil sich das feine Schwingungselement dabei auf sie selbst überträgt. Das Naturmaterial Seide schirmt diese zarten Energien des Säuglings nach außen hin ab und schützt das Neugeborene vor gröberen Außeneinflüssen. Seide ist daher ideal für sehr empfindsame und zarte Säuglinge, die gegenüber äußerer Unruhe oder Veränderungen in der Umgebung sehr sensibel sind. Sollten Sie bemerken, dass Ihr Baby eher weint, wenn Sie mit ihm größere Menschenansammlungen aufsuchen, oder dadurch wesentlich nervöser wird oder anschließend nachts deutlich schlechter schläft, können Sie es mit Kleidung aus Seide dagegen etwas abschirmen. (Noch wirksamer, um Ihr Baby stabiler werden zu lassen, ist das regelmäßige Baby-Abhyanga, siehe Kapitel 6.3.)

Um das Vata- und Kapha-Dosha des Babys im Gleichgewicht zu halten, sollte es also eine möglichst gleichmäßige, natürliche Wärmehülle um sich haben. Je nach Jahreszeit, Außentemperatur und der individuellen Temperaturregelung Ihres Babys wählen Sie dafür das passende Naturmaterial. Lang- oder kurzärmelige Unterhemdchen aus sehr feiner, weicher Wolle oder ein Seide-Wolle-Gemisch ist dafür bei uns meist ideal. Die Oberbekleidung richtet sich nach den gleichen Kriterien: Je kälter es ist und je jünger das Baby ist, desto mehr Wolle braucht es auch bei Strampler, Jäckchen und Ausfahrgarnituren. Beobachten Sie in den ersten Lebenstagen Ihr Kleines ganz genau: Häufig können Sie beim Wickeln sehen, dass die Gliedmaßen noch nicht gleichmäßig gut durchblutet sind. Direkt neben gut durchbluteten, rosa Hautbezirken finden Sie eine zart-bläuliche Verfärbung der Haut. Nach wenigen Tagen schon ist die Durchblutung reifer, das Baby aber immer noch äußerst kälteempfindlich. Machen Sie es sich zur Gewohnheit, die Temperatur von Händchen und Füßchen des Winzlings zu kontrollieren. Ist das Baby lediglich in Baumwolle gekleidet, sind sie fast immer kalt, selbst dann, wenn es draußen warm ist. Richtig warme Hände und Füße haben wenige Wochen alte Säuglinge meistens nur dann, wenn sie völlig in Wolle und Seide gehüllt werden. Oft reicht sogar das noch nicht aus. Neugeborene können meist noch eine extra Wolljacke vertragen, sogar innerhalb des Hauses oder zum Schlafen. Wenn die Füße trotz Wollkleidung nicht warm werden, ziehen Sie dem Neugeborenen noch ein paar zusätzliche Wollsöckchen an. Unter dem Strampler getragen, rutschen sie beim Strampeln nicht so leicht von den Beinchen (und es sieht auch besser aus!).

Selbst an sehr heißen Tagen ziehen Sie dem Säugling am besten wollene Unterwäsche an, um ihn gegen Verdunstungskälte zu schützen. Als Pulli und Höschen sind dann Baumwolle oder Seide geeigneter oder, wenn es sehr heiß ist, auch gar nichts darüber.

Alle Neugeborenen sind gegenüber Einflüssen aus der Umgebung noch sehr sensibel. Deshalb werden im Maharishi Ayur-Veda bereits Babys mit einem speziellen Baby-Abhyanga (Ölmassage) verwöhnt, um das Vata zu balancieren (siehe Kapitel 6.3). Der besonders empfindsame und offene Bereich der großen Fontanelle (die vordere große Öffnung der Wachstumsfuge der Schädelknochen, die sich erst im Laufe des ersten Lebensjahrs schließt) wird dabei durch das Auftragen von Öl besonders beruhigt. Von der Kleidung her können Sie eine ähnliche Wirkung erreichen, wenn Sie diesen empfindlichen Bereich mit Seide schützen. Empfehlenswert ist daher ein Seidenmützchen, das den noch sehr offenen Kopf des Babys schützt und das ständig getragen wird. Selbst wenn das Baby schon älter ist und seine Fontanelle sich geschlossen hat, sollten Sie bei sehr empfindsamen Babys das Seidenmützchen aufsetzen, zumindest dann, wenn Sie mit ihm das Haus verlassen. Wenn es draußen sehr kalt sein sollte, setzen Sie einfach eine Wollmütze darüber.

Gleichmäßige Wärme im Bett

Die gleichen Kriterien wie für die Kleidung der Säuglinge gilt für die Innenausstattung ihres Bettchens. Ein wollenes Oberbett wärmt wesentlich intensiver und gleichmäßiger als eines, das mit einem Baumwollbezug versehen ist und daher kühlende Eigenschaften entwickelt. Das einfachste ist es, das Baby mit einer schönen Wolldecke zuzudecken, die – je nach Außentemperatur einfach oder mehrfach zusammengefaltet – ideale Wärme spendet. Wenn Sie Ihrem Kind etwas ganz Besonderes gönnen wollen, leisten Sie sich eine Cashmere-Decke. Cashmere ist nicht nur eine angenehm weiche Wollart, sondern liegt von der Wirkung her zwischen Schafwolle und Seide: Sie wärmt wie Wolle und schützt wie Seide. Und wenn Sie einen schönen Kinderwagen mit passender Bettwäsche haben? Decken Sie den Winzling trotzdem direkt mit der Wolldecke zu, und legen Sie den hübschen Baumwollbezug einfach oben drüber, so hat es der Säugling mollig warm, und Sie können sich an dem schönen Anblick erfreuen!

Auch ein Schlafsack aus Schafschurwolle oder einem Schurwollfutter eignet sich als natürlicher Wärmespender für die Nacht gut. Dass die zarte Wärme von Wolle für die körperliche Entwicklung von Babys günstig ist, wurde in den letzten Jahren in Statistiken von Frühgeborenen-Stationen deutlich. In vergleichenden Untersuchungen stellte man fest, dass Frühgeborene, die auf Babyfellen lagen, schneller an Gewicht zunahmen als andere, die ohne das wärmende Fell im Bettchen schliefen. Der fördernde Einfluss war so gravierend, dass in vielen Kliniken mit Frühgeborenen-Stationen das Babyfell inzwischen zur Standardausrüstung gehört.

Und wenn es extrem heiß ist? Legen Sie einfach ein Baumwoll- oder Seidentuch über Ihr Kleines, kontrollieren Sie aber trotzdem von Zeit zu Zeit, ob ihm unter dieser luftigen Bedeckung warm genug ist.

Die Bedeutung der Wärme geht sehr viel tiefer, als nur dem kleinen, schutzlosen Wesen Erkältungen und körperliche Krankheiten zu ersparen. So erstaunlich es auf den ersten Blick klingt: Mit Kleidung, die das Neugeborene in sanfte, natürliche Wärme hüllt, tun Sie etwas für die Persönlichkeitsentwicklung Ihres Kindes. Mit dem Konzept der Doshas wird verständlich, dass Kälte als Vata-Element Enge, Ängstlichkeit, Unruhe, Nervosität und mangelnde Konzentration verursachen kann. Mit der Wahl der richtigen Kleidung für Ihr Baby sorgen Sie dafür, dass auch die Kleidung ihren Teil dazu beiträgt, das leicht zu störende Vata im Gleichgewicht zu halten. Sie unterstützen auch damit von Anfang an, dass Ihr Baby eine in sich ruhende, abgerundete Persönlichkeit entwickeln kann. Es wird ihm im späteren Leben leichter fallen, sich zu konzentrieren und entspannt zu bleiben. Und auch Problemen besser zu begegnen, weil es flexibler ist. Mit der Wahl richtiger Kleidung betreiben Sie eine wirkungsvolle Vorsorge für Leib und Seele, denn die einmal gelegte Grundlage bleibt Ihrem Baby erhalten.

Übrigens: Wenn Sie Babykleidung aus feiner Schurwolle und Seide nicht in unmittelbarer Nähe kaufen können, gibt es Versandhäuser mit Naturtextilien. Diese haben immer eine spezielle Abteilung für Baby- und Kinderkleidung. Sie bekommen dort Unterwäsche aus Wolle und Seide,

Windelhöschen ebenso wie jede Art von Oberbekleidung und Bettwaren aus Naturtextilien.

Kein Sonnentag ohne Sonnenschutz

Das Baby kann sich in seiner ersten Lebenszeit gegen Hitze genauso schlecht wehren wie gegen Kälte. Bei großer Wärme oder direkter Sonnenbestrahlung überhitzt es sich sehr leicht. Sie sehen dies jedoch sehr deutlich an seinem puterroten Köpfchen und kleinen Schweißperlen im Gesicht und können Gegenmaßnahmen ergreifen.

Um Pitta-Störungen des Babys zu vermeiden, ist es wichtig, besonders das Köpfchen vor zu großer Hitze und insbesondere vor praller Sonne zu schützen. Daher sollte der Kopf des Babys bei gutem, warmem Wetter im Freien immer im Schatten liegen. Die Tradition, kleinen Kindern Sonnenhütchen aufzusetzen, ist aus ayurvedischer Sicht völlig richtig. Auch bei Autofahrten mit Säuglingen und kleinen Kindern achten Sie auf einen sorgfältigen Sonnenschutz: Sonnenrollos mit Saugnäpfen oder einfach nur ein in die Scheibe geklemmtes Handtuch spenden im Innenraum angenehmen Schatten.

Das Gehirn ist im Ayurveda dem Pitta-Dosha zugeordnet, das durch die zusätzliche Pitta-Belastung durch die Hitze der Sonnenstrahlen übermäßig vermehrt wird. Starke Hitze erzeugt logischerweise Gereiztheit und Ungeduld. Dies kann der Säugling nur durch Schreien und vermehrte Unruhe zum Ausdruck bringen. Setzt man den Kopf noch länger praller Sonne aus, pfropft sich auf die Pitta-Störung eine Kapha-Störung auf. Bei direkter Sonneneinstrahlung dehnt sich das Gehirn aus wie jedes andere Gewebe auch. Seine Masse nimmt zu, da es vermehrt Wasser einlagert; dies entspricht einer Vermehrung von Kapha. Die feste Schädeldecke macht diese Ausdehnung jedoch nicht mit, so dass ein Druck im Kopf entsteht. Dies erklärt das dumpfe, benommene Gefühl im Gehirn, wenn man sich zu lange heißen Sonnenstrahlen aussetzt. Von daher ist ein sorgfältiger Sonnenschutz für Babys ein unbedingtes Muss.

An heißen Tagen kleiden Sie Ihr Baby am besten in mehreren Schichten übereinander. So können Sie je nach Bedarf das Kind nach und nach entkleiden oder wieder anziehen und geben ihm leicht das richtige Maß an Wärme oder Kühlung.

Welche Windel für den Säugling?

Auch beim Wickeln des Babys sollten die gleichen Kriterien bedacht werden. Das Baby braucht als Nässeschutz Materialien, die warm halten, auch wenn die Windel nass oder voll ist. Die modernen Papierhöschenwindeln sitzen so perfekt und sind von der Funktion her so ausgereift, dass das Neugeborene einen warmen Po behält, vorausgesetzt, die Kleidung darüber wärmt genügend. Wenn Sie sie bekommen können, verwenden Sie am besten Höschenwindeln aus ungebleichten, nicht chemisch behandelten Rohstoffen ohne Parfümierung. Wickeln Sie Ihr Baby grundsätzlich sofort, wenn es die Hose voll hat, und wechseln Sie auch sonst die Windeln in nicht allzugroßen Abständen.

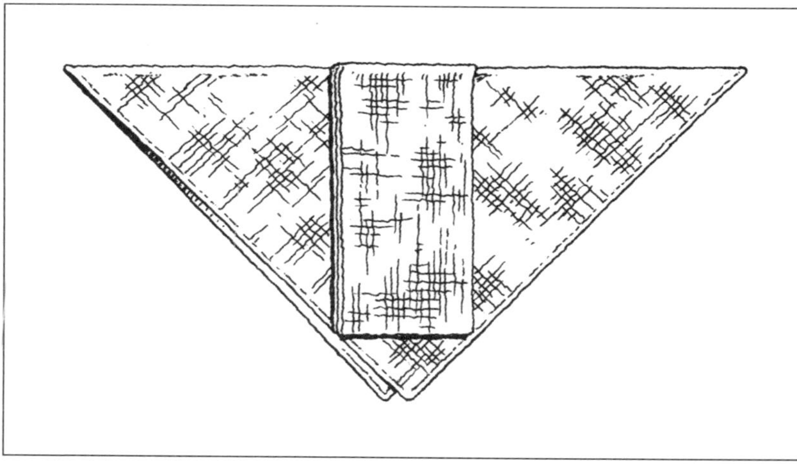

Das Falten der Stoffwindeln

Natürlich können Sie Ihr Baby auch nur mit Naturfasern wickeln, ohne äußere Kunststoffschicht. Dies ist besonders bei empfindlicher Babyhaut mit Allergieneigung nicht selten unumgänglich. Für diese Wickelmethode sind Stoffwindeln aus reiner Baumwolle aus hygienischen Gründen unersetzlich. Sie bilden die innere Lage. Besonders einfach und praktisch können Sie Ihr Baby mit reinen Naturfasern wickeln, wenn Sie zusätzlich Strickwindeln aus reiner Baumwolle (in Bioläden oder im Versandhandel) verwenden.

Für diese Wickelmethode brauchen Sie mindestens je zwei Mullwindeln und eine Strickwindel. Legen Sie als erstes eine Windel übereck gefaltet in eine Dreiecksform mit der Spitze nach unten. Falten Sie eine weitere Windel im Rechteckformat in mehrere Lagen, und legen Sie sie hochkant auf die Dreieckswindel. (Statt der Mullwindel können Sie auch eine Vlieswindel gleichen Formats einlegen.) Tagsüber reicht für die innere Lage eine Stoffwindel, für die Nacht können Sie auch zwei Windeln übereinander einlegen.

Legen Sie das Baby nun mit dem Po auf die obere Hälfte der inneren Windel(n), und schlagen Sie den unteren Teil zwischen seinen Beinchen nach oben. Den rechten und linken oberen Zipfel führen Sie nun nacheinander um den Bauch Ihres Babys, so dass sie ohne Knoten gut anliegen. Anschließend fixieren Sie den Sitz der Mullwindeln mit den Bindebändern der darübergeschlagenen Strickwindel.

Damit diese Wickelmethode das Baby nicht auskühlt, gehört dazu eine äußere Lage aus wärmender und feuchtigkeitsaufsaugender Schurwolle. Es gibt im (Versand-)Handel fertige Windelhosen aus naturbelassener Schafschurwolle oder entsprechende Anleitungen zum Selberstricken. Die wärmenden Höschen müssen jeweils mit Handwäsche ausgespült werden, um das wasserabweisende Wollfett Lanolin nicht zu verlieren. Dann können Sie die Wolle in ein Wasserbad mit darin aufgelöstem Lanolin (aus der Apotheke) geben, so dass sie wieder nachfettet.

Achten Sie beim Wickeln in Baumwolle und Wolle bitte darauf, dass Sie das Unterhemd über die äußere Wollhose anziehen. Lassen Sie das Hemdchen innerhalb, kann es sich von der Mullwindel aus nach oben mit Feuchtigkeit vollsaugen, so dass das Baby auskühlt, wenn es sehr nass ist. Aus diesem Grund haben die Papierhöschenwindeln oben einen knappen wasserundurchlässigen Rand, den Sie nach innen umklappen können, so dass die Feuchtigkeit aus der Windel weniger leicht in das Unterhemd entweicht.

Egal für welche Wickelmethode Sie sich entscheiden – Sie müssen neben der besten Materialwahl für Ihr Baby auch die Kosten, die jeweilige Umweltbelastung, die Durchführbarkeit und den Aufwand mit berücksichtigen. Wenn Sie das Wickeln mit Stoff bevorzugen, gibt es inzwischen sogenannte Windelservice-Firmen, die die schmutzige Wäsche abholen (und geruchsdichte Windeleimer mitliefern!) und sauber wiederbringen.

Auch unter Umweltgesichtspunkten ist dies keine schlechte Wahl: Die Wäsche in den Firmen kann ökonomischer durchgeführt werden, als dies zu Hause möglich ist. Vielleicht wählen Sie auch für zu Hause diese Methode und benutzen die gängigen Höschenwindeln für unterwegs.

Auf jeden Fall dürfen Sie sich selbst als junge Mutter nicht vergessen. Ihre Aufmerksamkeit in der ersten Zeit sollte vor allem Ihrem Baby, Ihnen selbst und Ihrer Familie gelten. Wenn Sie beginnen, die Extra-Windelwäsche als übergroße Belastung zu empfinden, ist es vielleicht besser, sich für Wegwerfwindeln zu entscheiden. Wie Sie inzwischen wissen, schätzt der Maharishi Ayur-Veda das geistige Wohlbefinden als besonders wichtig ein. Eine entspannte, liebevolle Mutter ist für das Baby und seine körperlich-seelische Entwicklung auf Dauer sicher wichtiger, als die Wahl der Materialien seiner Windel es je sein könnte.

Gandharva-Veda für die Kleinsten

Aus dem Mutterleib kennt das Ungeborene eine ganz besondere Art von Musik: den mütterlichen Herzschlag. In diesen regelmäßigen Rhythmus ist das Ungeborene vom ersten Hören an eingebettet, Tag und Nacht. Kein Wunder, dass die so vertrauten Töne das Neugeborene beruhigen. In Studien konnte man sehen, dass Babys, die in einem Zimmer waren, in dem ihnen der Herzschlag der Mutter per Musikkassette vorgespielt wurde, deutlich ruhiger waren als solche, die ohne diese Unterstützung in ihrem Bettchen lagen.

Wenn die Mutter ihr Kleines auf den Arm nimmt und eng an sich geschmiegt hält, kann es ihren Herzschlag ganz leise hören. So vernimmt das Baby ganz natürlich den tröstenden Herzschlag, nur in abgeschwächter Form und immer seltener, je größer und selbständiger es wird.

Deutlich kann man hieran den Einfluss von Klängen schon auf die allerkleinsten Erdenbürger sehen. Nicht umsonst werden in allen Völkern den Kindern vor dem Einschlafen Wiegenlieder gesungen. Der gleichmäßige, langsame Rhythmus und die sanften Töne beruhigen das Baby und erleichtern ihm damit das Einschlafen. Und wenn man ehrlich ist, das Singen beruhigt ja auch die Mutter oder den Vater, während ihr Winzling sich in den Schlaf weint. Das hat sicherlich eine psychologische Funktion: Zum einen haben sie das tröstliche Gefühl, das Kind nicht allein zu lassen, zum anderen fühlen sie sich weniger hilflos, weil sie eine aktive Rolle spielen können. Aber was wesentlich wichtiger ist: Auch ihre Physiologie passt sich beim Singen dem ruhigen Rhythmus an, und sie entspannen sich.

Klänge synchronisieren das Nervensystem jedes Menschen (siehe Kapitel 3.9). Sind sie schnell und aufregend, passt sich auch die körperliche Funktion bis zu einem gewissen Grade dem an: Das Vata vermehrt sich. Langsame und tiefere Töne entsprechen umgekehrt eher dem Kapha-Dosha und verlangsamen körperliche Funktionen. So beruhigen sich zum Beispiel Pulsschlag und Atemfrequenz messbar.

Daher ist es äußerst wichtig, welche Art von Klängen auf das Neugeborene einwirkt; sie sollten auf seine Physiologie nach Möglichkeit eine balancierende Wirkung haben. So eignen sich Gandharva-Veden als leise Hintergrundmusik auch sehr gut für Säuglinge, denn sie gleichen die Doshas aus.

Eine vielleicht ungewöhnliche Erfahrung machte damit eine junge Mutter, als ihr Baby kurz nach der Geburt wegen eines Darmverschlusses operiert werden musste. Nach dem Eingriff wurde ihr Sohn zur Überwachung in einen Brutkasten (Inkubator) gelegt, der seine Herzfrequenz aufzeichnete. Natürlich tat der Mutter der kleine Kerl leid, und sie wollte ihm helfen, den Stress der Operation möglichst schnell wieder auszugleichen. Daher nahm sie einen Kassettenrekorder mit ins Krankenhaus und spielte ihrem Söhnchen Gandharva-Veden vor. Mit einem überraschenden Effekt: Kaum ließ sie die Kassette laufen, fiel die Pulsfrequenz des Kleinen so stark ab, dass sich der Alarm auslöste. Dies wiederholte sich jedesmal, wenn sie die Musik anstellte. Die diensthabende Krankenschwester stellte bei ihrer Kontrolle daraufhin fest, dass der Herzschlag sich nur unter die Norm verlangsamte, aber konstant und ruhig blieb. So durfte die Mutter dem Kleinen weiter die beruhigenden Klänge angedeihen lassen. Die Krankenschwester stellte dann für diesen Zeitraum den Alarmton am Inkubator aus.

Sie können Ihrem Baby sowohl beim Schlafen als auch beim Wachen Gandharva-Veden vorspielen, die für die jeweilige Tageszeit ausgleichend sind. Diese haben auf das kleine Nevensystem die gleiche positive Wirkung wie auf Erwachsene: Sie beruhigen, schaffen eine Atmosphäre der Stille im Haus und gleichen die Körperrhythmen des Neugeborenen denen der Natur an. Damit erleichtern Sie dem kleinen Erdenbürger die Eingewöhnung in die neue Umgebung und sorgen von Anfang an dafür, dass Dosha-Störungen vermieden oder ausgeglichen werden.

Das Nervensystem des Babys nimmt durch die Gandharva-Veden eine ruhigere, ausgewogenere Funktion an. Trotzdem sollten Sie nicht erwarten, dass ein aus Leibeskräften schreiender Säugling sich durch diese Klänge spontan beruhigt. Aber sie können ihm das Einschlafen erleichtern und die Gandharva-Veden vorbeugend anwenden: Spielen Sie sie ihm tagsüber immer mal wieder vor, damit sein Nervensystem im Einklang mit den natürlichen Rhythmen funktioniert. Dann werden Sie auf Dauer ein ausgewogeneres Baby haben, das sich seiner Umgebung besser anpassen kann und allgemein zufriedener ist.

Nachts ist Nacht

In den meisten Säuglingspflegebüchern wird gesagt, dass ein Baby sich nach seiner Geburt erst an den Tages- und Nachtrhythmus gewöhnen muss, da es ihn aus der ewig gleichen Umgebung des Mutterleibs noch nicht kennt. Das ist nur bedingt richtig, denn es gab auch im Mutterleib schon gravierende Unterschiede im Tages- und Nachtrhythmus. Tagsüber ging die Mutter hin und her, das Ungeborene wurde geschaukelt und gewiegt. Nachts hingegen, während die Mutter im Bett schlief, lag auch das Ungeborene still. Die gedämpften Umweltgeräusche und die Stimme der Mutter, die das Ungeborene tagsüber vernehmen konnte, verstummten nachts. Nur noch die Organgeräusche und die Herztöne der Mutter waren zu hören. Aber selbst diese waren anders: Atmung und Herzschlag waren im Tiefschlaf deutlich langsamer und regelmäßiger. Und nicht zu vergessen: Während die Mutter schlief und in ihrem Körper das Schlafhormon Serotonin vermehrt ausgeschüttet wurde, durchpulste das mütterliche Blut, das diese Substanz enthielt, auch den kleinen Körper des Ungeborenen. Es ist also durchaus so, dass dem Kind Unterschiede im Tages- und Nachtrhythmus nichts ganz Neues sind. Nach der Geburt werden diese Unterschiede nur deutlicher, und das Neugeborene sollte sich auch von seinem Verhalten her allmählich an den üblichen Schlaf-wach-Rhythmus seiner Familie anpassen.

Dies ist anfangs nicht immer ganz leicht. Daher ist es besonders wichtig, dass der Winzling möglichst keine Vata-Störungen entwickelt. Denn wenn er genügend Ruhe in sich trägt, ist er auch so entspannt, dass er nach und nach gut und ungestört schlafen lernt. Und hierbei können ihm die Eltern helfen. Machen Sie von Anfang an den Tag zum Tag und die Nacht zur Nacht. Das bedeutet, dass Sie alle aktiveren, geräuschvolleren Tätigkeiten mit dem Baby auf den Tag verlegen und nachts nach Möglichkeit Stille und Dunkelheit anbieten.

Fangen wir einmal morgens an. Wenn die Nacht für das Baby vorbei ist, ziehen Sie die Jalousien hoch, so dass es im Zimmer hell wird. Das ist das erste, zuerst noch unbewusste Signal für das Neugeborene, dass der Tag beginnt. Darüber hinaus weiß man heute, dass Licht auf das Nervensystem eine anregende Wirkung hat, die körpereigene Substanz Melatonin wird unter Lichteinfall vermehrt gebildet. In nördlichen Erdteilen, in denen im Winter viele Stunden am Tag Dunkelheit herrscht, leiden viele Menschen unter der typischen Winterdepression. Sie bilden, durch den Lichtmangel bedingt, so wenig Melatonin, dass sie antriebsarm werden. Das Lichtsignal bedeutet damit auch für das Neugeborene: Es ist Morgen.

Natürlich gibt es für den neuen Erdenbürger tagsüber mehr Geräusche und Aktivität aus der Umwelt. Viel mehr Reize strömen auf ihn ein, selbst dann, wenn er tagsüber schläft. Am Tage wickeln Sie das Neugeborene, massieren es, sprechen mit ihm, tragen es mehr herum. Wenn es etwas älter ist, fahren Sie es mit dem Kinderwagen aus oder nehmen es mit Tragesack oder -tuch mit. Viele Tätigkeiten, die seine Sinne anregen und es aktivieren.

Um dem Baby deutlich zu signalisieren, dass nachts Nacht ist, sollten Sie zur Zeit der Nachtruhe all dies bewusst nicht tun. Wickeln Sie Ihr Baby vor der Nachtruhe so, dass Sie die Windeln nachts nicht zu wechseln brauchen. In den ersten Lebenstagen haben sich die körperlichen Funktionen des Neugeborenen noch nicht völlig auf den Tages- und Nachtrhythmus eingestellt. Es kann daher sein, dass Ihr Baby auch nachts die Windel vollmacht. Während Sie seine Windeln wechseln, versuchen Sie dies ohne anregende Außenreize. Machen Sie so wenig Licht wie möglich, sprechen Sie so wenig wie möglich mit dem Baby. Sollte das Baby schreien, trösten Sie es mit leisen, sanften Lauten. Bewegen Sie das Kleine so wenig wie möglich. Kurz, vermeiden Sie alles, was das Kind wach machen und aktivieren könnte. Nach wenigen Tagen mit einem Rhythmus macht das Baby die

Windel nachts nicht mehr voll, so dass Sie es dann nicht mehr zu wickeln brauchen. (Bei einer gut schützenden Hautpflege tagsüber ist das kein Problem, siehe den Abschnitt »Windel- und Körperpflege für das Baby« in Kapitel 6.3.) Alle körperlichen Ausscheidungen werden vom Vata-Dosha gesteuert, die Entleerung von Stuhl und Urin steuert das Apana-Vata (Bewegung vom Nabel aus abwärts, siehe Kapitel 1.5). Sind die körperlichen Funktionen im Gleichgewicht, wird das Apana-Vata morgens nach der Nachtruhe aktiv und sorgt für die morgendliche Stuhlentleerung. Nachts ruht es beim Erwachsenen. Bei Neugeborenen hat sich dieser Rhythmus noch nicht eingespielt, trotzdem erfolgt die Stuhlentleerung schon nach kurzer Zeit nur noch tagsüber, vorausgesetzt, das Baby wird in einen regelmäßigen Tages- und Nachtrhythmus eingebunden. Eine möglichst ungestörte, lange Nachtruhe ist für einen Säugling wichtig, genauso wie genügend ungestörter Schlaf tagsüber.

Im Maharishi Ayur-Veda weiß man, dass ausreichender Schlaf eines der wirkungsvollsten Mittel ist, um Vata zu beruhigen. Schlaf erhöht Kapha und fördert Körperstärke, Kraft und Körpergewicht, ebenso wie seelische Ausgeglichenheit und positive Ausstrahlung. Mit einem Wort: Tiefer, erquickender Schlaf vermehrt Ojas, indem er das Bindeglied zwischen Körper und Seele stärkt. Genau diese Zusammenhänge wurden durch moderne endokrinologische Untersuchungen bestätigt: Das Wachstumshormon wird nur ausgeschüttet, während das Baby schläft. Es wird in der Hypophyse gebildet und sorgt dafür, dass die Körpermasse zunimmt und aufrechterhalten wird. Kinder schießen durch das Wachstumshormon in die Länge und nehmen an Gewicht zu, bei Erwachsenen reguliert es nur noch den Leibesumfang. Schläft ein Mensch genug, kann das Wachstumshormon die Körperfülle ausgewogen steuern. Umgekehrt verlieren Menschen Körpergewicht, wenn sie auf Dauer zu wenig schlafen. Ayurvedisch ausgedrückt: Der Nachtschlaf gleicht Vata aus, insbesondere der Schlaf vor Mitternacht.

Das Wachstumshormon ist jedoch abhängig von der psychischen Verfassung: Unter Stress und Anspannung sinkt der Hormonspiegel im Blut, weshalb Menschen bei langanhaltender Stressbelastung dünner werden. Man beobachtete immer wieder, dass Kinder, die in einem sozial sehr ungünstigen Milieu aufwachsen, nicht oder extrem verlangsamt wachsen. Dieses Phänomen wurde jahrelang als sozialer Zwergenwuchs bezeichnet, da der Zusammenhang zwischen dem sozialen Umfeld und der Kleinwüchsigkeit auffällig war. Erst später konnten die Wissenschaftler dies schlüssig erklären: Der Wachstumshormonspiegel dieser Kinder ist durch den emotionalen Dauerstress deutlich herabgesetzt. Das Wachstumshormon ist daher eines der Hormone, die parallel mit der ausgewogenen Vata-Funktion den Körper aufbauen. Wenn Sie also wollen, dass Ihr Neugeborenes sich körperlich gut entwickelt und zunimmt, gönnen Sie ihm viel ungestörten Schlaf!

Wenn das Baby nachts nach dem Stillen weint und keine Anstalten macht weiterzuschlafen, ist in den ersten Nächten oft guter Rat teuer. Was macht man mit dem schreienden Bündel, wenn man doch Nacht-Impulse setzen soll? Vielleicht haben Sie einen Partner, der über extrem guten Schlaf verfügt? Nie war ich so dankbar für den guten Schlaf meines Mannes wie kurz nach der Geburt unserer Kinder. Wenn das Kleine nach dem Stillen nicht weiterschlief, nahm er es auf den Bauch, so dass es seinen Herzschlag hören konnte. Sehr häufig schlief das Baby nach einer Weile in dieser Stellung bei ihm ein, obwohl es zwischendurch immer mal wieder für kurze Zeit schrie, und die beiden schlummerten gemeinsam. Ließ der Winzling sich dadurch nicht beruhigen, haben mein Mann oder ich ihn in der dunklen Wohnung herumgetragen, bis er einschlief. Dann kam er zum Weiterschlafen wieder in sein Bettchen. Wenn er wieder aufwachte, bevor der Stillabstand um war, den wir tagsüber bereits erreicht hatten (siehe Kapitel 5.4), ließen wir ihn etwas weinen, schaukelten sein Bettchen, legten ihn nochmals auf Vaters Brust oder trugen ihn herum. Schlief das Kleine von sich aus länger, ließen wir es schlafen. Gestillt wurde es übrigens erst, wenn es eindeutig zu schreien anfing, da wir beobachteten, dass es häufig auch dann noch weiterschlief, wenn es von seinen Lauten bereits aufzuwachen schien. Tagsüber achteten wir darauf, das Vata des Kindes mit all den in diesem Buch empfohlenen Hilfen im Gleichgewicht zu halten. So konnten wir von Tag zu Tag Fortschritte im Schlafverhalten sehen (was nicht heisst, dass nicht auch mal wieder eine unruhigere Nacht dazwischen sein konnte). Und nach wenigen Wochen war es dann geschafft: Der neue Erdenbürger wusste, dass nachts Nacht war. Er schlief – unterbrochen von den Stillmahlzeiten – die ganze Nacht durch.

Selbstverständlich kann bei Ihnen manches langsamer oder schneller gehen, denn jedes Kind und alle Eltern sind verschieden. Trotzdem kann ein Baby das Durchschlafen in überschaubarer Zeit lernen, und Sie können ihm sehr dabei helfen!

Die Schlafpositionen des Babys

Da das Baby in den ersten Wochen noch nicht eigenständig seine Lage verändern kann, bestimmen die Eltern automatisch, in welcher Position es schläft.

Grundsätzlich empfiehlt der Maharishi Ayur-Veda für Neugeborene die Rückenposition. In dieser Position bekommt das in der Wirbelsäule verlaufende Rückenmark als Schaltzentrale für das Nervensystem eine ganz natürliche Massage.

Demgegenüber wird die Bauchlage für Säuglinge als äußerst ungünstig angesehen, denn zum einen besteht die Gefahr, dass das Kind an eigener Nahrung ersticken könnte, wenn es diese im Schlaf erbricht oder aufstößt. Zum anderen werden die inneren Organe dabei unnatürlich gedrückt (denken Sie dabei an die übergroße Leber der Babys, die den Bauch der Kleinen sogar nach außen vorwölbt!) und die natürliche Atmung beeinträchtigt. Wie wahr! In den letzten Jahren hat man bei uns die Entdeckung gemacht, dass der plötzliche Kindstod – das »unerklärliche« Sterben während des Schlafs – offensichtlich mit der Bauchlage zusammenhängt. Das noch unreife Atmungszentrum der Kleinen – so die Theorie – setzt einfach nur aus. Nachdem die Bauchlage bei uns weniger propagiert wird, ist die Häufigkeit des plötzlichen Kindstods um 30 Prozent zurückgegangen.

Liegt das Baby beim Schlafen auf der linken Seite, fördert dies ebenso wie beim Erwachsenen seine Verdauungskraft (siehe Kapitel 3.7). Auch diese Lage ist daher nicht verkehrt, besonders nach einer Mahlzeit, wenn auch die Rückenlage aus obigen Gründen für Säuglinge empfohlen wird.

Schnuller ja oder nein?

Das Saugbedürfnis des Neugeborenen ist mehr als ein angeborener Reflex, der sein Überleben sichert. Nicht nur das Trinken an der mütterlichen Brust »stillt« das Baby, sondern auch das Saugen an sich beruhigt. Insofern handelt es sich dabei um ein völlig natürliches Bedürfnis für diesen Lebensabschnitt. Um das empfindliche Gleichgewicht der drei Doshas nicht zu stören, sollten natürliche Bedürfnisse nicht unterdrückt werden (siehe Kapitel 3.3). Das überdimensional große Saugbedürfnis eines Neugeborenen muss also gestillt werden. Dazu nehmen schon Ungeborene im Mutterleib den Daumen, um an ihm zu lutschen, wie man seit der Ära des Ultraschalls eindeutig beobachten kann. Viele Babys behalten das Daumenlutschen auch nach der Geburt bei oder lernen es wieder. Ein wenige Tage altes Neugeborenes lutscht an allem, was es bekommen kann, und sei es zur Erheiterung aller Beteiligten an der Nase des Vaters, wenn man sie ihm anbietet. Da gerade das kleine Baby nur für kurze Zeit wach und zufrieden sein kann, weil es noch sehr viel Schlaf braucht, greinen oder schreien die Neugeborenen auch in den ersten kurzen Wachphasen noch relativ viel. Dem Baby zur Beruhigung jedesmal die Brust zu geben ist undurchführbar und auch nicht empfehlenswert, will man dem Kind zu regelmäßigen Stillabständen verhelfen (siehe Kapitel 5.4). Trotzdem haben alle Eltern das Bedürfnis, das Kind irgendwie zu trösten. Je älter das Baby wird, desto mehr Dinge beruhigen es: körperliche Nähe, Herumtragen, Wickeln, sanftes Sprechen, später auch, wenn man seine Aufmerksamkeit auf Dinge in der Umgebung lenkt. Je kleiner das Baby jedoch ist, desto schwerer fällt es, das Schreien damit zu unterbinden. Eltern mit guten Nerven schaffen es meist, das müde Baby zum Einschlafen auch mal schreien zu lassen und es ansonsten auch mit anderen Mitteln zu beruhigen. Diese Eltern und Babys können sehr gut auch ohne Schnuller zurechtkommen.

Fast allen Müttern und Vätern »zerrt jedoch das Schreien des eigenen Kindes erheblich an den Nerven«. Ein guter Ausdruck aus dem Volksmund, der verdeutlicht, dass das Geschrei eines Säuglings in höchstem Maße Vata-Störungen bei den Eltern verursachen kann, denn Vata steuert das Nervensystem. Gerade in den ersten Wochen und Monaten zielen alle Maßnahmen des Maharishi Ayur-Veda darauf ab, das Vata-Dosha der Mutter im Gleichgewicht zu halten, damit sie sich möglichst schnell von Schwangerschaft und Geburt erholen kann. Wenn es der Mutter schwer fällt, das unvermeidliche Schreien des Säuglings zu ertragen, und sie allein dadurch beginnt, Vata-Störungen zu entwickeln, bietet sich der Schnuller als Hilfe an. Schon zu allen Zeiten wussten sich die Menschen in dieser Hinsicht zu helfen, so gab man beispielweise im Mittelalter zu diesem Zweck kleine (manchmal mit Mohn gefüllte!) Stoffsäckchen, auf denen das Baby herumlutschen konnte. Ein beredtes Zeugnis dafür, dass geplagte Eltern um jeden Preis das Geschrei des Kleinen abstellen wollten.

Der Maharishi Ayur-Veda hält keine großen Stücke auf Beruhigungssauger, die nichts hergeben und das Baby dadurch frustrieren könnten. Stattdessen bekommen die kleinen Schreihälse Baumwollstoffsäckchen, die beispielsweise mit (ungeschwefelten!) Rosinen gefüllt sind, so dass sie den süßen und gleichzeitig Vata-beruhigenden Saft daraus heraussaugen. Damit nicht nur die süße Geschmacksrichtung betont wird und sich auch schon kleinste Erdenwesen an alle Geschmacksrichtungen gewöhnen, bietet man ihnen im Wechsel auch andere Geschmacksrichtungen an. Geben Sie daher wenig Gelbwurz oder eine Prise Kreuzkümmel hinein, auch Koriander oder Zimt eignen sich dazu. Ständiges Nuckeln, vor allem wenn ein Sauger über lange Zeit im Mund bleibt, lässt auch nach Auffassung des Maharishi Ayur-Veda die Zähne weicher werden und bereitet dadurch den Boden für späteren Zahnverfall.

Die heute bei uns gängigen Beruhigungssauger werden bewusst aus natürlichen Materialien (Latex oder Kautschuk) hergestellt und sind meist auf die Kieferform des Säuglings abgestimmt. Daher verformen sie den Kiefer nicht, wie es dauerndes Daumenlutschen täte. Aber auch der Umgang mit Schnuller oder Baumwollsäckchen will gelernt sein. Stecken Sie sie Ihrem Neugeborenen die ersten Male in den Mund, saugt es sofort eifrig daran, stößt sie jedoch mit den Bewegungen seiner Zunge wieder aus. Sie müssen ihm den Schnuller daher immer wieder geduldig halten, bis das Baby so geschickt geworden ist, dass der Sauger ihm nicht mehr aus dem Mund rutscht.

Auf der anderen Seite soll der kleine Erdenbürger nach und nach selbstständiger werden, ohne dass Sie ihn überfordern. Geben Sie ihm Schnuller oder Säckchen daher so wenig wie möglich, denn er soll ja lernen, mit sich selbst zufrieden zu sein. In der Praxis heisst das, dass Sie dem Baby den Schnuller nur dann geben, wenn es anders nicht oder nur schlecht zu beruhigen ist. Fällt ihm der Sauger aus dem Mund, und ist es auch so zufrieden, wenn auch nur für kurze Zeit, stecken Sie den Sauger nicht automatisch gleich wieder hinein. Je älter das Baby wird, desto weniger wird es den Schnuller brauchen. Vielleicht erleben Sie auch das gleiche wie ich bei meiner jüngsten Tochter: Sie spuckte mit einem halben Jahr den Schnuller tagsüber energisch aus und nahm ihn nur noch als kurze Übergangshilfe zum Einschlafen.

6.2 Die Doshas der Neugeborenen

Selbstverständlich kommt jeder Mensch mit einer ganz individuellen Ausprägung der drei Doshas zur Welt. Jedoch ist dieses Verteilungsmuster nichts Statisches. Da alle Einflüsse des späteren Lebens jedes einzelne Dosha vermehren oder vermindern können, kann sich die »angeborene Konstellation« im Laufe eines langen Lebens durchaus modifizieren.

Je kleiner die neugeborenen Erdenbürger sind, desto mehr ähneln sie sich in den entsprechenden Lebensphasen; erste Unterschiede sind jedoch durchaus feststellbar. Vergleicht man gleichaltrige Babys miteinander, können Sie auch schon bei ihnen Unterschiede in Körperform, Verhalten, Essgewohnheiten und dem Temperament feststellen. Selbstverständlich gibt es bei Babys – ebenso wie bei Erwachsenen – jede Art gemischter Dosha-Vorherrschaft in der Konstitution (siehe Kapitel 1.3).

Die grazilen Säuglinge, bei denen das Vata-Dosha stark ausgeprägt ist, schauen hellwach in die Welt. Sie reagieren stark auf die Umwelt, brabbeln früh und haben eine ausgeprägte Mimik. Sie sind sehr sensibel und für Umweltreize äußerst störanfällig, besonders schreckhaft bei Lärm und plötzlichen Bewegungen. Diese Neugeborenen wachen schneller auf, schlafen nur kürzere Phasen am Stück und brauchen länger, bis sie durchschlafen lernen. Bei Anspannung und Unruhe weinen sie eher, ihre Haut ist relativ trocken, und ihre Händchen und Füßchen werden besonders leicht kalt. Ihre Darmentleerungen sind eher unregelmäßig, ebenso wie ihr Appetit.

Nicht so das Baby mit einem großen Pitta-Anteil. Sein Appetit ist ungebremst, und es wird reizbar und ungeduldig, wenn die Mahlzeit nicht zur rechten Zeit kommt. Pitta-Babys schwitzen leicht, manche von ihnen bekommen sogar überall am Kopf dicke Schweißperlen, während sie gestillt werden. Insgesamt ist ihnen eher warm, sie haben häufig mehrere Darmentleerungen täglich, Urin und Stuhl riechen strenger als bei ihren Altersgenossen. Sie neigen eher zu Windelausschlag und Ekzemen. Sonne vertragen sie weniger gut.

Mütter mit »Kapha-Babys« haben es in der ersten Zeit recht gut, denn ihr Kleines hat die Ruhe weg. Es schläft gut und fest, isst konzentriert und regelmäßig, auch die Darmfunktionen verlaufen ungestört. Diese Babys sind oft schwer, nehmen schneller zu und haben einen kräftigen Körperbau. In ihrer Reaktion auf die Umwelt sind sie vielleicht zurückhaltender und langsamer, sie ruhen mehr in sich selbst, sie brauchen länger, bis sie reagieren.

6.3 Liebevolle Berührung: Abhyanga für das Baby

Alle Empfehlungen, die Sie bisher in diesem Kapitel finden konnten, helfen dem Neugeborenen, die große Umstellung nach der Geburt sanft zu bewältigen. Damit beugen Sie Vata-Störungen und Stress in der empfindlichen Physiologie des Neugeborenen vor. Im Maharishi Ayur-Veda gibt es darüber hinaus ein Wundermittel, das nicht nur vorbeugend ist, sondern sogar bereits vorhandene Störungen wieder abbauen kann: das Abhyanga für Babys.

Der Maharishi Ayur-Veda empfiehlt sowohl für die Mutter als auch für das Neugeborene in dieser überaus wichtigen Phase die ayurvedische Ganzkörper-Ölanwendung, die beide harmonisiert, so dass die ersten Wochen nach der Entbindung, die bei uns erfahrungsgemäß als die glücklichsten, aber auch die schwierigsten angesehen werden, tatsächlich zu einer ungetrübten Freude für Mutter, Vater und Kind werden können. Alle können so entspannt wie nur möglich miteinander umgehen, lernen sich intensiv kennen und legen damit den Grundstein für eine abgerundete Persönlichkeitsentwicklung des Kindes für sein ganzes späteres Leben.

Positive Wirkungen des Baby-Abhyanga

Das Abhyanga hat die gleichen positiven Auswirkungen auf den kleinen Erdenbürger wie auf große Menschen (siehe Kapitel 2.7).

Schon in den ersten Lebenstagen ist die anregende Wirkung auf die noch mangelhafte Blutzirkulation des Neugeborenen günstig: Sesamöl wirkt leicht erhitzend, es regt Pitta an und steigert damit Agni, den Stoffwechselumsatz im Körper. Von allen Ölen dringt es am leichtesten in die feinen Haargefäße der Haut und kann fettlösliche Toxine an sich binden. Die leicht streichenden Hände von Mutter oder Vater regen ebenfalls die Durchblutung und den Stofftransport der Zellen an. So werden Unreinheiten sanft aus dem Zellgewebe in die Srotas (Körperkanäle) gedrückt und Ama von vornherein abgebaut (siehe Kapitel 2.2). Eine Überschwemmung des kleinen Organismus mit körpereigenen Toxinen wird durch die regelmäßige Ölmassage vermieden. Wichtig ist dabei, dass dem Baby während der Massage warm genug ist. Denn dann sind die Srotas weit geöffnet, und Ama kann leichter ausgeschleust werden.

Erhalten Erwachsene Abhyangas, fühlen sie sich nach einer oder der Aufeinanderfolge mehrerer Behandlungen deutlich leichter und sanfter und auch energievoller. Das Baby kann dieses positive Körpergefühl noch nicht sprachlich mitteilen. Trotzdem können Sie erkennen, wie das Abhyanga wirkt. Das Baby entspannt sich während der Behandlung, und seine Haut wird schöner. Wenn Ama abgebaut wird, fließt automatisch mehr Ojas (siehe den entsprechenden Abschnitt in Kapitel 5.2). Bei Babys sieht man es nach der Ölanwendung deutlich an der Ausstrahlung: Sie wirken klarer, heller, und ihre Augen leuchten. Dies ist so deutlich, dass es sogar gut beobachtenden Außenseitern auffällt. Als unser Jüngster gerade vier Wochen alt war, sprach mich eine hochschwangere Nachbarin auf das Baby-Abhyanga hin an, weil ihr eine andere Nachbarin davon vorgeschwärmt hatte. Diese war so beeindruckt von Daniels zarter Haut, seinen rosigen Wangen und seinem auffallend gesunden Aussehen, dass sie der werdenden Mutter das Abhyanga auch für ihr Kleines empfahl.

Durch die Ölbehandlung wird das Agni des Körpers angeregt, so dass das Baby-Abhyanga eine wunderbare Hilfe für Säuglinge ist, die unter Blähungen und Koliken leiden. Oder noch besser: Lassen Sie Ihr Neugeborenes von Anfang an diese liebevolle Behandlung genießen, und Sie und Ihr Baby werden gar nicht wissen, was Koliken überhaupt sind.

Außerdem verbessert die Ganzkörper-Ölbehandlung des Maharishi Ayur-Veda das Immunsystem des Winzlings; Babys und Kinder, die regelmäßiges Abhyanga erhalten, sind auffallend gesund. So beugen Sie vielen kleineren und größeren Gesundheitsstörungen vor. Investieren Sie lieber die Zeit in die Ölmassage Ihres Kleinen, als sich später nachts am Bett Ihres fiebernden Kindes Sorgen zu machen.

Auch der Muskeltonus Ihres Babys profitiert vom Abhyanga. Wegen der körperaufbauenden Wirkung des Kapha durch das Massageöl werden die Muskeln einerseits gekräftigt und zum anderen entspannt, weil sich das Vata-Dosha durch Öl und Wärme besänftigt. Durch das regelmäßige Abhyanga wird der gesamte Körper nach und nach geöffnet, der im Mutterleib zusammengedrückt war. So befreit das Abhyanga den Körper von Spannungen aus vorgeburtlicher Zeit. Das Neugeborene ist selbst im Schlaf auf die Fürsorge seiner Eltern angewiesen. Es schläft oft viele Stunden in genau der Position, in der die Eltern es hingelegt haben, da es seine Körperhaltung noch nicht verändern kann (siehe oben: »Die Schlafpositionen des Babys«). Die Muskelspannungen, die durch eine unbequeme Lagerung entstehen können, werden durch das Abhyanga wirkungsvoll beseitigt. Nicht zu vergessen sind die Anstrengungen der Muskeln, die durch die ersten motorischen Fortschritte des Säuglings selbst hervorgerufen werden, wenn das Neugeborene beginnt, das vergleichsweise riesige, wackelnde Köpfchen hochzuhalten, oder das größere Baby beim Krabbeln und Laufenlernen die noch ungeübten Waden anstrengt und kräftigt. Die Anspannung der beteiligten Muskulatur wird durch das regelmäßige Abhyanga wieder ausgeglichen.

Durch die ständigen, sanften Berührungen kann auch schon das Neugeborene die Grenzen seines Körpers wahrnehmen. Dies ist für das Kleine eine Bewusstseins-Ausdehnung, die normalerweise erst viel später erfolgt, wenn nämlich das Baby beginnt, mit Händen und Füßen zu spielen, und seinen Körper erforscht. Das Abhyanga sorgt dafür, dass der Winzling sich seiner Gliedmaßen und seines gesamten Körpers schon früher bewusst wird. Die sanften Berührungen der Eltern sind damit eine positive Anregung bei der Ausbildung des Gehirns, denn jede Berührung stimuliert das dem entsprechenden Körperteil zugeordnete Hirnareal. Das Wachstum der Nervenfasern, die sich im Wesentlichen nur innerhalb des ersten Lebensjahres bilden und vernetzen, wird dadurch stimuliert und so die Basis für ein gutes Körpergefühl und eine gute Koordination der Bewegungen für das gesamte spätere Leben gelegt.

Und noch eine überaus wichtige Wirkung hat das tägliche Abhyanga: Es entspannt sogar schon winzig kleine Babys. Das Kapha-Element des Öls besänftigt das Vata, es macht das Baby ausgeglichen und ruhig, so dass es tagsüber deutlich weniger schreit. Das Abhyanga ist auch eine wunderbare Hilfe für schlecht schlafende Neugeborene. Ich werde nie vergessen, wie überrascht selbst ich als praktizierende Maharishi-Ayur-Veda-Ärztin von dieser Wirkung auf meine kleine Tochter war. Bei meinen ersten beiden Kindern war mir das Baby-Abhyanga noch unbekannt. Lilian, unser drittes Kind, kam also als erste mit seinen Segnungen in Kontakt. Da ich selbst als Vata-Pitta-Typ grundsätzlich vielbeschäftigt bin, wusste ich schon, wie diese Ölanwendung bei Lilian aussehen würde: »Diesen ›Tüdelkram‹ halte ich höchstens zwei Wochen durch!« Nachdem sie bereits in den ersten Tagen bis zu zwei Stunden jede Nacht länger schlief, wenn wir sie behandelten, und dies jedesmal nicht tat, wenn wir es ausließen, wurde ich fortan ein begeisterter Verfechter des Baby-Abhyanga. Als ich später wieder arbeiten ging, brachte ich das Abhyanga sogar unserer Haushaltshilfe bei, damit die Kleine täglich zu ihrer Ganzkörper-Ölanwendung kam. Und das hielten wir (fast!) täglich durch, bis sie zweieinhalb Jahre war. Und hörten auch nur deshalb auf, weil sie das damit verbundene tägliche Haarewaschen ablehnte und ich sie nicht mehr ständig mit geöltem Schopf nach draußen lassen wollte. Lilian ist noch heute mit fünf Jahren auffallend ausgeglichen, fröhlich und belastbar, was ich sehr stark mit auf die Wirkung des regelmäßigen Abhyanga zurückführe.

Das Allerschönste am täglichen Abhyanga ist jedoch die Kommunikation mit Ihrem Baby. Es bietet endlich auch den in der Stillzeit unterprivilegierten Vätern eine Möglichkeit, durch den innigen Kontakt mehr Zartheit und Nähe, aber auch mehr Sicherheit im Umgang mit dem kleinen Bündel zu entwickeln. Durch die Hände nimmt man ganz andere Informationen auf als über die anderen vier Sinne: Während der direkten Berührung kann man die Eigenarten und den Charakter eines Kindes ganz unmittelbar fühlen. Dies wird sehr deutlich, wenn man verschiedene Babys massieren kann – der Unterschied zwischen ihnen ist überaus beeindruckend. So wird verständlich, dass durch das Abhyanga eine ganz neue Qualität von Nähe entstehen kann: Man nimmt das Baby über den Tastsinn in sich auf. Durch die sanfte, liebevolle Berührung und das empfindsame Streichen erfahren die großen Hände der Erwachsenen den ganzen Babykörper, die ruhige Aufmerksamkeit öffnet das Bewusstsein von Eltern und Baby. Ein besonders eindrucksvolles Erlebnis berichtete mir eine Mutter, die regelmäßig ihr Baby mit Abhyanga verwöhnte. Die Verbindung zwischen ihr und ihrem Baby war während der Behandlung oft so innig, dass ihr Bewusstsein völlig mit dem ihres Babys verschmolz. Sie hatte öfter das Gefühl, selbst gleichzeitig das massierte Baby und die massierende Mutter zu sein. Manchmal schlüpfte sie mit ihrem Bewusstsein so intensiv in die Haut ihrer kleinen Tochter, dass sie ihre eigenen, streichelnden Bewegungen wahrnahm, als wäre sie selbst das Baby. Diese Schilderung entspricht einer Erfahrung von Einheitsbewusstsein, die sich normalerweise nur nach langer Meditationspraxis einstellt und von Menschen mit hochentwickeltem Bewusstsein beschrieben wird. Die Liebe zwischen Mutter und Baby während des Abhyanga bewirkte bei dieser Mutter – und vermutlich ebenso bei dem gestreichelten Baby – eine ganz natürliche und sanfte Erweiterung ihres Bewusstseins. Selbst wenn die Erfahrungen bei der Behandlung Ihres eigenen Babys nicht zwangsläufig so intensiv sein müssen: Sie werden wie viele Mütter und Väter vor Ihnen ein besonders inniges Gefühl zu Ihrem Nachwuchs entwickeln. Und Sie werden spüren, dass Sie Ihr Baby immer besser verstehen und sich von selbst immer leichter in seine kleinen und großen Bedürfnisse einfühlen können. So ist das Abhyanga neben dem Stillen eine wunderbare Möglichkeit, die feine Verbindung zwischen Mutter und Baby auch nach der Geburt aufrechtzuerhalten, während die Ölmassage dem Vater neue Wege von Zärtlichkeit mit seinem Nachwuchs erschließt.

Am Beispiel des Baby-Abhyanga sehen Sie die wunderbare, vorbeugende Wirkung des Maharishi Ayur-Veda: Führen Sie es von Anfang an regelmäßig durch, werden viele Probleme der Neugeborenenzeit bei Ihrem Säugling gar nicht erst auftreten.

Das Baby-Abhyanga

stärkt die Verdauungskraft,
beugt Blähungen und Koliken vor,
verbessert die Durchblutung von Haut und Muskulatur,
baut Ama (Stoffwechseltoxine) ab,
stärkt die Abwehrlage und schützt vor Infektionen,
nährt Haut und Muskeln,
verbessert den Muskeltonus,
löst Muskelspannungen aus vorgeburtlicher Zeit,
entspannt verkrampfte Muskulatur,
wirkt beruhigend und schlaffördernd,
lässt die Liebe zwischen Eltern und Baby wachsen.

In einer Studie an Frühgeborenen fand man kürzlich heraus, dass tägliches Streicheln und Berühren (sogar ohne Öl) die Ausschüttung von Wachstumshormonen bewirkt, so dass diese Frühchen bei dreimaliger Massage von jeweils einer Viertelstunde täglich innerhalb von zehn Tagen 47 Prozent mehr Gewicht zunahmen als die »Nicht-Gestreichelten«. Außerdem waren sie »munterer«. Selbst acht Monate später war dieser Vorsprung noch sichtbar: Die gestreichelten Babys wogen zu diesem Zeitpunkt, lange nach Beendigung der gezielten Berührungen, mehr, und ihre motorischen und geistigen Fähigkeiten waren entwickelter. Sie waren eindeutig reifer als die Säuglinge, die nicht sanft stimuliert worden waren.

Babys sollten, ebenso wie Erwachsene, kein Abhyanga bekommen, wenn sie erkältet sind, unter Husten oder Schnupfen leiden oder eine fieberhafte Erkrankung haben (siehe Kapitel 2.7).

Abhyanga morgens und abends

Sie können Ihrem Baby zwei Abhyangas täglich geben. Eines während des Tages, gefolgt von einem warmen Wannenbad und Körperübungen, und das zweite direkt vor dem Zubettgehen.

Beim Morgen-Abhyanga können Sie reichlich Öl benutzen und sich genügend Zeit lassen, damit es einziehen kann. Die Haut beginnt das Massageöl nach etwa zehn Minuten aufzunehmen, der Höhepunkt ist nach ungefähr 20 Minuten erreicht.

Beim Abend-Abhyanga benutzen Sie nur wenig Öl, das auf dem Körper bleiben kann und dem Baby über Nacht so viel Kapha-Einfluss gibt, dass es tiefer schläft. Daher ist es am praktischsten, wenn Sie für die Nacht einige leicht waschbare Strampler benutzen. Zusätzlich können Sie auf die große Fontanelle (die vordere weiche Stelle der Kopfhaut, an der der Schädelknochen noch nicht zusammengewachsen ist) ein wenig extra warmes Sesamöl geben und zart einmassieren. Wenn Sie eine besonders beruhigende Wirkung für das Baby wünschen, lassen Sie das Öl an dieser Stelle über Nacht auf dem Kopf. Zum Schutz der Bettwäsche können Sie dem Baby ein leichtes Baumwoll-Mützchen mit Bindebändern aufziehen oder auf sein Kopfkissen eine Baumwollwindel legen. (Beachten Sie bitte die Reinigungstipps für Kleidungsstücke im Anhang.) Es empfiehlt sich, das Abend-Abhyanga so lange beizubehalten, bis Ihr Baby nachts sicher durchschläft, denn die abendliche Ölanwendung hilft Ihnen und Ihrem Baby, dieses Ziel schneller zu erreichen. Ihr Baby zeigt Ihnen mit seiner Fähigkeit durchzuschlafen von selbst, wann es diese zusätzliche Beruhigung und Vata-Dämpfung nicht mehr braucht.

Die bequeme Haltung für die Eltern

Bei der traditionellen Ölmassage sitzen Mutter oder Vater auf dem Boden, während der Säugling auf ihren ausgestreckten Beinen ruht. Legen Sie daher ein Laken unter sich, wenn nötig noch eine zusätzliche Wolldecke darunter. Damit diese Haltung für Baby und Eltern bequem und entspannt sein kann, brauchen Sie zwei Kissen: Eines als Rückenpolster, damit Sie sich während der Massage an einer Wand oder der Badewanne anlehnen können, und ein zweites, das Sie auf Ihre Beine legen, damit Ihr Baby es weich und gemütlich hat. Da Sie die Kissen viele Male benutzen werden, müssen Sie sie vor Ölflecken schützen. Am besten schlagen Sie sie in dünne Plastikfolie ein. Die Kissen legen Sie auf Ihre Beine, ein Handtuch darüber – und schon kann es losgehen.

Ist Ihr Badezimmer groß genug, und können Sie in dieser Haltung locker eine ganze Weile sitzen, können Sie das Baby-Abhyanga gut dort auf dem Fußboden durchführen. Vorausgesetzt, Sie können warm genug heizen. Sonst sollten Sie die Liegefläche des Babys gezielt, zum Beispiel mit einer Rotlicht-Lampe, aus einiger Entfernung anwärmen. Testen Sie den Abstand der Lampe zu Ihrem Baby unbedingt aus, bevor Sie sich das erste Mal hinsetzen – liegt das Baby erst einmal auf Ihrem Schoß, ist eine nachträgliche Korrektur recht umständlich.

Sicherlich ist diese traditionelle Massageposition die schönste, da das Baby ganz vom Körper von Mutter oder Vater umschlossen liegt. Trotzdem finden es viele Eltern auf Dauer bequemer, das Baby auf der Wickelkommode zu massieren. Auch hier ist der Augenabstand von Eltern und Baby genau richtig und ein inniger Kontakt möglich. Ein über dem Wickelplatz hängendes Spielzeug ist ein zusätzlicher Blickfang für das Kleine, und alle Sachen sind in unmittelbarer Nähe. Sie können auch das Morgen-Abhyanga auf dem Fußboden und die abendliche Behandlung auf dem Wickeltisch durchführen. Machen Sie es sich selbst so einfach wie möglich. Hauptsache, Ihr Baby kommt in den regelmäßigen Genuss des Abhyanga!

Ideal ist es, wenn Sie das Baby-Abhyanga täglich zur gleichen Zeit durchführen. Dies hilft dem Neugeborenen dabei, einen regelmäßigen Tagesrhythmus zu entwickeln (siehe Kapitel 6.4).

Das Abhyanga sollte auch bei Babys nicht früher als eine halbe Stunde nach der Mahlzeit durchgeführt werden. Denn nach dem Essen wird verdaut, und Agni, die Stoffwechselkraft, ist im Magen aktiv. Die Streichelbewegungen aktivieren jedoch den Stoffwechsel an der Oberfläche des Körpers und verlagern somit die Stoffwechselaktivität vom Körperzentrum nach außen. Daher wird Agni im Körperinneren geschwächt und das Essen schlechter verdaut.

Bei Stillbabys wird die recht dünne Milch außerdem durch die Bewegungen beim Abhyanga und durch die nachfolgenden Körperübungen mechanisch wieder nach außen befördert: Das Baby spuckt.

Da das Baby nach dem Stillen durch die Muttermilch Kapha und Ojas aufgenommen hat, ist es in diesem Zeitraum meist von selbst besonders friedlich, so dass es nicht schwer ist, diese Pause von einer halben Stunde zu überbrücken.

Bevor Sie das Baby entkleiden und mit der eigentlichen Behandlung beginnen, sollten Sie alle benötigten Utensilien griffbereit vorbereiten. Am besten bereiten Sie alles so vor, dass Sie ohne Unterbrechung Baby-Abhyanga, Bad und Körperübungen nacheinander durchführen können.

Durchführung

Während der Behandlung sprechen Sie sanft mit Ihrem Baby – das Abhyanga ist eine wundervolle Zeit, um Ihrem Kind liebevolle Aufmerksamkeit zu schenken.

Die Bewegungen des Abhyanga sollen sehr sanft, langsam und liebevoll durchgeführt werden. Erinnern Sie sich: Schnelle Bewegungen erhöhen Vata, langsame und sanfte steigern hingegen Kapha!

Für das Baby-Abhyanga gelten die gleichen allgemeinen Richtlinien, die Sie bereits im zweiten Kapitel (2.7) kennengelernt haben.

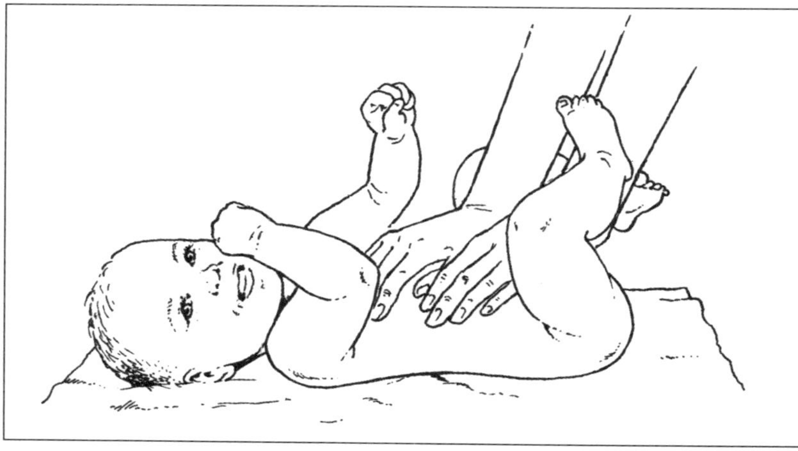

Abhyanga für das Baby

Streichen Sie während der Baby-Behandlung über jeden Körperteil. Kopfhaut, Ohren und Füße sind auch beim Baby-Abhyanga besonders wichtig. Widmen Sie sich daher dem gesamten Kopf, dem Gesicht, den Ohrmuscheln, den Handflächen und Fingern sowie den Fußsohlen mit liebevoller Aufmerksamkeit. Behandeln Sie das Baby in verschiedenen Positionen, so dass Sie jede Hautstelle berücksichtigen können. Streicheln Sie mit den geölten Händen über Ihr Baby, der dabei angewandte Druck sollte sehr zart sein. Behandeln Sie mit streichenden und kreisenden Bewegungen:

Streichen Sie gerade Körperpartien wie Ober- und Unterarme, Ober- und Unterschenkel sowie den Rücken mit auf und ab führenden Längsstrichen.

Die Gelenke (Schulter, Ellenbogen usw.) massieren Sie leicht rundherum mit kreisenden Bewegungen. Die kreisenden Bewegungen über den Gelenken führen Sie einmal von der Oberseite und einmal von der Unterseite des Gelenks aus durch.

Den kleinen Bauch streichen Sie mit kreisenden Bewegungen im Uhrzeigersinn.

So oft es möglich ist, wie beispielsweise an den Beinen und dem Rumpf, bewegen Sie beide Hände bei den Vor- und Rückwärts-Strichen und dem Kreisen parallel.

Führen Sie alle Bewegungen dreimal aus.

Soweit es bei dem winzigen Neugeborenen-Körper möglich ist, behandeln Sie grundsätzlich alle Körperteile, indem Sie die ganze Hand auflegen mit Ballen, Handfläche und anliegenden Fingern. Behandeln Sie niemals mit spitzen Fingern. So verteilt sich der leichte Druck Ihrer Hände großflächiger und gleichmäßiger.

Im Idealfall können Sie sich in einem Maharishi-Ayur-Veda-Gesundheitszentrum das Baby-Abhyanga von einer ausgebildeten Therapeutin an Ihrem eigenen Baby zeigen lassen. Sie übt mit Ihnen die exakten Bewegungen, die Maharishi-Ayur-Veda-Ärzte speziell für dieses Lebensalter entwickelt haben.

Das praktische Üben des Baby-Abhyanga unter Anleitung ist ebenfalls fester Bestandteil der Mutter-Baby-Kurse im Maharishi-Ayur-Veda-Gesundheits- und Seminarzentrum Bad Ems.

Auch beim Baby-Abhyanga gilt: Die Menge des Öls, die Art des Drucks, die Dauer und die Bewegungsrichtung können dem individuellen Zustand und dem Alter Ihres Babys angepasst werden. Für Babys stehen wie für Erwachsene verschiedene Abhyanga-Öle zur Verfügung, die die Doshas behutsam ausgleichen.

Das warme Wannenbad

Es gibt auch für kleinste Säuglinge kaum etwas Schöneres und Entspannenderes als ein warmes Wannenbad. Das warme Wasser kennt das Baby noch aus dem Mutterleib. Ein Babybad wird daher bei der Körperkerntemperatur von 38 °C durchgeführt. Benutzen Sie die ersten Male unbedingt ein Thermometer, um ein Gefühl für die richtige Temperatur zu bekommen.

Ein warmes Wannenbad vereint in sich die Eigenschaften der Wärme (Pitta) und der Nässe (Kapha). Daher ist es ideal, um die Vata-Eigenschaften Kälte und Trockenheit auszugleichen. Die Vata-Dämpfung wirkt im höchsten Grade entspannend und beruhigend. Gleichzeitig öffnen sich die Srotas, so dass die mit dem Abhyanga gelösten Unreinheiten abtransportiert werden.

Bringen Sie das Baby langsam und sanft in die Badewanne, mit den Füßen zuerst. Tauchen Sie dann den Bauch ein, und lassen Sie die Ohren über Wasser. Besonders in den ersten Lebenstagen halten Sie das Baby gut fest. Am leichtesten greifen Sie mit einer Hand hinter seinem Köpfchen durch an die Schulter. So ruht der Kopf sicher und geborgen auf Ihrem Arm, während Sie das Baby an der Schulter und seinem Arm festhalten. Die Dauer des Bades lassen Sie Ihr Feingefühl bestimmen – die meisten Babys genießen die Schwerelosigkeit und die Entspannung im Wasser und später das Planschen, wenn sie älter sind, sehr.

Nach dem Baden ist meist nur noch ein leichter Ölfilm auf der Babyhaut, den Sie entweder lassen können, oder Sie nehmen zum Abspülen eine milde Pflanzenseife mit niedrigem pH-Wert, der den Säureschutzmantel der Haut nicht stört. (Die Maharishi-Ayur-Veda-Seife auf Glycerin-Basis mit Heilkräutern ist für die sensible Babyhaut hervorragend geeignet.)

Auch wenn das Neugeborene noch so winzig ist: Täglich kommt mit dem Badewasser eine kleine Menge Sesamöl in den Ausguss. Damit der Ausguss nicht im Laufe der Tage und Wochen verstopft, beachten Sie bitte die Reinigungstipps für das Entfernen von Ölrückständen im Anhang.

Leichte Körperübungen für das Baby

Im Anschluss an das warme Bad – oder auch sonst, wenn es Ihnen nötig erscheint – empfiehlt der Maharishi Ayur-Veda einige sanfte Babyübungen, eine Art »Mini-Yoga« für die Allerkleinsten. In den ersten Lebenstagen kann das Neugeborene sogar mit Ihrer Unterstützung Arme und Beine noch nicht ausstrecken. Die Babyübungen helfen dem kleinen Organismus daher gezielt, die vorgeburtliche Stellung mit eng angezogenen Armen und Beinen wieder zu lösen. Die Übungen sollten äußerst zart und mit extremem Feingefühl durchgeführt werden, ähnlich wie beim Yoga für Erwachsene. Um die zarte Physiologie der Neugeborenen und kleinen Babys zu schützen, sollten auch diese Übungen nur unter fachkundiger Anleitung erlernt werden.

Diese Maharishi-Ayur-Veda-Übungen sorgen dafür, dass das Nervensystem des Babys gestärkt wird und es die Muskeln besser kontrollieren und koordinieren kann. Sie entspannen den Körper, machen die Bewegungen runder und weicher. Sie dehnen auf sanfte Weise die Muskeln und Sehnen und lösen Verkrampfungen. Außerdem beugen sie Blähungen vor und helfen dem kleinen Körper, sie wieder loszuwerden.

Abhyanga für das Neugeborene

Das tägliche Abhyanga mit anschließendem Wannenbad sollten Sie erst durchführen, wenn die Nabelschnur abgefallen ist, was vier bis zehn Tage dauern kann. Die Nabelschnur trocknet innerhalb dieser Zeitspanne zunehmend ein und fällt schließlich ab. Baden Sie Ihr Baby vorher, saugt sich der bereits eingetrocknete Nabelschnurstumpf mit Wasser voll und quillt auf. Aufgrund der Feuchtigkeit ist er dann ein idealer Nährboden für Bakterien und entzündet sich leichter.

Sie müssen auf die positiven Wirkungen des Baby-Abhyanga in den ersten Lebenstagen Ihres Babys jedoch nicht verzichten. Führen Sie die Massage mit sehr wenig Öl trotzdem durch, achten aber darauf, dass der Nabelbereich ausgespart bleibt. Statt des Wannenbades können Sie Ihr Baby mit einem Schwamm oder Waschlappen warm abwaschen.

Im Verlauf eines Abhyanga sollte idealerweise jede Hautstelle einmal massiert werden. In den ersten Lebenswochen können Sie bei Armen und Beinen die Längsstriche auf den langen Röhrenknochen durchführen, indem Sie Daumen und Zeigefinger einer Hand um das Ärmchen oder Beinchen herum schließen und dann auf- und abstreichen. Die ersten Massagen wird das Neugeborene vielleicht noch nicht richtig genießen. Seine Aufmerksamkeitsspanne und seine Wachphasen sind noch so kurz, dass zwischen Stillen und Schlafen nicht mehr viel Raum bleibt.

Sollte das Baby während des Abhyanga schreien, kontrollieren Sie zuerst, ob ihm wirklich warm genug ist. In den ersten Lebenstagen ist das Neugeborene extrem kälteempfindlich, weil es seine Durchblutung noch nicht ausreichend regulieren kann. Wenn Sie es ganz ausziehen und keine Extra-Wärmequelle haben, wird das Baby bei Zimmertemperatur nicht nur auskühlen, sondern an allen Gliedmaßen zittern und in lautes Protestgeschrei ausbrechen. Entkleiden Sie daher das Baby die erste Zeit erst, wenn die Luft um es herum mollig warm ist. Sehr gut eignet sich am Wickelplatz ein Infrarotstrahler mit einem stufenlosen Regler (gibt es für wenig Geld in jedem Baumarkt). Achten Sie beim Anbringen des Heizstrahlers darauf, ihn so niedrig zu installieren, dass er das liegende Baby und nicht die Luft darüber – und damit Ihren Kopf – erwärmt. Haben Sie die Wärmequelle an der Wand seitlich neben dem Wickeltisch installiert, werden Sie in den ersten Tagen vermutlich auch auf der anderen Seite des kleinen Babykörpers eine zusätzliche Wärmequelle brauchen. Sie können hierfür vorübergehend zum Beispiel eine Rotlichtlampe nehmen, die in den meisten Haushalten ohnehin vorhanden ist. Oder Sie legen eine schwach gefüllte Wärmflasche unter den Rücken des Kleinen unter das Handtuch. Ist das Neugeborene zwei oder drei Wochen alt, kommen Sie dann mit einer Wärmequelle aus. Je älter das Baby wird, desto besser kann es die Wärme seines kleinen Körpers halten, was Sie unschwer an seiner Hauttemperatur und seinem Verhalten erkennen können. Entsprechend können Sie dann die externe Wärmezufuhr reduzieren.

Schreit das Baby trotz ausreichender Wärme bei der Massage, ist es entweder müde oder braucht noch etwas Zeit, um sich an das Abhyanga zu gewöhnen. Geben Sie bitte nicht auf: Es dauert erfahrungsgemäß nicht länger als drei oder vier Tage, selten länger als eine Woche, bis das Neugeborene das Abhyanga deutlich sichtbar zu genießen beginnt.

Falls Ihr Baby sich bei den ersten Ölbehandlungen in der Bauchlage noch unwohl fühlt oder Sie den Eindruck haben, dass es so noch nicht bequem liegen kann, können Sie das Kleine genauso gut in Seitenlage massieren. Lehnen Sie es dazu seitlich mit dem Bauch gegen Ihre eine Hand und massieren Sie den Rücken mit leichtem Gegendruck. So fühlt sich auch das Kleinste zwischen Ihren Händen sicher und geborgen.

In den ersten Tagen können Sie das Neugeborene statt in der Wanne auch im Waschbecken baden. Ich war sogar bei meinem vierten Kind über diese kleine Erleichterung noch froh. So bekommt man wieder Sicherheit beim Halten dieses kleinen, zerbrechlichen Wesens, insbesondere dann, wenn es nach dem Abhyanga noch ölig ist. Lassen Sie das Badewasser jedoch erst nach der Ölbehandlung ein, da so eine kleine Wassermenge in kürzester Zeit abkühlt. Legen Sie das Baby währenddessen in sein Badehandtuch gehüllt auf den Boden, damit Sie beide Hände frei haben und nichts passieren kann. Spülen Sie beim Baden über Bauch, Hände und Füße, wenn sie aus dem Wasser schauen, immer wieder warmes Wasser, damit dem Winzling nicht kalt wird.

Der kurze Übergang vom warmen Wasser ins Abtrockentuch ist für die allerkleinsten Babys unangenehm – sowie ihnen kalt wird, schreien sie. Sorgen Sie deshalb dafür, dass dieser Wechsel zügig vonstatten gehen kann: Legen Sie schon vor dem Bad das ausgebreitete Kapuzenhandtuch direkt neben sich auf den Fußboden – sobald Sie das Kleine darin einmummeln, ist es wieder zufrieden.

Abhyanga für größere Babys

Wenn das Baby größer wird, passen Sie die Streichbewegungen seinem vergrößerten Leibesumfang an.

Um auch jetzt jede Hautstelle zu verwöhnen, wiederholen Sie zum Beispiel bei den Streichbewegungen des Armes die Bewegungen mehrmals von der Schulter aus abwärts, vielleicht folgendermaßen: einmal an der Oberseite, der Innenseite, der Unterseite und der Außenseite des Arms. Je nach Größe Ihres Babys streichen Sie den Arm also ein- bis viermal auf und ab.

Je älter das Baby wird, desto mehr Interesse bekundet es an seiner Umgebung. Selbst wenn es die Massage sehr genießt, gibt es vielleicht Tage, an denen es herumzappelt, sich wegdreht oder später auch aufstehen möchte. Ist dies häufig so, kann es besser sein, dass Sie Ihr Baby von nun an auf dem Wickeltisch einölen statt auf dem Boden. Wenn das Baby krabbeln gelernt hat, will sich der kleine Entdecker häufig auch während des Abhyanga auf den Bauch drehen oder strebt in der Bauchlage eifrig von dannen. Ein etwas festerer Griff ist dann durchaus erlaubt. Oder Sie behandeln den Rücken in der Seitenlage statt in der Bauchlage, so dass der Reiz zum Aufstehen nicht ganz so groß ist. Auf jeden Fall ist es gut, dem Baby in diesem Alter eine Rassel oder ein anderes Spielzeug in die Hand zu geben oder ruhig mit ihm zu sprechen, damit seine Aufmerksamkeit auf etwas anderes gelenkt ist.

Jetzt friert das Baby auch nicht mehr so leicht und ist schon länger wach. Sie können das Kleine daher nach dem Abhyanga zum Beispiel noch ein Weilchen in seinem Bettchen sitzen lassen, dann kann das Heilkräuteröl etwas länger und tiefer einziehen. In der Zeit können Sie dann in aller Ruhe das Badewasser einlaufen lassen oder kleine Aufräumarbeiten im Haus erledigen.

Das Wannenbad können Sie ruhig ein bisschen ausdehnen, wenn das Baby gelernt hat, sicher und allein zu sitzen. Gerade größere Babys genießen das selbstständige Spiel im warmen Badewasser.

Sie können das Abhyanga grundsätzlich etwas an die Fortschritte Ihres Babys anpassen. Lernt es das Köpfchen zu heben, massieren Sie die Schulterpartie etwas ausgedehnter. In der Krabbelphase können Sie den kleinen Waden mehr Aufmerksamkeit schenken und beim Laufenlernen Hüftgelenke und Oberschenkel gezielter entspannen.

Windel- und Körperpflege für das Baby

Führen Sie das Baby-Abhyanga regelmäßig durch, ist das die beste Hautpflege, die Sie sich für Ihr Baby denken können. Die Haut wird nicht nur rosig und gut durchblutet, sondern ist auch widerstandsfähiger. Sesamöl ist außerdem bakteriostatisch, das heisst, im Sesamöl können sich Bakterien nicht vermehren. Gleichzeitig beugt es Pilzerkrankungen im Windelbereich vor. Die handelsüblichen Babyöle, die nicht gesondert gekennzeichnet sind, werden auf Mineralölbasis hergestellt. Dieses schwere Öl wird im Gegensatz zu Pflanzenölen von der Haut nicht aufgenommen, sondern bildet nur einen Schutzschild gegen eindringende Nässe. Die Pflanzenöle sind allgemein weniger »fremd« für die menschliche Haut, so dass bei der Windelpflege mit Sesamöl erfahrungsgemäß weniger allergische Hautreaktionen auftreten und die Haut wunderbar sanft ist und bleibt. Sehr selten verträgt die zarte Babyhaut das Sesamöl nicht, es entstehen kleine rote »gereizte« Stippchen. Dies ist kein Grund, das Abhyanga zu lassen – fragen Sie einen Maharishi-Ayur-Veda-Arzt einfach nach einer geeigneten Alternative.

Es reicht völlig aus, wenn Sie beim Windelwechsel, nachdem Sie den kleinen Po gewaschen haben, eine dünne Schicht Öl auf das Gesäß auftragen. Säubern und ölen Sie bei Jungen auch die Hautfalten zwischen dem kleinen Hodensack und der Innenseite des Oberschenkels, bei Mädchen ziehen Sie sehr sanft auch die Schamlippen auseinander, um Rückstände nicht zu übersehen. So beugen Sie zuverlässig dem Wundwerden vor. Sesamöl ist auch bei größeren Mädchen im Kleinkindalter eine gute Hilfe, wenn sie schon trocken sind. Häufig wischen sie sich den Po nach dem Wasserlassen noch nicht gründlich genug ab, so dass die Innenseite der Schamlippen etwas wund wird. Ein paar Tropfen Sesamöl nach dem Waschen auf den gereizten Bereich, und nach wenigen Stunden ist das Problem schon vergessen.

Eine wiederverschließbare Kunststoff-Flasche mit Sesamöl ist auch auf Reisen ein praktischer Helfer. Völlig auslaufsicher wird sie, wenn Sie auf den Flaschenhals ein Stück Plastikfolie legen und diese beim Drehen mit einklemmen. Oder Sie stecken die Ölflasche zum Transport am besten in einen Waschhandschuh, so wird ein eventuell austretender Öltropfen gleich sicher aufgefangen, und Sie haben auch für die Katzenwäsche etwas dabei.

In den ersten Lebenswochen achten Sie während oder nach dem Abhyanga auf die kleinen Hautfältchen unter den Armen, am Hals oder zwischen den Beinen. Da so ein Winzling Ärmchen und Beine nie ganz ausstreckt, sammeln sich in den Fältchen gerne abgeschilferte Hautzellen und Talgreste, die die Haut reizen können, wenn sie nicht entfernt werden. Mit etwas Sesamöl lassen sich auch diese empfindlichen Bereiche leicht säubern und schützen.

Wenn Sie Einmal-Höschenwindeln verwenden, wischen Sie sich Ihre Hände gründlich ab, bevor Sie die Außenseite der Windel anfassen. Denn ist versehentlich nur eine winzige Spur Öl auf die Klebezone der Windel gekommen, lässt sie sich absolut nicht mehr zukleben.

Hilfen bei wundem Po

Sollte der Säugling trotz allem einmal wund geworden sein, lassen Sie die gereizte Haut so lange wie möglich an der Luft – achten Sie jedoch auf ausreichende Wärme, wenn nötig, nehmen Sie eine Rotlichtlampe zur Unterstützung.

Wunde Haut

Waschen Sie die gereizte Haut mit einer Tasse Wasser, dem Sie eine fein gemörserte Tablette MA-505 zugegeben haben (täglich frisch ansetzen).

Statt mit Sesamöl reiben Sie wunde Haut mit einer Mischung aus Ghee (siehe Rezeptteil im Anhang) und Gelbwurz-Pulver ein, etwa im Verhältnis zwei zu eins. Auch Paste aus Sandelholz ist dafür ideal.

6.4 Tagesablauf für die Allerkleinsten

Alle Bestrebungen des Maharishi Ayur-Veda zielen darauf ab, auch schon das kleine Baby in den Rhythmus von Tages- und Jahreszeiten einzubinden. Wenn seine körperlichen Funktionen im Einklang mit den Zyklen der Natur verlaufen, gestaltet sich das Erdenleben für die Allerkleinsten gleich von Anfang wesentlich reibungsloser und mit deutlich weniger Schreien.

Die ersten Lebenswochen

Ein Neugeborenes braucht in den ersten Tagen fast nur Schlaf, auch tagsüber. Wenn es aufwacht, stillen Sie es, wickeln es, sprechen und spielen mit ihm vielleicht noch einige Minuten, dann wird es schon wieder müde – es beginnt zu quengeln oder zu schreien. Wenn Sie es dann einschlafen lassen, schläft es bis zur nächsten Stillmahlzeit, und das Ganze beginnt von vorn. Das ist der erste Zyklus im Leben des Neugeborenen. Schlafen – Stillen – kurze Wachphase – und wieder Schlafen. Wacht es früher auf und weint (zum Beispiel nach einer halben oder ganzen Stunde), können Sie davon ausgehen, dass es mitten aus dem Schlaf gerissen wurde, weil es seine eigenen Bewegungen oder der Übergang verschiedener Schlafphasen geweckt haben. Helfen Sie ihm dabei, diese Phasen zunehmend zu überschlafen. Nehmen Sie das Kleine nicht gleich auf, sondern probieren Sie, ob es sich durch Schaukeln oder auch Schreien wieder beruhigt. Dies ist der am häufigsten vorkommende »Fehler« unerfahrener Eltern: Das schreiende, müde Baby wird aufgenommen und von den liebevollen Eltern ständig am Schlafen gehindert. Als Folge wird es noch unruhiger, da mangelnder Schlaf Vata-Störungen begünstigt (siehe den Abschnitt »Nachts ist Nacht« in Kapitel 6.1 sowie Kapitel 5.4).

In den ersten Lebenswochen sind die Signale des Babys noch kaum zu differenzieren. Das Schreien unterscheidet sich höchstens in der Intensität und Lautstärke, und die Bewegungen zeigen immer das gleiche: Das Neugeborene will ohne Pause saugen. Dies ist eine regelrechte »Falle« für Unerfahrene und verführt dazu, das Baby ständig zu stillen, statt ihm mehr Schlaf anzubieten.

Nach wenigen Lebenswochen werden die Zeichen, die das Neugeborene gibt, eindeutiger. Die Wachphasen werden langsam ausgedehnter. Manchmal kann ein vier oder fünf Wochen alter Säugling schon eine halbe oder eine Stunde nach dem Stillen relativ zufrieden wach sein, ehe sein Schreien anzeigt, dass er wieder hingelegt werden muss. Wenn das Baby müde ist, fängt es jetzt auch an zu gähnen, oder seine Augenlider röten sich. Das Baby lässt sich etwa ab diesem Alter deutlich besser von Ihnen beruhigen. Wenn es großen Hunger hat, brüllt es unter Umständen aus Leibeskräften, wird es jedoch müde, beginnt es erst zu greinen und steigert sich dann allmählich erst zum »richtigen« Geschrei. Aber selbst jetzt noch ist es manchmal schwer, die wahre Ursache festzustellen. Aber eines ist klar. Je älter der Säugling ist, desto leichter können Sie erkennen, was ihm fehlt. Falls Sie mal wieder angegriffene Nerven haben, weil Ihr Baby schreit, trösten Sie sich: Es kann immer nur besser werden.

Spielen mit dem Neugeborenen

Schon nach wenigen Lebenstagen beginnt das Neugeborene – meist direkt nach der Brustmahlzeit, wenn sein Kapha-Dosha durch die Sättigung vermehrt ist – entspannt zu strampeln und ein Weilchen zu spielen. Wenn das Baby »spielt«, das heisst, es bewegt sich entspannt, beginnt gezielt und ruhig seine Umgebung zu betrachten, stören Sie es nicht. Beobachten Sie Ihr Kleines, greifen Sie aber nicht ein. Dadurch lernen Sie Ihr Baby besser kennen, nehmen seine Besonderheiten und Zartheit viel besser auf und legen den Grundstein für die spätere »Erziehung« Ihres Kindes. Die Aufmerksamkeit und ungestörte Konzentration Ihres Kleinen wird so vom ersten Tag an zugelassen, als Basis für eine in sich ruhende Persönlichkeit. Schon innerhalb der ersten Lebenswochen wird diese Aufmerksamkeitsspanne des Neugeborenen deutlich länger. Die Spielphase können Sie nach und nach ausdehnen und auch damit dazu beitragen, einen Rhythmus zu entwickeln, der dem kleinen Erdenbürger angepasst ist.

Der Rhythmus: Schlafen-Trinken-Spielen-Schlafen wird für einige Lebensmonate beibehalten, wobei die Wachphasen zunehmend länger und die Schlafphasen allmählich kürzer werden.

Von Anfang an erfährt das Neugeborene die Unterschiede von Tag und Nacht, was Sie durch Ihr unterschiedliches Verhalten am Tage und in der Nacht deutlich machen (siehe den Abschnitt »Nachts ist Nacht« in Kapitel 6.1). Während des Tages beginnt sich jedoch auch eine wiederholbare Struktur herauszuschälen. Nach dem Stillen nach der Nachtruhe lassen Sie eine halbe Stunde Zeit, dann bekommt das Baby sein Abhyanga und wird gebadet und erst dann wieder schlafen gelegt. Dies ist der Anfang einer morgendlichen, längeren Wachphase in der täglichen Routine. Und auch einer der unschätzbaren Vorteile des regelmäßigen Baby-Abhyanga: Sie können sich und dem Baby morgens eine innige, entspannte Stunde bereiten, bei der auch der ganz kleine Säugling schon nach wenigen Lebenstagen zufrieden ist, ohne zu schreien. Nach dem Bad und den Übungen ist er meist so müde und entspannt, dass er ruhig einschlafen kann und auch häufig eine längere Phase gut schläft. Die darauf folgende Zeit ist für die junge Mutter die sicherste, um sich selbst Ruhe zu gönnen. Die größeren Kinder sind schon aus dem Haus, und so kann sie zum Beispiel ungestört meditieren, um wieder neue Kräfte zu tanken. Sollte das Baby kurz nach Abhyanga, Wannenbad und Übungen weinend aus dem Schlaf schrecken, helfen Sie ihm weiterzuschlafen – erfahrungsgemäß können Babys bis zu einem halben Jahr danach noch mindestens ein oder zwei Stunden schlafen.

Nachmittags empfiehlt es sich, zu irgendeinem Zeitpunkt einen Spaziergang einzubauen. Dies ist ebenfalls eine Beschäftigung, die Eltern und kleinen Erdenbürgern Freude macht, bei der auch schon kleine Säuglinge im Kinderwagen oder Tragesack sehr zufrieden sind.

Halten Sie sich zusätzlich an einen regelmäßigen Stillrhythmus (siehe Kapitel 5.4), ist der Tagesablauf nach wenigen Wochen mit Ihrem Baby schon so gut eingespielt, dass Sie beginnen können, Ihrem Kind feste Zeiten anzubieten. Wählen Sie dazu im vierstündigen Rhythmus die Stillzeiten aus, die in Ihrem individuellen Tagesplan am günstigsten sind, so dass Sie zum Stillen Ruhe haben können. Bieten Sie Ihrem Kleinen dann jeden Tag dieselben Aktivitäten und Ruhephasen zu exakt der gleichen Zeit, aber setzen Sie sich mit diesem Zeitplan nicht unter Druck. Wacht das Baby »zu früh« vor der Stillmahlzeit auf und schreit und lässt sich anders nicht beruhigen, können Sie es im Tragesack herumtragen, bis es wieder gestillt wird. Das ist relativ einfach und nervenschonend, da das Baby dort spätestens nach einigen Schritten und Minuten wieder einschläft. Wenn Sie diese feste Tagesroutine für einige Wochen weiter beibehalten, haben Sie so viel Rhythmus und Regelmäßigkeit im Tagesablauf, dass Sie die Wach- und Ruhezeiten für Ihr Baby mit wachsendem Lebensalter nur noch anzupassen brauchen. Und Sie werden feststellen, dass Sie ein Baby haben, das ausgeglichen ist und wenig schreit.

Nach und nach kristallisiert sich morgens eine längere Wachphase heraus, so dass das Baby vormittags immer kürzer schläft. Am Nachmittag hat es dann vielleicht nochmals eine längere Schlafphase – der Anfang für den Mittagsschlaf des Kleinkindes. In den ersten Monaten wird es auch am Nachmittag noch einmal kurz schlafen, was später ebenfalls entfällt. Sicher gelingt es Ihnen, den individuellen Rhythmus für Ihr Baby in jeder Lebensphase herauszufinden.

Mit etwa sechs Wochen sind die meisten Säuglinge mit einem regelmäßigen Vier-Stunden-Rhythmus zufrieden. Wenn Sie mögen, können Sie das Baby tagsüber jetzt auch ganz liebevoll und behutsam wecken, wenn es die Trinkzeit verschläft. Nachts lassen Sie es hingegen weiterschlafen, damit es beginnt, sich an längere Abstände zu gewöhnen.

Der folgende Tagesrhythmus für die Allerkleinsten soll Ihnen die bisher genannten Punkte nochmals verdeutlichen. Er ist nur eine ungefähre Richtschnur, die Sie Ihren und den individuellen Bedürfnissen des Babys entsprechend anpassen können. Oberstes Gebot des Maharishi Ayur-Veda bleibt: Geben Sie Ihrem Baby einen Rhythmus, und beachten Sie Ihr inneres Feingefühl als Mutter sowie die Signale Ihres Babys.

Vorschläge zur Gestaltung des Tagesablaufs

Morgens:

Tageslicht hereinlassen (siehe »Nachts ist Nacht« in Kapitel 6.1)

Erste Stillmahlzeit, zum Beispiel um 6.30 Uhr (siehe Kapitel 5.4)

Baby spielen lassen, es ruhig betrachten, leise mit ihm spielen

Abhyanga, Bad, Übungen; eine halbe bis eine Stunde (siehe Kapitel 6.3)

Schlafen. Wacht das Baby binnen kurzem wieder auf: ein bisschen wiegen, weiterschlafen lassen

Mittags:

Zweite Stillmahlzeit, zum Beispiel um 10.30 Uhr
Baby spielen lassen, es ruhig betrachten, leise mit ihm spielen, bis es quengelt
Wickeln
Schlafen, eventuell beim Weiterschlafen helfen
Spielen, Herumtragen im Tragesack

Nachmittags:

Dritte Mahlzeit, zum Beispiel um 14.30 Uhr stillen
Spielen lassen
Mit dem Baby beschäftigen, eventuell spazierengehen
Schlafen lassen
Kurzes Abend-Abhyanga
Wickeln für die Nacht

Abends:

Vierte Stillmahlzeit, zum Beispiel um 18.30 Uhr
Wenn das Baby anfängt zu weinen oder an der Brust eingeschlafen ist: ins Bettchen legen
Für Dunkelheit sorgen
Eventuell leise ein Wiegenlied vorsingen oder Gandharva-Veden vorspielen

Nachts:

Fünfte Mahlzeit, frühestens nach vier Stunden, zum Beispiel ab 22.30 Uhr
Schläft das Baby länger, lassen Sie es schlafen, damit die Nachtruhe für Mutter und Kind allmählich länger werden kann.
Wacht es vorher auf, wiegen Sie es, lassen es möglichst im Bettchen.
Wenn es zu sehr schreit, tragen Sie es herum, ohne Licht.

Sechste Stillmahlzeit wieder einige Stunden später. Gleichgültig, wann diese Stillmahlzeit erfolgte, beginnen Sie morgens wieder mit dem gleichen Rhythmus (zum Beispiel um 6.30 Uhr) mit dem morgendlichen Stillen.

Mein Baby schreit und schreit ...

Dies ist heute der am häufigsten geäußerte Kummer frischgebackener Eltern mit einem gesunden Baby, auch in der ärztlichen Sprechstunde. Das Schreien der Säuglinge scheint allenthalben zugenommen zu haben, parallel zur Vata-Anregung für das Neugeborene. Ein Kind, das stundenlang brüllt und sich partout nicht trösten lässt, kann seine Eltern zur Verzweiflung treiben. Für schreiende Babys hat der Maharishi Ayur-Veda nur ein Patentrezept: Versuchen Sie, das Baby in einen wiederholbaren Rhythmus einzubinden und sein Vata ins Gleichgewicht zu bringen.

Wenn es mir gelungen ist, Eltern von diesen Zusammenhängen zu überzeugen, sind die ersten Erfolge bei einem sogenannten »Schreibaby« meist nach zwei oder drei Tagen deutlich sichtbar. Selbst bei älteren Babys, die den anfänglich guten Rhythmus beispielsweise durch eine Krankheit wieder verloren haben, reichen meist wenige Tage konsequenten Verhaltens, bis sich der regelmäßige Tagesablauf wieder eingependelt hat. Ohne den Hintergrund der Tagesroutine für die Allerkleinsten und der entspannenden Maßnahmen des Maharishi Ayur-Veda werden alle Hilfen nur vorübergehenden Erfolg bringen.

»Schnell-Tröster« für ein schreiendes Baby

Im Tragesack herumtragen.
Warmes Wannenbad.
Baby-Abhyanga.
Wickeln und dabei mit dem Kind spielen.
Schnuller.
Langsame und ruhige Bewegungen im Umgang mit dem Kleinen.

Und das Allerwichtigste: Lassen Sie Ihr Kind schlafen!

Heute gilt eine Schreizeit von zweidreiviertel Stunden am Tag noch als normal. Als »exzessiver Schreier« gilt ein Baby, wenn es länger als drei Wochen an mehr als drei Tagen pro Woche mehr als drei Stunden täglich schreit. 15 Prozent aller Säuglinge gehören zu diesen Schreiern, mit fünf oder sechs Monaten »nur« noch fünf Prozent! Diese Zahlen suggerieren, dass Schreien oft unumgänglich ist, und sollen die bemitleidenswerten Eltern trösten. Statt dessen ist es eine erschütternde Statistik über den Vata-Zustand in unserer Gesellschaft. Klipp und klar formuliert: Ein Baby, das so viel schreit, wenn eine organische Störung ausgeschlossen wurde, hat eine übermäßige Vata-Anregung, die nicht sein muss. Diese mag zwar als »normal« gelten, aber Sie sollten in Ihrem eigenen und vor allem im Interesse Ihres zarten und sensiblen Babys sofort damit beginnen, sie wieder auszugleichen.

Mit Sicherheit haben auch schon kleinste Babys unterschiedliche Dosha-Konstellationen. Es gibt eben unruhigere, mehr Vata-betonte Säuglinge und die ganz ruhigen, »pflegeleichten« Babys. Trotz aller Verschiedenheiten haben Kinderpsychologen jedoch eine große Gemeinsamkeit der Schreibabys herausgefunden: Nach neuesten Erkenntnissen einschlägiger Beratungsstellen ist das Problem der Schrei-Kinder nicht der Hunger, sondern diese Kinder sind unruhiger, passen sich schlechter veränderten Situationen an und lassen sich leichter irritieren. Besser können Vata-Störungen bei kleinen Babys nicht beschrieben werden. Meist schreien sie, weil sie total übermüdet sind und allein nicht in den Schlaf finden können. Erfahrene Kinderpsychologen schätzen, dass das Schrei-Problem bei mehr als 90 Prozent der Säuglinge auf diese Ursache zurückgeht. Anhand von Tagebuchaufzeichnungen stellte man fest, dass die meisten Schreikinder überhaupt keine festen Schlafenszeiten haben und insgesamt eher zu wenig schlafen. Die Eltern-Tagebücher der Schreikinder förderten aber noch einen weiteren Zusammenhang zutage: Viele Schreibabys haben tagsüber keine Spielzeiten und werden nachts mehrmals in kurzen Abständen gestillt und herumgetragen, oder die Eltern spielen mit ihnen, alles Dinge, die nachts eine Überstimulation bedeuten und die Säuglinge eher unruhig werden lassen.

Neben allen entspannenden Maßnahmen des Maharishi Ayur-Veda für Babys ist es für Eltern von Schreikindern deshalb besonders wichtig, die ersten Müdigkeitssignale bewusst zu beobachten und das Schlafengehen nicht hinauszuzögern.

Wenn Ihr Baby nachts sehr unruhig ist, können Sie das ausführliche Baby-Abhyanga mit dem warmen Bad in der Umstimmungszeit für einige Tage direkt vor dem Zubettgehen machen.

Auch wenn Ihr Baby noch so schreit, werfen Sie es nicht in die Luft, oder lenken Sie es nicht um jeden Preis ab, das erzeugt nur weitere Vata-Störungen. Langsame, ruhige Bewegungen der Eltern zeigen dem Kleinen das Tempo, das sein Nervensystem für das gesamte spätere Leben strukturiert.

Natürlich überträgt sich auf das Baby auch die Erschöpfung oder Unruhe der Mutter, da es so eng mit ihr verbunden ist. Es ist eine wunderbare Hilfe, wenn der Vater dann zum Beispiel abends mit dem Kind einen Spaziergang macht – so kann das Baby schlafen oder zufrieden sein, und auch die Mutter kann sich bewusst entspannen und ihr psychisches Gleichgewicht wiederfinden (siehe Kapitel 7.7).

Durchschlafen lernen

Wenn Sie sich an die Empfehlungen des Maharishi Ayur-Veda halten, wird Ihr Baby nach sechs Wochen oder spätestes zwei Monaten mit Ihrer Hilfe einen wiederholbaren, verlässlichen Tagesrhythmus entwickelt haben. Ist der Stillabstand tagsüber regelmäßig, schlafen viele Babys nachts zwischen den einzelnen Stillmahlzeiten immer länger. Bedenken Sie bitte auch, dass das »Abend-Abhyanga« (siehe den entsprechenden Abschnitt in Kapitel 6.3) die beste Vorbereitung für den Nachtschlaf ist. Babys, die viel Kapha in ihrer Konstitution haben, bewegen sich auf diese Weise häufig von selbst in Richtung Durchschlafen.

Aber es gibt auch unter den Säuglingen viele »Gewohnheitstiere«. Mit konstanter Regelmäßigkeit kommen sie nachts auch alle vier Stunden, und, wenn die Mütter es dabei belassen, manchmal noch nach einem Jahr. Dies hat weniger etwas mit quälendem Hunger zu tun, der die Nachtruhe unterbricht, sondern diese Babys haben mehr Vata in ihrer Konstitution, und sie haben es schlicht und einfach nicht gelernt, die flacheren Schlafphasen zu überschlafen. Wenn Sie wollen, können Sie auch hier etwas nachhelfen. Beobachten Sie, ob Ihr Baby auch tagsüber die vier Stunden ab und zu spontan überschläft. So entwickeln Sie die Sicherheit, dass es sogar mehr als vier Stunden ohne allzu großen Hunger überstehen kann. Das dürfte spätestens mit zwei oder drei Monaten der Fall sein. Sie können das Baby dann sanft zum Durchschlafen bewegen.

Wacht es nachts das erste Mal auf, vielleicht nach vier oder fünf Stunden, geben Sie ihm nicht wie sonst die Brust, sondern einfach einige Schlucke warmes Wasser aus einem Fläschchen, denn die Wärme im Bauch beruhigt Vata, die Flüssigkeit erinnert an das nächtliche Stillen. Es gibt Baby-Thermoskannen mit integriertem Schnuller, sie halten zwar nicht sonderlich gut warm, aber für diesen Zweck sind sie recht gut geeignet. So brauchen die geplagten Eltern nicht groß aufzustehen, der Griff zum vorbereiteten Fläschchen genügt. Weint das Baby trotzdem, wiegen Sie es, bis es wieder eingeschlafen ist. Das kann vielleicht zehn Minuten oder eine Viertelstunde dauern, allerdings nicht, wenn es zu laut ist. Dann schläft es vielleicht ein oder zwei Stunden, bis es erneut aufwacht, diesmal stillen Sie es. Auf diese Weise können Sie für das Baby eine neue Gewohnheit schaffen, ohne es abrupt zu überfordern und sein Vata-Dosha zu stören. Nach und nach vergrößern Sie die so gewonnenen Stillabstände auf die gleiche Weise, bis Sie eine Stillmahlzeit ganz überschlagen haben.

Erstaunlicherweise stellen sich die ersten Erfolge bei diesem Vorgehen schon nach zwei oder drei Nächten ein, dann schläft das Baby zur größten Überraschung der jungen Eltern bereits von selbst einen deutlich größeren Abstand, manchmal schon sieben oder acht Stunden. Verliert der Säugling die so gewonnen längeren Schlafphasen wieder, wiederholen Sie das gleiche Vorgehen. Der Einsatz dieser wenigen Nächte lohnt sich auf jeden Fall, insbesondere dann, wenn die Mutter durch das nächtliche Stillen tagsüber müde ist, denn ihr Vata-Dosha muss genauso berücksichtigt werden wie das des kleinen Erdenbürgers.

Lassen Sie das Baby für einige Wochen bei diesem vergrößerten Stillabstand von acht Stunden. Vielleicht bis es drei oder vier Monate ist. Wenn Sie wollen, können Sie dann wiederum die Schlafphase des Kleinen strecken, damit das Baby schließlich ganz durchschläft.

Heute finden Sie in allen Elternzeitschriften und Säuglingspflegebüchern den Hinweis, dass ein Baby gar nicht so lange schlafen kann, und dies durch wissenschaftliche Studien untermauert. Denn Schlafforscher haben herausgefunden, dass Babys dann aufwachen, wenn ihre Gehirnaktivität flachere Schlafphasen anzeigt. Das ist ein völlig selbstverständliches Ergebnis, denn niemand schreckt abrupt aus dem Schlaf. Bei jedem Menschen bereiten sich die körperlichen Funktionen langsam und allmählich auf das Erwachen vor. Natürlich ist das bei Babys nicht anders, mit dem einzigen Unterschied, dass die untersuchten Säuglinge in flacheren Schlafphasen, die alle Menschen nachts haben, um dann wieder in tieferen Schlaf zurückzusinken, aufwachten, statt weiterzuschlafen. Daraus zu schließen, dass alle Babys die Flach-Schlafphasen nicht überschlafen können, ist ein wissenschaftlicher Trugschluss: Die Wissenschaftler haben von den untersuchten Babys, die offensichtlich von ihren Eltern nicht zum Weiterschlafen animiert worden waren, fälschlicherweise auf alle Babys geschlossen. Da diese Untersuchungsergebnisse unglücklicherweise überall verbreitet werden, wird den unerfahrenen Eltern natürlich suggeriert, dass Babys nachts noch gar nicht durchschlafen können, und notgedrungen belassen Sie es auch bei Ihrem Säugling dabei. Da heute fast alle Eltern ihre Babys nachts aufnehmen, wenn sie weinen, hören junge Eltern – wo auch immer sie nachfragen – das gleiche: Kleine Babys können nicht durchschlafen. Zwar hört man ab und an von »durchschlafenden Wunderbabys«, aber man hält dies entweder für Übertreibung oder für eine erstaunliche Ausnahme von der Regel. So festigt sich diese falsche Anschauung immer mehr.

Lassen Sie sich nicht verunsichern, alle – wirklich ausnahmslos alle – Mütter, die innerlich bereit waren, diese Empfehlungen umzusetzen und es mit liebevoller Konsequenz nachts getan haben, berichteten das gleiche: Schon nach wenigen nächtlichen Einsätzen trat für alle mehr Ruhe ein, Mutter und Baby konnten sich einer wesentlich besseren, tieferen Nachtruhe erfreuen. In England gibt es inzwischen spezielle Kliniken für Schreibabys entnervter Mütter, die überhaupt nicht mehr zur Ruhe kommen können. Und auch hier fand man das gleiche heraus. Man lässt die Babys nicht schreien, sondern gibt ihnen einen konsequenten Rhythmus bei viel Fürsorge und Liebe, und die Mütter nehmen nach sieben Tagen ein ausgeglichenes Baby in Empfang. Welch ein Armutszeugnis, dass dafür Kliniken eingerichtet werden müssen! Das gleiche erreicht jede Mutter ohne Trennung von ihrem Kleinen zu Hause in wenigen Tagen! Viel Erfolg!

6.5 Hilfe bei Blähungen

Das zweite große Problem bei Babys sind häufige, schmerzhafte Blähungen. Führen Sie alle Empfehlungen des Maharishi Ayur-Veda für Ihr Baby durch, werden diese Beschwerden Ihr Neugeborenes nicht oder nur minimal plagen. Denn fast immer sind Blähungen ein hausgemachtes Problem: Das Baby schreit, die Mutter stillt es zu häufig, es kann die häufigen Mahlzeiten nicht problemlos verdauen, entwickelt deshalb Blähungen, wird unruhiger, schläft schlechter und schreit wieder mehr. Aufgrund des Schlafmangels wird das Agni (die Verdauungskraft) des Babys zusätzlich noch schlechter, es entwickelt wiederum leichter Blähungen. Im Grunde ein Teufelskreis, aus dem die bisher gegebenen Empfehlungen heraushelfen. Sollte das Baby trotzdem unter Blähungen leiden, gibt es einige zusätzliche Hilfen.

Bei Blähungen des Babys

Lassen Sie nach dem Stillen mindesten zwei Stunden verstreichen, damit das Baby genug Zeit hat, die Nahrung gut zu verdauen.

Sitzen Sie beim Stillen aufrecht.

Helfen Sie Ihrem Baby, verschluckte Luft aufzustoßen (»Bäuerchen«). Oft lösen sich Blähungen auch, wenn Sie mit dem Baby im Tragesack spazierengehen.

Wenn Sie sie erlernt haben, führen Sie die Baby-Körperübungen nach Bedarf öfter durch.

Reiben Sie das Bäuchlein mit sehr warmem Sesamöl ein, wenn das Baby Schmerzen hat. Kreisen Sie neunmal im Uhrzeigersinn im Verlauf des Dickdarms, und legen Sie anschließend für fünf Minuten einen warmen, feuchten Waschlappen auf, darüber ein warmes Handtuch.

Legen Sie Ihrem Baby für zehn bis 15 Minuten eine schwach gefüllte Wärmflasche auf den Leib.

Fencheltee unterstützt die Verdauung: Einen Teelöffel ganze Fenchelkörner in einer Tasse Wasser aufkochen, abkühlen lassen und durch ein Sieb gießen. Geben Sie dies dem Baby im Fläschchen. Nur ein paar Schlückchen sind nötig, um Gase loszuwerden.

Regelmäßiges Baby-Abhyanga ist eine gute Vorbeugung, weil es Ihr Baby entspannt und die Verdauung und Ausscheidung unterstützt.

Da das Baby über die Muttermilch alles mitisst, was die Mutter vorher verdaut hat, kann auch die Mutter dem Baby bei Blähungen helfen:

Hinweise für die Mutter

Nehmen Sie selbst keine blähenden Speisen zu sich.
Die Speisen sollten frisch, gut gekocht und schmackhaft sein.
Beachten Sie Ihren Sättigungspunkt.
Essen Sie regelmäßig zu festen Zeiten.
Essen Sie in einer entspannten und glücklichen Stimmung.
Trinken Sie entsprechend Ihrem Durstgefühl.
Trinken Sie den Antiblähungstee (siehe den Abschnitt »Mutter-Baby-Präparate« in Kapitel 7.3).

7 Das Wochenbett

Nach all diesen Ausführungen über das Baby und seine Bedürfnisse soll in diesem Kapitel das Wohlergehen der frischgebackenen Mutter im Vordergrund stehen. Der Maharishi Ayur-Veda widmet der Frau nach der Entbindung allergrößte Aufmerksamkeit. Ihre Regeneration und ihr Wohlbefinden sind nämlich nicht weniger wichtig als die des Neugeborenen.

Ist das Baby geboren, der große Augenblick der Geburt vorbei, sind die Anstrengung, die Schmerzen der letzten Stunden überstanden, und Mutter und Kind sind wohlauf. Wie sehr hat die werdende Mutter in den letzten Wochen und Tagen der Schwangerschaft diesen Augenblick herbeigesehnt!

Damit die nächsten Tage und Wochen nicht nur im Leben des Babys, sondern auch in dem der Mutter von Freude und Glück erfüllt sind, muss der Organismus der Mutter sein Gleichgewicht wiederfinden. Der Aufgabenbereich der modernen Geburtshilfe hört hier auf – in der Schwangerschaft wurde die werdende Mutter ständig untersucht und ihr Wohlergehen überwacht – mit dem Augenblick der Geburt, spätestens mit dem Abheilen der Dammnaht und ein paar Ratschlägen zum Stillen, ist das alles vorbei. Der Organismus der Mutter und seine Regeneration bleiben sich selbst überlassen.

Hier schließt der Maharishi Ayur-Veda eine große Lücke. Denn die vollständige Rückbildung und Erholung der Frau nach Schwangerschaft, Geburt und Stillzeit dauert viele Monate. In dieser Zeit ist es eine große Unterstützung, wenn man die Veränderungen im Organismus der Mutter in Ausdrücken gestörten Dosha-Gleichgewichts verstehen kann. Denn dann kann man die entstandene Lücke behutsam schließen und dafür sorgen, dass die Mutter sich nicht nur schnell erholt und wohl fühlt, sondern dass auch auf Dauer keine Störungen und Schwäche nach der Geburt eines Kindes bleiben. Demzufolge ist bei der ayurvedischen Pflege der Frau nach der Geburt die Vorbeugung das wichtigste Thema. Viele der heute in der Geburtshilfe bekannten »normalen« Beschwerden, wie beispielsweise die Wochenbett-Depression, treten gar nicht erst auf, wenn die zugrundeliegende Erschöpfung von Anfang an wirkungsvoll ausgeglichen wird.

Der Einsatz, die Vorschläge des Maharishi Ayur-Veda in die Tat umzusetzen, lohnt sich in jedem Fall: Sie werden sich nicht nur gesünder und kräftiger fühlen, sondern strahlender und erholter sein, als Sie es normalerweise bei jungen Müttern für möglich halten würden. Und Ihr Baby bekommt das Kostbarste, was man ihm in diesen ersten Lebenstagen und -monaten bieten kann: eine ausgeglichene Mutter voller Liebe und Zuwendung für seine Bedürfnisse.

7.1 Die ersten Tage im Leben der jungen Mutter

Wenn das Baby versorgt ist, zum ersten Mal getrunken hat und sich die Aufmerksamkeit der jungen Mutter wieder auf sich selbst richtet, stellen die meisten Frauen etwas Überraschendes fest: Trotz der anstrengenden und erschöpfenden Geburt fühlen sie sich hellwach und sind so angeregt, dass es ihnen unmöglich ist zu schlafen. Ich kenne Mütter, die viele Tage und Nächte nach einer Geburt ohne eine einzige Stunde Schlaf verbracht haben! Die zusätzliche Anstrengung, die das für Körper und Seele der jungen Mutter bedeutet, kann sich jeder leicht ausmalen. Was ist da geschehen?

Durch die Geburt vermehrt sich das Vata-Dosha im Körper jeder Frau sprunghaft. Im Laufe der Schwangerschaft wuchs das Ungeborene, die Gebärmutter wurde immer größer. Allein dadurch, dass das Baby den Mutterleib so plötzlich verlassen hat, entsteht eine riesige Vata-Störung durch den Hohlraum (Srota), der innerhalb der Gebärmutter zurückbleibt. Darüber hinaus sind durch die Anstrengungen von Schwangerschaft und Geburt zusätzliche Vata-Störungen entstanden, da jede Überlastung das Vata-Dosha im Organismus anregt.

Es ist deshalb äußerst wichtig, das Vata in dieser Phase direkt nach der Geburt sofort zu reduzieren, damit Mutter und Kind die große Umstellung möglichst sanft bewältigen und sich ein neues Gleichgewicht der Doshas bald wieder einstellen kann. Alle Maßnahmen, die das aus den Fugen geratene Vata reduzieren und besänftigen können, sind daher anzuraten.

Obwohl die Geburt die größte physiologische Vata-Störung im Leben einer Frau darstellt, ist dies – vorausgesetzt man achtet auf das Gleichgewicht – von der Natur durchaus sinnvoll eingerichtet. Die körperliche und seelische Verfassung der Mutter ist nach der Entbindung äußerst zart und entspricht damit der des gerade geborenen Babys. So kann sie sich ideal in das empfindsame Neugeborene einfühlen und wird ganz von selbst im Umgang mit ihm die nötige Sanftheit walten lassen.

7.2 Die ersten Stunden nach der Geburt

Ein Übermaß an Vata kann sehr wirksam mit einer größeren Menge Ghee oder anderer fetthaltiger Substanzen (das richtet sich nach Ihrer Dosha-Dominanz) reduziert werden. Wenn die Mutter nach der Geburt das erste Mal wieder hungrig ist, findet man in den klassischen Texten die Empfehlung, dass sie als erstes je nach Verträglichkeit und Geschmack pures Fett, also reines Kapha, zu sich nimmt.

Ratschläge für die Stunden nach der Geburt

1. Nehmen Sie einen Esslöffel angewärmtes, flüssiges Ghee, wenn Sie Fett problemlos vertragen können (siehe Rezeptteil im Anhang). Suchen Sie am Ende der Schwangerschaft einen Maharishi-Ayur-Veda-Arzt auf, kann er Ihnen in Abhängigkeit von Ihrem individuellen Agni auch eine höhere Dosierung und/oder eine andere Substanz empfehlen.
   Wenn Ihnen das Fett im Mund unangenehm sein sollte, spülen Sie Mund und Rachen einfach mit etwas Zitronenwasser aus (ein Teelöffel frisch gepresster Zitronensaft auf eine Tasse Wasser).
2. Anschließend wird der gesamte Bauch der jungen Mutter äußerst sanft mit warmem, gereiftem Sesamöl (noch besser ist MA-Vata-Öl) ohne jeden Druck massiert. Dies reduziert das vermehrte Vata-Dosha lokal.
3. In Indien umwickeln noch heute die meisten Wöchnerinnen ihren Bauch fest mit einem großen Tuch. Die klassischen Texte empfehlen dies, denn auf diese Weise soll Vata, das durch die so plötzlich leer gewordene Gebärmutter entstanden ist, keinen Platz findet, Unordnung zu erzeugen. Heute empfiehlt man in der westlichen Geburtshilfe den Müttern nach der Geburt, mit einer Rolle oder einem Kissen

darunter viel auf dem Bauch zu liegen, damit das Zusammenziehen der Gebärmutter und der Ausstoß des Wochenflusses gefördert werden. Diese Empfehlung ist sicher richtig, scheitert jedoch häufig genug an den Realitäten: Wie soll eine Mutter stundenlang entspannt auf dem Bauch liegen, wenn die Gebärmutter sich noch wund anfühlt und, kaum ist dies abgeklungen, die Brust vom Einschießen der Milch schmerzt? Da scheint mir die ayurvedische Empfehlung praktikabler. Als Wickel können Sie sich ein sieben bis zehn Meter langes, etwa 20 Zentimeter breites Stück dünnes, aber festes Baumwolltuch vorbereiten.
Der Ayurveda empfiehlt, so einen Bauchwickel 40 Tage den gesamten Tag über zu tragen, ausgenommen natürlich die Zeiten für die tägliche Wäsche.
4. Nachdem das Fett verdaut wurde, das heisst, wenn Sie das nächste Mal wieder Hunger verspüren, nehmen Sie als erste Mahlzeit nach der Geburt eine dünnflüssige Getreidesuppe zu sich (siehe Rezeptteil im Anhang). Sie sollte nach Geschmack mit scharfen Gewürzen und wiederum einer guten Portion Ghee zubereitet werden. Das Ghee reduziert das Vata weiter, während die scharfen Gewürze die Verdauungskraft (Agni) anregen. Dies ist sinnvoll, weil Agni durch das vermehrte Vata automatisch geschwächt ist.

Diese ayurvedischen Maßnahmen nach der Geburt sind in der Tat sehr Vata-ausgleichend. Christa hatte nach der Geburt ihrer ersten beiden Kinder jeweils mehrere Tage gar nicht oder nur extrem wenig schlafen können. Daraufhin verordnete ich ihr direkt nach der dritten Entbindung eine größere Menge Ghee. Ihr kleiner Junge kam abends zur Welt. Erst um zwei Uhr morgens schlief sie ein, nur um nach einer Stunde wieder hellwach zu sein. Nach drei Stunden Wachliegen fiel ihr das empfohlene Ghee ein. Kaum hatte sie es genommen, ging sie zurück ins Bett und schlief vier Stunden tief und fest, bis ihr Söhnchen sie weckte. Überzeugt von dem prompten Erfolg, hielt sie sich in den folgenden Wochen ziemlich strikt an das MA-Mutter-Baby-Programm. Daraufhin konnte sie mit Baby und nächtlichen Stillzeiten besser schlafen als je zuvor. Ihre Verfassung und Wohlbefinden im Wochenbett waren entsprechend gut, nach eigener Aussage fühlte sie sich »rundherum prächtig«.

7.3 Die ersten zehn Tage

In den ersten zehn bis zwölf Tagen nach der Geburt empfiehlt der Maharishi Ayur-Veda der jungen Mutter Bettruhe. Der Rhythmus der ersten Tage sollte durch lange Ruhephasen und Erholung im Liegen geprägt sein. Meist schmerzen Unterleib oder die Dammnaht noch so sehr, dass jede Mutter froh ist, wenn sie sich ausruhen kann. Aber auch, wenn Sie das Gefühl haben, unbedingt schon aufstehen zu wollen oder dies oder jenes tun zu müssen, bremsen Sie sich. Denn häufig ist es das übermäßig angeregte Vata-Dosha, das Sie zu vorzeitigen Aktivitäten verleitet. Die ersten Anfälle von Arbeits- oder Organisationswut dürfen Sie getrost unbeachtet lassen. So regeneriert sich der Körper schneller, denn Ruhe in jeder Form gleicht das erhöhte Vata wieder aus. Dazu gehört auch das Genießen von Stille. Meiden Sie Radio und Fernsehen, aufregende Diskussionen oder Problemgespräche. In dieser Zeit sind auch die Ruhe und Heilkraft der Transzendentalen Meditation eine wunderbare Unterstützung: Jede müde Mutter wird es zu schätzen wissen, wenn sie mit einigen Minuten TM ihren Energiehaushalt wieder auftanken kann. Alle Möglichkeiten, Vata zu reduzieren, sollten Sie in dieser ersten Zeit intensiv nutzen. Verwöhnen Sie sich und Ihr Baby mit dem Duft von Vata-Aroma-Öl, hören Sie während des Tages immer mal wieder leise Gandharva-Veda-Musik oder nehmen Sie in Ruhe den Anblick Ihres schlafenden Babys in sich auf. Schlafen Sie so viel wie möglich; nie ist der Schlaf vor Mitternacht wichtiger als in den ersten anstrengenden Tagen. Wenn Ihnen danach ist, können Sie etwas spazierengehen, aber überfordern Sie sich nicht. Der Körper braucht Zeit und Ruhe, um die großen Veränderungen nach der Geburt zu bewältigen. Haben Sie im Krankenhaus entbunden und sind vor Ablauf dieser zehn Tage wieder zu Hause, vergessen Sie nicht, sich auch zu Hause noch einige Tage Bettruhe zu gönnen.

Vielleicht können Sie für diese erste Zeit auch einen Menschen finden, der Sie aufs Liebevollste umsorgt? Auch das ist ayurvedisch! Im Charaka heisst es wörtlich: »Mutter und Kind sollten von netten Menschen umgeben sein, die für sie sorgen und selbst glücklich und voller Zuwendung für beide sind.« Solche Menschen wirken auf die junge Mutter als geistiges Rasayana, ein Verjüngungsmittel (siehe Kapitel 2.16) – sie nähren die feine, emotionale Ebene der Wöchnerin durch ihr liebevolles Verhalten, gleichen Vata aus und stärken mit ihren harmonischen, geistigen Impulsen ihr Immunsystem und die Heiltendenzen ihres Körpers.

Das vermehrte Vata nach der Geburt bewirkt, dass die Psyche der jungen Mutter in dieser Zeit besonders zart und sensibel ist. Zusätzliche seelische Belastungen sollten daher von ihr ferngehalten werden.

Fühlt die Frau sich in den ersten Tagen nach der Entbindung geschwächt, ist das auf ihre große Empfindsamkeit in diesem Zeitraum zurückzuführen. Das liegt daran, dass sich die Dhatus (Körpergewebe, siehe Kapitel 1.5) durch das Wachstum des Ungeborenen verringert haben. Im Klartext: Die Mutter hat die große Leistung vollbracht, aus ihren Körpergeweben einen neuen Menschen hervorzubringen, was den mütterlichen Organismus natürlich Substanz gekostet hat, die in der Zeit nach der Geburt wieder aufgebaut werden muss. Zu dem Verlust der Dhatus durch den Aufbau des kindlichen Körpers in der Schwangerschaft kommt die ständige Produktion von Muttermilch in der Stillzeit. Deswegen müssen die Dhatus in doppelter Hinsicht wieder aufgefüllt werden. Berücksichtigt man dies nicht, kann eine Mutter noch Jahre nach einer Geburt geschwächt sein, was man in der ärztlichen Praxis leider gar nicht so selten sieht.

Neben dem gezielten Aufbau der Dhatus kümmert sich der Maharishi Ayur-Veda um die Balancierung des Vata-Dosha. Denn im Körper der jungen Mutter ist »eine Leere entstanden, durch Anstrengung, Schmerz, Flüssigkeitsverlust und Blutverlust« während der Geburt. Zum Ausgleich empfiehlt der Maharishi Ayur-Veda: »Massage, Baden, Essen und Trinken mit Appetitanregern, milchfördernde Präparate, süße und Vata-reduzierende Speisen«.

In den Tagen nach der Geburt sollte die Mutter

ihre geschwächten Dhatus wieder aufbauen,
ihr Vata balancieren.

Dieses Ziel erreicht der Maharishi Ayur-Veda durch eine ruhebetonte Tagesroutine für die Wöchnerin, durch leichte, Vata-reduzierende Ernährung und mit Hilfe verschiedener Nahrungsergänzungen, die speziell auf die ersten Wochen nach der Geburt zugeschnitten sind.

Warme Suppe balanciert

Nach Charaka sollte sich die Wöchnerin für fünf bis sieben Tage nach der Geburt ausschließlich von Getreidesuppe ernähren. Um den Speiseplan nicht zu eintönig werden zu lassen, können Sie das Rezept für die Getreidesuppe (siehe Anhang) je nach Geschmack und Konstitution variieren.

Als wohlschmeckende Getreidearten eignen sich Reis, Dinkel, Weizen und für junge Mütter mit mehr Kapha auch Hafer. Wichtig ist, dass die Körner sehr fein gemahlen werden und sich die »Suppe« nicht in einen pampigen Brei verwandelt.

Unterschiedliche Geschmacksrichtungen und Wirkungen können Sie auch durch die Auswahl der Gewürze erzeugen. Oder geben Sie etwas feingeschnittenes Gemüse dazu, das am Ende der Kochzeit jedoch gar sein sollte.

Ebenso können Sie eine süße Variante zubereiten: Geben Sie eine Handvoll Rosinen dazu, würzen Sie mit Ingwer und beispielsweise Zimt. Statt nur mit Wasser, kann die Getreidesuppe in den folgenden Tagen auch mit Milch aufgekocht werden oder mit halb Milch, halb Wasser.

Bevor Sie sich nach der Entbindung zu einer tagelangen Suppenkost durchringen, wollen Sie vermutlich wissen, was an dieser Kost so Besonderes sein soll. Die Vorteile liegen – wie immer bei Maßnahmen des Maharishi Ayur-Veda – in der Vielschichtigkeit ihrer Wirkungen.

Die empfohlene, suppige Konsistenz ist wichtig, weil Flüssigkeit an sich die Kapha-Eigenschaften im Körper vermehrt. Dadurch wird die Milchbildung unterstützt (siehe den Abschnitt »Genug Milch für mein Baby?« in Kapitel 5.3), und gleichzeitig werden Vata-Störungen im Körper der Frau ausgeglichen: Wärme, Flüssigkeit und Fett reduzieren die Kälte und Trockenheit von Vata.

Die Getreidesuppe nährt den Körper, ohne ihn zu belasten. Denn das feingemahlene Getreide kann in gekochter Form sehr leicht vom Magen-Darm-Trakt assimiliert werden, überlastet die nach der Geburt reduzierte Verdauungskraft (Agni) der jungen Mutter also nicht. Dadurch ist der sensible weibliche Organismus weitgehend vor Ama (körpereigenen Stoffwechsel-Abbauprodukten) geschützt. Je weniger Ama im Körper, desto besser ist die Abwehrlage: ein zusätzlicher Infektionsschutz für die junge Mutter. Und ein nicht zu unterschätzender Nebeneffekt für das Neugeborene ist überdies, dass die leicht verdaulichen Suppen keine Blähungen bei der Mutter erzeugen und das gestillte Baby automatisch vor schmerzhaften Bauchbeschwerden durch Darmgase schützen.

Die Nahrungsbausteine aus der gekochten Getreidesuppe werden vom Organismus so leicht aufgenommen, dass sie sich geradezu ideal dafür eignet, die durch Schwangerschaft, Geburt und das Stillen geschwächten Dhatus der jungen Mutter wirksam wieder aufzubauen.

Stärkende Getränke

Neben diesen nährenden Suppen können Sie Ihre Dhatus mit zwei weiteren Nahrungsmitteln stärken: frisch gepressten Obst- oder Gemüsesäften und heißen Milchgetränken.

Besonders empfohlen wird Orangensaft und Saft von Karotten oder Rote Bete. Achten Sie in den ersten Tagen darauf, dass auch diese Säfte nicht zu kalt getrunken werden; stellen Sie sie nach dem Zentrifugieren oder Pressen wenn nötig in ein warmes Wasserbad. Oder Sie trinken zehn Minuten nach dem Saft noch ein halbes Glas heißes Wasser hinterher. Mischen Sie jedoch kein heißes Wasser direkt unter die Säfte. Vielfach wird behauptet, dass Säuglinge wund werden, wenn die stillenden Mütter Orangen- oder Zitronensaft zu sich nehmen. Probieren Sie diese Nahrungsmittel ruhig aus; ist das Agni der Mutter stark genug, können die meisten Babys sie problemlos vertragen. Frische Säfte sind sehr aufbauend und werden vom Körper leicht assimiliert. Denn die Nahrungsbestandteile sind durch das Entsaften so fein zerkleinert, dass der Körper mit ihrer Verarbeitung nicht viel Mühe hat.

Das dritte in den ersten Tagen empfohlene Nahrungsmittel ist heiße Milch mit Gewürzen, wenn Sie sie vertragen können (siehe Rezeptteil im Anhang). Milch ist ebenfalls besonders leicht assimilierbar, nährt die Dhatus und regt die Muttermilchproduktion an (siehe den Abschnitt »Genug Milch für mein Baby?« in Kapitel 5.3) und reduziert einen Vata- und Pitta-Überschuss gut. Vor dem Schlafengehen genommen, fördert sie einen tiefen Schlaf der Mutter (siehe Kapitel 3.11).

Ghee im Wochenbett

Je mehr Ghee Sie in der Wochenbettzeit zu sich nehmen, desto besser, vorausgesetzt, Sie vertragen es, und es schmeckt Ihnen. In den ersten Tagen nach der Geburt wird das ohnehin schon angeregte Vata-Dosha noch zusätzlich durch nächtliches Stillen und Wachsein strapaziert, so dass die Vata-Reduktion durch Ghee höchst willkommen ist.

Der ayurvedische Arzt kennt drei Arten, die Wirkungen des Ghee gezielt einzusetzen.

Ghee mobilisiert und bindet fettlösliche Stoffwechsel-Abbauprodukte der Körperzellen, wenn es im nüchternen Organismus arbeiten kann. Dies macht man sich bei der Ausleitung von Toxinen bei Panchakarma-Behandlungen zunutze (siehe Kapitel 2.6).

Zum zweiten können das angeregte Vata- und Pitta-Dosha durch *shamana*-Ghee beruhigt werden. Shamana bedeutet besänftigen. Zu einem Zeitpunkt, an dem die Srotas (Körperkanälchen) geöffnet sind, kann das Ghee oder eine andere fetthaltige Substanz optimal wirken. In leeren Srotas sammelt sich Vata an, das durch das Ghee neutralisiert wird. Die Wirkungen des Shamana-Ghee sind frappierend: Meist fühlen sich Patientinnen, bei denen die Dhatus in der Pulsdiagnose geschwächt sind, schon nach wenigen Tagen energievoller, ruhiger und optimistischer. Statt unter ihrem Vata-Überschuss zu leiden, erfreuen sie sich wieder an den Wirkungen eines ausgewogenen Kapha. Die Dosisbestimmung des Shamana-Ghee gehört jedoch in die Hände eines erfahrenen Arztes.

Die dritte Form, das geklärte Butterfett als Therapie einzusetzen, heisst *bruhmana*-Ghee, das nährende Ghee, das jede Wöchnerin problemlos nach der Entbindung zur Vata-Reduktion und zum Aufbau selber einsetzen kann. Dazu fügt man – je nach gewünschter Intensität der Wirkung – mehr oder weniger Ghee dem Essen zu. Nach westlichem Verständnis ist dies eine regelrechte »Kalorienbombe«. Da das Ghee von einem gesunden Magen-Darm-Trakt jedoch sehr leicht und ohne Rückstände verdaut werden kann, produziert es kein Ama (Stoffwechseltoxine) und stärkt den Körper ohne schädliche Nebeneffekte. (Falls Sie mit dem Fettstoffwechsel oder erhöhten Cholesterin-Werten Probleme haben sollten, sprechen Sie bitte mit Ihrem Arzt, bevor Sie Ghee in größeren Mengen zu sich nehmen.)

Mindestens in den ersten zehn Tagen nach der Entbindung sollten Sie die ausgleichenden Wirkungen von Ghee zu Ihrem Vorteil nutzen.

Ghee beruhigt Vata

Nehmen Sie zu Suppen und warmer Kost einen Teelöffel bis zwei Esslöffel Ghee extra, je nach Appetit und Verträglichkeit.

Mutter-Baby-Präparate

Für die sensiblen ersten sechs Wochen nach der Geburt werden neben aufbauender Ernährung und der Heilkraft tiefer Ruhe vier MA-Mutter-Baby-Nahrungsergänzungen empfohlen. (Bei jeder Sorte dieser vier Fertigmischungen reicht eine Packungseinheit jeweils für eine Woche.) Diese Kräutertees bzw. Kräutermischungen nimmt die Mutter zu sich, sie wirken sich aber in ihrer Gesamtheit mit auf das Wohlbefinden des Neugeborenen aus.

Der Durchschlaf-Trunk ist ein Gemisch von Vata-beruhigenden Heilkräutern in Teeform, den Sie mit Wasser zehn oder 15 Minuten sprudelnd kochen lassen, bis sich die Menge der Flüssigkeit etwa auf die Hälfte reduziert hat. Sie trinken ihn morgens als Erstes und abends direkt vor dem Schlafengehen. Das Schöne daran ist, dass er nicht nur der Mutter nach der Geburt zu tiefem Schlaf verhilft, sondern über den Weg der Muttermilch den Säugling gleich mit entspannt.

Maria fragte mich zwei Wochen nach der Geburt ihres ersten Kindes ziemlich verzweifelt um Rat. So hätte sie sich das Leben mit einem Baby nicht vorgestellt: Sie war überängstlich, ständig besorgt um ihr Baby und durch das schreiende Neugeborene am Rande ihrer Belastbarkeit angelangt. Am gleichen Abend noch trank sie die erste Tasse Durchschlaf-Trunk. Als ich sie am nächsten Morgen wiedersah, scherzte sie erleichtert: »Ob der Tee mir bekommen ist, weiß ich nicht, jedenfalls hat mein Kleiner heute das erste Mal einige Stunden am Stück geschlafen!« Eine andere Mutter, die bei früheren Entbindungen nach der Geburt extrem schlecht schlafen konnte, war so entspannt, dass sie den ungenügenden Nachtschlaf der ersten Tage sogar tagsüber nachholen konnte. Diese und ähnliche Erfahrungen höre ich häufig von jungen Müttern, und ich kann ihnen nur wärmstens empfehlen, dieses Getränk gleich nach der Geburt parat zu haben.

Wenn Sie morgens den Durchschlaf-Trunk kochen, setzen Sie am besten gleichzeitig das Teewasser für den Anti-Blähungs-Tee auf, dann ist beides in einem Arbeitsgang erledigt. Den Durchschlaf-Trunk für abends setzen Sie am besten vor dem letzten Stillen des Babys auf, sonst müssen Sie für das Einkochen der Flüssigkeit so lange warten, dass Sie kostbaren Vor-Mitternachts-Schlaf einbüßen.

Das Milchbildungs-Mix ist eine leckere Nuss- und Gewürzmischung (siehe den Abschnitt »Genug Milch für mein Baby?« in Kapitel 5.3). Es gleicht Vata aus, stärkt die Mutter und fördert die Milchbildung. Diese ayurvedische Nahrungsergänzung nehmen Sie als Zwischenmahlzeit vor- und nachmittags. Sie hat den angenehmen Nebeneffekt, dass sie den Appetit auf Süßes wirkungsvoll befriedigt – viele Mütter berichten, dass sie dadurch von selbst weniger Verlangen nach ungesunden Süßigkeiten haben.

Sowohl der Anti-Blähungs-Tee als auch das Verdauungs-Mix gleichen die Verdauungstätigkeit der Mutter aus, um dem Baby schon vorbeugend Blähungen und Koliken zu ersparen. Dieses Therapieprinzip ist besonders intelligent, denn die Muttermilch enthält durch die Nahrungswahl der Mutter und die Unterstützung dieser Präparate weniger blähende Substanzen.

Der Anti-Blähungs-Tee ist eine Mischung aus Fenchel- und Bockshornklee-Samen. In den ersten sechs Wochen nach der Geburt sollten Sie tagsüber wegen des erhöhten Flüssigkeitsbedarfs in der Stillzeit bis zu 2,8 Liter als Tee trinken. Durch die ständige Hitzezufuhr durch den Tee wird nebenbei gleich das Vata der jungen Mutter mit besänftigt.

Wenn die Mutter dafür sorgt, dass sie selbst keine Blähungen hat, ist das sinnvoller, als den schmerzenden Bauch des Babys, der ohnehin schon mit der Verdauungstätigkeit geplagt ist, mit Fencheltee zu füllen. Durch starke Verdünnung der Verdauungssäfte mit Babytees kann die Neigung zu Blähungen noch verstärkt werden. Wenige Schlucke Anti-Blähungs-Tee helfen jedoch auch dem Säugling (siehe Kapitel 6.5).

Das Verdauungs-Mix ist eine Mischung verschiedener Samen wie Sesam, Kreuzkümmel und Gewürze, die antiblähende Eigenschaften mit stuhlfördernden vereinen. Viele Frauen leiden direkt nach der Niederkunft für einige Tage unter Verstopfung, da das Apana-Vata gestört wurde. Gerade nach der Geburt, wenn der Unterleib noch schmerzt, fürchten sie zu Recht den ersten, harten Stuhl. Mit dem Verdauungs-Mix können Sie sich entspannen, denn der Stuhl wird wunderbar weich, ohne dass diese Samen eine übermäßig abführende Wirkung entfalten.

Speiseplan für die ersten zehn Tage

Nach dem Aufstehen:
Durchschlaf-Trunk; wenig später die erste Tasse Anti-Blähungs-Tee, tagsüber immer wieder zwischendurch trinken

Morgens:
Getreidesuppe oder frisch gepresster Saft
Vier gehäufte Teelöffel Milchbildungs-Mix

Mittags:
Getreidesuppe mit Ghee
Ein gehäufter Teelöffel Verdauungs-Mix
Als Zwischenmahlzeit Obstsaft oder heiße Milch mit Gewürzen
Vier gehäufte Teelöffel Milchbildungs-Mix

Abends:
Frische Gemüsesuppe oder Getreidesuppe mit Ghee
Ein gehäufter Teelöffel Verdauungs-Mix

Vor dem Schlafengehen:
Durchschlaf-Trunk
Eventuell heiße Gewürzmilch (siehe Rezeptteil im Anhang)

Abhyanga nach der Geburt

Das Abhyanga – die Ganzkörperbehandlung mit warmem Kräuteröl – ist auch für die Frau kurz nach der Geburt äußerst empfehlenswert, um Anstrengung und Erschöpfung hinter sich zu lassen. Dafür gibt es im Maharishi Ayur-Veda eine spezielle Ölanwendung für junge Mütter, die auf die

Bedürfnisse des weiblichen Organismus nach der Geburt zugeschnitten ist. Ich bin sicher, dass viele Beschwerden des Wochenbetts vermieden würden, wenn in unseren Geburtsabteilungen dieses wohltuende Abhyanga nach der Geburt zum vorbeugenden Standardangebot gehörte. (Einige Maharishi-Ayur-Veda-Gesundheitszentren bieten im Rahmen der Wöchnerinnenbetreuung diese ausgleichenden Ölanwendungen an.)

Andrea, die am dritten Tag nach der Entbindung in den Genuss des Mutter-Abhyanga kam, war völlig überrascht: »Ich fühlte mich schon nach der ersten Anwendung erstaunlich gestärkt – als hätte ich in der kurzen Zeit meine Energien verdoppelt!« Auch wenn es das Allerschönste ist, sich direkt nach einer Entbindung mit Ölmassagen von einer Therapeutin verwöhnen zu lassen, steht dieser Weg nicht jeder Frau offen. Trotzdem sollten Sie es sich nicht nehmen lassen, die enorm aufbauende und stärkende Wirkung von Abhyanga nach einer Geburt in Anspruch zu nehmen. Verwöhnen Sie sich wenigstens selbst.

Das Abhyanga in der Zeit nach der Geburt baut die geschwächten Dhatus wieder auf, da es Agni, die Stoffwechsel- und Verdauungskraft, stärkt. Es fügt dem Körper Kapha hinzu und macht die junge Mutter kräftiger, optimistischer und ausgeglichener. Muskeln, Gewebe und Gelenke werden gleitfähiger und biegsamer. Und nicht zuletzt verbessert es den Schlaf und macht Ihre Haut jung und schön! In den ersten Wochen nach der Entbindung können Sie das angesammelte Vata besonders an Ihrer strapazierten Bauchhaut sehen: Sie ist im Gegensatz zum Rest des Körpers häufig trocken, was sich innerhalb der ersten sechs Wochen nach der Geburt wieder gibt.

1. Beginnen Sie das tägliche Abhyanga ab dem dritten Tag nach der Niederkunft. Nehmen Sie dazu gereiftes Sesamöl oder, wenn Sie sich etwas besonders Gutes gönnen wollen, MA-Vata-Öl.
   Statt Ihren Bauch wie gewohnt zu massieren (siehe Kapitel 2.7), sollten Sie das Kreisen auf dem Bauch nur sanft andeuten und im Verlauf des Dickdarms mit dem warmen Öl über die Haut streichen. Je mehr sich Ihr Körper erholt, desto mehr können Sie auch den Bauchbereich mit sanftem Druck ölen. Nehmen Sie sich für eine Ölanwendung etwa 15 Minuten Zeit. Behandeln Sie sich lieber kürzer, statt ein Abhyanga ausfallen zu lassen.

2. Legen Sie sich nach dem Abhyanga noch für eine Viertelstunde mit Wärmflaschen ins Bett, eine auf den Leib und eine zweite unter die untere Rückenpartie. Wärme entspricht dem Pitta-Dosha, das generell die Stoffwechselaktivität und die Durchblutung steigert und damit den Heilungsprozess und die Rückbildung beschleunigt (siehe unten).
3. Anschließend nehmen Sie ein warmes Wannenbad. Wenn Sie unter der Dusche stehen, ist auch dies warm und feucht, also Vata-beruhigend. Das ständige Prickeln der vielen kleinen Wassertropfen erhöht andererseits durch die schnellen Bewegungen das Vata-Dosha wieder. In der Zeit nach der Geburt gönnen Sie sich daher lieber die Ruhe eines stillen Bades – es reduziert das Vata-Dosha effektiver. Trotz des Wochenflusses ist ein Vollbad auch in den ersten Wochen möglich, eine Infektion durch Badewasser habe ich in meiner Praxis noch nie gesehen. Wenn Sie es sich zeitlich leisten können, lassen Sie Abhyanga und Bad mit einer kuscheligen Bettruhe ausklingen!

Rückbildung und Asanas

Der Körper der jungen Mutter ist durch Schwangerschaft und Geburt besonders im Bereich der Bauchdecke und des Beckenbodens übermäßig gedehnt worden. Der Beckenboden ist eine Platte aus Muskeln und Bindegewebe, die den Beckenausgang verschließt. Bei der Frau hat er drei Durchtrittsöffnungen für Scheide, Harnröhre und After. Nach der Geburt merken viele Frauen, dass der Beckenboden überdehnt ist: Sie spüren ihn einige Tage kaum und können ihn nicht anspannen, unfreiwillig geht öfter etwas Urin ab, oder das Wasserhalten ist schwieriger.

Verständlicherweise soll der Körper soweit als möglich in den ursprünglichen Zustand zurückversetzt werden. Zum einen, damit die Muskelplatte des Beckenbodens wieder kraftvoll und belastbar wird. Zum anderen natürlich auch, um der jungen Mutter wieder zu einem »hübschen« Bauch und zu einer »guten« Figur zu verhelfen. Im Westen werden zu diesem Zweck eine Reihe von Rückbildungsübungen angeboten, die die junge Mutter meist schon in den ersten Tagen nach der Geburt regelmäßig ausüben soll. In diesem Punkt vertritt der Maharishi Ayur-Veda eine völlig entgegengesetzte Meinung. Übungen zu einem solch frühen Zeitpunkt würden das ohnehin schon geschwächte Gewebe noch weiter schwächen. Um die Bauchdecke wieder zu straffen, wird innerhalb der ersten sechs Wochen nach der Entbindung regelmäßig die Bauchbandage getragen (siehe Kapitel 7.2). Übungen wie Yoga-Asanas sollen erst nach zwei Monaten wieder aufgenommen werden, dann aber möglichst regelmäßig. Dann geben diese sanften Übungen Ihnen bald wieder Ihre gewohnte Geschmeidigkeit und Beweglichkeit. Sie helfen dabei, dass Körper und Geist ihr Gleichgewicht wiederfinden, und unterstützen die Rückbildung.

Zusätzlich bildet sich der Beckenboden durch die Nachwehen ganz natürlich zurück (siehe den entsprechenden Abschnitt in Kapitel 5.1).

Und noch eine Möglichkeit der Rückbildung soll nicht unerwähnt bleiben, das Shirodhara, das Fließenlassen von warmem Öl über die Stirn (siehe Kapitel 2.6). Das Shirodhara schafft einen Ausgleich im gesamten hormonellen Feingefüge des menschlichen Körpers. Eine meiner Patientinnen hatte dadurch eine spontane Rückbildungs-Unterstützung. Sie hatte ihre kleine Tochter sechs Monate voll gestillt und dabei ausreichend Nachwehen gehabt. Neun Monate nach der Geburt bekam sie Panchakarma-Behandlungen und stellte zu ihrer großen Überraschung fest, dass sie nach dem ersten Shirodhara zwar völlig schmerzfreie, aber intensive Nachwehen hatte, die in regelmäßigen Abständen einen halben Tag anhielten. Bei einer wenig später durchgeführten gynäkologischen Untersuchung stellte ihr Frauenarzt voller Überraschung fest, dass ihre Gebärmutter ihre ursprüngliche Größe wieder angenommen hatte. Er könne gar nicht verstehen, wie eine Gebärmutter, mit der sie bereits zwei Kinder völlig normal ausgetragen hatte, wieder so klein geworden war. Ein überzeugender Hinweis für die enorme Regenerationsfähigkeit des menschlichen Körpers selbst nach großen Belastungen.

7.4 Die ersten sechs Wochen

Die Ernährung der jungen Mutter ändert sich nach fünf bis sieben Tagen. Die Suppen können jetzt dickflüssiger angerichtet werden, trotzdem sollten alle Nahrungsmittel noch leicht verdaulich und Vata-reduzierend bleiben. Also eine Kost mit vielen gekochten, warmen Speisen, Ghee, Milch und Gewürzen, die Agni anregen. Im Idealfall haben sich die Dhatus der

Mutter nach sechs Wochen wieder gut aufgebaut. Mindestens bis zu diesem Zeitpunkt halten Sie sich an eine solche Ernährung. Aber auch darüber hinaus ist eine weitere Vata-Reduktion sinnvoll. Solange Sie stillen, werden immer Dhatus geleert und damit Vata erzeugt. Und auch nach dem Abstillen braucht es noch einige Zeit, bis der Körper wieder völlig gekräftigt und im Lot ist. Oft gewöhnen sich die Frauen in den ersten sechs Wochen so an die neue Kostform und spüren ihre positiven Wirkungen, dass sie gerne länger dabeibleiben. Der Maharishi Ayur-Veda empfiehlt, die Vata-reduzierende Ernährung am besten beizubehalten, bis das Baby ein Jahr alt ist.

Wollen Sie sich noch genauer mit den Einsatzmöglichkeiten der Ernährung zum gezielten Ausgleich der Doshas beschäftigen, empfehle ich Ihnen an dieser Stelle noch einmal den Maharishi-Ayur-Veda-Kurs »Diät, Verdauung und Ernährung«, der insbesondere auch die hier empfohlene, besonders leicht verdauliche Vata-reduzierende Ernährung detailliert behandelt.

Fleisch sollten Sie möglichst auch als Nicht-Vegetarier vier Wochen nach der Geburt völlig weglassen. Fällt Ihnen dies schwer, nehmen Sie es in Form einer heißen Suppe von Truthahn, Huhn oder Fisch (keine Schalentiere).

Da die Dhatus sich nach einer Geburt, wenn die Mutter sich gut um sich kümmert, nach etwa sechs Wochen wieder erholt haben, reicht es, die Mutter-Baby-Präparate bis zu sechs Wochen nach der Entbindung beizubehalten.

Tägliches Abhyanga und Wannenbad behalten Sie ebenfalls sechs Wochen ganz regelmäßig bei, wenn möglich machen Sie anschließend die Ölanwendung auf Dauer zum täglichen Bestandteil Ihrer Tagesroutine, auch wenn Sie später nur noch Zeit zum Duschen finden. Wärme in jeder Form reduziert Vata. Achten Sie deshalb auch darauf, dass Sie selbst sich während des Tages warm genug halten. Vermeiden Sie vor allem kalte Füße und ziehen Sie, wenn nötig, Hausschuhe an.

Jeder, der die Transzendentale Meditation einigermaßen regelmäßig ausübt, weiß es: Die TM ist das effektivste Mittel, alle drei Doshas in kürzester Zeit wieder ins Gleichgewicht zu bringen. Vata-Störungen beruhigen sich, ohne Kapha störend zu vermehren, Müdigkeit und Erschöpfung bauen sich innerhalb weniger Minuten ab, ohne wie der Tagesschlaf

Dumpfheit zu erzeugen. Im Gegenteil: Man fühlt sich nicht nur körperlich erfrischt, sondern auch klarer im Kopf. Besonders eindrucksvoll ist diese Erfahrung für erschöpfte Mütter. Spätestens abends fühlt man sich oft so müde, dass eine Energiespritze höchst willkommen ist. Und hier beginnt das Dilemma: Woher nimmt man die Zeit dafür, wenn das Baby und/oder kleine Kinder zu beaufsichtigen sind?

In der ersten Zeit mit einem Säugling lassen sich zweimal 20 Minuten Meditationszeit in der Regel finden, wenn das Baby schläft. Aber was macht man mit quirligen, unternehmungslustigen Kleinkindern, die es ohne Weiteres schaffen, in 20 Minuten den Haushalt auf den Kopf zu stellen?

Die beste Lösung wäre abends ein Babysitter, der regelmäßig kommt. So kann die Mutter schon meditiert haben, bevor der Vater heimkommt, und ist im Idealfall entspannt und locker, wenn er eintrifft. Gute Erfahrungen kann man auch mit Nachbarskindern als Aufsicht machen. Täglich einen Babysitter zu bezahlen, ist für die meisten Eltern auf die Dauer sicher zu teuer, und wer kommt schon für eine halbe Stunde täglich? Jüngere Nachbarskinder, vor allem Mädchen, reißen sich häufig darum, ein Baby oder Kleinkind regelmäßig auszufahren oder mit ihm zu spielen, auch wenn die Bezahlung eher dürftig ausfällt. Da Sie ja zu Hause sind und zur Not eingreifen können, reicht auch ein jüngeres Mädchen zur Betreuung. Außerdem hat das Auftauchen dieses Mädchens einen großen Vorteil: Sie müssen sich jetzt hinsetzen, denn sie geht ja bald wieder.

In meiner Praxis höre ich eigentlich von jeder jungen Mutter in dieser Situation Ähnliches: Sie hat oft jahrelang regelmäßig und mit großem Erfolg meditiert. Seit jedoch das Kind da ist, wurden die Zeiten immer kürzer, oft entfiel die Meditation ganz, und die meisten schafften es irgendwann nicht mehr, die Abendmeditation regelmäßig auszuüben. Das Ende vom Lied: Die junge Mutter setzt sich abends meist gar nicht erst hin.

Dabei schüttet man jedoch das Kind mit dem Bade aus. Meditiert man zweimal täglich, gewöhnen sich Geist und Körper daran, die während des Transzendierens gewonnene Ruhe auch tagsüber aufrechtzuerhalten, das Bewusstsein und die körperlichen Funktionen pendeln sich auf einem neuen, entspannteren Niveau ein. Nach und nach erschließen sich immer tiefere Bereiche der Persönlichkeit, und der Grundstein für eine kontinuierliche

Bewusstseinsentwicklung wird gelegt. Entfällt die Abendmeditation, bleibt trotzdem die Lösung von Verspannungen durch die Morgenmeditation, die keine Macht der Welt wieder in das Nervensystem zurückbringt. Aber die tagsüber aufgenommenen Stresseindrücke können abends nicht mehr neutralisiert werden, so dass die fortschreitende Bewusstseinsentwicklung deutlich gebremst wird.

Der Ausfall der Abendmeditation ist zusätzlich schade, weil das Auftanken abends besonders nötig ist. Mütter bestätigen selbst, dass das Ins-Bett-Bringen einer Rasselbande kleiner und großer Kinder viel leichter von der Hand geht, wenn sie vorher auftanken und die Müdigkeit des Tages wieder abbauen konnten. Die einzige Lösung: Organisieren Sie die abendliche Meditationszeit im Voraus.

Entfällt die Meditation völlig, sägen Sie sich den Ast ab, auf dem Sie sitzen, denn die TM rettet müden Müttern den Abend. Nicht nur die Kinder gehen leichter ins Bett, sondern die neue Frische nach der Meditation kommt auch der Ehe und Ihrem Partner und damit nicht zuletzt Ihnen selbst zugute.

Selbstverständlich hat das Neugeborene in den ersten Wochen Vorfahrt. Halten Sie sich vom Lebensbeginn des Kleinen an an die Empfehlungen des Maharishi Ayur-Veda (siehe Kapitel 5.4, den Abschnitt »Nachts ist Nacht« in Kapitel 6.1 und Kapitel 6.4), werden Sie feststellen, dass es Ihnen schon nach wenigen Wochen gelingt, Ihren Rhythmus und den Ihres Babys gut aufeinander abzustimmen. So kommt das Baby zu seinem Recht, und auch Sie können die kostbare erste Zeit (fast immer!) genießen.

7.5 Der Vater nach der Geburt

Nicht selten fühlen sich Väter nach der Geburt eines Kindes erst einmal ausgeschlossen: Die Mutter kümmert sich nur noch um das Neugeborene, stillt es, schmust mit ihm, wickelt es und hat keine anderen Gedanken mehr im Kopf als das – immerhin doch gemeinsame – Baby. Zudem ist gerade die junge Mutter besorgt und leidet unter Vata-Störungen, nicht selten ein ganz schöner Zündstoff für die Beziehung. Selbstverständlich können auch die Väter dazu beitragen, dass die Zeit mit Neugeborenen eine innige, intensive Zeit in Ihrer aller Leben wird.

In der heutigen Kleinfamilie ist der Vater im günstigsten Fall der Vertraute der jungen Mutter. Helfen Sie ihr deshalb an erster Stelle, ihre Vata-Störungen und die Schwächung der Dhatus wieder auszugleichen. Je besser es Ihrer Frau geht, desto einfacher fällt es ihr, Sie liebevoll einzubeziehen und auch Ihre gemeinsamen Bedürfnisse als Mann und Frau noch wahrzunehmen. Es ist auch eine Vata-Störung, wenn die Frau meint, alles allein machen zu müssen. Sollte sie nörgelig sein, weinerlich oder Ihnen Vorwürfe machen, ist dies meist Ausdruck einer momentanen Überlastung, zumindest, wenn Ihre Beziehung vor der schönen anstrengenden Zeit mit dem Baby reibungsloser verlief. Geben Sie ihr deshalb den Rückhalt, dass sie sich ausruhen darf und sollte. Sorgen Sie in dieser ersten Zeit aber auch ganz bewusst für sich selbst. Auch Väter eines Neugeborenen neigen zu Vata-Störungen, wenn das Baby schreit, die Frau unausgeglichen ist oder sie der Frau tagsüber und vor allem nachts unter die Arme greifen. Wenn Sie können, üben Sie die Transzendentale Meditation regelmäßig aus, das verhilft Ihnen zu größerer Gelassenheit und besserem Einfühlungsvermögen. Und ein ausgeglichener Vater kann die Mutter wieder besser stützen.

Tipps und Ratschläge für Väter

Schenken Sie Mutter und Baby aufbauende Fürsorge und Aufmerksamkeit.
Nehmen Sie Ihrer Frau so viel Hausarbeit wie möglich ab, oder sorgen Sie für eine geeignete Hilfe im Haus.
Versuchen Sie, der Mutter und dem Baby möglichst viel Ruhe zu gönnen.
Achten Sie (ebenso wie Ihre Frau) darauf, dass Sie den älteren Kindern Zuneigung und Aufmerksamkeit schenken.
Halten Sie Sorgen und Ärger von Ihrer Frau fern.
Genießen Sie das Abhyanga mit Ihrem Baby.

Durch das Baby-Abhyanga hat auch der Vater eine Möglichkeit, seinem Baby sanft und besonders innig nahe zu kommen – ein wunderbarer Ausgleich für das Nicht-stillen-Können. Sie lernen dabei Ihren Winzling besser kennen und trauen sich eher, ihn anzufassen. Viele Väter freuen sich auch nach einem vollen Berufstag auf die Schmusestunde mit ihrem Kleinen oder sind zumindest am Wochenende froh, wenn sie das Baby so intensiv und einmal ganz für sich allein genießen können.

Besonders nahe ist Ihnen Ihr Baby auch, wenn es mit Ihnen im Tragetuch spazieren gehen kann. Wenn sein kleines Köpfchen an Ihrer Brust liegt, haben Sie es fast so nahe wie Ihre Frau noch vor kurzem im Bauch. Und Sie können es dabei sogar sehen und hören. Wenn Ihre Frau einmal dringend Ruhe und Entlastung braucht, ist dies eine schöne Möglichkeit, mit Ihrem Baby innige Zweisamkeit zu genießen.

7.6 Störungen im Wochenbett

Die Empfehlungen und Nahrungsergänzungen des Maharishi-Ayur-Veda-Programms für Mutter und Baby fördern die schnelle Erholung der jungen Mutter und beugen Störungen des Wochenbettes von vornherein vor.

Depressionen

Diese Störung im Gleichgewicht von Körper und Seele kommt in verschiedenen Varianten vor. Die mildeste ist die sogenannte Drei-Tage-Depression, die nur wenige Stunden andauern kann. Es gibt aber auch Frauen, die nach einer Geburt viele Wochen, nicht selten sogar Jahre unter depressiven Verstimmungen leiden.

Drei-Tage-Depression

Drei (oder vier bis fünf Tage nach der Niederkunft) haben viele Frauen ein emotionales Tief, die Tränen fließen, sie fühlen sich nutz- und wertlos, alles scheint ihnen über den Kopf zu wachsen.

Auch heute kann die moderne Medizin die Ursache nicht zweifelsfrei zuordnen. Diskutiert werden die hormonelle Umstellung nach der Geburt, aber auch emotionale Überforderung und Ängste der jungen Mutter. In den letzten Kapiteln haben Sie die Ursache aus ayurvedischer Sicht gesehen: Vata-Störungen und geschwächte Dhatus. Alle Maßnahmen des Maharishi Ayur-Veda für die Zeit vor und nach der Geburt gleichen diese Störungen wieder aus, so dass auch hier wirkungsvoll vorgebeugt werden kann.

Ich selbst habe es inzwischen auf die stolze Zahl von vier Kindern gebracht, die letzten beiden zwei waschechte »Maharishi-Ayur-Veda-Babys«. Bei den beiden ersten Kindern hatte ich eine ausgeprägte Wochenbett-Depression, bei den zwei Kleinen trotz vorheriger Befürchtungen nicht einmal einen Anflug davon. Gewiss, dies ist noch keine Statistik, aber nichts kann mich davon abbringen, dies auf die Mutter-Baby-Präparate, das Abhyanga, die Vata-reduzierende Ernährung zusammen mit ausreichend Ruhe und Transzendentaler Meditation zurückzuführen.

Depressive Stimmungen und Erschöpfungszustände

Depressive Stimmungen können auf Vata- oder Kapha-Störungen zurückzuführen sein. Die klassische Depression ist eine Kapha-Störung. Es dominieren Schwere und Dumpfheit, Antriebs- und Lustlosigkeit. Die Bewegungen sind schwerfällig, langsam, apathisch, oft sitzen Depressive mit Kapha-Überschuss teilnahmslos in ein und derselben Haltung herum, pflegen sich nicht mehr und ziehen sich vom aktiven Leben zurück. Die milderen Varianten dieser Version erleben alle Menschen, wenn sie Kapha im Übermaß anhäufen, nach dauerndem zu schwerem Essen, übermäßigem Schlaf und zu wenig körperlicher und geistiger Bewegung.

Auch wenn es ähnlich aussieht, verwechseln Sie diese Gemütsverfassung nicht mit einer Vata-Depression, einer Erschöpfungsdepression. Sind Körper und Geist hoffnungslos überlastet, macht der Organismus das einzig Richtige. Er reduziert alle Außenaktivitäten, um sich wieder erholen zu können. Ein Notruf, der nicht ungehört verhallen darf. Bei Erschöpfungsdepression ist die Grundstimmung weinerlich, nervös-gespannt, und wenn der Betroffene in sich hineinhört, hat er einen dringenden Wunsch: Er möchte allein sein, schlafen dürfen, seine Ruhe haben und von allem Druck und aller Verantwortung befreit sein. Kommt Ihnen das bekannt vor? Horchen Sie in sich hinein, wenn Sie sich schlecht fühlen – haben Sie eine Vata-Depression, lässt sie sich beheben! Das Einzige, was Sie brauchen, ist Disziplin und Unterstützung aus der Umgebung. Halten Sie sich konsequent an alle Vata-reduzierenden Empfehlungen dieses Kapitels, und Sie werden sich in kürzester Zeit besser fühlen.

Die wirksamste Vata-Beruhigung bieten

Schlaf vor Mitternacht (späteste Einschlafzeit 21.30 Uhr, besser noch früher)
Regelmäßige Transzendentale Meditation
Regelmäßiger Tagesablauf
Abhyanga mit viel warmem Vata-Öl und warmes Bad
Vata-reduzierende, warme, leichte Ernährung

Sollten Sie sich trotz allem nicht richtig erholen, können Sie die geschwächten Dhatus zusätzlich mit einem Rasayana (Stärkungs- und Verjüngungsmittel, siehe Kapitel 2.16) wieder aufbauen. Das Rasayana für Frauen leistet hier in der Regel ausgezeichnete Dienste, da es speziell auf die Bedürfnisse der weiblichen Physiologie abgestimmt ist. Es wirkt überraschend schnell, meist fühlen die stillenden Frauen schon nach vier oder fünf Tagen deutlich mehr Energie. Besser ist es natürlich, wenn Sie einen Ayur-Veda-Arzt konsultieren können. Er kann anhand der Pulsdiagnose und anderer Untersuchungen feststellen, welche Dhatus und/oder Subdoshas (siehe Kapitel 1.5) im Einzelfall geschwächt sind. Er kann Ihnen dann genauere Empfehlungen und maßgeschneiderte Maharishi-Ayur-Veda-Präparate verordnen.

Vorübergehende Schwächezustände mit leichter depressiver Verstimmung sprechen auch sehr gut auf das Vitality-Mix an. Dies ist eine Nusspaste mit Heilkräutern, die innerhalb von Minuten die Dhatus erreicht und Stärkung gewährt (Achtung: unbedingt vor größeren Kindern verstecken, sie ist nicht nur verführerisch lecker, sondern auch teuer!).

Wenn Sie sich nur vorübergehend niedergeschlagen fühlen und Ihr Baby stillen, überprüfen Sie unbedingt Ihren Flüssigkeitshaushalt. Es ist gar nicht so selten, dass eine stillende Mutter, ohne darauf zu achten, viel zu wenig getrunken hat. Durch den Flüssigkeitsmangel kann Ama schlechter ausgeschieden werden, kreist im Körper und verursacht eine schlechte

Stimmung. Einige Tassen warmen Tees gleichen dies innerhalb von Minuten wieder aus.

Natürlich gibt es auch länger anhaltende Beschwerden. Ich werde nie die junge Frau vergessen, die völlig verzweifelt und erschöpft mit allen Anzeichen einer Depression »schlappmachte«. Die Doppelrolle von Hausfrau und Mutter von drei Kindern zerrte an ihren Nerven, zudem war sie häufig krank gewesen, mit einem Wort, sie »konnte nicht mehr«. Nachdem sie verstanden hatte, was es mit Erschöpfung und Vata-Störungen auf sich hatte, legte sie sich ins Bett und hielt sich bewundernswert strikt an die obigen Anweisungen, unterstützt noch durch drei verschiedene Rasayanas, die ich ihr aufgrund der Pulsdiagnose empfahl. Eine Schwächung der Dhatus, wie sie nach Geburten häufig übrig bleibt, wenn die jungen Mütter nicht beizeiten vorbeugen können, ruft diese Erschöpfungszustände geradezu hervor. Der Ehemann der jungen Frau war aufs Höchste alarmiert, so besorgniserregend war ihr Zustand. Sie wurde aller Pflichten entbunden und sollte sich nur noch um sich selbst kümmern, wobei wir alle eine Erholungszeit von vielen Wochen einplanten. Raten Sie, wann diese früher energische Mutter wieder auf den Füßen stand? Nach einer Woche schon wollte sie wieder aufstehen, nach zwei Wochen tat sie es dann, und nach drei Wochen nahm sie wieder ihre gewohnten Tätigkeiten auf und ist bis heute energievoll und wohlauf.

Ohne die Hilfen des Maharishi Ayur-Veda sind Frauen, nicht selten auch sehr junge Mütter, manchmal Monate bis Jahre nach der Geburt eines Kindes erschöpft. Ich habe sogar Ehen erlebt, die auseinandergingen, weil der Mann die jahrelange tiefe Erschöpfung seiner Frau nach Schwangerschaft und Geburt einfach nicht mehr nachvollziehen konnte. Immer wieder sehe ich in meiner Praxis Frauen, die müde und ausgelaugt sind, kränklich und deprimiert, angeblich ohne Grund. Aber anhand der Pulsdiagnose stellt man leicht eine Schwächung der Dhatus fest. Allein die regelmäßige Ausübung der Transzendentalen Meditation wirkt hier oft wahre Wunder, und zwar vorhersehbare. In vielen Ländern hat man die Auswirkungen der Transzendentalen Meditation anhand von Fragebögen untersucht. Und immer wieder den gleichen Trend gesehen: Die geistige Verfassung verbesserte sich schon nach wenigen Wochen und Monaten, Depressionen nahmen mit regelmäßiger Praxis ab, die Menschen hatten weniger Ängste; Selbstvertrauen, Energie und Vitalität wuchsen deutlich. Dies wirkt sogar noch nach jahrelang zurückliegendem Verschleiß: Eine etwa fünfzigjährige Mutter zweier inzwischen erwachsener Mädchen kam im oben beschriebenen Zustand in meine Praxis. Ich verschrieb ihr Amrit Kalash (siehe Kapitel 2.16) zur Stärkung der Dhatus und empfahl ihr Transzendentale Meditation, damit sich ihr Energieniveau und ihre Vitalität bessern konnten. Wenn ich mich richtig erinnere, trank sie außerdem regelmäßig heißes Wasser. Nach sechs Wochen kam sie wieder, scheinbar ohne Erfolg und sichtbare Veränderungen. Aber ich war mit dem Ergebnis der Pulsdiagnose sehr zufrieden, denn die Dhatus arbeiteten deutlich stärker. So machte ich ihr Mut zum Durchhalten, ohne meine Anweisungen zu ändern. Zu Recht: Nach weiteren sechs Wochen hatte sie ihren seit Jahren verlorenen Humor wiedergefunden und war nach eigener Aussage »wieder ein neuer Mensch«.

Wann immer Sie sich nach der Geburt depressiv fühlen – nehmen Sie Ihre ganze Konsequenz zusammen und halten sich an die Vata-Reduktion. Ihr Wohlbefinden wird es Ihnen danken. Und wann immer Sie eine junge (oder ältere) Mutter mit diesen Anzeichen antreffen, schicken Sie sie zum nächsten Maharishi-Ayur-Veda-Arzt oder Lehrer für Transzendentale Meditation; Sie werden eine wunderbare Regeneration miterleben.

Ama nach Tagesschlaf

In den allerersten Wochen mit dem Neugeborenen, in denen Sie Ihren Rhythmus allmählich mit dem des Säuglings zur Deckung bringen müssen, ist vieles noch ungewohnt, die Regelmäßigkeit muss sich noch einspielen. In diesen Wochen werden Sie immer mal wieder das Bedürfnis haben, sich tagsüber hinzulegen und verlorenen Nachtschlaf nachzuholen. Dieses Schlafbedürfnis frischgebackener Mütter ist so verbreitet, dass sogar in den klassischen Texten darauf eingegangen wird: Generell wird Schlafen am Tage nicht empfohlen, Wöchnerinnen jedoch bilden dabei eine Ausnahme. Schlaf tagsüber vermehrt jedoch in jedem Fall Kapha und blockiert die Srotas (Körperkanälchen, siehe Kapitel 2.2). Dies gilt auch dann, wenn Sie morgens länger ausschlafen. Erinnern Sie sich: Ab sechs Uhr morgens beginnt die Kapha-Zeit, Schlaf vermehrt Kapha zusätzlich, so dass dann eher

Kapha-Störungen zu erwarten sind. Sie werden daher nach dem Erwachen einige Ama-Zeichen an sich feststellen: Dumpfer Kopf, vielleicht sogar Kopfdruck, Lustlosigkeit, Sie fühlen sich benommen, »kommen nicht in die Gänge« und haben schwere Glieder. Auch hier ist Vorbeugung das Beste: Gehen Sie so weit möglich schon weit vor Mitternacht – am besten gleich zusammen mit dem Baby – ins Bett, so dass Sie morgens ausgeschlafen sein können. Geht dies nicht, können Sie zumindest das Ama abbauen, das sich durch den Schlaf tagsüber angesammelt hat.

Nach dem Erwachen

Garshan-Massage.
Ein Glas heißes Wasser mit einem viertel bis einem halben Teelöffel Ingwerpulver trinken.
Ein paar Durchgänge Sonnengruß oder ein kurzer, schneller Spaziergang (je dumpfer Sie sich fühlen, desto schneller).

Garshan ist eine ayurvedische Trocken-Massage des gesamten Körpers. Sie wird mit rohseidenen Fausthandschuhen durchgeführt, die Sie selber nähen oder in jedem Maharishi-Ayur-Veda-Gesundheitszentrum erwerben können. Führen Sie die Bewegungen der Massage wie ein Abhyanga durch: über den Gelenken kreisend und an den langen Röhrenknochen auf und ab. Kopfhaut, Ohren und Fußsohlen nicht vergessen! Die rohe Seide rubbelt die Haut, sie regt Vata an und baut Kapha ab und reduziert gleichzeitig Ama. Das lohnende Ergebnis: Der Kopf wird klarer, der Körper lebendiger, und Sie fühlen sich wieder frisch.

Haarausfall

Nicht selten verlieren stillende Mütter vermehrt Haare, ein Zeichen, dass die Dhatus (Körpergewebe) ausgelaugt sind und wieder gefüllt werden müssen. Auch hier tun Rasayanas gute Dienste. Haare, Haut und Nägel gehören zum Asthi-Dhatu, dem Körpergewebe der Knochen (siehe Kapitel 1.5).

Das Asthi-Dhatu wird zum einen durch die Gabe von Fett, am günstigsten Ghee, genährt. Auch unter diesem Gesichtspunkt ist also die vermehrte Gabe von Ghee in den ersten Tagen und Wochen nach einer Entbindung vorbeugend sinnvoll. Sehr gut wird das Asthi-Dhatu auch genährt, wenn die stillende Frau regelmäßig Milch trinkt. Die empfohlene regelmäßige Milchzufuhr in der Stillzeit ist daher eine vorbeugende Maßnahme auch für diese vorübergehende Störung (siehe den Abschnitt »Genug Milch für mein Baby?« in Kapitel 5.3).

Als Rasayana gegen Störungen der Hautanhangsgebilde ist Amrit Kalash gut geeignet, insbesondere das Ghee-haltige MA-4.

Äußerlich können Sie die Haarwurzeln ebenfalls nähren. Massieren Sie täglich MA-725 sanft in die gesamte Kopfhaut, am besten vor dem Schlafengehen, und lassen es über Nacht einwirken. Oder Sie lassen das Öl tagsüber vor dem Haarewaschen mindestens eine Stunde lang einziehen.

MA-325 ist ein Rasayana für die Haut, eventuell ist es gut, es zusätzlich mit dem Kalzium-Präparat MA-925 zu kombinieren, um optimale Ergebnisse zu erzielen. Es sorgt generell dafür, dass die Nahrung vom Körper besser aufgenommen wird, und stärkt speziell das Asthi-Dhatu.

Kräutertabletten sind spezielle Nahrungsergänzungen für gesundes und kräftiges Haar. Ihre aufeinander abgestimmten Inhaltsstoffe geben dem Organismus die notwendigen Bausteine für den Haarwuchs.

7.7 Schnellregeneration für junge Mütter

Es ist mal wieder soweit. Das Baby schreit, die junge Mutter fühlt sich entnervt und müde. Vor der Baby-Zeit hätte man jetzt einmal ein geruhsames Wochenende eingelegt, aber mit einem Still-Baby? Für die Schnellregeneration an einem Wochenende brauchen Sie allerdings für etwa vier bis sechs Stunden Zeit sowie einen lieben Menschen, dem Sie Ihr Baby entspannt anvertrauen können.

1. Beginnen Sie am besten am Abend vorher: Gehen Sie so früh Sie können zu Bett, acht Uhr abends oder wenig später wäre ideal. Morgens stillen Sie Ihr Baby und übergeben es dann satt und zufrieden Ihrem Mann oder einem Babysitter.

2. Machen Sie sich genüsslich ein Abhyanga – vielleicht gewinnen Sie Ihren Mann dazu, Sie dabei mit einer Rückenmassage zu verwöhnen (20 bis 30 Minuten).
3. Machen Sie mit geöltem Körper ein paar Durchgänge vom Sonnengruß – bis zu 50 Prozent Ihrer Leistungsfähigkeit (zehn bis 15 Minuten).
4. Nehmen Sie ein warmes Vollbad in der Badewanne (20 Minuten).
5. Ruhen Sie im Bett (in den ersten sechs Wochen mit einer Wärmflasche auf dem Bauch; zehn bis 20 Minuten).
6. Ziehen Sie lockere, bequeme Kleidung an und führen Sie Maharishi-Yoga-Asanas durch. Achten Sie auf besonders langsame, ruhige Bewegungen (20 bis 30 Minuten).
7. Transzendentale Meditation oder TM-Sidhi-Programm (20 Minuten bis eine Stunde).
8. Ruhen im Bett, mit geschlossenen Augen, dabei Gandharva-Veden hören (20 Minuten).
9. Das Baby ist wieder dran – viel Vergnügen!

Lässt es sich einrichten, versuchen Sie, diese Schnellregeneration regelmäßig einmal pro Woche in der Stillzeit durchzuführen – so können Sie immer wieder sehr intensiv aufbauen. Bei mir hat diese Schnellregeneration den Spitznamen »Schnurr-Vormittag«, denn anschließend fühle ich mich immer wohlig wie ein schnurrendes Kätzchen.

Sind Sie in der ersten anstrengenden Zeit erschöpft, versuchen Sie es zusätzlich einmal mit einer »Schlafwoche«. Der Maharishi Ayur-Veda legt wegen der tieferen Erholung sehr viel Wert auf den Vor-Mitternachts-Schlaf. Ich habe mit meinen Patienten die Erfahrung gemacht, dass es den meisten anfangs Probleme bereitet, ständig früh zu Bett zu gehen. Eine Schlafwoche hingegen ist überschaubar.

Gehen Sie eine Woche lang konsequent sehr früh schlafen, spätestens um 21 Uhr.

Schon nach vier oder fünf Tagen merken die meisten Menschen eine deutliche Zunahme an ausgewogenem Kapha: Die Probleme scheinen nur noch halb so groß, sie fühlen sich kräftiger, die Haut wird schöner, und das ganze Lebensgefühl ist glücklicher geworden.

7.8 Erste Sexualität nach der Entbindung

Der gesamte Genitaltrakt der jungen Mutter ist noch lange Zeit nach der Entbindung sehr anfällig für jede Art von Vata-Störungen. Selbst im günstigsten Fall geht der Maharishi Ayur-Veda davon aus, dass die Dhatus der Mutter sechs Wochen brauchen, um sich von der Beanspruchung durch Schwangerschaft und Geburt zu erholen. Diese völlige Regeneration wird dann erreicht, wenn die Frau nach der Entbindung sechs Wochen lang regelmäßig das Abhyanga bekommen hat, wenn sie sich ausreichend schonen konnte, Vata-reduzierende Ernährung zu sich genommen hat und wenn sie die Heilkräfte der Stille aus der TM für die Balancierung von Körper und Geist regelmäßig einsetzen konnte. Selbst dann sollte sie bis zu einem Jahr nach der Entbindung davon ausgehen, dass immer noch unverhältnismäßig viel Vata in ihrer Physiologie ist, und sich entsprechend verhalten.

Dass Vata im Genitaltrakt dominiert, sieht man auch daran, dass Frauen in den ersten Wochen nach der Entbindung noch eine sehr trockene Vagina haben. Unter Umständen kann die sexuelle Vereinigung in dieser Zeit unangenehm oder sogar schmerzhaft sein. Der Ayurveda empfiehlt der jungen Mutter daher auch im sexuellen Bereich Schonung. Ideal ist es, wenn Mann und Frau die ersten zwei bis drei Monate nach der Entbindung noch enthaltsam sind. Danach ist das Vata-Dosha wieder so im Lot, dass die Anregung durch den Koitus (siehe Kapitel 3.16) keine Störung mehr anrichtet. Oft ist das Bedürfnis seitens der Frau und häufig genug auch seitens des Vaters ohnehin noch nicht wieder auf dem ursprünglichen Niveau, denn die teilweise durchwachten Nächte mit dem Neugeborenen und die völlige Ausrichtung auf das kleine Wesen fordern ihren Tribut. Oft sind die Eltern einfach nur froh, die Zeit im Bett schlafen zu dürfen. Fast alle frischgebackenen Eltern stellen in der ersten Zeit mit einem Baby fest, dass ihr sexueller Appetit sich von selbst deutlich reduziert. Dies Phänomen geht an fast keiner Partnerschaft vorbei und ist völlig normal. Lassen Sie sich daher einfach Zeit, denn die neue Dreisamkeit pendelt sich nach und nach ein. Je mehr Sie das Baby und Ihre täglichen Aufgaben gut unter einen Hut bekommen, desto entspannter werden Sie auch wieder. Und dies ist die beste Voraussetzung dafür, die »eheliche Pflicht« wieder in vollen Zügen zu genießen.

7.9 Hausfrau und Mutter?

Wie stellen Sie sich Ihr Leben mit dem Baby in der nächsten Zeit vor? Möchten Sie zu Hause sein, das Baby umsorgen und alle damit verbundenen Annehmlichkeiten und Pflichten annehmen? Oder möchten oder müssen Sie zurück in den Beruf und Familie und äußere Tätigkeit miteinander vereinbaren?

Der Maharishi Ayur-Veda sieht große Unterschiede zwischen Männern und Frauen, zwischen ihren Eignungen und Interessenlagen und der idealen Lebensaufgabe für beide.

Grundsätzlich sind Frauen zarter und nach innen gerichteter. Sie sind sensibel, nehmen schneller Stress auf, bauen ihn aber auch schneller wieder ab, wenn sie Gelegenheit dazu haben. Zusammenhänge sehen sie in der Regel ganzheitlicher, oft von der Ebene des Gefühls her, und sie haben eine gute Intuition. Sie erspüren häufig, welche Entscheidung die richtige ist, und verlassen sich auf ihren sechsten Sinn. Wenn sie meditieren und ihre feineren Bereiche systematisch entfalten, wird diese Tendenz ganz besonders deutlich. Viele Frauen haben bei regelmäßiger Meditationspraxis sehr schnell Zugang zu dem zarten Bereich in ihrem Inneren. Und ihre inneren Impulse, »die innere Stimme«, wird so deutlich, dass sie sie häufig befolgen, auch wenn der Verstand etwas anderes sagt.

Tatsächlich kann man »das Typisch-Weibliche« am Aufbau des Gehirns und seiner Funktion ablesen. Neuere Studien über den Aufbau des Gehirns zeigen, dass das Corpus callosum, der Balken, der die beiden Gehirnhälften miteinander verbindet, bei Frauen fünfundzwanzig- bis vierzigmal größer ist als bei Männern. Dadurch ist das weibliche Gehirn flexibler, weil eine Gehirnhälfte leichter die Funktion der anderen übernehmen kann. Außerdem arbeiten bei Frauen öfter beide Gehirnhälften gleichzeitig, sogar bei einfachen Tätigkeiten wie beispielsweise dem Buchstabieren von Wörtern, während Männer vorwiegend die linke, analytische Hälfte benutzen. Dies ist besonders interessant, weil die Gehirnforschung gezeigt hat, dass intuitives Denken besonders dann stattfindet, wenn beide Gehirnhälften synchron und integriert arbeiten. Auch bei TM-Meditierenden konnte man sehen, dass sie desto tiefer meditieren, je geordneter und kohärenter die Gehirnwellenmuster aus verschiedenen Gehirnarealen aufeinander abgestimmt sind. Dies ist die physiologische Voraussetzung dafür, dass sie im Laufe der

Zeit immer einfallsreicher und unkonventioneller denken, denn sie können ganz verschiedene Gehirnbereiche miteinander verknüpfen.

Weitere Untersuchungen ergaben, dass Frauen anders als Männer wahrnehmen. Sie achten in Unterhaltungen mehr auf die emotionale Bedeutung und auf unterschwellige Botschaften. Selbst der Sprachstil von Männern und Frauen unterscheidet sich so deutlich voneinander, dass dadurch bedingt oft Missverständnisse auftreten. Zusätzlich ist die Wahrnehmung über die Sinne sensibler: Frauen empfinden Geräusche lauter als Männer, sie reagieren auch auf Berührungen, Geschmack und Geruch empfindsamer. Auch dies sind Zeichen einer Dominanz von Vata in der weiblichen Physiologie.

Jeder Hausarzt kennt die Normbereiche für die verschiedenen Blutwerte im menschlichen Organismus, die sich bei Männern und Frauen unterscheiden. Nicht nur die weiblichen und männlichen Hormone sind unterschiedlich ausgeprägt, sondern ebenso die Leberfunktion und die vieler anderer Organe. Die Struktur und Funktion des Gehirns macht davon – fast möchte ich sagen logischerweise – keine Ausnahme.

Die Struktur der Männer ist mehr Pitta- und Kapha-betont. Sie nehmen visuelle Informationen besser auf als verbale und interessieren sich mehr für Gegenstände und Sachverhalte. Ganz davon abgesehen, dass sie im Verhältnis mehr Muskelmasse aufweisen, eine tiefe Stimme haben, ihre Haut dicker ist und vieles, vieles mehr. Durch das Pitta zeigen sie mehr Ellenbogen, sind, wenn nötig, aggressiver und können sich besser durchsetzen. Im Maharishi Ayur-Veda geht man davon aus, dass das männliche Geschlecht allgemein stabiler und belastbarer ist. Es dauert länger, bis Männer Stress in sich hineinlassen; sie können sich besser davor schützen. Umgekehrt braucht es aber auch länger, ihn wieder loszuwerden – eine typische Eigenschaft von Kapha.

Versteht man das Grundkonzept des Maharishi Ayur-Veda, erkennt man nur verschiedene Aspekte ein und derselben Struktur: Die Doshas an der Basis der Physiologie sind der Bauplan für den ganzen Menschen, sie steuern die körperlichen Funktionen, sie bestimmen das Aussehen und die Körperform nicht weniger als das Verhalten und die Interessenlage.

Aus diesen Verschiedenheiten zwischen Männern und Frauen leitet der Maharishi Ayur-Veda eine natürliche Aufteilung der Lebensaufgaben ab, die unserer altüberlieferten, traditionellen Rollenverteilung nahe kommt. Denn Frauen interessieren sich intensiv für alle Facetten körperlicher und geistiger Gesundheit, die Entwicklung der Persönlichkeit, ihrer eigenen nicht weniger als die ihrer Kinder und Enkelkinder. Kleidung, ein schönes Zuhause und gesunde Ernährung für ihre Lieben sind für sie fast immer wichtig. Außerdem sind sie die geborenen Vermittler; sie sehen leichter beide Seiten, da sie ganzheitlicher denken und Gefühle stärker einbeziehen. Überdies ist der häusliche Bereich in der Regel abgeschirmter, die Frau ist darin weniger Konkurrenzkämpfen und anderen Belastungen ausgesetzt als im oftmals harten Berufsleben. (Mir ist bewusst, dass dieses Bild eine Vereinfachung ist, aber die Tendenz stimmt sicherlich.)

Die Voraussetzung dafür, dass die Aufteilung Mann draußen/Frau innen auch in unserer Zeit der Infragestellung überkommener Rollenmuster für Frau und Mann, Mutter und Vater zur beiderseitigen Zufriedenheit ausfallen kann, liegt im Grad der Bewusstseinsentwicklung (siehe Kapitel 3.15), im Ausmaß des eigenen Selbstbewusstseins und in der gegenseitigen Wertschätzung. Das Wissen über die besonderen Eigenschaften und Vorzüge des eigenen und des jeweils anderen Geschlechts führt im Idealfall dazu, dass eine Frau und Mutter, die Haushalt und Kindererziehung vorwiegend unter sich hat und erfolgreich »managt«, vom Ehemann dafür geachtet und bewundert wird und selbst auch ihr Aufgabengebiet als wichtig und ausfüllend empfindet (okay, natürlich nur fast immer!). Ebenso kann der Mann ihre Intuition und Sicherheit in Gefühlsdingen als Plus werten, und seine Frau in diesen Dingen zu Rate ziehen. Die Frau hat den großen Vorteil, dass viel Stress aus der Umgebung, der mit dem männlichen Berufsalltag zwangsläufig verbunden ist, vom Mann aufgefangen werden kann. Beide ergänzen sich dabei in ihren Stärken, die Frau profitiert von der Stabilität ihres Mannes und er von ihrer Feinfühligkeit. Umgekehrt kann diese Aufgabenverteilung die naturbedingten Schwächen, seine größere Sachbezogenheit, die den Intellekt oft über die Intuition stellt, und ihre geringere Belastbarkeit ausgleichen. Stärke und Schwäche sind hierbei ein und dasselbe: Die größere Sensibilität und Offenheit geht nun mal einher mit einer tendenziell empfindlicheren Psyche der Frau. Umgekehrt ist die emotionale Stabilität des Mannes das Ergebnis dessen, dass er mehr »nach außen« gerichtet ist, mehr vom Intellekt bestimmt wird. Selbstverständlich sind dies nur allgemeine Tendenzen. Ganz sicher gibt es Männer, die sensibler und intuitiver als viele Frauen sind, und auch Frauen, deren emotionale Stabilität die eines Mannes weit übertreffen kann.

Da in unserer Generation die alte Rollenverteilung gerne in Bausch und Bogen kritisiert wird, scheint es mir besonders wichtig, die Einschätzung der »typisch weiblichen« und der »typisch männlichen« Physiologie einmal vorurteilsfrei zu überdenken. Es ist weniger die traditionelle Rollenverteilung, die Unglück über viele Frauen, Kinder und Männer gebracht hat, sondern die mangelnde Bewusstseinsentwicklung und fehlende geistige Reife, die zu ihrem Missbrauch geführt hat.

Ist die Frau selbst mit einem Leben zu Hause zufrieden, fühlt sie sich damit ausgefüllt, dann scheint diese Art der Rollenverteilung ihrer besonderen Interessenlage sowie ihrer größeren Sensibilität entgegenzukommen. Ganz davon abgesehen, dass eine stabile Mutter-Kind-Beziehung ohne Zweifel das Beste für eine gesunde Persönlichkeit des heranwachsenden Kindes ist. Dabei sollte man jedoch bedenken, dass früher die Großfamilie das Natürliche war; keine Frau war mit Haushalt, Kinderpflege und -erziehung auf sich allein gestellt. Da fast alle Kinder heutzutage in Kleinfamilien großwerden, und Arbeitskräfte teuer geworden sind, ist in den meisten Partnerschaften ganz sicher die Mithilfe des Mannes im Haushalt unabdingbar, damit die verbleibende Zeit der Zweisamkeit und der Freude an den Kindern gemeinsam genossen werden kann.

Wenn Sie gerne berufstätig sind oder aus finanziellen Gründen arbeiten müssen, machen Sie das Beste daraus. Auch eine Mutter, die teilweise außer Haus ist, kann eine »gute Mutter« sein, wie viele Studien gezeigt haben. Wichtig für die emotionale Entwicklung des Kindes ist weniger die Stundenzahl, die Sie mit ihm verbringen, sondern die Intensität und Qualität Ihres Zusammenseins. Versuchen Sie soweit wie möglich, Ihre Doshas im Gleichgewicht zu halten – und erinnern Sie sich daran: Stress, Arbeitsdruck, Übermüdung, Anspannung vermehren Vata, was dann ausgeglichen werden muss. Erfolgserlebnisse und Zufriedenheit im Berufsleben können andererseits die emotionale Ausgeglichenheit und damit ein gesundes Kapha fördern, auch dies kann die weibliche Physiologie zum Wohle der ganzen Familie balancieren. Das Wichtigste ist und bleibt daher in der heutigen Zeit: Finden Sie für sich den Weg heraus, der Sie selbst am meisten ausfüllt, ohne allzugroße Überanstrengung mit sich zu bringen, und der Ihrem Gefühl nach die beste Lösung für alle ist. Und wenn einmal alles auf dem Kopf zu stehen scheint, halten Sie sich an das Leben mit dem Kompromiss.

7.10 Leben mit dem Kompromiss

Liebe Eltern, spätestens nach einigen Tagen und Wochen mit dem neuen Erdenbürger werden Sie es gemerkt haben: Es ist nicht immer leicht, alles richtig zu machen, auch wenn Sie sich noch so viel Mühe mit dem Baby geben. Immer mal wieder gibt es Tage und Stunden, wo Ratlosigkeit Sie überfällt: Warum schreit unser Kleines jetzt, warum ist es heute unruhiger als gestern, was ist jetzt das Beste für es? Selbst bei bester Information und Vorbereitung brauchen Sie für den Umgang mit einem Säugling viel Feingefühl und Intuition. Je mehr das eigene Vata im Lot ist, je entspannter ein Mensch ist, desto mehr Zugang hat er automatisch zum Bereich des Vereinheitlichten Feldes (siehe Kapitel 1.2), und desto mehr Qualitäten eines erweiterten Bewusstseins fließen auch in seine täglichen Handlungen ein. Zwischen Eltern und Kindern ist die Verbindung auf dieser zarten, alles durchdringenden Ebene von Natur aus besonders eng. Bei einem russischen Telepathie-Experiment tötete man nacheinander die Jungkaninchen eines Wurfes und untersuchte das 2 000 Kilometer entfernte Muttertier. Jedesmal, wenn eines der kleinen Kaninchen seinen Lebensatem aushauchte, setzte die Herzaktion der Mutter für einen Moment aus. So makaber dieses Experiment auch ist, so eindrucksvoll zeigt es die enge Verbindung zwischen Müttern und Kindern. Je entwickelter das Bewusstsein der einzelnen Familienmitglieder ist, desto leichter fällt es ihnen, auch sehr feine Impulse aus dem Bewusstsein der anderen so uneingeschränkt wahrzunehmen, als seien es ihre eigenen, auch ohne Worte. Dieses Einfühlungsvermögen ist natürlich besonders bei einem Baby ein unschätzbares Plus, da es sich noch nicht sprachlich mitteilen kann. Auf der anderen Seite ist die Verbindung mit dem Baby so innig, dass das kleine Wesen eben diese Qualitäten im Bewusstsein seiner Eltern wachsen lässt. Stillen, liebevolle Aufmerksamkeit und Zuwendung und das Streicheln des Abhyanga lassen die wortlose Bindung zwischen Eltern und Baby fühlbar werden und vertiefen sie (siehe den Abschnitt »Stillen verbindet« in Kapitel 5.1 und den Abschnitt »Positive Wirkungen des Baby-Abhyanga« in Kapitel 6.3). Letztlich fließt bei all diesen Tätigkeiten Bewusstsein: von der Mutter zum Baby, vom Vater zum Baby und umgekehrt. Dadurch wachsen automatisch Mutter- und Vaterliebe. Je mehr Zuwendung und entspanntes Bewusstsein fließen, desto mehr Liebe entwickelt sich auch. Alle Therapieangebote des Maharishi Ayur-Veda entwickeln darüber hinaus Körper und Seele und bringen ihre Funktionen ins Gleichgewicht. Sozusagen als Nebenwirkung erweitert sich das Bewusstsein, so dass Intuition und Feinempfinden wachsen.

Trotz aller Hilfen, die Ihnen dieses Buch und die vielen Ratschläge anderer Menschen vielleicht vermitteln können, werden Sie in jeder Situation selbst entscheiden müssen, was Sie selbst für das Richtige halten. Jede Mutter und jeder Vater – und auch jedes Baby – haben einen anderen Charakter und werden naturgemäß individuelle Lösungen im Umgang miteinander entwickeln.

Der Maharishi Ayur-Veda geht davon aus, dass ein Mensch erst dann keine Fehler mehr macht, wenn er alle Verspannungen und Begrenzungen seines Nervensystems abgebaut hat und ihm alle Möglichkeiten des Vereinheitlichten Feldes offenstehen. Sein Bewusstsein ist dann so ausgedehnt, dass es viele Aspekte gleichzeitig wahrnehmen kann und entsprechend richtig handelt. Solange dieser Zustand von Erleuchtung noch nicht voll entwickelt ist, macht man noch Fehler. Damit kann und muss man leben und das Beste daraus machen. Es wird gerade im Umgang mit Kindern immer wieder Situationen geben, die Sie im Nachhinein anders gelöst hätten oder in denen Sie (meist wegen eigener momentaner Störungen der Doshas) sich vielleicht alles andere als ideal verhalten haben. Immer eine herrliche Gelegenheit, Schuldgefühle zu entwickeln oder an sich selbst zu zweifeln. Dieses Buch bietet Ihnen die Erklärung zahlreicher Zusammenhänge und tieferes Verständnis für Störungen. Gleichzeitig scheint es Ihnen als Eltern auch einiges abzuverlangen, indem es Ihnen die Verantwortung für Ihr Kind zeigt, damit es gesund und emotional in Harmonie aufwachsen kann. Viele junge Väter und Mütter – gerade diejenigen, die bewusst viel Positives für ihre Kinder tun wollen – fühlen sich nicht selten unter Druck, immer eine ideale Mutter oder ein idealer Vater sein zu müssen. Wie vereinbart man den hohen Anspruch an sich selbst mit einem entspannten Dasein? Wie bewahrt man die Ruhe angesichts der eigenen Begrenzungen und Fehler?

Hierzu möchte ich Ihnen eine kurze Geschichte aus der »Bhagavad-Gita« mitgeben, die ich bei solchen Stimmungen als sehr tröstlich empfinde. Diese alte vedische Schrift über einen fast erleuchteten Prinzen und seinen Wagenlenker, der das höchste Bewusstsein verkörpert, nimmt in Frage und Antwort zu vielen Lebensproblemen Stellung. Der Prinz möchte sich bei einer lebenswichtigen Entscheidung ideal verhalten, ohne sich und andere zu verletzen. Auf seine Frage, was er tun solle, erklärte ihm der Wagenlenker: Jeder kann sich nur so verhalten, wie es seinem eigenen Bewusstseinszustand entspricht. Es wäre sogar falsch, die äußeren Handlungen erleuchteter Menschen zu kopieren, und sei deren Verhalten auch noch so nachahmenswert. Denn das Verhalten der Erleuchteten entspricht nicht der eigenen Entwicklungsstufe, und ihre Lebensaufgabe ist eine andere. Er soll ganz natürlich so leben, wie es seinem persönlichen Bewusstseinszustand entspricht, nicht besser.

In dieser Passage steckt eine sehr tiefe Weisheit: Jeder Mensch ist einzigartig und wird seinem eigenen Bewusstseinszustand entsprechend die »richtigen« Entscheidungen treffen. Man entwickelt sich nicht, indem man einen anderen imitiert, denn dies erzeugt eine Spannung im Inneren. Ein Mensch, der nicht er selbst ist, handelt unnatürlich, aufgesetzt – und bringt seine eigene Körperchemie durcheinander, da sich Innen und Außen nicht decken (siehe Kapitel 1.6).

Das gleiche gilt dann, wenn man sich unter Druck setzt. Gerade zum Lebensbeginn, aber auch später im Leben eines Kindes, müssen die Eltern die nicht immer ganz leichte Aufgabe bewältigen, vielen Interessen gleichzeitig gerecht zu werden und darauf zu achten, dass niemand in der Familie zu kurz kommt. Viele frischgebackene Mütter fühlen sich besonders in der ersten intensiven Stillzeit von ihrem Baby von Zeit zu Zeit regelrecht »aufgefressen«. Eine gute Balance muss gefunden werden zwischen dem Ausmaß an Nähe, die gerade der Säugling am Anfang braucht, und dem Ausmaß an Nähe, bei dem auch die Eltern als Persönlichkeiten sich für sich selbst wohl fühlen können. Das Ausmaß, das für beide angenehm ist, ist für jede Mutter und jedes Baby unterschiedlich, finden Sie es für sich heraus! Auch Distanz ist wichtig, um genügend frei fließende Liebe empfinden und aufrechterhalten zu können. Wenn Sie sich vereinnahmt, »aufgefressen« fühlen, erzeugt dieser seelische Druck mehr Vata, und Sie fühlen sich mit Ihrem Baby weniger glücklich.

Auch die Mutter hat ein Recht auf genügend Eigenleben. Das Maharishi-Ayur-Veda-Mutter-und-Baby-Programm hilft Ihnen durch die regelmäßige Tagesroutine und geregelte Schlafenszeiten des Babys dabei, genug Zeit für sich selbst zu finden. Ist die frischgebackene Mutter selbst ausgeruht, freut sie sich auf das Baby und umsorgt es mit innerem Glück. Geben sollte immer aus einer Fülle erfolgen dürfen, ohne inneren Zwang, damit die Doshas im Gleichgewicht bleiben.

In der Geschichte aus der »Bhagavad-Gita« bringt der Wagenlenker die Lösung für dieses Dilemma ein wenig später: »Gefestigt im Sein, handle!« Der Prinz soll also sein eigenes Bewusstsein weiterentwickeln, damit das Sein oder die Qualitäten des Vereinheitlichten Feldes dauerhaft in seine Persönlichkeit einfließen. Erst dann ist er völlig mit sich selbst im Einklang und kann auch im größten Tumult des Lebens entspannt bleiben und richtig handeln. Fazit für alle Eltern: Leben Sie mit den Fehlern, die Sie vielleicht machen könnten – sich sorgen bringt nur zusätzliche Vata-Störungen –, und arbeiten Sie ruhig und entspannt mit allen verfügbaren Mitteln daran, Ihr eigenes Bewusstsein weiterzuentwickeln. Mehr verlangt nicht einmal ein ethisch und moralisch sehr hochstehender Erleuchteter von seinem besten Schüler. Der Maharishi Ayur-Veda enthält viele Techniken, die alle gemeinsam nur eines wollen: einen Menschen mit seinem innersten Kern in Einklang zu bringen, indem er sich im Einklang mit sich und den Naturgesetzen verhalten lernt. Versuchen Sie, mit sich selbst sanft zu sein, verlangen Sie nicht mehr als möglich. So bleibt Ihr Vata im Gleichgewicht, als Voraussetzung für stetiges geistiges Wachstum. Schaffen Sie es, sich selbst gegenüber tolerant zu sein, stellt sich automatisch mehr Toleranz gegenüber Ihrem Ehepartner und Ihren Kindern ein. Toleranz bedeutet, dass Sie Verschiedenheiten flexibel akzeptieren können, eine Eigenschaft von Ojas. Dies ist eine positive Spirale: Je mehr Sie Ihr Bewusstsein entwickeln, desto mehr Ojas produzieren Sie, desto leichter fällt es Ihnen auch, souverän zu handeln, was wiederum die Basis für weitere positive Erfahrungen im äußeren Leben ist. So entwickeln sich auf jeder Ebene automatisch das Feingefühl und die Großzügigkeit sich selbst gegenüber, die Sie als Eltern und Kinder immer füreinander brauchen werden.

7.11 Das Baby ist ein Rasayana

Ein Baby hat eine so sanfte und zarte Ausstrahlung, dass die meisten Menschen es unweigerlich als »süß« empfinden. Dass dies so ist, haben unsere westlichen Verhaltensforscher auf das sogenannte Kindchen-Schema zurückgeführt. Alle kleinen Lebewesen, Menschen ebenso wie Tiere, haben es: Im Verhältnis übergroße Augen, eine winzige Nase und eine sehr hohe Stirn im Vergleich mit dem übrigen Gesicht. Aber warum sollen ausgerechnet diese Formen so »süß« sein?

Das Anziehende daran liegt sehr viel tiefer: Es ist die überaus zarte Schwingung, die jedes neue, kleine Wesen umgibt. Ein neugeborenes Baby hat in diesem Erdenleben noch keinen Stress (oder fast keinen) angesammelt. Deswegen drückt seine Physiologie die Qualitäten des Vereinheitlichten Feldes (siehe Kapitel 1.2) uneingeschränkt aus. So sanft dieses Element auch ist, es ist gleichzeitig erstaunlich stark, so stark, dass es sich deutlich auf andere Menschen überträgt. Wenn Sie das kleine Wesen auf den Arm nehmen oder Ihr Gesicht dem seinen nähern, mit ihm mit sanfter Stimme sprechen oder es in Ruhe massieren – die Erfahrung ist immer die gleiche: Das feine Ojas des Säuglings vermischt sich mit Ihrem. Die zarte Ausstrahlung des Babys fügt Ihrer eigenen ein neues Element hinzu und verändert sie in die gleiche Richtung. Man fühlt sich selbst dadurch sanfter, zarter, offener. Und dies ist auch zu sehen. Der Gesichtsausdruck von Müttern, Vätern, Tanten, Onkeln und Nachbarn verändert sich, wenn sie das Baby auf den Arm nehmen dürfen. Ihre Augen beginnen zu strahlen, sie lächeln, der gesamte Gesichtsausdruck »verklärt« sich, das heisst, etwas in diesen Menschen wird »klarer«.

Alle Menschen bekommen durch das Baby ein großes Geschenk, ein kleines Kind wird im Maharishi Ayur-Veda als Rasayana (siehe Kapitel 2.16) angesehen. Dies winzig kleine Wesen hat auf andere Menschen eine »bezaubernde« Wirkung. Schon an dieser Wortwahl des Volksmunds wird deutlich, was der Ayurveda als Rasayana beschreibt. Die Qualität des Neugeborenen ist so schön und so anders, dass es das Bewusstsein anderer Menschen zum Positiven hin verändern kann. Das erklärt auch, weshalb die meisten Menschen das unwiderstehliche Bedürfnis haben, einem Baby oder einem kleinen Kind möglichst nahe zu sein: Sie wollen es auf den Arm nehmen oder ihm zumindest über den Kopf streicheln. Dies ist ihnen selbst angenehm, weil sich das Ojas des kleinen Wesens auf sie selbst überträgt (siehe Kapitel 2.4).

Der Austausch von Ojas findet auch in umgekehrter Richtung statt. Denn das Baby nimmt auch die Schwingung anderer Personen sehr sensibel wahr. Daher ist es manchmal nötig, ein Neugeborenes vor zu vielen Kontakten mit anderen Leuten zu schützen. Andererseits sollten Sie auch nicht zu geizig mit Ihrem Kleinen sein. Solange es nicht überhand nimmt, gönnen Sie Großmüttern, -vätern und anderen freundlichen Menschen gerne etwas vom Ojas Ihres Babys.

Die Mutter und ihr Baby tauschen ihr Ojas ständig miteinander aus und befruchten sich gegenseitig: Die Muttermilch enthält sehr viel Ojas (siehe den Abschnitt »Stillen vermehrt Ojas« in Kapitel 5.2), das das Kind automatisch mit seiner Nahrung aufnimmt und das sein eigenes Ojas verstärkt. Umgekehrt gibt das Kind seiner Mutter durch seine bloße Gegenwart viel von dieser Essenz des Bewusstseins, was wiederum die Qualitäten von Ojas in der Physiologie der Mutter stärkt.

Auch Vater und Geschwister sind naturgemäß in dieser Hinsicht äußerst bevorzugt. Durch den ständigen Kontakt und die Gegenwart Ihres Babys nehmen Sie selbst pausenlos das Ojas des Neugeborenen auf – das so hilflos scheinende Baby verteilt es an alle in verschwenderischer Fülle. Damit birgt die Geburt eines neuen Menschen eine Chance zur Verinnerlichung für alle Nahestehenden in sich. Ihr Bewusstsein erweitert sich, sie werden selbst sanfter, liebevoller und empfindsamer für zarte Zwischentöne. So sorgt das Baby von sich aus dafür, dass es nicht zu kurz kommt. Denn dieser verinnerlichte Zustand bringt es mit sich, dass Intuition und Feinempfinden von Mutter und Vater automatisch wachsen. Und dies um so mehr, je mehr direkten, nahen Kontakt sie mit dem Baby haben, je mehr entspannte Aufmerksamkeit sie ihm schenken.

Rasayanas sind Substanzen oder Verhaltensweisen, die belebende, verjüngende und vitalisierende Wirkungen auf den Organismus haben. Sie stärken die Abwehrlage und verbessern die geistige und körperliche Gesundheit. Damit gibt Ihr Baby Ihnen etwas, was Sie auch in anstrengenden Stunden über sich selbst hinaus wachsen lässt. Eine Erfahrung, die immer wieder erstaunt: Ausgeglichene junge Mütter sind oft besonders weich und gleichzeitig sehr belastbar. Sie verfügen damit genau über die Qualitäten, die sie in der ersten, anstrengenden Zeit nach der Geburt brauchen. So belohnt Ihr Baby Sie allein durch seine Gegenwart überreichlich für all die Mühen, die mit der Pflege eines Neugeborenen nun mal verbunden sind.

Damit sind alle Hilfen, die Ihnen der Maharishi Ayur-Veda geben kann, um Ihr Vata in der Zeit nach der Geburt auszugleichen, äußerst wertvoll. Sie können Ihr Vata-Dosha vorbeugend ausgleichen, und damit ist es leichter, ausgeruht und kräftig zu bleiben. Je wohler Sie sich selbst fühlen, desto wacher können Sie sich an der neuen Bewusstseinsqualität erfreuen, die das Baby mit sich bringt. Und damit können Sie sich im wahrsten Sinne am Mutterglück – und Vaterglück! – erfreuen.

8 Abstillen

8.1 Der richtige Zeitpunkt zum Abstillen

Der junge Erdenbürger sollte erst dann etwas anderes als Muttermilch bekommen, wenn sein Verdauungssystem dafür reif genug geworden ist. Wenn die ersten Zähnchen kommen, sieht der Maharishi Ayur-Veda dies als natürliches Zeichen dafür an, dass das Baby allmählich mit fester Nahrung beginnen kann. Ein anderes untrügliches Zeichen ist das wachsende Interesse des Säuglings am Essen der »Großen«, das bei den anderen Familienmitgliedern auf dem Tisch steht. Je nach Baby wird dies etwa ab dem sechsten Monat sein. Wie jeder Übergang (siehe Kapitel 2.11 und 6.1) sollte auch die Umstellung auf einen erweiterten Speiseplan nur allmählich und schonend gestaltet werden, damit die Verdauungskraft des Babys sich erfolgreich an neue Nahrungsbestandteile gewöhnen kann.

Die Bakterienflora, mit der der Darm besiedelt ist, ist neben den körpereigenen Enzymen, die die Nahrung chemisch in ihre kleinsten Bestandteile zerlegen, wesentlich daran beteiligt, die Nahrung richtig aufzuschlüsseln. Das Bakterienmilieu, das der Säugling brauchte, um die Muttermilch aufzuschließen, unterscheidet sich grundlegend von dem, das die Verdauung anderer Nahrungsbestandteile unterstützt. Gibt man dem Säugling nur nach und nach bisher unbekannte Nahrung, kann die Änderung der Bakterienflora mit der Zugabe ungewohnter Nahrungsbestandteile Schritt halten, so dass das Essen mit ihrer Hilfe ohne Rückstände (Ama) aufgeschlüsselt werden kann. Dass dies passiert, sehen Sie schon am ersten oder zweiten Tag der Zufütterung an der Windel Ihres Babys: Der sauer riechende, fast flüssige, goldgelbe »Stillstuhl« wandelt sich in eine festere Masse, die vom Geruch und der Farbe her zunehmend die Beschaffenheit des Stuhlgangs der Erwachsenen annimmt.

Auf diese Weise beugt der Maharishi Ayur-Veda Komplikationen und Verdauungsstörungen vor, die durch zu schnelle, unbedachte Zufütterung entstehen könnten.

Tipps zum Abstillen

1. Der Säugling braucht anfangs eine sehr leicht verdauliche Kost, damit sein Verdauungssystem durch die noch ungewohnten Nahrungsbestandteile nicht überlastet wird.
2. Der Speiseplan sollte nur schrittweise erweitert werden. So wird das Verdauungssystem des Säuglings schonend an ungewohnte Nahrung gewöhnt.
3. Ersetzen Sie jeweils nur eine Stillmahlzeit durch andere Nahrung.

8.2 Die erste Mahlzeit

Der Maharishi Ayur-Veda empfiehlt, dem Baby als allererste Beikost eine sämig gekochte, durchgeseihte Reissuppe anzubieten (siehe Rezeptteil im Anhang).

Diese Suppe ähnelt von der Konsistenz her der leichtverdaulichen Muttermilch, so dass die Umstellung von daher nicht allzu groß ist. Reis enthält leichtverdauliche Kohlehydrate und pflanzliches Eiweiß in relativ geringem Maße – aber dafür ist es besonders wertvoll. Er enthält alle Eiweißbausteine, die unser Körper braucht, und ist daher als vollwertige Kost auch schon für das Kleinste sehr gut geeignet. Außerdem ist Reis ausgesprochen reich an Vitaminen der B-Gruppe, die im Stoffwechsel eine Schlüsselrolle spielen und gerade in Zeiten des Wachstums dringend gebraucht werden.

Geben Sie dem Baby die dünne Suppe am besten im Fläschchen, erst einmal nur bei einer Mahlzeit täglich. Die beste Zeit für den Beginn der Umstellung ist das Mittagessen, denn mittags ist die Verdauungskraft naturgemäß am größten. Wenn die Sonne, das Energie- und Hitzeelement, im Zenit steht, ist auch das Pitta im Körper des Menschen im Einklang mit der Natur am stärksten angeregt, und damit auch seine Verdauungskraft (siehe Kapitel 3.7). So suchen Sie die optimale Zeit aus, zu der Ihr Baby die neue Nahrung probieren kann. Probieren Sie diesen Reisschleim am besten selbst einmal. Er schmeckt überraschend süß. Trotzdem werden nicht alle Babys ihn anstandslos nehmen. Vielleicht trinken sie nur ein Drittel des Fläschchens, bis der erste große Hunger gestillt ist;

danach kommt keine Begeisterung mehr auf. Geben Sie Ihrem Abstillbaby anschließend wieder die Brust, damit es satt wird. Erhöht sich die Trinkmenge auch nach einigen Tagen nicht, können Sie dem Schleim ein kleines bisschen rohen Rohrzucker zugeben, der im Körper keine Ama-Störung hervorruft, im Gegensatz zu unserem normalen Haushaltszucker. Oder Sie fügen dem Reisschleim das Wasser eingeweichter Rosinen zu. Auch dieser Fruchtzucker ist für das Baby harmlos und verfeinert den Geschmack.

Geben Sie dem Kleinen diese Reissuppe mindestens eine Woche lang, danach können Sie ihm eine durchgeseihte Mung-Bohnen-Suppe dazu geben (siehe Rezeptteil im Anhang).

Kochen Sie die Suppe jedesmal frisch, damit der kleine Organismus nicht mit freien Radikalen überschwemmt wird, die seiner Gesundheit schaden (siehe Kapitel 2.16).

Nachdem sich der Magen-Darm-Trakt des Babys an die Reis- und Mung-Bohnen-Suppe gewöhnt hat, können Sie diese nach und nach etwas dicker zubereiten, etwas cremiger und breiartiger. Lassen Sie Ihrem Baby Zeit, sich an eine neue Speise zu gewöhnen, bevor Sie die nächste einführen. Nach weiteren ein oder zwei Wochen können Sie zusätzlich zu den Suppen damit anfangen, halbfeste Nahrung dazuzugeben wie gekochte, noch breiig weiche Gemüse. Nehmen Sie Gemüsesorten, die Ihr Kind gerne mag. Babys mögen in der Regel gerne Karotten. Brokkoli und andere Kohlarten sind erfahrungsgemäß weniger beliebt.

8.3 Leicht Verdauliches für den Übergang

In der ersten Zeit nach dem Abstillen – also in der Übergangsperiode von flüssig auf fest – sollte die Mutter dem Kind generell leicht verdauliche Speisen anbieten, damit das noch zarte Verdauungssystem des kleinen Kindes nicht überlastet wird und es daher vor Ama (körpereigenen Stoffwechsel-Abbauprodukten) geschützt wird.

Besonders zu Beginn der Entwöhnungszeit ist es gut, den Kindern das Essen in Form von Breien anzubieten, wie es auch europäische Tradition ist. Je leichter das Essen verdaut werden kann, desto geeigneter ist es für das noch empfindliche Verdauungssystem des kleinen Menschen.

Der Maharishi Ayur-Veda ist sehr geschickt darin, die verschiedensten Nahrungsmittel durch einfallsreiche Zubereitung, Kochen oder das Hinzufügen von Gewürzen, die die Verdauungskraft (Agni) anregen, so zu verfeinern, dass der Körper sie mit weniger Eigenleistung aufschließen und assimilieren kann. Prinzipiell wird jeder Nahrungsbestandteil durch Zerkleinern, Passieren, Rühren oder durch Verdünnen mit Wasser leichter verdaulich. Auch das Rösten von Nahrungsmitteln (zum Beispiel Puffreis oder -mais, Zwieback, Knäckebrot) hilft dem Körper, die ursprüngliche Zusammensetzung besser aufzuschließen. Der traditionelle Bananenbrei für Kleinkinder, den unsere Mütter und Großmütter herstellten, ist dafür ein gutes Beispiel. Die Banane wird mit der Gabel zerdrückt und anschließend fast schaumig geschlagen, bevor sie dem Baby gegeben wird. Denn Bananen liegen allgemein schwer im Magen, daher geben Sie sie dem Baby nur in Maßen, und wenn, dann in dieser fast »vorverdauten« Form.

Generell sollten auch alle Bestandteile der Babynahrung frisch zubereitet werden. Geben Sie dem Baby nichts Aufgewärmtes. Zuvor gekochtes und später wieder aufgewärmtes Essen macht Körper und Geist dumpfer und schwerer und bereitet auf Dauer den Boden, auf dem Krankheiten entstehen können (siehe den Abschnitt »Einige Faustregeln ayurvedischer Nahrungsauswahl« in Kapitel 2.10). Außerdem schwächt aufgewärmtes Essen Agni, die Verdauungskraft. Obwohl dies die Zubereitung der Baby-Nahrung umständlich macht, sollten Sie sich die Extra-Mühe machen. Die Lebensfrische, die das Baby mit frisch zubereiteter Nahrung zu sich nimmt, zahlt sich auf Dauer mit besserer Gesundheit aus.

Am einfachsten ist es, wenn Sie das Essen für den kleinen Erdenbürger zusammen mit dem Essen für die anderen Familienmitglieder kochen und dann erst am Ende des Kochvorgangs würzen. Wenn Sie die Gewürze für die Nahrung der Erwachsenen in einem kleinen Soßenpfännchen separat in Ghee aufschließen (siehe Kapitel 2.10) und direkt vor dem Servieren zugeben, ist das Essen nicht nur schmackhaft, sondern auch gesund, da die freien Radikale durch diese Zubereitungsart gebunden werden. Gläschenkost, und sei sie noch so biologisch und schonend zubereitet, sollten Sie nur in Ausnahmefällen wie Reisen einsetzen. Bei etwas größeren Babys können Sie auch unterwegs einfach nur einen elektrischen Pürierstab mitnehmen – so kann das frisch zubereitete Essen für die Erwachsenen auch außerhalb ohne Aufwand babygerecht gestaltet werden.

Wenn man diese Kriterien richtig in die Tat umsetzt, empfiehlt es sich, im Laufe der Zeit nach und nach die Stillmahlzeiten durch halbflüssige und später erst feste Nahrung zu ersetzen.

Geben Sie dem Baby auch noch keine ganz festen Nahrungsmittel wie Nüsse oder rohe Karotten und Äpfel zum Abbeißen. Da Babys sich noch leicht verschlucken, besteht die Gefahr, dass sie diese Nahrung in die Bronchien bekommen, was im schlimmsten Fall zu Atemnot und Ersticken führen könnte.

Achten Sie außerdem darauf, Ihrem Kind besser keine sauer schmeckenden Nahrungsmittel wie Grapefruits, Erdbeeren, Joghurt, Dickmilch oder Käse zu geben. Wenn Sie beispielsweise reinen Zitronensaft auf die Zunge träufeln, merken Sie, wie sich der ganze Mund durch die Säure automatisch zusammenzieht. Genauso verengt der saure Geschmack im Körper reflexartig alle Körperkanälchen (Srotas), was dazu führt, dass sich im kindlichen Organismus mehr Ama (körpereigene Stoffwechsel-Abbauprodukte) ansammelt, da es durch die engen Srotas schlechter ausgeschieden werden kann (siehe Kapitel 2.5).

Milch (auch Muttermilch) und Salz gelten im Ayurveda als unverträgliche Nahrungsmittel, die nicht gemischt werden sollten. Füttern Sie das Baby mit Nahrung, die (bitte wenig!) Salz enthält, wie zum Beispiel gekochtes Gemüse, sollten Sie ihm daher nicht in unmittelbarer zeitlicher Nähe die Brust geben. Warten Sie nach der Mahlzeit etwa 20 Minuten, danach können Sie Ihr Kleines stillen. Kein Problem ist dies bei süßen Speisen wie etwa Getreidesuppen oder -breien. Hier könnten Sie das Baby als Auftakt der Mahlzeit stillen, vielleicht für zehn Minuten, und ihm dann sein Essen geben.

Gehen Sie zusätzlich zum Stillen allmählich auf einen regelmäßigen Tagesablauf mit drei Mahlzeiten über.

Nach und nach reduzieren sich die Stillmahlzeiten von selbst. Erfahrungsgemäß stillen sich die Babys von selbst schneller ab, wenn die Mutter bei einer Mahlzeit entweder nur stillt oder andere Nahrung gibt. Die Entwöhnung dauert umgekehrt eher länger, wenn das Baby bei seinen Mahlzeiten jeweils gestillt wird und zusätzlich andere Kost erhält.

Wenn Sie das Baby nicht mehr so häufig stillen oder wenn das Baby die Brust nicht mehr so oft möchte, können Sie es langsam an Kuhmilch gewöhnen. In etwa wird dieser Zeitpunkt um den achten Monat herum liegen. Dies sollten Sie jedoch nur dann tun, wenn Sie Milch von guter Qualität bekommen können, am besten von Kühen, die auf die Weide können und mit Biofutter gefüttert werden. Andere Milchsorten können wegen des Stresses und des Futters von Kühen in Massentierhaltung schwerer verdaulich sein, so dass sie damit noch einige Monate warten sollten. In jedem Fall verdünnen Sie die Kuhmilch anfangs mit Wasser eins zu zwei und später eins zu eins, damit das Baby sich an den veränderten Fettgehalt und die neue Zusammensetzung der Milch schrittweise gewöhnen kann. Früheres Zufüttern von Kuhmilch könnte Allergien gegen Milcheiweiß auslösen (siehe den Abschnitt »Muttermilch – ein wirkungsvoller Allergieschutz« in Kapitel 5.2). Selbstverständlich sollte auch die Milch für das Baby grundsätzlich warm sein. Lesen Sie sich noch einmal das Kapitel 3.2 zur Ernährung in der Schwangerschaft durch.

Besonders gesund fürs Baby ist der auch bei uns traditionelle Grießbrei, der mit Milch nach obigen Empfehlungen angesetzt werden kann. Süßen Sie ihn am besten mit Roh-Rohrzucker oder Rosinenwasser.

Im Maharishi Ayur-Veda wird der elfte Monat als das optimale Alter angesehen, um das Kind ganz vom Stillen zu entwöhnen und es in die größere Selbstständigkeit zu entlassen. Die Anhänglichkeit jedes Babys und jeder Mutter ist jedoch unterschiedlich, pressen Sie sich daher nicht in ein starres Schema. Wenn Sie sich und Ihr Kind genau beobachten, folgen Sie einfach Ihrer mütterlichen Intuition.

8.4 Auftreten von Komplikationen

Wenn Sie die obigen Hinweise beachten, düften eigentlich keine Verdauungsstörungen beim Baby entstehen. Sollte das Baby trotz allem unter Blähungen, übelriechendem Stuhl, Durchfall oder Verstopfung leiden, zeigt Ihnen dies, dass trotz aller Vorsicht Ama im Magen-Darm-Trakt angesammelt wurde. Wählen Sie dann für einige Tage oder eine Woche Nahrungsmittel aus, die extrem leicht verdaulich sind. Bei starken Störungen greifen Sie ruhig noch einmal auf den Reisschleim für Babys zurück, damit sich das Verdauungssystem Ihres Babys wieder erholen kann.

Bei Blähungen und Koliken lesen Sie nochmals nach: über Abhyanga und leichte Körperübungen für das Baby in Kapitel 6.3, über den Tagesablauf in Kapitel 6.4 und speziell über Blähungen in Kapitel 6.5. Bei Durchfall und Verstopfung beachten Sie bitte die entsprechenden Hinweise bei der Behandlung der Krankheiten von Kindern im Kapitel 10 »Kleinkinder«.

8.5 Die ersten Zähnchen

Leider geht das Zahnen bei den meisten Babys nicht schmerz- und komplikationslos vonstatten. Aber auch hier bietet der Maharishi Ayur-Veda einige ganz einfache, natürliche Hilfen.

Der Säugling zeigt selbst, wenn der erste Zahn kommen will: Es fließt häufig mehr Speichel aus dem Mund, und er beginnt intensiv auf allem Festen, das er ergattern kann, herumzukauen. Dieses instinktive Bedürfnis ist gut, denn sanfter Druck lindert die Spannung des Zahnfleisches. Deswegen unterstützen Sie Ihr Kleines bei seinen Bemühungen. Geben Sie ihm eine rohe Mohrrübe in die Hand, damit es darauf nach Herzenslust herumknabbern kann.

Außerdem können Sie mehrmals täglich einen Tropfen gereiftes Sesamöl (siehe Anhang) ruhig unter leichtem Druck in das geschwollene, schmerzende und häufig gerötete Zahnfleisch einreiben. Sesamöl reduziert Vata und die damit verbundenen Schmerzen. Es erhitzt und bessert die Durchblutung und macht das Zahnfleisch geschmeidiger. Auf diese Weise wird das Durchtreten der Zähne direkt erleichtert.

Die dritte Komplikation des Zahnens betrifft den Magen-Darm-Trakt. Viele Säuglinge haben in dieser Zeit Durchfall oder sehr scharfen Stuhl, der die Haut reizt. Achten Sie daher ganz besonders sorgfältig darauf, die Windel sofort zu wechseln, sobald das Baby sie voll gemacht hat. Je kürzer der Hautkontakt mit dem »ätzenden« Stuhl, desto besser. Sollte es trotzdem einmal passiert sein, beachten Sie die Empfehlungen unter »Hilfen bei wundem Po« im Kapitel 6 »Das Leben mit dem Neugeborenen«. Der scharfe Stuhl und Durchfall sind Anzeichen eines gestörten Pitta-Dosha, das Sie mit Ghee ausgleichen können. Nimmt Ihr Baby bereits Mahlzeiten zu sich, geben Sie seinem Essen je nach Alter ein oder zwei Teelöffel extra Ghee dazu, das neutralisiert den Darminhalt. Wird Ihr Kleines noch voll gestillt, kann es vor jeder Stillmahlzeit etwas Ghee vom Finger lutschen, oder Sie mischen ihm etwas Muttermilch mit ein paar Tropfen flüssigen Ghee in einem Teelöffel.

9 Ernährung für Kinder

9.1 Ernährung für Kleinkinder

Nach dem allmählichen Abstillen und dem Übergang auf feste Nahrung sollte der Speiseplan der kleinen Kinder sich einerseits nach ihren persönlichen Vorlieben richten, was jede liebevolle Mutter automatisch unterstützt. Auch bei Kleinkindern sollte die Nahrungszusammenstellung möglichst ausgewogen und vielseitig sein. Bieten Sie alle sechs Geschmacksrichtungen an, damit das Kind die Nahrung nach seinem Geschmack auswählen kann. Andererseits wird bei kleinen Kindern ebenso wie bei Erwachsenen die individuelle Verträglichkeit berücksichtigt: Blähungen und unregelmäßiger Stuhlgang sind auch bei sonst gesunden Kindern ein Hinweis, dass das Verdauungssystem überfordert wurde.

In der gesamten Kindheit ist der Stoffwechsel anabol, das heisst, Gewebe und Körpermasse werden aufgebaut. Entsprechend wird der erste Lebensabschnitt ab der Geburt bis etwa zum 16. Lebensjahr vom Kapha-Dosha dominiert (siehe Kapitel 3.7). Je kleiner Kinder sind, desto mehr Fettgewebe haben sie im Verhältnis zur Knochenmasse. Bei Babys sind die Knochen so gut »eingepackt«, dass Sehnen und Knochen nicht zu sehen sind. Die Dominanz von Kapha sehen Sie auch daran, dass das Kind viel schläft und – je kleiner es ist – seine Bewegungen noch langsam sind, ebenso wie seine Reaktion auf Außenreize. Beobachten Sie einmal die ganz langsamen Bewegungen der Finger eines neugeborenen Kindes. Das Neugeborene steuert seine Motorik noch über die langsam leitenden C-Nervenfasern. Erst im Laufe der Monate und Jahre wird die Nervenleitung von den schnell leitenden A-Fasern wie beim Erwachsenen übernommen. Je kleiner das Kind ist, desto langsamer sind zum Beispiel auch seine Reaktionen auf Schmerzreize: Verletzt oder stößt sich ein ganz kleines Kind, weint es erst nach einer kleinen Pause, erst dann, wenn die Nervenleitung den Impuls ans Zentrum gemeldet hat und die Reaktion nach außen wieder erfolgt ist.

Der aufbauende, anabole Stoffwechsel der Kapha-Zeit im Leben wird natürlicherweise durch die Ernährung unterstützt. Die Grundnahrungsmittel für Kinder sind Getreide (Basmati-Reis, Vollweizen, Dinkel), Gemüse, Milch, Ghee, Honig und reifes, süßes Obst. Diese Dinge sollten den Hauptbestandteil der Ernährung ausmachen. Wenn Milch vertragen wird, ist sie ein wichtiger täglicher Bestandteil, ebenso Lassi. Neuere Forschungen zur Osteoporose (Knochenschwund) haben gezeigt, dass einer der besten Schutzfaktoren vor Osteoporose im Alter die ausreichende und regelmäßige Milchzufuhr in früher Kindheit ist.

Und selbstverständlich gelten auch für die Kleinsten schon alle Essensregeln, die für Erwachsene richtig sind. Also: Essen ist immer am besten, wenn es gerade frisch zubereitet wurde, und das am besten von einem glücklichen Koch. Beim Essen sollte eine freundliche, gelöste Stimmung herrschen, und Babys, kleine und große Kinder sollten nie zum Essen gezwungen werden. Sogenannte »schlechte Esser« haben vielleicht eine sensible Vata-Verdauungskraft, die empfindlich gestört wird, wenn das Kind ständig gutgemeint über seinen Sättigungspunkt hinaus zum Essen angehalten wird. Einerseits sollten Kinder nicht zum Essen gezwungen werden, wenn ihr Sättigungspunkt erreicht ist, den gesunde Kinder beneidenswert deutlich spüren. Wird über dieses Anzeichen des Körpers, dass die individuelle Verdauungskraft augenblicklich erschöpft ist, weitergegessen, entsteht Ama (Stoffwechseltoxine). Das Prinzip, »den Teller immer schön brav leer zu essen«, ist unter diesem Gesichtspunkt nicht das Gesündeste. Andererseits ist es trotzdem gültig, denn Essen sollte nicht weggeworfen werden müssen. Dies wird vom Maharishi Ayur-Veda als nicht lebensförderlich eingestuft, da es sich nicht mit der Ehrfurcht vor der Schöpfung vereinbaren lässt.

Je kleiner Kinder sind, desto größer sind ihre Augen und desto kleiner ihr Magen. Lehren Sie das Kind daher beizeiten, nur kleine Portionen aufzufüllen, alles zu probieren und nochmals nachzunehmen, wenn es die erste Portion aufgegessen hat. Diese Regel wird allen Seiten gerecht und kultiviert das Benehmen des Kindes (siehe Kapitel 11.1 und den Abschnitt »Höflichkeit und Hilfsbereitschaft« in Kapitel 11.2).

Um die Verdauungskraft des Kindes zu stärken, kann man auch den Kleinsten schon warmes Wasser zwischen den Mahlzeiten anbieten. Oder einen sehr leichten Vata-, Pitta- oder Kapha-Tee, je nach Jahreszeit und/oder Konstitution. Kleine Unterstützungen, wie dieses neue Getränk als »Ayurveda-Kinder-Tee« zu deklarieren, sind erlaubt! Wenn die Kinder noch keine kalten Getränke gewohnt sind, geht das erstaunlich leicht. Kindern, die sich erst umstellen müssen, bieten Sie immer wieder warme Getränke an, aber lassen Sie ihnen Zeit für die Umgewöhnung.

Eine »Unsitte« der heutigen Zeit gewöhnen Sie Ihren Kindern besser gleich von Anfang an nicht an. Machen Sie es zur Regel, dass die Kinder sich zu jedem Essen hinsetzen, auch zum Trinken. Ein Extrem in dieser Richtung sind Trinkhalterungen am Buggy oder Sportwagen für Babys, eine kommerziell unterstützte Gesundheitsschädigung. Wenn der Körper beim Essen ständig in Bewegung ist, erhöht sich das Vata, und die Verdauungskraft nimmt entsprechend ab. Bedenken Sie dabei auch, dass Obstsaft eine Zwischenmahlzeit ist, denn die Essenz vieler Früchte ergibt ein Glas Saft. Geben Sie Ihrem Baby, Ihrem Kleinkind oder auch größeren Kindern Saft maximal nur einmal zwischen den Mahlzeiten, am besten in der Mitte zwischen zwei Mahlzeiten, wenn die vorige Mahlzeit schon fast verdaut ist und die nächste noch ein oder zwei Stunden auf sich warten lässt. Zum Durstlöschen zwischendurch ist klares Wasser das Beste.

Das Tischgebet kann man auch schon kleinen Kindern vorsprechen. Selbst die Allerkleinsten merken, dass etwas Besonderes vor sich geht, wenn alle schweigen und nur Vater, Mutter oder ein älteres Geschwisterkind spricht, und sie ahmen die Ruhe der Großen nach. Selbst Familien, in denen alle nur die Augen vor der Mahlzeit schließen, erleben andächtiges Schweigen der Kleinen. Eine wunderbare Gelegenheit, eine lebensförderliche Gewohnheit von Anfang an für alle Familienmitglieder einzuführen (siehe den Abschnitt »Meditation und Frömmigkeit« in Kapitel 11.4).

Auch wenn es schwerfällt: Selbst kleine Kinder sollten wenigstens für ein paar Minuten nach dem Essen am Tisch sitzenbleiben.

9.2 Spezielle Ernährungsempfehlungen – nicht nur für Kinder

Das ayurvedische Frühstück

Kurz vor dem Frühstück kann man bereits für Kinder das Honig-Zitronen-Getränk (siehe Kapitel 2.5) anbieten, das sie meist sehr gerne mögen. In die Flasche gefüllt, ist dies auch ein sehr gutes Erfrischungsgetränk für die Pause im Kindergarten oder später in der Schule.

Zum Frühstück ist – vor allem im Winter – ein gekochter Getreidebrei ideal. Man kann – je nach Konstitution des Kindes oder seinen Störungen – verschiedene Getreidearten wählen und variieren. Am besten mahlen Sie vor dem Kochen die Körner frisch. Wenn das Kind Milch gut verträgt, kann es einen Milchbrei essen. Etwas leichter – und damit der Kapha-Tageszeit (sechs bis zehn Uhr morgens) angemessener – ist es, wenn man halb Milch, halb Wasser nimmt.

Können Kinder keine Milch vertragen, oder neigen sie dazu, ständig verschleimt oder erkältet zu sein, kann man aber genauso gut einen reinen Wasserbrei herstellen, dem man soviel Ghee beifügt, dass er angenehm weich schmeckt. Zur Abrundung können Rosinen, zerhackte Nüsse oder Mandelmus beigegeben werden. Ein wenig Ingwerpulver unterstützt die Verdauung. Andere Gewürze können je nach gewünschter Wirkung beigefügt werden. Um meinen Kindern die Sache schmackhafter zu machen, frage ich sie immer, womit zusätzlich gewürzt werden soll: Mein Ältester besteht auf Zimt (er hat tatsächlich viel Pitta-Qualitäten, die der Zimt reduziert), meine mittlere Tochter nimmt den Brei so wie er ist, und die Kleine braucht noch einen Löffel Honig – aber unbedingt vor ihren Augen hineingerührt, sonst ist sie nicht zufrieden! Warten Sie im letzteren Fall allerdings, bis der Brei einigermaßen abgekühlt ist, damit der Honig durch die Hitze nicht zerstört wird (siehe den Abschnitt »Einige Faustregeln ayurvedischer Nahrungsauswahl« in Kapitel 2.10).

Je nachdem, was Ihre Kinder mögen, können Sie Ihnen aber auch ein getoastetes Frühstücksbrot mit (wenig) Marmelade oder Honig anbieten, am besten zusammen mit einem warmen Getränk. Bei Kindern, die genügend Kapha besitzen und morgens noch keinen richtigen Appetit haben, ist auch ein frisch gepresster Obstsaft oder ein Stück frisches Obst zum Frühstück sehr beliebt.

Kindergartenkinder frühstücken morgens in der Kindergruppe häufig gemeinsam. Geben Sie dem Kind in diesem Fall zu Hause kein Frühstück, da dies sicher noch nicht verdaut ist, wenn die Zeit für das zweite Frühstück gekommen ist. Geben Sie Ihrem Kleinen stattdessen zu Hause einen frisch gepressten Fruchtsaft vorher, das Zitronenwasser, einen Ayurveda-Tee nach Jahreszeit oder auch eine warme Gewürzmilch, wenn der Abstand zum Frühstück etwas größer ist. So beugen Sie gleich von Anfang an der Ansammlung von Ama mit all seinen nachteiligen Auswirkungen vor.

Das Mittagessen

Wenn Sie das Mittagessen für die ganze Familie zubereiten, beachten Sie für kleine und große Kinder die gleichen Regeln wie für Erwachsene. Reichen Sie als Auftakt für das Mittagessen die Süßspeise. Gerade kleine Kinder sind davon begeistert und essen anschließend oft sogar besser. Achten Sie jedoch darauf, dass die Menge des Desserts eingeschränkt bleibt – Kinder beachten ihren Sättigungspunkt normalerweise viel besser als Erwachsene, die dies meist erst wieder lernen müssen. Bewährt haben sich kleine Dessert-Schälchen, die Sie schon vorab füllen, so dass die Menge begrenzt ist, weil nicht nachgenommen werden kann.

Lassi sollte bei jedem Essen dabei sein. Wenn Sie von Anfang an für eine gesunde Darmflora durch die Joghurt-Bakterienkulturen sorgen, ersparen Sie Ihren Kindern nicht nur Erkältungen und Darmerkrankungen! Den leicht säuerlichen Geschmack des frisch hergestellten Joghurts mögen auch viele kleine Kinder sehr gerne, aber nicht alle. Da das Lassi jedoch von unschätzbarem Wert für die Gesundheit ist, bedienen Sie sich eines Kunstgriffs: Bereiten Sie das Lassi ohne Gewürze zu und stellen es einfach so auf den Tisch. Dann kann jedes Kind sich das Lassi nach Belieben schmackhaft machen. Entweder mit Honig oder mit Gewürzen nach Wahl. Wenn es nicht anders geht, können Sie Kindern sogar erlauben, pürierte Früchte und etwas flüssige Sahne unter das Lassi zu mischen. Die Heilkraft ist dann zwar nicht ganz optimal, aber es ist allemal besser als gar kein Lassi.

Bei Salaten, gekochtem Gemüse und Getreide überlassen Sie Ihren Kindern ruhig die Auswahl – sie haben ein gutes Empfinden für die spezielle Nahrung, die ihr Körper braucht, und sie werden diese bevorzugen. Wenn Kinder von Anfang an ayurvedisch essen, werden Sie überrascht sein: Sie mögen sogar scharf gewürzte Speisen recht gerne und auch für uns zuerst Ungewöhnliches wie Dahl. Meine Tochter Lilian hat bis zum dritten Lebensjahr mit Begeisterung sogar kandierten Ingwer pur gegessen, dann wurde es ihr »zu scharf«, vermutlich durch das Vorbild unserer Großen. Wenn Sie und Ihr Mann das Essen lieber noch eine Idee schärfer wollen, eignen sich zum Nachwürzen die Churnas sehr gut (siehe den Abschnitt »Essen im Einklang mit der Jahreszeit« in Kapitel 2.10).

Ein Stück süßes, frisches Obst am Ende der Mahlzeit mag sicher jedes Kind als Abschluss gerne, und schon haben Sie auch für Ihre Sprösslinge eine vielseitige, gesunde Kost zusammengestellt.

Das Abendessen

Achten Sie beim Abendessen darauf, dass kein Ama (Stoffwechsel-Abbauprodukte) entstehen kann. Denn wenn das Essen noch nicht vollständig verdaut wurde, bevor die Kinder zu Bett gehen, bleibt es über Nacht im Magen-Darm-Trakt liegen. Dadurch erzeugt es Ama mit all seinen nachteiligen Folgen. Der Schlaf wird unruhiger, das Kind schläft flacher, träumt viel oder hat sogar Alpträume. Am nächsten Morgen sehen Sie, dass es unter den Augen Schwellungen hat, die im Laufe der ersten ein, zwei Stunden nach dem Aufstehen wieder verschwinden. Wenn ich morgens in die Praxis fahre, sehe ich häufig Kinder auf dem Schulweg – die meisten von ihnen haben den typischen Gesichtsausdruck, der ein zu schweres Essen am Vorabend verrät: Sie sind blass, wirken müde und unlustig, und selbst bei kleinen Kindern, die eigentlich noch einen unverbrauchten, starken Stoffwechsel haben, sieht man die typischen Wasseransammlungen im Gesicht. Das ist keine gute Vorbereitung für den Schulvormittag, für den wir unseren Kindern doch einen klaren Geist und eine gute Auffassungsgabe wünschen!

Wie kann man von solch einem Kind verlangen, dass die Schule Spaß macht? Ganz davon abgesehen, dass die Lebensqualität dieser Kinder im Allgemeinen zu wünschen übrig lässt, sie wesentlich krankheitsanfälliger sind und häufiger in der Schule fehlen müssen! Eine Anekdote über unsere damals neunjährige Elisa veranschaulicht den Gesundheitszustand der meisten Kinder. Eines Tages kam sie aus der Schule und erzählte, der Lehrer habe mit ihr geschimpft. Auf meine Frage nach dem Grund berichtete sie, dass er gefragt habe: »Elisa, bist du eigentlich nie krank?« Das hatte sie als Kritik verstanden. Natürlich haben wir erst einmal das Missverständnis für sie aufgeklärt und darüber gelacht. Dann wurde gemeinsam überlegt, wann sie eigentlich das letzte Mal krank war. Wir konnten uns nur an einen einzigen Tag in ihrem Leben erinnern, den sie im Bett verbracht hatte, und selbst da stand sie am Nachmittag wieder auf, weil das

Fieber mittags schon wieder gesunken war. Ihre Abwehrlage war so gut, dass selbst Kinderkrankheiten nur mit geringen Krankheitssymptomen und ohne Fieber bei ihr verliefen. Seien Sie überzeugt: Krankheiten sind bei Kindern in einem wesentlich geringeren Maße nötig, als Sie es bisher vielleicht angenommen haben. Und man kann durchaus etwas dafür tun!

Der wichtigste Punkt ist abends, dass Sie sich nicht später als 18 Uhr an den Tisch setzen, damit das Essen verdaut ist, bevor die Kinder ins Bett gehen. Rechnen Sie ungefähr zwei bis zweieinhalb Stunden, bis das Abendessen sicher assimiliert ist. Aus dem gleichen Grund sollte abends schwer Verdauliches, insbesondere tierische Eiweiße und Saures, vermieden werden.

Das Beste ist abends eine Gemüsesuppe, auch für Kinder. Hier ist ein Schnellrezept:

Geben Sie zuerst etwas Ghee in den Topf, schließen Sie die Gewürze darin auf, geben Sie wenig Wasser hinzu, und raspeln Sie dann verschiedene Gemüse hinein. Füllen Sie mit Wasser auf, und lassen Sie das Ganze 15 Minuten kochen.

Reichen Sie dazu etwas leichtes, getoastetes Vollkornbrot mit Ghee oder Butter. Auch Knäckebrot, Zwieback und ähnliche Brotsorten sind leicht und bringen etwas Abwechslung in das Abendessen. Auch die runden Reiskräcker sind bei vielen Kindern beliebt.

Genauso gut können Sie abends Grießbrei oder Milchreis zubereiten oder ein anderes warmes Getreidegericht. Sie können es süß anbieten oder auch in einer würzigen Variante mit Kräutern und etwas fein geschnittenem Gemüse. Ein besonderes Bonbon für alle Kinder und schnell gekocht sind abends auch mal Spaghetti – aber bitte ohne Käse! Es gibt recht schmackhafte Vollkorn-Spaghetti – wenn Ihre Kinder sie ablehnen, mischen Sie vielleicht Vollkorn- und helle Spaghetti. Dass die Tomatensauce aus frischen Tomaten und mit etwas Gemüse dazwischen »ayurvedischer« ist als solche aus dem Päckchen, brauche ich inzwischen sicher nicht mehr extra zu betonen.

Wenn es etwas schneller gehen soll, können Sie auch das traditionelle deutsche Abendbrot servieren. Toasten Sie jedoch das Brot, und geben Sie abends kein Fleisch oder Käse als Aufstrich. Tierisches Eiweiß braucht vergleichsweise sehr lange, bis es ohne Rückstände verdaut ist

– außerdem stellt die menschliche Leber, die das Organ für die Eiweißverdauung ist, spätestens um 21 Uhr die Arbeit ein, selbst dann, wenn der Mensch noch bis spät in die Nacht aufbleibt und aktiv ist. Dies trifft im Übrigen auf jede Art von Sauermilchprodukten zu – alle Käsesorten, Joghurt, Kefir und Dickmilch. Der eiskalte Joghurt abends mal eben schnell aus dem Kühlschrank ist eine ayurvedische Todsünde: Die Eiseskälte legt die Verdauungskräfte lahm, der saure Geschmack blockiert die Srotas, und das tierische Eiweiß ist vor dem Schlafengehen noch nicht verdaut. Bleiben Sie also besser bei warmen, pflanzlichen Eiweißen und Kohlehydraten.

Als Brotaufstrich eigenen sich Soja-Pasten, Ghee mit frischen Kräutern gemixt oder auch frische Gurke oder Tomate mit Gewürzen. Kleine Kinder lieben auch abends ein warmes Honigbrot, auf dem die Butter so schön verläuft. Je schwerer der Aufstrich, desto mehr sollten Sie versuchen, den Kindern etwas scharfe Gewürze dazu schmackhaft zu machen, zum Beispiel ein bißchen Kapha-Churna oder schwarzen Pfeffer.

Als Getränk reichen Sie am besten etwas Warmes. Kinder mögen besonders gern den Vata-Tee, der ihnen durch das darin enthaltene Süßholz auch ungesüßt gut schmeckt.

Schlaftrunk für Kinder

Süße, ungesäuerte Frischmilch wird vom Körper leicht aufgeschlossen und gilt im Maharishi Ayur-Veda ebenso wie dünnes Lassi aus frisch hergestelltem Joghurt als die leichtverdauliche Ausnahme unter den tierischen Eiweißprodukten. Außerdem ist warme Milch (siehe den Abschnitt »Einige Faustregeln ayurvedischer Nahrungsauswahl« in Kapitel 2.10) ein wunderbarer, nährender Schlaftrunk, den Sie Ihren Kindern vor dem Schlafengehen und Zähneputzen anbieten können. Besonders den ängstlichen, unruhigen, dünnen Vata-Kindern sollten Sie die stärkende und beruhigende Wirkung der heißen Milch nicht vorenthalten. Passen Sie die Milch der Dosha-Konstitution Ihres Kindes an. Vata-Kindern geben Sie noch etwas Ghee extra dazu, Kapha-Kindern verdünnen Sie die Milch mit Wasser.

Zwischenmahlzeiten für Kinder – Schokolade & Co.

Kinder haben einen viel stärkeren Bewegungsdrang als Erwachsene. Durch die gesteigerte Aktivität steigt auch der Grundumsatz, das heisst, Kinder verbrennen und verdauen intensiver als Erwachsene. Also haben sie auch zu Recht öfter Hunger.

Wie kann man das nun mit dem ayurvedischen Prinzip vereinbaren, immer erst zu essen, wenn man Hunger hat, also die vorige Mahlzeit verdaut ist?

Als Grundregel sollte man Kindern drei Hauptmahlzeiten anbieten, die bei Bedarf durch leichte Zwischenmahlzeiten ergänzt werden können. Im Idealfall können die Zwischenmahlzeiten aus sonnengereiftem Obst bestehen *oder* aus einem Becher Milch, am besten mit Gewürzen wie etwas Ingwer, Kardamom, Gelbwurz oder auch Zimt. Beide haben den Vorteil, dass dem Körper wertvolle, aber leicht verdauliche Stoffe zugeführt werden, so dass sich zur nächsten Hauptmahlzeit trotzdem wieder Hunger einstellt. Viele Familien haben gute Erfahrungen damit, immer einen gefüllten Obstkorb auf dem Tisch zu haben – wenn nichts anderes da ist, sind Kinder mit frischen Früchten gut zufriedenzustellen. Es ist heute nicht immer leicht, reife Früchte zu bekommen. Unreifes Obst schmeckt nicht gut und ist entsprechend schwer verdaulich, es kann im ungünstigsten Fall sogar Ama erzeugen. Wenn nichts anderes zu bekommen ist, können Sie sich damit helfen, dass Sie auf Vorrat einkaufen und die Früchte zum Nachreifen auf die Fensterbank legen. Am gesündesten (und auch am preiswertesten) ist es, wenn Sie heimisches Obst in der Jahreszeit kaufen, in der es an der Sonne reift.

Auch Trockenfrüchte wie Feigen, Datteln, Rosinen und Nüsse sind eine kleine, leckere Zwischenmahlzeit. Weichen Sie für Ihre Vata-Kinder Nüsse und Trockenfrüchte vor dem Verzehr idealerweise in Wasser ein. Durch die aufgenommene Feuchtigkeit (Kapha) wird die Trockenheit des Vata-Elementes wieder ausgeglichen.

Alle vorgeschlagenen Zwischenmahlzeiten sind gesund. Was aber tun, wenn Ihre Kinder trotz allem auf »richtigen Süßigkeiten« bestehen?

1. »Vergessen« Sie ab und zu einfach, ungesunde Nahrungsmittel einzukaufen. Je länger der Zeitraum wird, in dem die Kinder keine Süßigkeiten gegessen haben und stattdessen auf Gesundes ausgewichen sind, desto

mehr stellt sich ihr Geschmacksempfinden wieder auf lebensförderliche Nahrung um. Selbst große Kinder akzeptieren fast immer, wenn es gekaufte Fertig-Süßwaren zum Beispiel nur am Wochenende gibt. Noch größeren Kindern kann man das Konzept von Ama durchaus begreiflich machen (siehe Kapitel 2.2).

2. Eine gute Gelegenheit bietet sich auch, wenn Sie selbst für sich eine Ama-Reduktion durchführen (siehe Kapitel 2.3), die Kinder für die gleiche Idee zu begeistern, indem sie für den gleichen Zeitraum auf Süßigkeiten ganz verzichten. Kinder sollen keine Ama-Reduktion in der für Erwachsene empfohlenen Form durchführen, da ihr Organismus ja in der Aufbauphase ist. Sind Sie der Meinung, dass eines Ihrer Jüngsten etwas Ama- und/oder Gewichtsreduktion gut täte, kann Ihr Sprössling vermehrt heißes Wasser trinken. Haben Sie es dann gemeinsam geschafft, setzen Sie vielleicht auch eine gemeinsame Belohnung für die ganze Familie aus, nach dem Motto: »Wir haben so und so viel Geld gespart, davon gehen wir alle am Sonntag in ein besonders schönes Schwimmbad!«

Schon in den alten Schriften steht, dass Zucker der stärkste Ama-Produzent ist. Man rechnet, dass drei Teelöffel Extra-Süße täglich (inklusive den versteckten Zuckern in Marmelade, Getränken usw.) keinen Schaden anrichten. Drei Teelöffel sind nicht gerade viel. Versuchen Sie daher, so oft wie möglich mit natürlichem Fruchtzucker zu süßen: Mischen Sie geschlagene Banane unter Süßspeisen, oder süßen Sie warme Getreidebreie mit Weinbeeren. So wird die zusätzliche Portion Süßes überflüssig, zumindest aber verringert.

Auch bei gekauften Süßigkeiten gibt es große und kleine »Bösewichter«. Leider gehören Schokolade und Kakao zu den großen. Die Verbindung von Kakaopulver, Milch und Zucker ist ein regelrechter »Srota-Blocker« (siehe Kapitel 2.2). Am besten, Sie testen das selbst einmal nach einer Ama-Reduktion, oder wenn Sie sich sehr frisch am frühen Morgen fühlen. Essen Sie auf nüchternen Magen einen Riegel Vollmilch-Schokolade, und schließen Sie die Augen, während Sie ihn auf der Zunge zergehen lassen. Er schleimt nicht nur im Mund, sondern verursacht im Kopf ein leicht dumpfes, schweres Gefühl. Sie spüren das aber nur, wenn Sie selten Schokolade essen. Nur dann ist der Körper für diese feinen Unterschiede sensibel genug. Statt Kindern Schokolade zu verbieten, lassen Sie die Größeren den gleichen Test selbst einmal machen. Das überzeugt meist mehr als langwierige Erklärungen. Ob es dann im Verhalten von durchschlagendem Erfolg gekrönt ist, ist eine andere Sache, aber die Kinder lernen die eigenen körperlichen Reaktionen als verlässlichen Maßstab kennen.

Versuchen Sie Vollmilch- und Zartbitter-Schokolade zu vermeiden. Wenn Süßigkeiten sein müssen, weichen Sie auf weiße Schokolade aus oder auf Gummibärchen, Lakritz oder ähnliches. Übrigens sind auch Kinder leicht für Süßigkeiten zu gewinnen, die zumindest ohne Farbstoffe und künstliche Aromen hergestellt wurden. Wenn sie lesen können, lassen Sie sie selbst beim Einkauf auf die Tüte gucken und sie dies als Auswahlkriterium berücksichtigen.

Ein anderes heikles Thema aus ayurvedischer Sicht ist der Verzehr von Eiscreme. Nur Menschen mit einem extrem starken Agni können die Eiseskälte ohne Schwächung der Verdauungskraft verkraften. Kinder im Hochsommer vom Eis wegzubekommen, ist selbst für den geschicktesten Pädagogen eine Herausforderung, bei der er meist den Kürzeren zieht. Aber versuchen Sie, den Kindern nur ein Bällchen als Regel pro Tag (besser seltener) zuzugestehen, und bringen Sie ihnen wenigstens bei, dass Eis geleckt, und nicht gegessen wird. So kann sich das Eis auf dem Weg durch die Speiseröhre zumindest anwärmen. Größeren Kindern können Sie vielleicht von folgendem Experiment erzählen, das Wissenschaftler in England unlängst durchgeführt haben. Sie gaben einer Patientengruppe ein warmes Mittagessen, einer anderen das gleiche Essen, nur eisgekühlt. Bei der Gruppe mit der kalten Speise lag das Essen 50 (!) Minuten im Magen, bis es in den Zwölffingerdarm weitertransportiert wurde. Auch wenn das auf den ersten Blick nicht weiter schlimm erscheint, bedeutet es eine Katastrophe für die Verdauung. Denn der Körper beginnt bereits beim Anblick und Geruch von Essen, die Verdauungssäfte in den Darm hinein abzugeben, parallel zum Speichelfluss im Mund, wenn »einem das Wasser im Mund zusammenläuft«. Kommt das Essen nicht, weil die Magenbewegungen durch die Eiseskälte gebremst sind, verlassen die Enzyme das Darminnere wieder. Öffnet sich der Magenpförtner schließlich, sind kaum noch Verdauungssäfte vorhanden, so dass das Essen vergärt, statt verdaut zu werden. Die Folge sind Blähungen (Gase, die beim Vergären entstehen) und andere Verdauungsstörungen.

Sowohl bei Erwachsenen als auch bei Kindern entsteht durch falsche Nahrungsauswahl oder Unruhe beim Essen immer mal wieder Ama. Achten Sie deshalb darauf, das Ama zumindest ab und zu gezielt zu reduzieren, wie zum Beispiel durch regelmäßiges Abhyanga, Trinken von heißem Wasser oder Auslassen von Zwischenmahlzeiten. Bei Kindern allerdings besonders wichtig: Bleiben Sie trotz aller Bemühungen gelassen! Verkrampfen Sie und die Kinder sich zu sehr, entsteht »geistiges Ama«. Das goldene Mittelmaß ist auch hier das Beste.

Langsam, aber sicher – Umstellung auf Gesundes

Je älter sie werden, desto mehr Einflüssen aus der Umgebung sind Kinder ausgesetzt, desto mehr werden sie Gewohnheiten anderer Kinder und Familien nachahmen wollen. Je später sie mit gesunder Ernährung beginnen, desto schwerer wird der Anfang vermutlich sein. Trotzdem können Sie dem Feinempfinden Ihrer Kinder durchaus trauen – auch sie können sich umstellen.

Wenn die Kinder nicht so wollen, wie Sie es für richtig halten, wenden Sie folgendes Mittel zur »Überzeugung« an, mit dem schon viele Mütter Erfolg hatten. Erklären Sie ihnen, warum das von Ihnen vorgeschlagene Essen gesünder für ihren Körper ist. Und dann vereinbaren Sie, dass es an einem Tag das von den Kindern gewählte Essen gibt, und am nächsten Tag jeweils die vom Maharishi Ayur-Veda empfohlene Nahrung. Aber nehmen Sie sich in Acht: Das Empfinden der Kinder ist oft so gut, dass sie sich schnell an das gesunde Essen gewöhnen.

Elisabeth hatte ihren beiden Kindern nach dem obigen Schema die abendliche warme Gemüsesuppe schließlich so schmackhaft gemacht, dass sie nachher im Zugzwang war. Wenn sie abends müde war oder die Zeit knapp wurde und sie die Kinder daher lieber mit etwas Schnellerem abgespeist hätte, fingen sie von sich aus an, laut und deutlich nach eben dieser Suppe zu verlangen!

Viele Kinder sind von warmer Milch nicht auf Anhieb begeistert, wenn man sie sie jedoch nach Geschmack süßen und würzen lässt, macht das die Gewöhnung an die Milch leichter. Je nach Dosha-Typ können Sie verschiedene Stoffe zum Süßen verwenden, oder Sie lassen die Kinder selbst die Art des Süßmittels bestimmen. Dies ist nebenbei ein wirkungsvoller psychologischer Trick, der zumindest bei kleinen Kindern in der Umgewöhnungszeit erstaunlich erfolgreich ist. Statt zu fragen: »Möchtest du heiße Milch trinken?« lassen Sie dem Kind die Wahl: »Möchtest du deine Milch mit Honig oder mit braunem Zucker?«, und es wird sich in aller Regel für eines von beidem entscheiden.

Damit bei Kindern der Genuss von frischen Früchten im Laufe der Jahre – wenn sie bei anderen Kindern anderes sehen und imitieren wollen – nicht verlorengeht, geben Sie den Kindern nach dem Pausenbrot in Schule oder Kindergarten immer etwas Obst mit. Wenn sie essfaul sind, schneiden Sie es schon zu Hause in appetitliche kleine Häppchen, dann rutscht es leichter. Nur zur Erinnerung: Das Obst ist natürlich am besten, wenn es erst direkt vor dem Verzehr angeschnitten wird, aber es ist so wesentlich besser als überhaupt keines, oder? Ein paar Rosinen oder geschälte Mandeln im Pausenbrot-Kästchen empfinden die meisten Kinder als eine außerordentliche Leckerei. Versuchen Sie es mal!

Brauchen Kinder Fleisch?

In den letzten Jahren hat sich auch in der medizinischen Wissenschaft ein großer Wandel in puncto Fleischgenuss vollzogen. In vergleichenden Langzeitstudien fand man heraus, dass Vegetarier gesünder sind und länger leben als Menschen mit regelmäßigem Fleischkonsum. Dies gilt nicht für die sogenannten Veganer, also Gesundköstler, die neben dem Verzicht auf Fleisch auch Eier und Milchprodukte aus ihrem Speiseplan streichen.

Früher waren Mediziner der Auffassung, dass ein Mensch ohne Fleischgenuss krank wird, da tierische Muskeln Aminosäuren enthalten, die der Mensch aus Pflanzen nicht synthetisieren kann und daher von außen zuführen muss. Inzwischen hat sich diese Auffassung gottlob geändert. Im Gegenteil, es wird zunehmend anerkannt, dass überhöhter Fleischkonsum sogar gesundheitsschädigend ist.

Wissenschaftliche Studien zeigten, dass Fleischgenuss Osteoporose (Knochenschwund) begünstigt, dass Vegetarier weniger zu Fettleibigkeit neigen, seltener Bluthochdruck entwickeln, geringere Cholesterin-Werte im Blut haben und weniger Krebserkrankungen bekommen. Auch der Ernährungstrakt zeigt Zeichen von Entlastung: Vegetarier haben allgemein weniger Verdauungsstörungen, seltener Divertikel (Darmausstülpungen), die sich leicht entzünden, sowie seltener Gallen- und Nierensteine.

Trotz all dieser Fakten hält sich die Meinung hartnäckig, dass Babys ab dem achten Monat fleischhaltige Nahrung zugefüttert werden muss, da sie sonst unter Eisenmangel leiden würden.

Aus Erfahrung kann ich nur sagen – ich habe inzwischen vier eigene Kinder ohne Fleisch aufwachsen sehen –, den einzigen Unterschied zu anderen Kindern finde ich darin, dass sie eine auffallend gesunde, rosige Gesichtsfarbe haben und außer leichten Erkältungen so gut wie nie krank sind. Lassen Sie sich durch die Meldungen der Mediziner nicht verunsichern, ich bin sicher, dass sich in den nächsten Jahren auch in diesem Punkt ein Wandel vollziehen wird. Wollen Sie Ihre Kinder ohne Fleisch aufwachsen lassen, verpflichten Sie sich jedoch gleichzeitig, auf eine vollwertige Ernährung zu achten. Dazu gehören Reis und Dahl, um dem Körper leicht assimilierbares, hochwertiges Eiweiß anzubieten, sowie auch aus dem gleichen Grund genügend Milch und Lassi.

9.3 Die wichtigsten Ayurveda-Konzepte für Kinder: Einfach erklärt

Bereits Kinder haben ebenso wie Erwachsene unterschiedliche Interessen in ihrem Leben. Es gibt Kinder, die, einfach durch das Vorbild der Eltern inspiriert, sich für gesundes Essen interessieren und gerne mitmachen. Andere brauchen ein bisschen Überzeugungsarbeit.

Aber wie erklärt man kleinen Kindern die Zusammenhänge zwischen Verdauungskraft, Ama und Gesundheit in verständlichen Worten?

Sicher haben jede Mutter und jeder Vater ihre eigenen kreativen Ideen, trotzdem gebe ich Ihnen zur Anregung einige Möglichkeiten weiter.

Für Kinder ist es nicht ganz einfach zu verstehen, dass warmes Essen und Trinken gesünder sind – der Griff zum Kühlschrank ist einfach bequemer, als lange auf ein warmes Getränk zu warten. Hier können Sie kleinen Kindern die Rolle der Enzyme in bildlicher Sprache als kleine Männchen verdeutlichen, die immer dann gut arbeiten (verdauen) können, wenn ihnen warm ist. Frieren sie hingegen, wenn kaltes Essen kommt, sitzen sie im Bauch und rufen immer: »Brr, mir ist so kalt!« Schmücken Sie Freud und Leid der kleinen Männchen ruhig lebendig aus, desto besser können sich Ihre Kleinen den Vorgang vorstellen. Und desto eher sind sie auch bereit, den Männchen zuliebe etwas Warmes hinunterzuschicken, damit es denen gutgeht.

Ist das Kind krank, können Sie ihm die Krankenkost (siehe Kapitel 10.6) wiederum mit den Männchen schmackhaft machen. Denn die Männchen sind jetzt entsetzlich müde und müssen ganz weiches Essen haben, weil sie sich nicht so anstrengen können wie sonst. Und etwas heißes Wasser zwischendurch? Dann wird den kleinen Männchen kuschelig warm, sie freuen sich und fühlen sich bald wieder wohl. Und außerdem können sie dann wieder ganz mächtig arbeiten und allen Schmutz (Ama) wegschaufeln, damit das Kind bald wieder gesund sein kann.

Wenn die Kinder zu häufig essen wollen, müssen die Männchen noch etwas Mittagsschlaf halten und können noch nicht wieder arbeiten.

Je größer die Kinder werden, desto mehr kann man dazu übergehen, ihnen die richtigen Begriffe in vereinfachter Form beizubringen.

Hilfreich ist es auch, den Kindern immer wieder das körperliche Feinempfinden zu verdeutlichen. Man kann sie nach einem Essen die Hand auf den Bauch legen lassen und fragen, wie er sich anfühlt. Ob er satt ist oder noch etwas haben möchte. Schon recht kleine Kinder verstehen den Unterschied zwischen Appetit und Hunger, wenn man ihn erklärt. Unsere vierjährige Lilian erheitert uns zurzeit immer mit folgender Weisheit: »So, ich habe jetzt keinen Hunger mehr, jetzt habe ich Appetit!« Im Klartext: Ich habe mein Hauptgericht gegessen, ich möchte jetzt gerne etwas zum Naschen!

10 Kleinkinder

10.1 Welchen Konstitutionstyp hat mein Kind? – Vorbeugung von Störungen

Auch wenn die ersten Lebensjahre vom Kapha-Dosha dominiert werden (siehe Kapitel 3.7), kommt jeder Mensch mit einer ganz individuellen Dosha-Dominanz zur Welt. Diese kann sich im Laufe des Lebens zum Positiven oder Negativen hin entwickeln, je nachdem, ob ein Kind im Einklang mit seiner Konstitution aufwachsen kann, oder ob störende Einflüsse das Gleichgewicht verschieben.

Die folgende Tabelle listet noch einmal die Merkmale auf, die Ihnen zeigen, welche Eigenschaften zu welchem Typ gehören. So können Sie die Störungen Ihrer Sprösslinge leichter klassifizieren und Anregungen finden, wie sie ausgeglichen werden können.

Die Tabelle ist nicht unbedingt von links nach rechts zu lesen. Stattdessen zeigen viele Eigenschaften der linken Seite bestimmte Dosha-Störungen an; in der rechten Spalte finden Sie dann die Maßnahmen, die sie ausgleichen, am besten als Gesamtheit. Nur ein einzelnes Symptom oder wenige Symptome zu balancieren, erzeugt kein zufriedenstellendes Gleichgewicht.

Wie bei Erwachsenen sind auch bei Kindern Mischungen von Doshas natürlich häufiger als reine Typen.

Sie können die Doshas zum Beispiel der jeweiligen Jahreszeit entsprechend ausgleichen (siehe den Abschnitt »Essen im Einklang mit der Jahreszeit« in Kapitel 2.10).

Wenn Sie einige Merkmale bei einem Konstitutionstyp finden und einige andere, die für einen anderen Typ charakteristisch sind, so können Sie die ausgleichenden Maßnahmen nach dem gesunden Menschenverstand und Ihrem Feinempfinden mischen.

Kennzeichen von Vata	*Tipps zum Ausgleich von gestörtem Vata*
Graziler Knochenbau	Regelmäßiger Tagesablauf
Zart geschnittenes Gesicht	Viel Schlaf vor Mitternacht
Eher dünn	Heiße Milch vorm Schlafengehen
Dunkle, krause Haare	Gandharva-Veda vorm Einschlafen
Kleine, schiefe, leicht kariöse Zähne	Emotionale Wärme, Schmusen
Leise, zurückhaltende Stimme	Positive Ermutigung
Leicht nervös	Regelmäßig Transzendentale Meditation (ab vier Jahren)
Ängstlich, schüchtern	Kind soll sich körperlich und seelisch nicht überanstrengen
Wacht nachts öfter auf	Fernsehen einschränken
Hat Alpträume mit Verfolgungen	Abhyanga mit warmem Vata-Öl
Rennt immer, schnelle Bewegungen	Warm baden
Schnell zu begeistern	Warm genug anziehen (Wolle/Seide), warme Füße
Begreift sehr rasch	Warm essen und heiß trinken
Schlechtes Gedächtnis	Auf ausreichendes Trinken achten
Kann nicht lange bei einer Sache bleiben	Sehr regelmäßige Essenszeiten
Stuhlgang eher unregelmäßig, öfter hart	Nicht zum Essen zwingen
Appetit und Hunger wechseln stimmungsabhängig	Mittagsruhe
Mag gerne Süßigkeiten, sauren Joghurt	Heiße Milch und Ghee regelmäßig
Friert leicht	Vollkornprodukte
Geht bei Kälte nicht gerne nach draußen	Süßes Obst und Lassi anbieten
Trockene Haut, vor allem im Winter	
Verlangt Regelmäßigkeit	

Ein Vata-Kind ist immer recht sensibel, leicht zu beeindrucken und ängstlich. Wenn alle Familienmitglieder seine Zartheit berücksichtigen, ist es für es selbst leichter zu verstehen, dass es kein Schwächling und Sensibelchen ist, sondern einfach nur ein Vata-Typ. Bringen Sie ihm systematisch bei, wie es sich im Gleichgewicht halten kann – sein Feinempfinden ist so gut entwickelt, dass es vermutlich begeistert mitzieht. Es kann die Stärke entwickeln, sich entsprechend seiner Vata-Merkmale nicht zu überfordern, weder im körperlichen noch im geistigen Bereich. Der große Vorzug eines Vata-Kindes im Gleichgewicht sind seine Feinfühligkeit, seine rasche Begeisterungsfähigkeit und Auffassungsgabe und nicht zuletzt ein gut ausgeprägter sechster Sinn.

Kennzeichen von Pitta	*Tipps zum Ausgleich von gestörtem Pitta*
Mittlere Statur	Früh zu Bett
Sommersprossen	Abhyanga mit Pitta-Öl
Gelbliche Zähne	Gandharva-Veda
Rote oder rötliche, feine und glatte Haare	Kühles Essen
Rosige Wangen	Nicht zu warm anziehen
Leicht aufbrausend	Lauwarm duschen und baden
Aggressiv, ungeduldig	Milch und Ghee
Schläft tief, aber nicht viel	Sanft und lieb mit dem Kind sein
Guter Esser	Kindermeditation (ab vier Jahren)
Gereizt, wenn es hungrig ist	Regelmäßige Essenszeiten
Stuhlgang mehrmals täglich, breiig	Zwischenmahlzeiten anbieten, süßes Obst
Schwitzt sehr leicht	
Verträgt Hitze schlecht	
Mittlere Auffassungsgabe	
Arbeitet und spielt strukturiert	
Nicht extrem ängstlich	
Spricht energisch und klar	
Dynamischer Typ	

Das Pitta-Kind ist der geborene Dynamiker, dem Sie nicht beibringen müssen, wie es sich durchsetzt. Wenn es aufbraust, dann ist das kein »schlechter Charakter«, es ist seine Natur. Der große Trost: So schnell das Pitta-Kind sich aufregt, so schnell beruhigt es sich auch wieder, es ist nicht nachtragend. Wenn man dies einmal erkannt hat, fällt es leichter, seine

Kennzeichen von Kapha	*Tipps zum Ausgleich von gestörtem Kapha*
Schwerer Knochenbau	Auf genügend Bewegung achten
Weiße, kräftige, gerade Zähne	Körperliche Leistungen fördern
Eher mollig	Morgens nicht zu lange schlafen lassen
Isst gerne, nimmt aber leicht zu	Zum Frühstück eventuell nur Obst
Kann länger ohne Essen auskommen	Warm anziehen
Isst gerne scharf	Warm essen und trinken
Nicht übermäßig »vernascht«	Warm duschen
Regelmäßiger, wohlgeformter Stuhl am Morgen	Abhyanga mit Kapha-Öl
Reagiert langsam	Garshan-Massage
Bedächtige Sprache	Weniger Ghee und Fett im Essen
Langsamer Gang	Milch mit Wasser verdünnen (eins zu eins/eins zu zwei)
Kühle, oft feuchte Hände	Abends sehr früh essen
Blasse Gesichtsfarbe	Keine Zwischenmahlzeiten
Schläft tief und viel	Transzendentale Meditation (ab vier Jahren)
Ist nach dem Aufwachen benommen	
Kommt schwer in Gang	
Lernt und begreift langsam	
Arbeitet konzentriert, stetig	
Extrem gutes Gedächtnis	
Kann gut sparen	
Kann nicht so gut abgeben	
Ist nicht so leicht aus der Fassung zu bringen	

Ausbrüche gelassen hinzunehmen. Erklären Sie Ihrem Kind, dass sein Verhalten durch Pitta-Störungen (Hitze, Erschöpfung, Hunger, aggressive Filme) ausgelöst wird, und schulen Sie seine Sensibilität, rechtzeitig die »Notbremse« zu ziehen, indem es lernt, im Gleichgewicht zu bleiben. Vorzüge des Pitta-Kindes sind seine sprachliche Ausdrucksfähigkeit, sein Ehrgeiz und seine Systematik und Geordnetheit.

Werden Sie nicht ungeduldig mit Ihrem Kapha-Kind, es hat von Natur aus die Ruhe weg. Bei ihm geht alles gemächlich, Sprechen, Bewegen, Denken, Begreifen und Handeln. Aber sein Gedächtnis ist gut, und es bleibt eigentlich von selbst im Gleichgewicht. Die einzigen Störfaktoren sind Bewegungsmangel und zu schweres Essen. Zeigen Sie ihm daher den Unterschied in seinem Wohlbefinden, wenn es Sport treibt und weniger isst – er ist deutlich. Kapha-Kinder haben im späteren Leben den Erfolg gepachtet: Sie sind ausdauernd, zielstrebig, von guter Gesundheit, und ihr Bankkonto ist in der Regel gut gefüllt.

10.2 Sind Jungen und Mädchen gleich?

Dass Jungen und Mädchen nicht nur unterschiedlich aussehen, sondern sich auch höchst unterschiedlich verhalten, wird wohl keinem aufmerksamen Beobachter verborgen bleiben.

Jahrhundertelang wurden Mädchen völlig anders als ihre Brüder erzogen. Man zog ihnen schöne Kleidchen an, sie wurden hübsch frisiert und bekamen Puppen zum Spielen. Kleine Jungen wurden in Hosen gesteckt und bekamen Waffen oder Fahrzeuge geschenkt. Und sie wurden traditionellerweise völlig unterschiedlich behandelt. Die kleinen Mädchen bereitete jede fürsorgliche Mutter auf ihre spätere Rolle als Frau vor: Sie lernten kochen, nähen und aufräumen. Sie sollten sauber und ordentlich sein und auch in der Lage, sich unterzuordnen. Ganz im Gegensatz zur Schulung der kleinen Männer. Hier waren Aggressionen und Durchsetzungsvermögen erlaubt oder sogar gefragt. Mithilfe im Haushalt war unwichtig oder sogar als unmännlich verpönt. Aber sie mussten auch stark sein – »Indianer kennen keinen Schmerz!« –, während die kleine Schwester ruhig einmal weinen durfte.

Da Jungen und Mädchen völlig unterschiedlich erzogen wurden, begannen sich Psychologen in den sechziger Jahren des letzten Jahrhunderts zu Recht zu fragen, ob man die großen Unterschiede im Verhalten zwischen Männern und Frauen tatsächlich nur auf die allgemein üblichen unterschiedlichen Erziehungsmuster zurückführen könnte. Und – wie nicht anders zu erwarten – sie wurden fündig. Es macht sehr wohl etwas aus, ob der Erzieher davon ausgeht, dass Mädchen sich nicht für Mathematik eignen, oder ob er glaubt, es ihnen nahe bringen zu können. Im ersten Fall wird er sie unterschwellig entmutigen, im zweiten Fall fast unmerklich fördern. Und Jungen sind durchaus in der Lage, sich für kleine Kinder und Hausarbeit zu interessieren, vorausgesetzt, sie lernen am Vorbild und der eigenen Freude, in diese Richtung zu gehen. Dieser Zweig psychologischer Forschung ist ungeheuer interessant, zeigt er doch, wie sehr unausgesprochene Erwartungen oder Vorurteile junge Menschen formen (siehe den Abschnitt »Positives Verhalten stärken« in Kapitel 11.3). Diese Ergebnisse waren und sind wichtig, damit Eltern ihre Kinder nicht dogmatisch formen und lenken und sie nicht in die »männliche« oder »weibliche« Rolle drängen. Jeder Mensch hat unabhängig von seinem Geschlecht ein Anrecht darauf, als Individuum mit ganz einzigartigen Interessen behandelt zu werden, damit er sich voll entfalten kann (siehe Kapitel 12.7).

Dennoch geht der Maharishi Ayur-Veda davon aus, dass Jungen und Mädchen grundverschieden sind. Die Physiologie beider Geschlechter unterscheidet sich ebenso wie ihre Lebensaufgabe. Lassen Sie uns diese Zusammenhänge auf der Basis des oben Gesagten einmal näher betrachten.

Beim weiblichen Geschlecht finden wir vergleichsweise mehr Vata-Eigenschaften, beim männlichen dominieren – unabhängig von der individuellen Dominanz der Doshas – mehr Pitta und Kapha (siehe Kapitel 7.9). Grundsätzlich sind Frauen nach Auffassung des Maharishi Ayur-Veda zarter und mehr nach innen gerichtet. Sie sind sensibel, nehmen schneller Stress auf, bauen ihn aber auch schneller wieder ab, wenn sie Gelegenheit dazu haben. Ihr kleines Mädchen mag vielleicht empfindlicher und sensibler als ihr Bruder sein, aber sie weint auch schneller. Um es in ayurvedischer Terminologie auszudrücken: Ihre Srotas reinigen sich spontan, Weinen bringt Entlastung. Unlängst haben Forscher festgestellt, dass Tränenflüssigkeit Stresshormone und Giftstoffe enthält, die den Körper auf diese Weise verlassen können. Fazit: Weinen ist gesund – sowohl für Mädchen wie für Jungen, für Frauen genauso wie für Männer.

Die neueren Studienergebnisse zeigen, dass die größere Verknüpfung verschiedener Gehirnstrukturen bereits bei ungeborenen Mädchen feststellbar ist – Sie dürfen also davon ausgehen, dass Ihr Mädchen bereits von Anfang an ein »richtiges Mädchen« ist.

Neugeborene Mädchen artikulieren mehr Laute als gleichaltrige Jungen. Sie äußern in den ersten Lebensjahren eine größere Vielfalt an Lauten, sprechen die ersten Wörter und Sätze durchschnittlich früher und haben mit zwei Jahren den größeren Wortschatz. Die moderne Entwicklungspsychologie hat in akribischer Feinarbeit Unmengen von Studienergebnissen gesammelt, die die geschlechtsspezifischen Unterschiede aller Altersstufen beleuchten. Ergänzt man diese mit den neuesten Erkenntnissen aus der Medizin, stellt man auch hier fest, dass weibliche und männliche körperliche Funktionen alles andere als identisch sind.

Sehen Sie daher bei Ihrem kleine Jungen »typisch männliche Tendenzen« und bei Ihrer Kleinen »mädchenhaftes« Verhalten, so ist nichts natürlicher. Greifen Sie erst dann regulierend ein, wenn Sie das Gefühl haben, dass das Vata Ihres Mädchens aus dem Gleichgewicht gerät oder Ihr Sohn so aggressiv ist, dass es mit seinem naturbedingten Pitta allein nicht mehr erklärlich ist. Ansonsten dürfen Sie die Verschiedenheiten Ihrer Kinder genießen und auch manchmal amüsiert zur Kenntnis nehmen ...

10.3 Meditation für Kindergarten- und junge Schulkinder

Schon kleine Kinder ab vier Jahren können die Technik der Transzendentalen Meditation erlernen, in einer speziell auf das Nervensystem der Kinder abgestimmten Version. Sie meditieren mit offenen Augen, während sie umhergehen oder spielen. Jeder ausgebildete TM-Lehrer kann es ihnen in einer Unterrichtsstunde beibringen und kontrolliert einige Tage später, ob das Kind es richtig verstanden hat und fehlerfrei anwendet.

Für kleine Kinder sind keine großen intellektuellen Erklärungen über Stresslösung und Bewusstseinserweiterung nötig. Sie sind noch so entspannt und natürlich, dass sie spontan richtig meditieren. Der TM-Lehrer gibt ihnen ein speziell ausgewähltes »Zauberwort« oder »Wort der Weisheit«, das sie mit einer speziell auf Kinder zugeschnittenen Technik anwenden. Kinder sind dem Bereich der Stille in ihnen noch sehr nah – beobachten Sie einmal, wie Kinder, wenn sie sich verausgabt haben, ganz natürlich nach innen gehen. Sie sitzen irgendwo, und mitten im Spiel verändert sich ihr Gesichtsausdruck, die Augen schauen nicht mehr gezielt nach außen, die Sinne machen Pause. Eine halbe oder eine Minute tanken sie so ganz natürlich wieder auf. Danach haben sie ihr Energiereservoir spontan wieder aufgefüllt.

Der Sinn der Kindermeditation liegt nicht darin, zu transzendieren und angesammelten Stress loszuwerden, das können Kinder noch von selbst. Aber der feine Impuls des Mantras (Meditationswort) ordnet für wenige Minuten täglich ihr Gehirn und legt so die Basis für eine geordnete Struktur während des gesamten Tages.

Sogar diese »Mini-Meditation« hat gute Auswirkungen. Meditierende Kinder sind ausgesprochen fröhlich, ausgeglichen, unabhängig in ihrem Denken, einfallsreich und auffällig selbstbewusst. Ein kleines Mädchen von sechs Jahren hatte ein halbes Jahr nach der heißersehnten Einschulung die Schule bereits gründlich satt. Jeden Morgen machte sie ein solches Theater, dass die sonst pädagogisch begabte Mutter sich nicht mehr anders zu helfen wusste, als mit Strenge und lauter Stimme zu reagieren. Zufällig lernte der große Bruder zu diesem Zeitpunkt die Erwachsenen-Meditation. Seine Verbesserungen in der Schule waren in kurzer Zeit so einschneidend, dass die Mutter, die selbst schon lange meditierte, den Entschluss fasste, darauf zu achten, dass auch die Kleine die in den Wogen des Alltags etwas in Vergessenheit geratene Kindertechnik wieder regelmäßig ausübte. Nach 14 Tagen kam die (übrigens nicht meditierende Haushaltshilfe) zur Mutter und fragte: »Ist Ihnen schon aufgefallen, dass Daniela morgens friedlich zur Schule geht, seit Sie mit ihr meditieren?« Offensichtlich war die Belastbarkeit der Kleinen so gestiegen, dass sie wieder gerne zur Schule ging. Ein anderer höchst angenehmer Nebeneffekt für die Familie: Bruder und Schwester stritten sich deutlich weniger, dadurch wurde die ganze Stimmung in der Familie sanfter und schöner.

Es gibt kleine Kinder, die so zielstrebig ihre Meditation ausüben, dass die Eltern sich nicht darum zu kümmern brauchen. Erfahrungsgemäß lässt bei vielen jedoch die anfängliche Begeisterung irgendwann nach, so dass sie etwas liebevolle Unterstützung brauchen.

Sollten Ihre Sprösslinge die Kinder-Meditation nicht ausüben, überschlagen Sie ruhig den Rest dieses Kapitels. Für Eltern meditierender Kinder ist es erfahrungsgemäß jedoch eine Unterstützung, kreative Hilfen kennen zu lernen, die kleinen Kindern das Meditieren schmackhaft machen. Einige seien hier zur Anregung genannt:

Geben Sie Ihrem Kind einen schönen Malblock und Stifte, die es nur zur Meditationszeit bekommt. Es darf dann für einige Minuten morgens und abends an einem besonders schönen Bild malen, während es seine Meditationstechnik ausübt.

Gehen Sie mit dem Kind ein paar Minuten im Garten spazieren, während es meditiert. Geeignet sind auch der Schulweg oder der Weg zum Kindergarten morgens.

Lassen Sie das Kind beispielsweise, während Sie lesen oder bügeln, um Sie herum tanzen. Man kann den Kindern ein extra für diese Zeit reserviertes Schleiertuch geben, das sie dabei schwenken dürfen und das ein so begehrtes Objekt wird, dass es dem Kind nicht schwer fällt, dabei gleichzeitig zu meditieren.

Am leichtesten ist es, wenn Sie für die Kleinen eine Regelmäßigkeit schaffen. Je öfter die Kinder bei der gleichen Gelegenheit etwa zur gleichen Zeit meditieren, desto mehr wird es zur Routine, die nicht täglich wieder in Frage gestellt werden muss. Die Gewöhnung braucht bei kleinen Kindern meist nur wenige Tage, danach lassen sie sich relativ leicht erinnern, oder sie kommen schon von selbst und fragen nach ihren Meditations-Stiften oder ihrem Tanz-Tuch.

Kinder dürfen im Gegensatz zu Erwachsenen auch dann meditieren, wenn sie es gerade brauchen. Ein Kind, das unglücklich ist oder weint, darf auch zum Trost seine Meditationstechnik anwenden – seine Physiologie kommt dadurch zur Ruhe, und es findet sein Gleichgewicht wieder. Das gleiche bietet sich an, wenn das Kind sich geärgert hat oder ängstlich ist. Ich werde nie vergessen, wie meine neunjährige Elisa mir bei einem Sonntagsausflug half. Ich hatte die Nacht vorher wenig geschlafen, mein Vata war dementsprechend hoch. Als wir beide auf einem Sessellift über einen hohen Abgrund schwebten, bekam ich ein äußerst mulmiges Gefühl im Bauch und beichtete meiner Tochter meine Angst. Wie selbstverständlich sagte sie zu mir: »Mami, denk' doch einfach dein Zauberwörtchen!« Gesagt, getan, und zu meiner totalen Verblüffung war die Höhenangst im gleichen Augenblick verschwunden. So selbstverständlich gehen schon kleine Kinder mit dieser einfachen Technik um.

10.4 Das Einschlafritual

Der Maharishi Ayur-Veda legt auf die letzten Eindrücke vor dem Schlafengehen besonderen Wert. Denn der Zustand der Physiologie vor dem Einschlafen bestimmt die Qualität der Nachtruhe und damit die Verfassung für den nächsten Tag. Instinktiv ist dies allen Menschen bekannt: Ein Gute-Nacht-Kuss für die Kleinen, ein Wiegenlied und Vorlesen gehören in vielen Familien zur Tagesordnung. Und selbst Eltern brauchen diese positive Einstimmung. Ein bisschen Kuscheln im Bett, ein entspannendes Buch oder leise Musik fördern ein sanftes Hinübergleiten in den Schlaf. Oder umgekehrt: Haben Sie sich vor dem Schlafengehen mit Ihrem Partner gestritten und nicht wieder versöhnt, nehmen Sie diesen Eindruck in die Nacht mit. Sie träumen vielleicht unruhiger und haben am nächsten Morgen beim Aufwachen immer noch ein unangenehmes Gefühl.

Gelingt es aber, die Nachtruhe mit einer ausgeglichenen Physiologie zu beginnen, können Geist und Körper sich optimal erholen. Viele Stunden Entspannung und Harmonisierung für den ganzen Menschen werden so möglich, ein gesundes Kapha wird als Ausgleich für unsere hektische Zeit erworben (siehe den Abschnitt »Nachts ist Nacht« in Kapitel 6.1).

Einschlafritual für Kinder

1. Heiße Milch (siehe Schlaftrunk für Kinder)
2. Zähneputzen, waschen, ein Tropfen Sesamöl in jedes Nasenloch
3. Vorlesen
4. Das erste Beten
5. Gandharva-Veda

Von 18 bis 22 Uhr abends ist Kapha-Zeit. Die gesamte Schöpfung kommt zur Ruhe ebenso wie die körperlichen und geistigen Funktionen der Menschen. Der Abend sollte, im Einklang mit der Natur, entsprechend ruhig verlaufen, um eine gute Vorbereitung für die Nacht zu werden. Schon kleinste Kinder genießen die immer wiederkehrende Entspannung und Sicherheit eines Gute-Nacht-Rituals. Viele Ansätze des Maharishi Ayur-Veda beruhigen Körper und Geist und können in Kombination eine sinnvolle

Einstimmung zum Schlafen sein. Fernsehen, Rockmusik, aufregende Gespräche oder Diskussionen bewirken das Gegenteil und sollten nach Möglichkeit wenigstens in den Abendstunden vermieden werden.

Zum Vorlesen suchen Sie für die Kinder natürlich altersgemäße Literatur aus, Bilderbücher für die ganz Kleinen, Geschichten für die Großen. Der Maharishi Ayur-Veda empfiehlt, regelmäßig vedische Schriften zu lesen, in denen das Leben und Wirken großer Menschen beschrieben wird, die von ihrem Bewusstsein her weit entwickelt waren. Das gibt den Kindern anhand des Vorbilds eine positive Ausrichtung für ihr eigenes Leben und vermittelt ihnen die Werte von Gut und Böse (siehe Kapitel 11.1). Im europäischen Raum gibt es keine vergleichbare Literatur, die gleichzeitig in Form von Geschichten spannend ist und vom Klang her und durch ihre Struktur das Bewusstsein erweitert (siehe den Abschnitt über das Sanskrit in Kapitel 1.1). Am nächsten kommen dem noch unsere traditionellen Märchen. Sie sind für Kinder wie für Erwachsene aufbauend, da die Moral der Geschichte immer die gleiche ist: Ein Mensch mit reinem Herzen und guten Qualitäten – oft ein junger Mensch, mit dem sich die Kinder spontan identifizieren – hat eine schier unmögliche Aufgabe zu lösen. Aus eigener Kraft ist er dazu kaum in der Lage, also kommen ihm höhere Mächte in Gestalt von Engeln oder Zauberern zu Hilfe. Seine früheren, positiven Taten nehmen die Gestalt von Helfern an und retten ihn schließlich, weil er ein so reines Herz hat. Zur Belohnung gibt es meist noch eine Hochzeit als Draufgabe zum glücklichen Ende. In symbolischer Form saugen die Kinder mit den Märchen tiefste Lebensweisheiten in sich auf. Gute Taten sorgen für eine entspannte Physiologie, und ein Mensch, der Verbindung hat mit dem Bereich der Stille in seinem Inneren, kann – trotz widriger äußerer Umstände – über sich hinauswachsen und den größten Erfolg erringen, unabhängig von Alter, Intelligenz und Schönheit. Eine überaus tröstliche Botschaft für unsere Kleinen, die das Wissen des Maharishi Ayur-Veda über die Kraft des Bewusstseins wunderbar ausdrückt.

Einen ganz praktischen Vorteil haben Märchen überdies: Sie sind für fast alle Lebensalter gleichermaßen ansprechend und eignen sich daher auch in einer Familie mit Kindern verschiedener Altersstufen ausgezeichnet zum Vorlesen. Die liebevolle Aufmerksamkeit der Eltern beim Vorlesen, die körperliche Nähe, die Ruhe und Entspanntheit der Eltern übertragen sich zusätzlich auf die Kleinen und geben ihnen die nötige Geborgenheit zum Einschlafen.

Das Gute-Nacht-Gebet lenkt die Aufmerksamkeit der Kinder darüber hinaus auf höhere Welten. Ebenso wie Erwachsene finden sie in der Zwiesprache mit dem Herrgott Beruhigung, Trost und Dankbarkeit. Wählen Sie ein Kindergebet nach Ihrer Wahl, aber lehren Sie die Kinder auch, ganz privat und entspannt mit Gott zu sprechen. Ich habe meine Kinder dazu ermuntert, sich nach dem Gebet in eigenen Worten für positive Erlebnisse des Tages zu bedanken. Anschließend bitten sie um das, was sie für andere und sich selbst für den nächsten Tag wünschen. So gewöhnen sich die Kinder nicht nur daran, sich an Gott zu wenden und dankbar auch für Kleinigkeiten zu sein. Sie selbst werden häufig ganz neue Aspekte an Ihren Kindern kennenlernen. Sorgen und Nöte und auch Freuden kommen zum Vorschein, an denen Sie tagsüber noch gar nicht teilgenommen haben. Selbstverständlich müssen Sie diese Form des Gute-Nacht-Gebets nicht übernehmen. Viele Eltern glauben heute nicht mehr an Gott und sollten daher eine eigene Lösung entwickeln. Wie immer aber Ihre Einstellung dazu auch ist: Tragen Sie dazu bei, dass Ihr Kind positiv gestimmt in die Nacht geht und den nächsten Tag erwartungsvoll angehen kann.

Versichern Sie dem Kind, bevor es die Augen zumacht, dass Sie es liebhaben, nehmen Sie es nochmal in den Arm. Sollten am Tag Missstimmungen gewesen sein, räumen Sie diese in sanfter Stimmung aus. Wenn dies nicht möglich ist, lassen Sie das Kind wenigstens mit der beruhigenden Gewissheit einschlafen, dass Sie morgen in Ruhe darüber sprechen und dann eine positive Lösung finden werden. Der Gute-Nacht-Kuss sollte von Herzen kommen, so dass das Kind in Frieden mit sich und seiner Umwelt einschlafen kann. Kleine (und große) Kinder lieben es auch, fest eingekuschelt zu werden, da dies Erinnerungen an die Geborgenheit im Mutterleib wachruft.

Zum Abschluss spielen Sie den Kindern Gandharva-Veda-Musik vor, wenn sie schon die Augen geschlossen haben und in den Schlaf hinübergleiten. Stellen Sie bei mehreren Kindern ein Abspielgerät auf den Flur, so dass sie alle gemeinsam zuhören können. Auch ruhige, klassische Musik eignet sich gut zum Einschlafen, wenn auch die physiologische Entspannung, die sich dadurch einstellt, nicht ganz so tief ist wie bei den Gandharva-Veden. Ich habe meinen Kindern beides gerne im Wechsel vorgespielt, damit sie sich auch an die harmonische und wunderschöne Musik unserer eigenen Kultur gewöhnen. Die Kinder lieben die Musik zum Abschluss sehr und verlangen nach wenigen Tagen von selbst nach ihrer »Einschlafmusik«. So haben Sie die besten Vorbereitungen für einen ungestörten, erholsamen Schlaf der Kinder getroffen.

10.5 Wie tröste ich mein Kind?

Kleine Kinder verstecken und unterdrücken ihre Gefühle noch nicht. Wenn sie Kummer haben oder sich verletzt haben, weinen sie laut und heftig. Liebevolle Eltern tun instinktiv das Richtige: Sie trösten das Kind fast alle auf die gleiche Weise. Ein Kind, das weint, hat eine vorübergehende Vata-Störung. Deshalb ist es völlig richtig, es mit sanften, tiefen und langsamen Lauten zu beruhigen, die zum Ausgleich das Kapha-Dosha des Kindes ansprechen. Im Gegensatz dazu lenken Worte mit hoher, schnellerer Stimme die Aufmerksamkeit des Kindes auf sich, weil dieses ihr Vata-Dosha vermehrt.

Aber auch körperliche Berührungen und Umarmungen bringen die Doshas der Kleinen ins Gleichgewicht. Die Ruhe von Vater oder Mutter und ihre körperliche und geistige Stärke, ihr Ojas, überträgt sich auf das Kind, so dass es gestärkt wird.

Gerade bei kleinen Kindern ist auch das »Pusten« höchst erfolgreich. Trost geht immer über den Weg des Bewusstseins und beruhigt auch körperliche Beschwerden. Hauchen der Vater oder die Mutter auf die schmerzende Wunde, wirkt das oft Wunder. Der Glaube kleiner Kinder an die Allmacht der Eltern mobilisiert die entsprechenden Neuropeptide (siehe Kapitel 1.6) und lindert jeden Kummer und Schmerz.

Im Umgang mit Schmerzen empfiehlt der Maharishi Ayur-Veda, so entspannt wie möglich zu bleiben, die Schmerzen ganz bewusst wahrzunehmen und sie liebevoll anzunehmen. Das Bewusstsein wird automatisch von der schmerzenden Stelle angezogen und kann so seine Heilkraft entfalten. So heilt das Bewusstsein die Materie, der Körper produziert schmerzlindernde Neuropeptide und schickt sie an die schmerzende Stelle. Dies funktioniert um so besser, je entspannter das Kind dabei ist, je geborgener es sich bei Mutter und Vater fühlt.

Im Laufe der Jahre gewinnt das Kind mehr und mehr Eigenständigkeit. Neben den Tröstungen von Vater oder Mutter muss es auch lernen, seine eigene innere Stärke in schwierigen Lebenslagen zu aktivieren. In bildlicher Sprache kann ihm dabei die Vorstellung der Neuropeptide helfen. Seinen ersten Erfolg hat mein Sohn Aurel errungen, als er vier Jahre alt war. Ich brachte ihm von einer Ärztefortbildung in der Schweiz das unvermeidliche kleine Taschenmesser mit, mit dem er sich natürlich – trotz entsprechender Vorsichtshinweise – prompt leicht in den Finger schnitt. Statt ihn auf die übliche Weise zu trösten, erklärte ich ihm die Sache mit den Neuropeptiden. Und entließ ihn zum Abschluss mit den Worten: »Jetzt schau einmal deinen Finger an, mach dir deine eigenen Neuropeptide und schick sie dorthin.« Wie nicht anders zu erwarten: Weiter ohrenbetäubendes Gebrüll, es schien wohl doch etwas viel verlangt! Trotz seines Geschreis ging ich in die Küche nebenan – plötzliche Stille. Mein Sohn kam zu mir, strahlte über das ganze Gesicht, während er seinen blutenden Finger in die Höhe hielt, und rief mit triumphierender Stimme: »Mami, Mami, jetzt sind sie alle angekommen!«

10.6 Häufige Störungen im Kindesalter und ihre Behandlung

Wie entstehen Krankheiten?

Der Sinn der ayurvedischen Ernährung, der täglichen Routine für kleine und große Kinder sowie der verschiedenen Anweisungen wie regelmäßiges Abhyanga, Meditation und Gandharva-Veda liegt darin, Gesundheitsstörungen erst gar nicht entstehen zu lassen.

Immer dann, wenn der Organismus körperliches oder geistiges Ama im Übermaß angesammelt hat (siehe Kapitel 2.2), zieht der Körper die Notbremse. Er hilft sich selbst mit einer Krankheit, die mit verschiedenen Mitteln die angehäuften Schadstoffe auszuscheiden versucht. Fieber ist zum Beispiel notwendig, um durch das erhöhte Pitta den Stoffwechsel so zu steigern, dass an alle Stellen des Körpers mehr Blut mit all seinen Abwehrzellen gelangt und durch die erhöhte Temperatur körpereigene oder Bakterien-Toxine besser im Stoffwechsel verarbeitet werden können. Kapha-Ansammlungen hingegen werden verflüssigt und können so den Körper verlassen. Der Körper bildet Schleim, der beispielsweise als Schnupfen oder Sekret der Bronchien ausgeschieden wird.

Dies ist auch der Grund dafür, dass es nach ayurvedischer Auffassung völlig falsch ist, Krankheitssymptome zu unterdrücken – denn dann wird die Giftstoff-Belastung des Körpers noch größer. Und in der Folge entwickeln sich logischerweise schwerere Gesundheitsstörungen, die auch entsprechend langwieriger und aufwendiger in der Behandlung sind.

Die Therapie von Krankheiten mit Maharishi Ayur-Veda ist dagegen eine sanfte Medizin. Sie unterstützt den Körper in seinen eigenen Bemühungen, das Gleichgewicht wiederherzustellen, so dass er es schneller zurückgewinnt, als er es allein aus eigener Kraft könnte.

Bevor Körper und Geist krank werden, weicht zuerst das Vata-Dosha ab, als Ausdruck einer Überlastung. Daher sind als Gegengewicht bei Krankheiten immer auch Ruhe und Entspannung wichtig, damit die Abwehrlage und die Selbstheilungsmechanismen des Körpers wieder in Gang kommen können. Wird Vata nicht rechtzeitig balanciert, propft sich als nächstes eine Pitta-Störung auf. Erst wenn diese nicht beseitigt wird, entstehen in der Folge Kapha-Störungen. Dementsprechend klassifiziert der Ayurveda 80 verschiedene Vata-Krankheitsbilder, 60 Pitta- und nur 20 Kapha-Krankheiten. Es gibt also sehr viele durch Vata verursachte Gesundheitsstörungen, die jedoch relativ leicht zu balancieren sind. Kapha-Störungen gibt es hingegen weniger, aber sie sind auch schwerer zu behandeln, weil sie Ausdruck einer länger andauernden, tieferen Störung sind.

Bemerkenswert ist auch die Rolle des Geistes bei Erkrankung und Heilung. Heute weiß man, dass unter Stress (einer übermäßigen Ansammlung von Vata) die Abwehrlage des Körpers schlechter wird. Umgekehrt kann durch Entspannung und geistige Erholung das Immunsystem drastisch verbessert werden. Vor 20 Jahren, als die entsprechenden Forschungsergebnisse der Medizin noch nicht Allgemeingut geworden waren, schien es nicht nachvollziehbar, warum die regelmäßige Ausübung einer rein geistigen Entspannungstechnik dafür sorgen sollte, dass Menschen auch körperlich weniger krank werden. Selbst Meditierende waren überrascht, wenn sie feststellten, dass sogar banale Erkrankungen wie Erkältungen kaum noch auftraten, obwohl sie doch auf »Ansteckung« beruhen. Inzwischen weiß man den Grund: Die tiefe Entspannung der Meditation ändert alle körperlichen Faktoren, die sich durch Stress verändern, in ihr Gegenteil. Dadurch wird zwangsläufig auch die Abwehrlage besser. Ein gutes geistiges Gleichgewicht und die Vermehrung von Ojas ist damit immer die Voraussetzung auch für körperliche Gesundheit. Wenn die Qualitäten des Vereinheitlichten Feldes aktiviert werden, durchdringen sie eben auch alle körperlichen Strukturen und bringen sie ins Gleichgewicht. Daher gehört zu geistiger Weiterentwicklung immer auch eine verbesserte gesundheitliche Verfassung.

Nahrungsergänzungen für Kinder

Es gibt im Maharishi Ayur-Veda spezielle Kinderpräparate, die auf natürliche Weise Krankheiten oder Störungen balancieren. In der Regel verordnet der Maharishi-Ayur-Veda-Arzt jedoch bei Krankheiten die gleichen Nahrungsergänzungen wie bei Erwachsenen, nur in anderer Dosierung. Einzige Ausnahme dabei: Neugeborene werden behandelt, indem die Mutter die Präparate nimmt, und sie ihre Wirkung über die Muttermilch für das Baby entfalten. Oder aber sie werden mit etwas Muttermilch dem Stillbaby direkt gegeben.

Bei den meisten Maharishi-Ayur-Veda-Präparaten gibt man ein *anupanam* (wörtlich: Trägersubstanz) dazu, das aufgrund seiner Eigenschaften die biologische Verfügbarkeit des Kräuterpräparates steigert oder die Heilwirkung aufgrund seiner eigenen Eigenschaften verbessert. Bei Kindern darf man damit locker umgehen, weil sie ja nicht alles mögen. Häufig ist der Geschmack der Maharishi-Ayur-Veda-Nahrungsergänzungen nicht gerade attraktiv. Daher können Sie kleinen Kindern jedes Präparat mit Saft gemischt oder mit einem Teelöffel Honig geben. Bei Kleinkindern können Sie die Kräutertablette im Mörser zerstampfen und dann mischen, so rutscht sie leichter.

Im Folgenden lernen Sie die gängige Behandlung der häufigsten Krankheiten im Kindesalter kennen. Selbstverständlich werden die Behandlungsvorschläge des Arztes oftmals davon abweichen, wenn er aufgrund der Pulsdiagnose noch andere, tiefere Aspekte der Physiologie des kranken Kindes berücksichtigt.

Verstehen Sie dies am Beispiel von entzündlichen Hals-Nasen-Ohren-Erkrankungen. Allen Erkältungskrankheiten ist die Schleimproduktion gemein, sie unterscheiden sich jedoch nach ihrer Lokalisation: Nase, Nebenhöhlen, Rachen oder Bronchien. Wo im Körper sich das Ama ansammelt, entscheidet die Vata-Störung, die der Ur-Auslöser der Störung war. Besonders sinnvoll ist es daher in der Therapie des Maharishi Ayur-Veda, wenn auch die zugrundeliegende Vata-Störung gezielt mit ausgeglichen wird, damit die gesamte tiefere Ursache der Krankheit beseitigt wird. Dies kann jedoch nur der behandelnde Arzt anhand der ayurvedischen Pulsdiagnose entscheiden, indem er die Subdoshas von Vata nach Störungen abtastet und das Kind systematisch untersucht und befragt.

Versuchen Sie immer, auch die allgemeinen Ratschläge zu berücksichtigen, da sie das Gleichgewicht so herstellen, dass in Zukunft spezielle Nahrungsergänzungen überflüssig werden.

Zu Beginn jedes Unterabschnitts über die einzelnen Beschwerden finden Sie die Art der gestörten Doshas aufgeführt. Wenn Sie noch detailliertere Behandlungsvorschläge wollen, die das jeweilige Dosha als Ganzes ausgleichen, blättern Sie bitte bis zum Anfang des Kapitels zurück (10.1 »Welchen Konstitutionstyp hat mein Kind?«).

Und noch einen wichtigen Punkt muss man bei kranken Kindern berücksichtigen: die Mutter. Mutter und Kind sieht der Maharishi Ayur-Veda in den ersten zwölf Lebensjahren des Kindes immer noch als besonders intensiv miteinander verbunden an. Bei schweren Krankheiten wird daher jeder Arzt empfehlen, auch die Doshas der Mutter auszugleichen. Ist die Mutter im Gleichgewicht, optimistisch und lebensfroh, ist dies gleichzeitig die beste Basis dafür, dass das Kind gesunden kann.

Kleine Wunden

Kleine Schnitt- oder Schürfwunden sollten tunlichst desinfiziert werden, um einer Infektion vorzubeugen. Dafür eignet sich die Mischung ätherischer Öle im Minzöl MA-634 ideal. Geben Sie nach der Säuberung einen Tropfen auf die Wunde, ein Pflaster darüber, das reicht in der Regel.

Hat sich die Wunde bereits infiziert – der Finger »klopft«, ist gerötet oder schmerzt, können Sie einen Dauerumschlag anlegen. Auch dies ist ganz einfach: Legen Sie ein Pflaster mit einem Mullstreifen über die Wunde, und geben Sie alle paar Stunden einen Tropfen MA-634 Minzöl von außen darauf, so dass der Bereich über der Wunde nicht austrocknet. 24 Stunden reichen in der Regel, dann darf die Wunde weiter an der Luft trocknen.

Einzige Vorsichtsmaßnahme: Die ätherischen Öle reizen die Augen. Bei Kleinkindern achten Sie peinlich darauf, dass das Kind nicht versehentlich mit dem Finger in die Augen wischt.

Verdorbener Magen, was nun?

Übelkeit ist eine Kapha-Störung, die durch akutes Ama verursacht wird.

1. Um den überbeanspruchten Magen zu entlasten, sollte das Kind nur bei großem Hunger etwas essen.
2. Geben Sie ihm die leichtverdauliche Reissuppe für Babys (siehe Kapitel 8.2), bis ihm wieder besser ist. Würzen Sie mit Ingwerpulver und Kreuzkümmel, soweit Ihr Kind das mitmacht.
3. Zwischendurch geben Sie dem Kind heißes Wasser, wenn es mag, mit frischen Ingwerscheiben gekocht. Je länger Sie das Wasser kochen, desto mehr Pitta-Eigenschaften bekommt es, und desto intensiver reduziert sich auch das Kapha.
4. Minzöl MA-634. Geben Sie einige Tropfen dieses ätherischen Öls zum Trinken in heißes Wasser. Wiederholen Sie das alle halbe Stunde bis Stunde, bis die Übelkeit vorbei ist.
5. MA-154 ist ein Präparat zur Stärkung der Verdauung. Es wird je nach Lebensalter dosiert und je nach Intensität der Symptome zwei- bis viermal täglich genommen.

Erbrechen

Akutes Ama in höchster Konzentration verursacht Erbrechen.

1. Lassen Sie das Kind nach dem Erbrechen den Mund mit warmem Wasser ausspülen und gurgeln. Eventuell fügen Sie dem Wasser einen

Tropfen des Minzöls MA-634 zu, um den unangenehmen Geschmack im Mund zu beseitigen.

2. Nach jedem Erbrechen sollte das Kind klares, heißes Wasser trinken, alle halbe Stunde etwa eine halbe Tasse. Das Wasser verdünnt das Ama, so dass die Reizung des Magens geringer wird. Pitta wird gesteigert, so dass Agni (Verdauungskraft) angeregt und Ama im Stoffwechsel verarbeitet wird.
3. Geben Sie Ihrem Kind kein Essen, wenn es nicht danach verlangt.
4. Als Mahlzeit bieten Sie ihm nur die schonende Reissuppe (siehe Rezeptteil im Anhang), am besten mit Ingwer und Kreuzkümmel zur Ama-Reduktion.
   Wenn Ihr Kind die Reissuppe ablehnt, geben Sie ihm Reiskräcker. Es soll sie aber so gut kauen und einspeicheln, dass es sie erst hinunterschluckt, wenn sie im Mund flüssig geworden sind. Zwieback ist weniger günstig, da Weizen den Magen-Darm-Trakt stärker belastet als Reis.
5. Wenn das Erbrechen aufgehört hat, lassen Sie das Kind noch einen vollen Tag in dieser Weise weiteressen, da die Verdauungskraft durch die Anstrengung und das Ausscheiden von Magensäure in umgekehrter Richtung verringert ist. Danach kehren Sie ganz langsam und vorsichtig zu normaler Ernährung zurück. Dies sollte weitere zwei bis drei Tage dauern, je nachdem, wie lange und schwer das Erbrechen war. Berücksichtigt man dies nicht, entsteht durch die im Verhältnis zu schwer verdauliche neue Nahrung erneut Ama.
6. Geben Sie dem Kind Minzöl MA-634, wie oben bei verdorbenem Magen beschrieben.

Reisekrankheit

Ein durch Vata-Vermehrung ausgelöster Kapha-Überschuss ist die Ursache der Reisekrankheit.

Vielen Kindern wird bei längeren Autofahrten übel, nicht selten erbrechen sie auch.

1. Legen Sie bei drohender Übelkeit immer wieder einmal Pausen an frischer Luft ein. Wenn der Körper nicht mehr durchgeschüttelt wird, beruhigt sich der Magen, weil die Vata-Anregung ausbleibt.
2. Schneiden Sie frische Ingwerwurzel in Stücke, mischen etwas Honig darunter, und nehmen Sie sie in einer kleinen Dose auf die Fahrt mit. Entweder lassen Sie Ihren Kleinen, der zur Reisekrankheit neigt, schon vorbeugend darauf herumbeißen, oder Sie geben ihm oder ihr ein Stückchen bei dem ersten Anzeichen von Übelkeit – eine wunderbare Hilfe.

Durchfall

Flüssiger Stuhl ist eine Pitta-Störung in Kombination mit Ama.

1. Um den Dünndarm zu entlasten, sollte das Kind nur essen, wenn es hungrig ist.
2. Das ideale Getränk gegen Durchfall ist Lassi (siehe Rezeptteil im Anhang und den Abschnitt »Einige Faustregeln ayurvedischer Nahrungsauswahl« in Kapitel 2.10). Das Kind kann sich davon ein bis zwei Tage sogar ausschließlich ernähren. Es sollte ein bis zwei Liter täglich davon trinken – die Darmflora ist im Nu repariert.
3. Geben Sie ihm die schonende Reissuppe für Babys (siehe Rezeptteil im Anhang), bis der Stuhl wieder eingedickt ist. Salz vermehrt Kapha und bindet Flüssigkeit im Körper.
4. Zwischendurch geben Sie dem Kind abgekühltes, heißes Wasser, wenn es mag, mit frischen Ingwerscheiben gekocht, gegen das akute Ama.
5. Minzöl MA-634. Geben Sie einige Tropfen dieses ätherischen Öls zum Trinken in heißes Wasser. Bei größeren Kindern können Sie drei oder vier Tropfen auf einen Schluck Wasser geben. Meist hört der Durchfall nach ein oder zwei Gaben auf. Falls nicht, kann es auch öfter gegeben werden.

Verstopfung

Weniger als einmal täglich Stuhlgang (ab dem Abstillen) ist nach ayurvedischer Auffassung eine Vata-Störung. Auch harter Stuhl, der beim Entleeren Schmerzen verursacht, gehört dazu, selbst wenn das Kind täglich zur Toilette geht.

Verstopfung kann verschiedene Ursachen haben:

1. Geistige Anspannung, Kummer, Sorgen, Ängste
2. Körperlich zu trockene, kalte Nahrung, unregelmäßige Essensgewohnheiten

Bei »nervöser« Verstopfung:

Abhyanga (Ganzkörper-Ölanwendung mit warmem Vata- oder Sesamöl)
Transzendentale Meditation für Kinder (siehe Kapitel 10.3)
Regelmäßig früh schlafen gehen

Bei mehr körperlich bedingter Verstopfung:

Häufig heißes Wasser trinken, Vata-Tee
Mehr Ghee in der Nahrung
Mehr Milch, eventuell mit einem Teelöffel Ghee
Gemüse, frisches, süßes Obst, gut gemahlenes Vollkorn, warmes, fetthaltiges, halb flüssig gekochtes Essen, Suppen.

Generell ratsam sind folgende Maßnahmen:

MA-328 vor dem Schlafengehen
Bei starker Verstopfung je nach Alter des Kindes einen Teelöffel bis einen Esslöffel Rizinusöl vor dem Schlafengehen. Wenn Sie es mit frisch gepresstem Orangensaft mischen, bekommen Kinder es leichter hinunter.

Schmerzhafte oder übelriechende Blähungen

Blähungen werden durch eine Vata-Störung mit Ama verursacht.

1. Weniger durcheinander essen
2. Süßigkeiten und Zucker meiden
3. Frischer Ingwersaft mit Zitrone und Honig vor Mittag- und Abendessen
4. MA-154, die Stärkung für die Verdauung, nach dem Essen
5. Die weitere Behandlung finden Sie in Kapitel 6.5.

Erkältungen

Erkältung entsteht durch eine Ansammlung von Kapha und Ama.

1. Nach jedem Naseputzen einen Tropfen gereiftes Sesamöl in jedes Nasenloch.
   Größere Kinder können das Nasenreflexöl MP-16 im Wechsel mit Sesamöl dafür nehmen, die darin enthaltenen Heilkräuterauszüge verstärken die Wirkung. Falls das MP-16 zu scharf sein sollte, können Sie es in jedem beliebigen Verhältnis mit Sesamöl mischen; allerdings sollten Sie es einmal gemeinsam reifen lassen, damit sich die Bestandteile durch Stehenlassen nicht wieder voneinander trennen (siehe Anhang: Herstellen von Sesamöl für die ayurvedische Ölanwendung).
   Sesam erhöht Pitta, so dass der Stoffwechsel in der Nasenschleimhaut gesteigert und die Heilung beschleunigt wird. Außerdem ist Sesamöl bakteriostatisch, die Bakterien können sich nicht vermehren. Drittens bildet der Ölfilm eine Barriere gegen das Eindringen weiterer Bakterien und gegen Luftverschmutzung.
2. Heißes Ingwerwasser (vorzugsweise aus Ingwerpulver) tagsüber trinken, stündlich bis halbstündlich. Dadurch wird Agni vermehrt und Ama verbrannt.
3. Alle Milchprodukte vollständig aus dem Speiseplan streichen. Sie erhöhen Kapha sehr stark – lässt man sie völlig weg, bekommt das Kapha keinen Nachschub, die Erkältung wird »ausgehungert«. Also keinen Käse, Quark, auch keine Milch. Selbst Ghee so weit wie möglich reduzieren.
4. Süßigkeiten weglassen.
5. Kein Abhyanga durchführen (siehe Kapitel 6.3), damit nicht noch zusätzliches Ama mobilisiert wird, das den Organismus belastet.

6. MA-687 ist ein Rasayana, speziell bei Erkältungen. Es ist ein phantastisches Mittel; Sie sollten es immer im Haus haben. Die Dosis entsprechend des Lebensalters kann zu Beginn der Erkältung drei- bis viermal täglich gegeben werden. Nach Abklingen der Erkältungssymptome noch zwei oder drei Tage weitergeben. Es wirkt bereits nach der ersten Gabe erleichternd, nicht nur auf den Schnupfen. Es lindert sofort Hitze in den Nebenhöhlen oder dadurch bedingte Kopfschmerzen.
7. MA-728, ein Balsam zum Einmassieren, ist eine Mischung ätherischer Öle in Pastenform. Es wird lokal mit den Fingerspitzen einmassiert und verringert das dumpfe Gefühl im Kopf.
8. MA-333-Lutschtabletten sind ideal bei Heiserkeit und Halsschmerzen. Sie sorgen für klaren Atem und beseitigen Mundgeruch.

Polypen

Ursache ist eine Kapha-Störung, die eine Vermehrung der Körpermasse am falschen Platz bewirkt. Diese störenden gestielten Wucherungen der Nasenschleimhaut müssen bei rechtzeitiger Behandlung keinesfalls operativ entfernt werden!

1. Aus der Ernährung sollten für längere Zeit alle Sauermilchprodukte (Quark, Joghurt, alle Käsesorten, Kefir) gestrichen werden. Vor allem Käse am Abend ist unbedingt zu vermeiden.
2. MA-290, über einen längeren Zeitraum genommen, lässt die Polypen wieder schrumpfen.
3. Der Ayurveda-Arzt kann je nach Pulsdiagnose noch weitere Nahrungsergänzungen zur Unterstützung einsetzen.
4. Die Kopfbehandlung des Panchakarma, das Nasya (siehe Kapitel 2.6), ist äußerst hilfreich, besonders in schweren Fällen.

Da diese Erkrankung im Kindesalter recht häufig ist und oft mit den Methoden der Schulmedizin früher oder später unter dem Messer endet, möchte ich Ihnen hier von einem besonders guten Behandlungsergebnis aus meiner Praxis berichten. Die sechsjährige Janina fiel ihren Eltern auf, weil sie ständig mit sehr lauter Stimme sprach. Nachdem dies über lange

Zeit so ging, brachten sie sie zum Hals-Nasen-Ohren-Arzt zum Hörtest. Dieser stellte nicht nur riesige Polypen fest, sondern untersuchte die Hörfähigkeit mit Knochenschall. Auf einem Ohr hörte die Kleine noch zu 25 Prozent, auf dem anderen zu 40 Prozent. Der Professor machte den Eltern keine Hoffnungen: »Ich gebe Ihnen ein Mittel zum Abschwellen der Nasenschleimhaut, aber lassen Sie sich gleich einen Operationstermin geben, denn das Mittel hilft in diesem Fall sowieso nicht mehr.« Einen Tag später kam die Mutter zu mir. Janina erhielt einige Tage Nasya, das sie in bewundernswerter Weise mitmachte, MA-290 sowie eine zusätzliche Nahrungsergänzung, die Udana-Vata ausgleicht und die ich zur Unterstützung aufgrund der Pulsdiagnose ausgesucht hatte. 14 Tage später sprach sie wieder mit normaler Lautstärke und wurde dem HNO-Arzt zur Nachkontrolle vorgestellt: Sie hörte auf einem Ohr wieder zu 70 Prozent, auf dem anderen zu 80 Prozent! Das Mädchen ist heute elf Jahre alt und hat seither keinen Rückfall gehabt.

Mandelentzündung

Ursache ist eine Kapha-Erkrankung mit Pitta-Störung, die durch Ama im Rachenbereich ausgelöst wird.

1. Wichtig ist es, die Ohren warm zu halten.
2. Lassen Sie das Kind mehrmals täglich mit warmem Wasser gurgeln, dem Sie Gelbwurzpulver (Tumerik) oder Süßholzwurzelpulver beigegeben haben. Fügen Sie jeweils einen Tropfen MA-634-Minzöl hinzu, es ist ebenfalls entzündungshemmend und macht den Geschmack frischer.
3. Bei chronischen Formen zusätzliche Mittel je nach Pulsdiagnose.

Fieber

Fieber entsteht durch eine Ansammlung von Ama. Der Körper versucht, es durch Erhöhung von Pitta loszuwerden. Das Ama kann auch – zum Beispiel im Fall einer Virusgrippe – durch die Toxine der Viren verursacht werden. Egal, wie das Ama entstanden ist, die Behandlung fieberhafter Erkrankungen ist grundsätzlich immer die gleiche.

1. Strikte Bettruhe. Dadurch gleicht sich Vata wieder aus, die Immunlage verbessert sich.
2. Wenn das Kind meditieren kann: Es kann im Bett seine Technik ausüben, das aktiviert die Selbstheilungskräfte. In Untersuchungen fanden Forscher heraus, dass die Anzahl der weißen Blutkörperchen (der Blutpolizei, die fremde Zellen unschädlich machen) während der Ausübung der Transzendentalen Meditation sprunghaft ansteigt. Ebenso ist das körpereigene Cortisol erniedrigt, was eine stark gesteigerte Abwehrlage anzeigt. Die Meditation bei Kranken aktiviert damit die körpereigene Heilungsenergie.
3. Bis die Temperatur gesunken ist, nur die schonende Reissuppe essen (siehe Kapitel 5.3) oder bei hohem Fieber durchgeseihte Suppe (siehe Rezeptteil im Anhang). Hinzufügen von Ingwer und Kreuzkümmel verbessert Agni. Selbst wenn die Temperatur wegen der Grunderkrankung nicht so schnell sinkt, Kinder und Erwachsene fühlen sich trotz Fieber viel weniger krank und zerschlagen.
4. Nach Abklingen des Fiebers nur langsam auf Normalkost zurückgehen.
5. MA-505. Ein phantastisches Mittel bei fieberhaften Erkrankungen, Erkältungen und jeder Art von Ama-Zuständen. Es schmeckt leider so bitter, wie es wirkungsvoll ist. Pulverisieren Sie es, und mischen Sie es mit Honig, sonst werden Ihre Kinder vermutlich streiken.

Ohrenschmerzen

Die Mittelohrentzündung im Kindesalter entsteht in der Regel, wenn es durch eine Schwellung der Nasenschleimhaut zu einem Sekretstau im Mittelohr kommt.

1. Daher sind alle Maßnahmen sinnvoll, wie sie im Zusammenhang mit Erkältung beschrieben sind.
2. MA-687, Rasayana bei Erkältungen

3. Gereiftes Sesamöl in die Nase, um die Schleimhäute zum Abschwellen zu bringen, damit das Sekret aus dem Ohr wieder abfließen kann. Bei größeren und weniger empfindlichen Kindern geben Sie etwas Nasenreflexöl MP-16 dazu; dieses scharfe Nasenöl erhöht die Wirkung beträchtlich.
4. Herstellung von Ohrentropfen:
   Erhitzen Sie einen Esslöffel Sesamöl mit einer halben, gepressten Knoblauchzehe. Geben Sie diese Tropfen warm in den Gehörgang. Ziehen Sie die obere Ohrmuschel nach oben hinten, so streckt sich der äußere Gehörgang, und die Tropfen können tiefer gelangen. Ein wenig Watte in den Gehörgang, um das Öl am Herausfließen zu hindern.
5. Schützen Sie die Ohren vor Zugluft und Wind, sie erhöhen Vata und damit auch die Schmerzen. Geben Sie dem Kind stattdessen warme Rotlicht-Bestrahlung.

Bronchitis

Ursache ist eine Ama- und Kapha-Ansammlung, ein Schleim im Bereich der Bronchien. Um den zähen Schleim loszuwerden, hustet der Kranke.

1. Auch dies ist eine Störung, die in den Bereich der Erkältungen gehört. Entsprechend orientieren Sie sich bitte an den bisher genannten Ernährungshinweisen in den Abschnitten Erkältung und Nebenhöhlen-Erkrankungen.
2. Reiben Sie den gesamten Brustkorb von vorne und hinten mit Sesamöl ein, dem sie drei oder vier Tropfen MA-634-Minzöl zugefügt haben. Oder Sesamöl und etwas Salz mischen und damit einreiben.
3. Lassen Sie das Kind mit MA-634 einatmen. Geben Sie heißes Wasser in einen großen Topf, je nach Verträglichkeit ein bis zwei Tropfen MA-634 dazu. Das Kind beugt sich mit seinem Kopf über den dampfenden Topf. Decken Sie Kopf und Schüssel mit einem großen Handtuch ab, aber lassen Sie ein kleines Luftloch für kühle Luft, wenn es zu heiß sein sollte. Dauer der Inhalation: zehn bis 20 Minuten. Anschließend ins warme Bett, den Kopf mit einem Handtuch etwa eine halbe Stun-

de warmhalten. Wenn es draußen windig oder kalt ist, unbedingt im Haus bleiben.

4. MA-216, Maharishi-Ayur-Veda-Nahrungsergänzung bei akuter und chronischer Bronchitis, eventuell in Kombination mit zusätzlichen Nahrungsergänzungen, je nach Pulsdiagnose und Erscheinungsbild.
5. MA-357 ist ein wohlschmeckender Hustensirup, der die Abwehr der Bronchialschleimhaut direkt stärkt. Er verringert den Hustenreiz und beugt außerdem chronische Bronchitis und Asthma vor.

Asthma

Bei Asthma sind Vata, Ama und meist auch Kapha gestört.

1. Die allgemeine Unterstützung der Verdauung durch heißes Wasser ist angezeigt, ebenso die Vermeidung von Sauermilch-Produkten. Bei sehr viel Ama im Puls besteht Verdacht auf eine Milchallergie. In diesem Fall sollten Sie Kuhmilch durch Ziegenmilch (gibt es auf manchen Bauernhöfen) ersetzen, die leichter verdaulich ist. Falls auch dagegen eine Allergie besteht, auch diese weglassen. Ersatz aus dem Pflanzenreich: Mandelmilch. Es gibt dafür ein Fertigpräparat: den Mandel-Energie-Trunk mit Gewürzen.
2. Bei Asthma suchen Sie bitte einen Maharishi-Ayur-Veda-Arzt auf. Er wird die mit beteiligten Subdoshas analysieren und nach diesem Ergebnis das richtige Präparat empfehlen. Bevor Sie Ihrem Kind Präparate der Schulmedizin verabreichen, die die übermäßig gesteigerte Immunantwort des Körpers unterdrücken und das Asthma des Kindes niemals heilen können, versuchen Sie es unbedingt mit Maharishi-Ayur-Veda-Nahrungsergänzungen. Ich habe schon Erwachsene gesehen, die seit 30 Jahren ihr Asthma mit vier verschiedenen, teilweise kortisonhaltigen Pillen und Sprays behandelten und die nach einer Behandlungszeit von zwei Jahren sogar die Ayurveda-Nahrungsergänzungen absetzen konnten, weil das Asthma verschwunden war.
3. So erstaunlich es klingt: Asthma gehört zu den Erkrankungen, die ungeheuer gut auf Transzendentale Meditation ansprechen. Ich sehe im-

mer wieder Patienten, die allein durch das regelmäßige Ausüben dieser stressreduzierenden Technik ihr Asthma loswerden. Bei vielen lindert es nur, sie haben monatelang keine Beschwerden und dann aufgrund seelischer Belastung ein kurzzeitiges Aufflackern der üblichen Krankheitssymptome. Aber die TM ist bei Asthma so erfolgreich, dass ich Sie Ihnen auch für Ihr Kind unbedingt ans Herz legen möchte. Übrigens gibt es eine ganze Reihe medizinischer Studien mit Asthma-Patienten, die diese Erfahrung bestätigen.

Pseudokrupp

Ursache für Pseudokrupp sind Vata und Ama im Lungenbereich.

Über die letztliche Ursache des im Kindesalter häufig auftretenden bellenden, trockenen Hustens sind sich westliche Mediziner noch nicht völlig einig. In Frage kommen vor allem die zunehmende Umweltverschmutzung, die die Qualität der Atemluft beeinträchtigt, sowie Eltern, die rauchen.

Die Behandlung ist ähnlich wie bei Asthma, je nach Ergebnis der Pulsdiagnose. Die Erfolge stellen sich häufig einschneidend und schnell ein.

Einer meiner ersten Pseudokrupp-Patienten war der sechsjährige Julian. Seine Mutter war völlig entnervt, da er sie seit acht Wochen jede Nacht mit seinen Hustenattacken vom Schlaf abhielt und der Husten überdies für sie bedrohlich klang. Ich kann mich noch gut erinnern, wie sehr ich über das Ausmaß von Ama im Puls meines kleinen Patienten überrascht war, und gab Mutter und Sohn neben den Maharishi-Ayur-Veda-Nahrungsergänzungen deshalb relativ strikte Ernährungsempfehlungen mit auf den Weg. Da die Familie von weit her angereist war, erwartete ich keine Rückmeldung. Nach sechs Wochen jedoch rief die Mutter wieder an und fragte, wie lange ihr Sohn die Präparate und Ernährung noch beibehalten solle, da er bereits nach einem Tag völlig beschwerdefrei gewesen sei! Nicht immer ist der Behandlungserfolg so schnell, aber auch der Pseudokrupp lässt sich meist erfolgreich behandeln.

Allergien

Allergische Erkrankungen werden durch eine überschießende Immunantwort ausgelöst. Die moderne Medizin kommt immer mehr zu dem Schluss, dass es sich bei Allergien um Reaktionen auf Umweltgifte handelt. In ayurvedischen Begriffen: Allergien werden durch eine Überschwemmung des Organismus mit Ama ausgelöst.

1. Helfen Sie Ihrem Kind, sich so zu ernähren und zu verhalten, dass Ama reduziert wird: mehrmals täglich heißes Wasser, Ingwerwasser, wenig Süßigkeiten, Zwischenmahlzeiten nur bei wirklichem Hunger, allgemein leicht verdauliche, nicht belastende Ernährung. Lesen Sie nochmals in dem Kapital über Erkältungskrankheiten nach.
2. Die Abwehrlage des Kindes können Sie gezielt verbessern durch Transzendentale Meditation.
3. Ama kann durch äußere Maßnahmen abgebaut werden: regelmäßiges Abhyanga, warme Bäder und regelmäßige sportliche Betätigung, ohne dass das Kind sich zu sehr verausgabt.
4. MA-Nahrungsergänzungen besprechen Sie bitte mit Ihrem Maharishi-Ayur-Veda-Arzt, da sie sich sehr nach Art der Allergie und ihrer Lokalisation unterscheiden.

Auch hier ein Fall aus meiner Praxis:

Die zwanzigjährige Anja bekam im Alter von 14 Jahren einen starken Heuschnupfen, der später drei Jahre lang mit Desensibilisierung behandelt wurde. Erfolg: Der Heuschnupfen war weg, aber das Mädchen bekam zunehmend Allergien gegen verschiedene Lebensmittel, konnte keine Gewürze, keinen Fisch, keine Eier und keinerlei Obst mehr vertragen, nur noch Reis. Bereits nach sechs Wochen intensiver Reduktion von Ama durch verschiedene Ernährungshinweise, die sie strikt befolgte, und einige Nahrungsergänzungen des Maharishi Ayur-Veda konnte sie wieder alles essen.

Lediglich Ingwer rief die vorher bestehenden quälend juckenden Hautschwellungen noch hervor. Ein beredtes Zeugnis dafür, wie schnell junge Menschen sich bei richtiger Behandlung reinigen und heilen lassen.

Heuschnupfen

Das sogenannte Heufieber gehört zu den allergischen Erkrankungen. Da es jedoch relativ häufig auftritt und ayurvedisch relativ leicht zu behandeln ist, soll es hier extra aufgeführt werden.

1. Beginnen Sie drei Monate vor dem Auftreten des Heuschnupfens mit MA-252. Dies verbessert die Abwehrlage und reduziert das Ama im Nasen- und Lungenbereich, so dass im günstigsten Fall der Heuschnupfen nicht oder nur geringfügig auftritt.
2. Achten Sie einen Monat vor Beginn der für Ihr Kind üblichen Heuschnupfenzeit auf die Reduktion von Ama mit der Ernährung (siehe unter Allergien). Das Kind sollte ein sehr frühes Abendessen zu sich nehmen und anschließend nichts mehr essen.
3. Morgens und abends regelmäßig einen Tropfen gereiftes Sesamöl in jedes Nasenloch. In der Heuschnupfenzeit sogar noch öfter (bis vierzehnmal täglich), da der Ölfilm eine Barriere für die Pollen bildet.
4. Eine Serie Nasyas (siehe Kapitel 2.6) vor Beginn der Heuschnupfenzeit. So wird das Ama gezielt in dem betroffenen Bereich in Bewegung gebracht und aus dem Organismus geschleust.
5. Das Rasayana »Maharishi Amrit Kalash« hat sehr gute Wirkungen bei Heuschnupfen, was auch in einer Studie über das Auftreten allergischer Symptome bestätigt wurde. Geben Sie es Ihrem Kind vor und während der Pollenflugzeit regelmäßig, unter Umständen während der Pollenzeit in gesteigerter Dosierung.

Milchschorf und Neurodermitis

Diese quälenden Krankheitsbilder sind auf dem Vormarsch, und der Schweregrad der Erkrankungen nimmt erschreckend zu. Auch diese allergische Krankheit wird durch Ama mit bedingt. Sie gehört auch im Maharishi Ayur-Veda zu den schwer zu heilenden Krankheiten, da sie sehr tief in der Physiologie verankert ist und eine genetische Komponente hat.

1. Suchen Sie einen Maharishi-Ayur-Veda-Arzt auf. Neurodermitis wird nach ayurvedischen Kriterien in verschiedene Krankheitsbilder unterteilt, die jeweils mit verschiedenen Kräuterpräparaten und Hautölen behandelt werden.
2. Lassi zur Verbesserung der Darmflora ist sehr gut, vorher sollte aber die Stärke einer eventuell bestehenden Milchallergie abgeklärt werden. Nahrung, die Vata reduziert, ist empfehlenswert: warmes Essen und warme Getränke bevorzugen.
3. Bei Milchschorf der Babys stillender Mütter muss das Verdauungssystem der Mutter unbedingt mitbehandelt werden, damit keine Ama-Belastung durch die Muttermilch die Symptome verstärkt.
4. Transzendentale Meditation hat leider keine Auswirkungen auf die Hauterscheinungen, man sieht aber manchmal, dass sie den quälenden Juckreiz lindert. Kinder mit Neurodermitis sind Vata-betont, sehr häufig ängstlich und empfindsam. Dann ist die Meditation zur emotionalen Stabilisierung eine gute Unterstützung.

Ängste

Ursache für Ängste sind Vata-Störungen im emotionalen Bereich und eine Schwäche der Dhatus (Körpergewebe).

1. Liebe und Zuwendung der Eltern, weniger Kritik, mehr Lob
2. Transzendentale Meditation
3. Regelmäßiges Abhyanga
4. Sehr früh zu Bett
5. Regelmäßiger Tagesrhythmus
6. Gandharva-Veda
7. Nahrung, die die Dhatus leicht und gut aufbaut: Rasayanas, Milch, Ghee, Getreide-Suppen, Vitality-Mix, Mandelmus u.ä.
8. Maharishi-Ayur-Veda-Nahrungsergänzungen entsprechend der Pulsdiagnose

Aggressionen

Aggressionen haben ihre Ursache in einer Pitta-Störung. Die Behandlung besteht in einem Ausgleich von Pitta-Überschuss.

1. Milch und Ghee
2. Frühe Schlafenszeiten
3. Transzendentale Meditation
4. MA-222
5. Abhyanga
6. Liebevolle Zuwendung der Eltern
7. Gandharva-Veda

Hypermotorische Kinder

Bei hypermotorischen Kindern sind das Vata- und das Pitta-Dosha vermehrt.

Die Unruhe und Aggression der betroffenen Kinder ist gut behandelbar, auch mit Langzeiterfolgen. Die erprobten Säulen der Therapie dabei sind:

1. Regelmäßige Tagesroutine
2. Transzendentale Meditation für Kinder
3. Das spezielle Kinder-Rasayana MA-230

Kinderkrankheiten

Diese Viruserkrankungen mit langer oder lebenslanger Immunität müssen nicht so schwer verlaufen, wie man allgemein annimmt. Sollte Ihr Kind Fieber entwickeln, befolgen Sie bitte die Anweisungen im entsprechenden Kapitel. Um die Abwehrlage zu verbessern, können Sie Ihren Kindern Amrit Kalash geben, bei schweren Krankheitsverläufen in der Umgebung auch in höherer Dosis.

Der Maharishi Ayur-Veda wirkt sogar bei Kinderkrankheiten vorbeugend: Ein Kind mit wenig Ama, gutem Ojas und einer ausgeglichenen psychischen Verfassung wird nur geringe Krankheitssymptome zeigen.

So unglaubhaft dies für viele Mütter klingen mag: Ich habe bei meinen eigenen vier Kindern eine so unglaublich gute Abwehrlage beobachten können, dass sie praktisch nie krank waren. Kinder, die mit Fieber im Bett liegen, kenne ich (bis auf eine Ausnahme von zwei Tagen bei meinem Ältesten) aus eigener Erfahrung gar nicht. Selbst wenn in unserer Siedlung ansteckende Kinderkrankheiten grassierten, blieben sie immun, ohne geimpft worden zu sein. Meine kleine Tochter hatte das erste Mal Fieber mit vier Jahren, einen halben Tag lang, zusammen mit drei kleinen Pusteln am Rumpf, eigentlich zu klein für Windpocken, jedoch untypisch für andere Kinderkrankheiten. Auf meine Nachfrage hin bestätigte die Kindergärtnerin, dass alle Kindergartenkinder sich mit Windpocken angesteckt hätten und meist tagelang wegen hohem Fieber zu Hause bleiben mussten. Auf meine Bemerkung: »Aha, dann hatten wir sie wohl auch!« sagte sie völlig erstaunt: »Aber Lilian war doch gar nicht krank!« Dass Kinder häufig krank sind und schon in jüngstem Lebensalter Antibiotika brauchen, ist kein Schicksal, sondern kann vermieden werden, wenn Sie rechtzeitig in die Gesundheit Ihrer Kinder investieren. Ich wünsche Ihnen von ganzem Herzen, dass auch Ihre Kinder zu diesen »Abwehrkünstlern« zählen werden.

Mein Kind ist ständig krank!

Ich sehe häufig Kinder, die von ihren Eltern in die Praxis gebracht werden, weil sie immer wieder krank sind. Dabei ist es nicht sehr schwer, aus dem Teufelskreis Krankheit – Antibiotika – Krankheit usw. herauszukommen.

1. Stellen Sie die Ernährung der Kinder um. Lesen Sie Kapitel 9.2.
2. Wenn möglich, helfen Sie den Kindern, regelmäßig die Technik der Transzendentalen Meditation auszuüben; das Immunsystem wird dadurch extrem gebessert.
3. Es gibt spezielle Rasayanas für Kinder, die Verdauungskraft, Assimilation der Nahrung und die Immunlage gezielt anheben.

4. Regelmäßiges Abhyanga zur Mobilisierung von bereits angesammelten Giftstoffen, um den jungen Organismus zu entlasten (siehe Kapitel 6.3).

10.7 Rasaynas für Kinder

Generell ist für alle Kinder, gleich welcher Altersstufe, das Maharishi Amrit Kalash das effektivste und ausgewogenste Rasayana, das je nach Alter in unterschiedlicher Dosierung gegeben wird. Es verbessert die Abwehrlage, normalisiert den Schlaf, steigert das Wohlbefinden und ist bei einer ganzen Reihe von Gesundheitsstörungen hilfreich (siehe Kapitel 2.16).

Für die besondere Physiologie des Kindes gibt es im Maharishi Ayur-Veda auch spezielle Rasayanas, die die Entwicklung des Kindes fördern, seine Dhatus (Körpergewebe) aufbauen sowie seine Abwehrkräfte und damit seine Gesundheit verbessern.

MA-230 (siehe auch unter »Hypermotorische Kinder«) ist besonders gut für unruhige, zappelige Kinder und stärkt gleichzeitig die körpereigene Abwehr. Es eignet sich daher zusätzlich für Kinder, die ständig kränkeln. Es verbessert den Appetit und sorgt für den guten Aufbau von Muskeln und Knochen. Außerdem unterstützt es die Entwicklung der geistigen Fähigkeiten.

MA-674. Dieses Rasayana in Sirupform ist ein Tonikum für das Gehirn. Es beruhigt alle Doshas gleichzeitig und unterstützt das Wachstum, die Intelligenz und Vitalität des Kindes. Ein befreundetes Ehepaar mit drei kleinen Kindern zwischen drei und sechs schwört auf dieses Mittel bei längeren Autofahrten. Die Kinder sind damit wesentlich ausgeglichener, so dass die Reise nicht zu der früher üblichen Tortur ausartet.

Trotz dieses Beispiels: Rasayanas sollten grundsätzlich über einen längeren Zeitraum gegeben werden, sechs Monate oder besser noch ein Jahr, um ihre volle Tiefenwirkung auf den gesamten Organismus zu entfalten.

Unterstützt wird die Wirkung der Rasayanas, wenn das Kind leichtverdauliche Nahrung zu sich nimmt, die reich an wertvollen Inhaltsstoffen ist. Viel saftige, sonnengereifte Früchte, Bananen, Papaya, Butter und Ghee, Honig, frisch hergestellten Joghurt und Lassi, frische Gemüse, Gemüsesuppen. Ungünstig für Kinder ist übermäßig scharfes Essen, kalte Nahrung, Tiefkühlkost und Essen aus Konserven. Leider auch Eiscreme, Schokolade und Kakao.

10.8 Die ayurvedische Hausapotheke

Da im Kindesalter die Erkältungskrankheiten aufgrund der Kapha-Dominanz (siehe Kapitel 3.7) vergleichsweise häufig vorkommen, empfiehlt es sich, eine kleine »Hausapotheke« mit Maharishi-Ayur-Veda-Nahrungsergänzungen anzulegen. Einige der Präparate sind für verschiedene Wehwehchen geeignet, so dass Sie mit wenigen Dingen für die meisten Störungen gerüstet sind:

1. Gereiftes Sesamöl: gegen rauhe, trockene oder gereizte Haut, gleicht Vata aus. Gut als äußerliche Grundlage gegen Husten und Schnupfen
2. Frische Ingwerknollen oder Ingwerpulver gegen Übelkeit, Erkältungen, dumpfen Kopf und andere Ama-Zeichen
3. Heißes Wasser in einer Thermosflasche (zehn Minuten lang gekocht)
4. MA-687 gegen Schnupfen und Erkältung
5. MA-216 gegen Husten und Bronchitis
6. MA-357 Hustensirup
7. MA-634, das ätherische Öl, das den Magen-Darm-Trakt bei Übelkeit, Erbrechen und Durchfall schützt und außerdem für die kleine Wundversorgung und Desinfektion bestens geeignet ist
8. MA-728, Paste aus ätherischen Ölen und Heilpflanzen. Nimmt Muskelschmerzen und lindert Schmerzen bei Verstauchungen und lokalen Entzündungen von Muskeln und Gelenken. Hilft bei Kopfschmerzen und Erkältungssymptomen, wenn es mit den Fingerspitzen auf Stirn, Schläfen oder Nacken einmassiert wird.
9. MA-505, gut bei Fieber, Erkältungen und allen Ama-Zeichen

Bei allem vergessen Sie bitte nicht, dass diese Präparate Nahrungsergänzungen sind. Sie unterdrücken keine Krankheit, sondern unterstützen die körpereigenen Heiltendenzen und Abwehrmechanismen, indem Sie den Stoffwechsel gezielt anregen und die gestörten Doshas ausgleichen. Ihre volle Wirkung können sie nur dann entfalten, wenn eine leichtverdauliche Nahrung dazukommt und Verhaltensweisen, die dafür sorgen, dass der Körper kein Ama aufbaut.

11 Ayurvedische Erziehung

11.1 Geistige Rasayanas für die junge Generation

»Der Mensch lebt nicht vom Brot allein« – diese Bibelweisheit ist eine wunderbare Aussage, die die Bedeutung geistiger »Nahrung« für den Menschen zeigt. Die Körper-Geist-Einheit jedes Menschen wird nicht nur durch körperliche Ernährung aufgebaut; der Maharishi Ayur-Veda legt besonders großen Wert auf geistiges Wachstum durch verschiedene Meditationstechniken und auf die Geisteshaltung. Positives Verhalten im zwischenmenschlichen Bereich wird bereits in den alten klassischen Schriften des Ayurveda als Rasayana definiert, das den Organismus verjüngt, die Ausstrahlung verbessert und für eine gute Gesundheit sorgt (siehe Kapitel 2.16).

Die geistigen Rasayanas gelten selbstverständlich nicht nur für Erwachsene. Im Gegenteil: Es ist die Verantwortung der Eltern, diese Werte ihren Kindern nahe zu bringen, damit sie ein Leben in Freude und Harmonie mit anderen Menschen führen und sich geistiger und körperlicher Gesundheit erfreuen können.

Die große Frage dabei ist: Wie setzt man die hohen Ansprüche geistiger Rasayanas in die Tat um?

Gerade in der letzten Generation sind diese altüberlieferten, positiven Werte als Erziehungsideal zunehmend kritisiert worden, vermutlich wegen der oftmals erschütternden Diskrepanz von Anspruch und Wirklichkeit. Ein ethisch so hochentwickeltes Verhalten können dauerhaft nur Menschen mit einem hochentwickelten Bewusstsein zeigen. Alle anderen werden sich verkrampfen und unnatürlich sein in dem Bemühen, nach außen besser zu scheinen, als sie sich innerlich fühlen. Ein solch aufgesetztes Verhalten wirkt hohl und bringt Spannung in die Physiologie aller Beteiligten. Die Eltern vergangener Generationen haben versucht, die angestrebten, altüberlieferten Verhaltensweisen bei ihren Kindern mit Strenge, oft sogar mit Gewalt zu erreichen. Das ist mit Sicherheit der falsche Weg, gehören doch Gewaltlosigkeit und Liebe zu den wichtigsten Rasayanas.

Wie also erziehe ich ein Kind in Freiheit – ohne seine Doshas durch Zwang und Unterdrückung durcheinander zu bringen – zu Liebesfähigkeit und positivem Umgang mit seinen Mitmenschen? Für moderne Eltern ist es eine Herausforderung, diese Eigenschaften im eigenen Leben und in dem der Kinder zu einer lebendigen Realität werden zu lassen. Denn der Ruf nach jungen Menschen, die in sich ruhen und ein aufbauendes Mitglied der Gesellschaft sind, ist angesichts der zunehmenden Kriminalisierung und Gewalt schon unter Kindern dringender denn je. Ich bin sicher, dass jedes Elternpaar gemeinsam und auch jede Mutter als Individuum und jeder Vater als eigene Persönlichkeit ihre ganz eigenen Lösungen finden werden, entsprechend ihrem Charakter und dem ihrer Kinder. Als Anregung möchte ich Ihnen jedoch einige Beispiele erfahrener Eltern, Psychologen, Lehrer und Erzieher nennen, die Ihnen vielleicht helfen können, diese neuen, uralten Erziehungsideale erfolgreich in die Tat umzusetzen.

Fassen wir die im Ayurveda genannten Rasayanas in Gruppen zusammen, kristallisieren sich verschiedene Bereiche heraus (siehe dazu die Übersicht in Kapitel 2.16). Die erste Gruppe der Rasayanas beschreibt die innere Verfassung eines Menschen, der viele Verspannungen und Verdrehungen seiner Physiologie aufgelöst hat und die Qualitäten des Vereinheitlichten Feldes lebt. Ein Mensch in diesem Bewusstseinszustand kann nicht anders, als die Wahrheit zu sprechen; er empfindet keinen Ärger, bewahrt seine innere Ruhe auch im größten Tumult des Lebens, richtet sein Augenmerk spontan auf die positiven Dinge des Lebens und hat eine bedingungslose Hingabe an Liebe und Mitgefühl. Ein solcher Bewusstseinszustand kann nur erreicht werden, wenn ein Mensch auch im täglichen Leben vollständig mit der guten Quelle in seinem Inneren verbunden bleibt, was letztlich durch Transzendentale Meditation angestrebt wird. Dabei entwickeln sich diese »Super-Eigenschaften« selbstverständlich allmählich, nicht von heute auf morgen, aber die positiven Veränderungen nehmen immer mehr zu, je länger diese Technik regelmäßig angewandt wird. Alle lebensfördernden Verhaltensweisen, von denen in diesem Kapitel die Rede sein wird, vermehren sich ganz spontan, wenn Kinder meditieren und die positiven Qualitäten ihrer Seele sich in der tiefen Stille entfalten dürfen. Aber sie brauchen auch eine Kultivierung ihres äußeren Verhaltens, das die innere Entwicklung beschleunigen hilft. Der Maharishi Ayur-Veda bezieht alle Aspekte des menschlichen Lebens ein, so auch das zwischenmenschliche

Miteinander, damit die geistige und körperliche Gesundung so schnell wie möglich erfolgen kann. Auf dem Wege dahin können Eltern ihrem Kind helfen, die entsprechenden Werte auch in seinem Verhalten zu kultivieren.

Positive Wahrnehmung stärken

Setzen Sie der von der heutigen Pädagogik geforderten eigenständigen Kritikfähigkeit junger Menschen die Fähigkeit des jungen Menschen gegenüber, sich bewusst an Positivem zu erfreuen. Jedes Ding in dieser Schöpfung hat viele Aspekte, warum also die negativen, die durchaus da sind, betonen, wenn es auch andere gibt, an denen man sich erfreuen kann, die dazu beitragen, dass der Mensch sich angehoben fühlt und lieber lebt? Wie aber übt man diese neue Wahrnehmung, wenn sie noch ungewohnt ist?

Helfen Sie Ihren kleinen und großen Kindern, auch kleine, auf den ersten Blick nebensächliche Dinge wahrzunehmen und sich an ihnen zu erfreuen. Wenn Sie selbst etwas Positives sehen, seien es die Eigenschaften eines warmherzigen Menschen, die Schönheit einer winzigen Knospe am Wegesrand oder die Mühe, die Ihr Kind sich bei einer Zeichnung gibt, sprechen Sie es Ihrem Kind gegenüber aus. Das mag anfänglich ungewohnt sein, aber es tut allen Beteiligten wohl.

Weisen Sie Ihre Kinder ganz deutlich darauf hin: »Schau mal, wie wunderschön dieser Stein aussieht, hast du seine weiße Zeichnung schon gesehen? Und hier, wie er selbst im Nebel glänzt?« Finden Sie so viele positive Aspekte, wie Sie können, an Gegenständen, anderen Menschen, Pflanzen, Autos, an einer Melodie, einfach an allem, was Ihnen im Laufe eines Tages begegnet. Was ganz wichtig ist: Fassen Sie diese Wahrnehmungen in ganz konkrete Worte, so dass Ihr Kind genauso lernt, differenziert wahrzunehmen und dies seinen Mitmenschen mitzuteilen. Das ist nicht nur eine ganz einfache Übung, sondern die Freude, die Sie und Ihr Kind dabei empfinden, wird Sie einander näher bringen, als es jede kritische Diskussion vermag. Und Sie werden staunen: Je mehr Sie dies tun, desto mehr wird Ihnen dieses Verhalten zur »zweiten Natur«. Familien, die nach diesen Prinzipien leben, haben auch an ihren Kindern automatisch mehr Freude und finden mehr Gemeinsamkeiten. Ich bin immer begeistert, wenn bei uns ein neuer Mensch zu Besuch war, den die Kinder noch nicht kannten (was in unserer Familie sehr häufig vorkommt), und nach seinem Weggang eines der Kinder mit strahlendem Gesicht sagt: »Mami, das war aber ein netter Mann!« oder »Die Frau hatte aber eine wunderschöne Bluse an!« Ihre Kinder werden Sie zwangsläufig imitieren, wenn sie es gewohnt sind, Positives wahrzunehmen, und Sie werden mit Freude feststellen, wie viele schöne Einzelheiten selbst kleine Kinder schon differenziert wahrnehmen können, wenn man sie nur lässt.

Vom Umgang mit negativen Emotionen

Kinder lernen alle Verhaltensweisen durch Imitation, das wissen erfahrene Eltern nicht erst seit den entsprechenden psychologischen Experimenten des letzten Jahrhunderts. Wollen Sie ein Kind, das seltener ärgerlich ist, das auch seine negativen Emotionen ausdrücken kann, ohne seine innere Balance zu sehr zu verlieren, können Sie ihm dabei helfen. Es nützt überhaupt nichts, es zu unterdrücken, wenn Sie selbst ärgerlich sind, ganz davon abgesehen, dass es Ihre eigene Physiologie verkrümmt. Kinder haben sehr feine Antennen, gerade für Zwischentöne. Die Information, die sie bei unterdrückten negativen Gefühlen auffangen, bewirkt, dass sie sich selbst nicht trauen, eigene feindselige Seiten zu zeigen oder auszusprechen, denn sie wissen genau, dass Mutter oder Vater diese genauso wenig akzeptieren würden wie bei sich selbst. Ärger darf und muss ausgedrückt werden können, damit der Mensch sich nicht verbiegt. Meist ist das eine ungeheuere Erleichterung, und dann ist wieder der Platz da, um auch die andere Seite der Medaille zu betrachten.

Kommt ein Kind aus der Schule und hat sich über seinen Lehrer aufgeregt, lassen Sie es sich seinen Ärger von der Seele reden. Akzeptieren Sie seine Schilderung, versetzen Sie sich total in seine Lage, so dass Sie nachempfinden können, was diesen Ärger bei Ihrem Sohn oder Ihrer Tochter ausgelöst hat. Wenn Ihnen nicht verständlich ist, warum dies für das Kind schlimm war, fragen Sie so lange nach, bis Sie es richtig nachvollziehen können, und sagen Sie es deutlich. »Ich verstehe das!« kann ein entspannendes Zauberwort in der Kommunikation der Familie werden, durch das das Kind erfährt: »Mein Vater interessiert sich für mich, er versteht mich, er liebt mich!« Das ist die beste Basis dafür, dass sich das Bewusstsein des

Kindes wieder entspannen und weiten kann, dass der Ärger wieder verraucht. Und das ist der richtige Zeitpunkt, um die positive Wahrnehmung zu stärken: »Du hast Recht, das hätte mich an deiner Stelle vielleicht auch aufgeregt. Was meinst du, warum hat der Lehrer sich so verhalten? War er vielleicht müde, hatte er vielleicht selber heute Sorgen?« Kinder zeigen ungeheuer großes Mitgefühl und Verständnis, auch für die Probleme erwachsener Riesen, wenn sie durch liebevolle Anleitung lernen, dass niemand aus »Bösartigkeit böse« ist. So lernen sie selbst, mit negativen Gefühlen umzugehen. Sie brauchen sie nicht zu unterdrücken, und sie zerstören sich und andere auch nicht aus unterdrücktem, angestautem Ärger.

Lügen haben kurze Beine

Diese alte Volkswahrheit ist auch auf Kinder anzuwenden. Es ist nicht nur so, dass die Unwahrheit früher oder später ans Tageslicht kommt. Viel schlimmer ist die physiologische Reaktion auf jede Lüge: Die Spannung zwischen Wahrheit und Betrug empfindet jeder Mensch auf der feinen Ebene seines Gefühls. Beredtes Zeugnis dafür ist der Einsatz des Lügendetektors in Amerika bei Schwerverbrechern: Sie mögen ihre Gesichtszüge perfekt unter Kontrolle halten, aber während sie leugnen, verrät der Hautwiderstand unweigerlich ihre innere Spannung. Es ist ein Trugschluss zu glauben, dass es nichts ausmacht, die Unwahrheit zu sagen, weil es ja keiner merkt: Jede Körperzelle merkt es, der gesamte Organismus steht unter Spannung, und der Alterungsvorgang wird durch den erhöhten Stresspegel beschleunigt.

Wahrheitsliebe bei Kindern zu ermöglichen und zu fördern, setzt voraus, dass das Kind sich angenommen und geliebt fühlt, das innere Gefühl hat, »Mutter ist zu Hause«, selbst wenn es äußerlich von seinen Eltern getrennt ist. Das ist die Basis für eine Selbstsicherheit, die die Stärke gibt, auch zuzugeben, wenn es sich »falsch« verhalten hat. Nichts ist überzeugender, als wenn Sie es ihm vormachen: »O je, jetzt habe ich dich gerade angeschimpft und bin laut geworden, verzeihst du mir? Ich bin heute einfach müde ...« Es gibt keine zauberhafteren Tröster für eigenes Fehlverhalten als die eigenen Kinder, und nichts ist herzerweichender als ein Dreijähriges, das im umgekehrten Fall bei einer umgeschütteten Vase mit vertrauensvollem Gesicht zu Ihnen aufblickt und fragt: »Das tut mir leid, ich wollte das nicht, verzeihst du mir?«

Etwa ab dem vierten Lebensjahr beginnen kleine Kinder »zu schwindeln«. Sie drehen die Dinge so hin, wie sie es gerne haben möchten. Dies ist kein Lügen im eigentlichen Sinn, sondern der Versuch, den Intellekt so einzusetzen, dass er die feine Ebene des Gefühls widerspiegelt. Auf den ersten Blick ist das nicht so leicht verständlich, denn wir Erwachsenen versuchen hingegen oft, unsere zarten Ebenen des Gefühls durch den Intellekt zu unterdrücken. Nehmen Sie die Schilderung des Kindes als das, was sie ist: Sie gibt Ihnen wertvolle Informationen über die Wünsche Ihres Kindes.

Das gleiche gilt für die blühenden Phantasiegeschichten in diesem Alter, die ein Ausdruck gesunder, begabter Kinder sind. Nehmen Sie kleine Kinder bei diesen harmlosen Schwindeleien ernst, und versuchen Sie ihre Symbolsprache zu verstehen, dann werden Sie ihren feinen Ebenen gerecht, und Sie müssen sich nicht verbiegen.

11.2 Lebensförderndes Verhalten

Verhaltensweisen, die als geistige Rasayanas wirken, beschreiben die alten Texte als zweite Gruppe von Rasayanas sehr genau: freundliche Sprache, Wohlverhalten und Einfachheit, Wohltätigkeit, Sauberkeit sowie Selbstkontrolle und Ausdauer.

Freundliche Sprache

Maharishi Mahesh Yogi fasst das Rasayana der freundlichen Sprache mit folgender einfacher Empfehlung zusammen: »Sage die Wahrheit, aber sage sie süß.« Dies ist im Verhalten eine Mischung der Qualitäten, über die wir im letzten Abschnitt bereits gesprochen haben. Akzeptieren Sie negative Sprache oder negatives Verhalten Ihrer Kinder, aber zeigen Sie ihnen anschließend, wie es auch anders geht. Eine Freundin erinnert sich immer noch gerne an folgenden Vorfall mit ihrem Fünfjährigen. Als sie mit ihm im Auto einkaufen fuhr, machte er sich einen Spaß daraus, vom sicheren Autofenster aus den Passagieren anderer Wagen grimassenschneidend die

Zunge herauszustrecken und deftige Kraftausdrücke zu benutzen. Statt dem Kind das zu verbieten und es damit zu kritisieren, schlug diese warmherzige Mutter ihrem Sohn folgendes vor: »Wenn wir das nächste Mal an einer Kreuzung halten, wirfst du dem Fahrer nebenan mal eine Kusshand zu, schau mal, wie er dann reagiert.« Gesagt, getan – der Kleine war von dem überraschten Strahlen auf dem Gesicht des nächsten Fahrers so begeistert, dass er sich den gesamten Heimweg mit dem neuen »Spiel« mit anderen Autofahrern beschäftigte.

Mit freundlicher Sprache ist auch ein gepflegter Umgangston gemeint, schlicht jede Art von Kommunikation, die das Kind und sein Gegenüber anhebt und Wertschätzung vermittelt. Bei der Gelegenheit können Sie sich gleich gemeinsam mit Ihren Kindern Kraftausdrücke abgewöhnen. Wenn Sie Ihren Kleinen erklären, dass bestimmte Worte, die wir heute alle gut kennen und auch benutzen, zu Hause nicht erwünscht sind, und die Verantwortung dafür Ihren Kindern übertragen, macht es richtig Spaß, sich umzustellen. Meine Kinder haben mir diese Worte (bis auf Extremsituationen, in denen der Mensch sich schließlich mal Luft machen muss!) als die liebevollsten Lehrmeister innerhalb eines halben Jahres abgewöhnt: »Mami, du hast ja schon wieder ... gesagt!« »Oh je, tatsächlich, es ist mir so rausgerutscht!« Natürlich ist der Nebeneffekt bei diesem oft lustigen Spiel, dass die Sprache der Kinder ebenfalls »gereinigt« wird.

Höflichkeit und Hilfsbereitschaft

Die in der modernen, sogenannten freien Kindererziehung lange verpönte Höflichkeit kommt heutzutage bei fortschrittlichen Pädagogen wieder zu neuen Ehren. Man ist der Meinung, dass es niemandem schadet, wenn auch Kinder »bitte« und »danke« sagen und bei Tisch einen erfreulichen Anblick bieten. Das hat mit Dressur nichts zu tun, auch hier kommt es darauf an, wie Kinder gepflegte Umgangsformen annehmen. Aus eigener Erfahrung kenne ich den Einfluss nur eines einzigen Menschen, wenn er nur konstant genug ist. Mein Mann ist für mich ein Vorbild an aufbauenden Umgangsformen, die von Herzen kommen. Bittet man ihn um etwas, sagt er nicht nur »Ja«, sondern fast immer »Ja, gerne«. Nach wenigen Ehejahren hörte ich mich selbst immer dieses »gerne« nach einem Einverständnis hinterhersetzen. Und was sollten unsere Kinder anderes tun, als dies ebenfalls anzunehmen? (Was nicht heisst, dass bei uns nicht auch häufig ein kräftiges, selbstbewusstes »Nein« zu hören ist.) Jedenfalls geht mir noch heute jedesmal das Herz auf, wenn ich unsere Sprößlinge auf irgendeinen Wunsch hin sagen höre: »Ja, gerne!« oder sogar die absolute Steigerung: »Ja, Mami, das tue ich gerne für dich!« Falls Ihnen das künstlich vorkommen sollte, versuchen Sie es ruhig einmal ein paar Tage lang, man gewöhnt sich daran. Und wenn es Ihnen gar zu fremd ist, verkrampfen Sie sich nicht, es gibt noch andere nette Formulierungen; sicher finden Sie eine für Ihre Familie passende.

Wichtig, damit es funktioniert: Reagieren Sie auch auf eine Bitte Ihrer Kinder mit der gleichen Freundlichkeit in der Sprache, damit sie es Ihnen nachtun. Umgekehrt bedanken Sie sich auch bei Ihren Kindern, wenn sie etwas für Sie tun, auch die kleinste Hilfe, wenn sie gerne gegeben wird, ist ein großes Geschenk, das gewürdigt werden sollte.

11.3 Geistige Ausdauer und Selbstkontrolle

Damit das Kind in seinem Leben erfolgreich sein und seine Ziele verwirklichen kann, muss es über Ausdauer und Durchhaltevermögen verfügen, auch dann, wenn sich ihm Hindernisse in den Weg zu stellen scheinen. Schon kleine Kinder können schrittweise lernen, wie sie mit Problemen umgehen können, ohne bei Widerständen den Mut zu verlieren. Die Grundlage dafür ist zum einen ein unerschütterliches Selbstbewusstsein (»Gefestigt im Sein, handle«, siehe Kapitel 7.10) und die Fähigkeit bei Widerständen nicht gleich aufzugeben. Diese Fähigkeit wird in der modernen Psychologie als Frustrationstoleranz bezeichnet. Dazu gehört der positive Umgang des Kindes mit Einschränkungen wie Verboten von außen oder der eigenen Unfähigkeit, wenn es für bestimmte Aufgaben noch zu klein oder zu ungeschickt ist. Weichherzige, liebevolle Eltern tun sich oft schwer damit, den Kindern gegenüber Gebote oder Verbote auszusprechen. Falls Sie dazugehören, machen Sie sich bewusst, dass Sie Ihrem Kind nichts Böses tun, wenn Sie ihm Grenzen setzen. Ganz im Gegenteil: Sie fördern seine Fähigkeit, positiv mit Schwierigkeiten umzugehen, ohne dabei seine innere Balance zu verlieren. Eine sehr gute Methode, dem Kind dabei zu helfen, ist das »große Ja«, die Bestätigung.

Viele Studien aus der Pädagogik haben die alte vedische Weisheit inzwischen bewiesen: Kinder entwickeln diejenigen Eigenschaften stärker, die gelobt oder positiv bestätigt werden. Sie lassen negative Verhaltensweisen hingegen nicht, wenn sie dafür bestraft oder gescholten werden. Manchmal sieht es auf den ersten Blick vielleicht so aus, aber man hat immer wieder festgestellt, dass das so unterdrückte negative Verhalten in der Tiefe der Seele weiterbestehen bleibt und dort Schaden anrichtet oder sich gegen Schwächere richtet, wenn das Kind sich unbeobachtet fühlt. Die Macht des Positiven dagegen wirkt sogar bei rein mechanischer Anwendung, wenn das Kind für das gewünschte Verhalten rein systematisch gelobt oder verstärkt wird. Selbst, wenn nur ein unscheinbares Kopfnicken oder ein einfaches »Ja« regelmäßig erfolgt, richten sich die Kinder meist unbewusst nach dieser Verhaltenssteuerung. Wie viel mehr wirkt dieses Prinzip, wenn es mit der Liebe von Vater oder Mutter verbunden ist? Loben Sie Ihr Kind dabei nicht nur pauschal, nach der Art: »Du bist aber ein liebes Mädchen!« Sondern nehmen Sie seine Tätigkeiten oder Arbeiten ernst, und loben Sie Details, ohne unaufrichtig zu sein, beispielsweise: »Das Haus hast du aber wunderbar hinbekommen, ich weiß nicht, ob ich das früher auch schon so gut malen konnte. Aber hier, am Eingang, findest du nicht, dass du es dort noch ein wenig genauer ausarbeiten könntest?« Wenn ein kleiner Mensch nur gelobt wird, strengt er sich nicht mehr an oder wird unzufrieden, weil er sich nicht genug beachtet fühlt. Wenn Sie loben, loben Sie mit liebevoller Aufmerksamkeit.

Positives Verhalten stärken

Ebenso wird ein Kind, das für positives Verhalten gelobt wird, dies mehr und mehr wiederholen und als Rüstzeug für sein tägliches Leben nutzen. Grundbedingung dafür ist, dass die Eltern positives, mitfühlendes, lebensförderndes Verhalten ihres Kindes als solches bewusst beobachten und – dass sie es ihm selber vorleben. Das wird spontan gefördert, wenn Sie bei Ihrem Kind systematisch – wie oben beschrieben – die positive Wahrnehmung stärken und das auch auf die Eigenschaften und Verhaltensweisen Ihres Sprösslings anwenden. So werden Sie zunehmend all die vielen kleinen positiven Ansätze, die das Kind zeigt, bemerken und als nächsten Schritt auch dem Kind gegenüber ausdrücken können. Bei sehr kleinen Kindern ist Lob zu diesem Zweck gut; je größer die Kinder werden, desto kleiner wird der Abstand zwischen Eltern und Kindern in der Reife; ein plattes Lob könnte eventuell als Degradierung wirken, wenn der junge Mensch es als »von oben herab« empfindet. Besser sind hier einfühlendes Verständnis und klare Kommunikation der eigenen positiven Empfindungen der Eltern: »Ich freue mich, dass du das so gut geschafft hast, bist du selbst auch froh?«

Diese Ausrichtung auf positives Verhalten ist wie immer wechselseitig: Ihr Kind wird auch Sie häufig spontan loben, statt aus Gewohnheit an den Eltern herumzukritisieren und »herumzumeckern«. Die ganze Beziehung zwischen Eltern und Kindern wird dadurch gelockert, der Umgangston enthält von beiden Seiten aus wesentlich mehr Wertschätzung.

Das Prinzip Hoffnung

Es ist eine der Hauptaussagen des Maharishi Ayur-Veda, dass jeder Mensch sich im Laufe seines Lebens zum Besseren hin entwickeln kann, indem die Doshas zunehmend ins Gleichgewicht gebracht werden. Daher sollte auch schon ein junger Mensch immer das Gefühl haben, dass er in seinem Leben alles erreichen kann, wenn er sich nur genügend und richtig dafür einsetzt. Solange das Kind positiv und hoffnungsvoll in die Zukunft schaut, wird es entspannt und glücklich sein. Misserfolg hingegen engt das Bewusstsein ein und beraubt das Kind seiner aufbauenden Kräfte.

Jeder Mensch möchte sich im Leben alle Wünsche erfüllen. Es ist völlig natürlich, dass ständig neue Wünsche entstehen, denn dies ist die große Antriebsfeder zu Höherem im Leben jedes Menschen. Erst wenn ein Mensch von der Ebene des Vereinheitlichten Feldes dauerhaft durchdrungen ist, erlangt er eine solche Glückseligkeit in seinem Inneren, dass er wunschlos glücklich und selbstgenügsam geworden ist. Aber bis dahin?

Das Erziehungsprinzip auf dem Weg dorthin habe ich das »große Ja« genannt. Es hat sich in unserer Familie spontan entwickelt, einfach weil es mir leid tat, dass die Kinder von uns Erwachsenen so oft ein »Nein« zu hören bekommen müssen. Ich kann Ihnen nur empfehlen, es damit zu versuchen, da es den Blickwinkel der Kinder erweitert und ihnen bei Einschränkungen immer wieder Mut macht. Es ist ganz einfach: Sagen Sie zu Ihrem Kind niemals »Nein«, ohne ihm eine Hoffnung auf die spätere Erfüllung seiner Bitte mitzugeben. So erfährt es keine Verengung seines Gefühls, sondern nur eine Aufschiebung, die Frustrationstoleranz entwickelt sich dann ganz nebenbei.

Lauschen Sie als Beispiel einer Unterhaltung, die ich heute mit meiner Vierjährigen geführt habe. Lilian: »Kann ich Daniel (erst vier Wochen alt) auf den Stuhl setzen?« Antwort: »Ja, das ist eine gute Idee! Wenn er ungefähr ein halbes Jahr alt ist, können wir ihn darauf setzen, wenn er dann sitzen kann.« Nächste Frage: »Darf ich Daniel Haferflocken geben?« »Nein, jetzt noch nicht. Aber wenn er anfängt zu essen, dann darfst du ihn damit füttern.« Lilian: »Wann ist das?« »Im November.« So hat das Kind immer die Aussicht, dass etwas, wenn schon nicht jetzt, dann aber immerhin später möglich ist, und Sie geben ihm einen Trost mit auf den Weg.

Auf diese Weise werden Verbote erträglicher, das Kind braucht weniger zu trotzen, oder in der Pubertät muss es sich nicht gegen alles und jedes auflehnen.

Schon im Charaka steht, dass man dem Kind keine Angst einjagen soll, selbst dann nicht, wenn es (vorübergehend) als Erziehungsmittel erfolgversprechend ist. So modern ist der uralte Ayurveda. Das deutsche Wort Angst leitet sich übrigens von Enge ab, was Enge des Bewusstseins bedeutet und die damit verbundenen Vata-Störungen genau beschreibt. Genauso schädlich sind leere oder ernstgemeinte Drohungen nach dem Erziehungsprinzip: »Wenn du nicht ..., dann ...« Stattdessen kann man schon kleinen Kindern helfen, positiv nach vorn zu schauen und auch Frustrationen ohne Aggression und verringerte Lebensfreude zu ertragen. So wird nicht aus Angst etwas unterlassen, sondern die Kinder lernen aus Freude und aus dem Motiv der Zunahme an Glück, etwas zu tun.

Das »große Ja« ist für alle Altersstufen bei Kindern geeignet, und, wenn wir ehrlich sind, ist es sogar im Umgang zwischen Erwachsenen eine Bereicherung.

Das Prinzip des Gebens

Schon in der Bibel steht, dass Geben seliger ist als Nehmen, ein Prinzip, das auch bei den gesunden Alten sich als lebensverlängernd, als Rasayana erwiesen hat. Ganz sicher ist mit Wohltätigkeit nicht nur gemeint, für karitative Zwecke Geld zu stiften, sondern im ganz umfassenden Sinn, etwas zu tun, das anderen Lebewesen »wohltut«.

Auch dies lernen Kinder am besten durch das Vorbild, wenn sie dabeisein dürfen, wenn die Eltern etwas für andere Menschen tun, sich Zeit für sie nehmen oder auch Geld oder andere materielle Dinge für wohltätige Zwecke geben. Lassen Sie auch Ihre Kinder in ihrem kleinen Rahmen daran teilhaben und das Glück des Gebens erfahren. Es gibt immer etwas, was Kinder tun können und auch gerne tun. Selbst Kleine können wunderbar liebevoll trösten, ein Bild malen oder wenigstens eine selbstgepflückte Blume überreichen. Je größer sie sind, desto mehr können sie mit anpacken und zugreifen. Wenn Sie Sachspenden geben, lassen Sie auch die Kinder etwas Eigenes aus dem Kleiderschrank oder Spielzeugregal dazu beisteuern, oder animieren Sie sie dazu, ein wenig Taschengeld zu opfern. Meist sind schon ganz Kleine stolz, wenn sie sich überwunden haben – besonders dann, wenn Sie Ihrem Kind sagen, dass Sie seine Großherzigkeit sehen und sich darüber freuen. Erzählen Sie ihm auch ganz konkret, wie der Empfänger sich freuen wird, wer er ist, was er sagen wird, wie er lachen wird oder sogar Freudentränen vergießt. Je plastischer Sie dies Ihrem Kind ausmalen, desto besser können sich auch kleine Kinder den Segen, den sie ausgeben, vorstellen, desto leichter werden sie mit Freude geben.

Das gleiche Prinzip lässt sich auch wunderbar bei der Mithilfe von Kindern im Haushalt oder Garten anwenden. Es ist für Kinder nicht gesund, wenn ihnen alles abgenommen wird. Wie sollen sie dann später mit Freude arbeiten und sich auch einmal überwinden können? Wie sollen sie auf ihre innere Stimme, ihr Gewissen hören, wenn sie keine innere Stärke bei der Überwindung ungesunder Tendenzen entwickeln durften? Kinder mit Druck und Zwang dazu zu erziehen verengt das Herz und ihre gesamte Physiologie, es bringt ihre Doshas durcheinander. Aus einem Überfluss, einer Freude heraus sich einzubringen, öffnet hingegen die Seele, die Qualitäten von Güte und Mitgefühl erheben junge Menschen ebenso wie ältere. Üben Sie mit Ihren Kindern immer mal wieder, etwas für andere zu tun, selbst wenn sie noch so klein sind. Wenn ein Kind abends nicht ins Bett will, zeigen Sie ihm, dass es sich für einen anderen überwinden kann: »Komm, gleich kommt der Papi nach Hause, wir ziehen uns jetzt ganz schnell aus und putzen unsere Zähne, dann freut er sich!« (Sorgen Sie allerdings dafür, dass der Papi sich bei seinem Eintreffen auch wirklich deutlich freut.) Statt zu nörgeln: »Los, Kinder, deckt mal den Tisch!« usw., fragen Sie: »Könnt ihr mir eine Freude machen und die Teller auftragen?« – Der Unterschied ist nicht nur für Kinder riesengroß, besonders, wenn Sie Ihre Freude anschließend eindeutig erkennen lassen und sich auch verbal bedanken! Meine beiden Mädchen spielen manchmal von sich aus »Dienerin«: Einen ganzen Abend lesen sie mir jeden Wunsch von den Augen ab, tun alles für mich, die selbstauferlegte Pflicht wird zur großen Freude, was man unschwer an ihren eifrigen, leuchtenden Gesichtern sieht. Der Große macht es ganz anders: »Mami, stör mich bitte nicht, ich möchte in meinem Zimmer spielen!« Heimlich und höchst unauffällig wird dann der Staubsauger ins Zimmer geschmuggelt ... Normalerweise räumt er gar nicht gern auf, aber wenn er es mir zur Freude und als Überraschung macht, ist er ungeheuer ausdauernd und fleißig. Das Spiel muss natürlich mit größtem Ernst bis zu Ende gespielt werden, und ich muss die total glücklich Überraschte am Ende sein! Er hat es nicht für sich, sondern für mich getan, und sein zufriedener Gesichtsausdruck kündet von innerem Glück!

Bei größeren Kindern lassen Sie die Kinder das Ausmaß, in dem sie sich einbringen wollen, zunehmend selbst entscheiden. Familienkonferenzen, in denen Aufgaben und Pflichten für alle Familienmitglieder gemeinsam ausgehandelt und festgelegt werden, folgen dem Prinzip, etwas aus Freude und eigenem Verantwortungsbewusstsein heraus beizutragen und dies in der Folge auch durchzuhalten – selbstbestimmt und ohne Druck. Ganz nebenbei lernen alle Familienmitglieder, die Meinung und Persönlichkeit jedes Einzelnen wertzuschätzen und seine Anschauung ernst zu nehmen – es entwickelt sich zwischen allen mehr Liebe und Nähe.

Das leidige Thema Aufräumen

Sauberkeit ist auch für Kinder ein Verhaltenstraining, lehrt es doch die Ehrfurcht und Liebe zum eigenen Körper. Verstehen Sie hierunter nicht nur Waschen und Zähneputzen, auch die Reinheit des Essens und der Umgebung ist damit gemeint. Gerade in diesem Punkt sieht man sehr große Unterschiede zwischen den Kindern. Es gibt solche, die sich sehr für Gesundheit und gesundes Essen interessieren oder die sich relativ gerne waschen.

Zuerst ist aber all dies für Kinder mit Arbeit verbunden: Zähneputzen ist eine lästige Pflicht, ebenso wie das Zimmer aufzuräumen. Lassen Sie auch bei diesem Punkt Ihre Liebe siegen: Gerade kleinen Kindern fällt es in Gegenwart von Vater oder Mutter wesentlich leichter, sich zu überwinden, allein sind sie damit überfordert. Und außerdem können Sie diese Tätigkeiten genauer lernen, vor allem, wenn Sie die einzelnen Schritte dem Kind durch Worte und Taten bewusst machen: »Schau mal, die Püppchen legen wir hier hinein. Und die Autos schlafen in dieser Schachtel ...« Die Systematik und organisierende Kraft wird für das Kleinkind zum Vorbild, es verinnerlicht diese Struktur. Es muss aber selbst mitmachen. Der Prozess ist sinnlos, wenn die Eltern für das Kind aufräumen (unter Zeitnot ist dies selbstverständlich erlaubt – aber nicht als Regel). Wenn Sie von Anfang an die Gewohnheit schaffen, dass das Kind immer erst etwas aufräumt, bevor ein neues Spiel hervorgeholt wird, fällt es schon kleinen Kindern leichter, selbstständig aufzuräumen, da sich nicht so viel ansammelt. Das erfordert allerdings, dass Sie tagsüber immer mal wieder Ihr Augenmerk darauf richten und Ihr Kleines sanft daraufhin anstoßen. Zeigen Sie dem Kind anschließend, wie schön das aufgeräumte Zimmer ist: »Schau mal, wie angenehm es sich anfühlt, wenn wieder Platz auf dem Fußboden ist, so kannst du morgen wieder ganz ungestört spielen und kannst deine Sachen ausbreiten.« So schulen Sie seine Sinne bewusst in der Wahrnehmung von Vata-Störungen und der beruhigenden Wirkung von Kapha.

Schauen Sie sich einmal ein Kinderzimmer an, in dem alle Spielsachen durcheinander verstreut liegen, und lassen Sie diesen Anblick auf sich wirken: Die Vielfalt der ungeordneten Formen in der äußeren Umgebung spiegelt sich in Unruhe im Inneren wider, sie vermehrt Vata. Beim Anblick von geordneten, ruhigen Flächen in der Wohnung erholt sich das Auge, sie erzeugen im Bewusstsein Stille über die Wahrnehmung, vergleichbar mit der Stille eines klaren Sees, und damit die Ruhe und Entspannung des Kapha-Dosha. Es ist verständlicherweise gut, das Kind an einen Zustand ohne störende Vata-Qualitäten in der Umgebung zu gewöhnen. Daher ist es besonders sinnvoll, vor dem Schlafengehen das Zimmer aufzuräumen, da geordnete Umgebung Kapha fördert und damit das Einschlafen erleichtert.

11.4 Körper und Geist kultivieren

Verjüngung und Gesundheit werden nach Maharishi Charaka ebenfalls erreicht durch den richtigen Gebrauch der Sinne, regelmäßige Meditation und Frömmigkeit sowie Hingabe an Liebe und Mitgefühl. Außerdem durch die Ausgewogenheit von Ruhe und Aktivität, dass ein Mensch sich nicht verausgabt und keine übermäßige sexuelle Aktivität entfaltet sowie das Meiden von Alkohol.

Die ersten vier Rasayanas dieser dritten Gruppe sind eher geistig, die letzten mehr körperlicher Natur.

Richtiger Gebrauch der Sinne

Der Maharishi Ayur-Veda nennt in der Lehre über die Entstehung von Krankheiten auch den übermäßigen oder falschen Gebrauch der Sinnesorgane. Im sechsten Kapitel »Leben mit dem Neugeborenen« haben wir bereits festgestellt, dass grelles Licht ein Stressreiz ist. Ebenso wie zu laute, unharmonische Geräusche, unangenehme oder beißende Gerüche oder zu scharfer Geschmack. Berührungen sollten sanft sein, damit sie das Gleichgewicht des Körpers erhalten. Alle fünf Sinne können überlastet werden und durch die damit einhergehende Vata-Störung Körper und Geist schwächen. Besonders eindrucksvoll haben das jüngste Studien über ständige, laute Geräusche gezeigt: Sogar Kinder sind heute in jungen Jahren schon gehörgeschädigt durch den Walkman oder die Diskothek.

Darüber hinaus nennt der Maharishi Ayur-Veda eine weitere Störung, die über die fünf Sinne läuft: wenn sie nämlich »falsch« gebraucht werden. Das ist eine moderne Beschreibung der Aussage, dass der Mensch zu dem wird, was er wahrnimmt, vergleichbar mit der Empfehlung zu positiver Wahrnehmung. Erblickt ein Mensch beispielsweise grausame oder hässliche Dinge in seiner Umgebung, so hat dieser Eindruck über den Gesichtssinn negative Auswirkungen auf seine Körperchemie, wie jeder leicht nachvollziehen kann. Laute Rockmusik lässt entartete Krebszellen schneller wachsen, während Gandharva-Veda-Musik ihre Zellstruktur dahingehend verändert, dass sie sich in gesunde Körperzellen zurückentwickeln (siehe Kapitel 3.9).

Umgekehrt kann der richtige Gebrauch der Sinne messbare Heilwirkungen entfalten und den Gesamtorganismus balancieren. So wurden einer Studie zufolge Patienten nach einer Operation schneller wieder gesund, wenn sie vom Krankenzimmerfenster aus auf ein Wäldchen gucken konnten. Sie brauchten auch weniger Schmerztabletten und fühlten sich insgesamt wohler als eine Gruppe von Operierten, vor deren Fenster eine Ziegelwand stand. Sogar das Betrachten der Fische in einem Aquarium senkt den Blutdruck so wirksam, dass dies systematisch in einer Zahnarztpraxis eingesetzt werden kann, um die Patienten zu beruhigen, bevor ein Zahn gezogen wird. Von angenehmer Musik ist bekannt, dass sie natürliche Opiate im Organismus erzeugt, so dass der Mensch stimmungsmäßig aufgehellt und entspannt ist.

So können alle Sinneseindrücke ein Kind positiv beeinflussen, sie können es entspannen und seine Doshas harmonisieren. Falsche, brutale Informationen über die Sinne können Körper und Geist jedoch empfindlich stören. Dies gibt uns Eltern die Verantwortung, liebevoll und mit Stärke darüber zu wachen, die Kinder vor dieser falschen Nutzung ihrer Sinnesorgane zu schützen (siehe Kapitel 12.2).

Meditation und Frömmigkeit

Meditation als solche verjüngt den Organismus, steigert seine Vitalität und Lebensfreude. Sie gibt dem Körper mehr Ojas, das durch Verwendung von Rasayanas – und eben auch von geistigen Rasayanas – vermehrt werden soll. Die Technik der Transzendentalen Meditation belebt direkt den Bereich des Vereinheitlichten Feldes als feinsten, subjektiv erfahrbaren Bereich des menschlichen Nervensystems. Frömmigkeit hingegen, die Ausrichtung auf Gott und das Gebet als lebendige Zwiesprache mit ihm, kultiviert die feinen Bereiche im menschlichen Bewusstsein, die genau zwischen diesem absoluten, unveränderlichen Bereich der Stille und den feinsten Ausdrücken der Materie sitzen (siehe Kapitel 1.2). Sogar zu diesem Thema liegen Studienergebnisse vor, die die allgemeine Erfahrung bestätigen. Es ist ein offenes Geheimnis, dass Menschen, die regelmäßig meditieren, automatisch mehr Zugang zu diesen ganz subtilen Bereichen der Schöpfung bekommen: Plötzlich können sie mit ihrer eigenen Religion wieder mehr anfangen, weil ihr Bewusstsein sich öffnet und sie die tiefere Bedeutung von innen heraus verstehen. So bereitet die Meditation den Boden für den spontanen Ausdruck von Frömmigkeit. Die tiefste Ebene der Meditation, die Transzendenz, ist neutral: Der Mensch empfindet eine absolute Stille, das Gefühl, mit allem an der Basis verbunden zu sein, und einen unglaublich tiefen Frieden. Die Erfahrung der göttlichen Ebene im Bewusstsein ist hingegen durchdrungen von Glückseligkeit, unendlicher Güte und Liebe. Je öfter ein Mensch diese zarten Bereiche in seinem Inneren erfährt, je mehr ein Kind zum Kontakt mit seinen tiefsten inneren Werten und der Erfahrung von Gott angeregt wird, desto eher drückt auch sein Verhalten im täglichen Leben Mitgefühl, Hingabe, Barmherzigkeit und Güte aus. Hohe Worte – aber Eltern von Kindern, die so aufwachsen durften, erleben regelmäßig, dass Kinder ungemein großherzig und verständnisvoll sein können (siehe Kapitel 10.3 und 10.4).

Die Erfahrung dieser feinen geistigen Ebenen kann eine Bereicherung für die ganze Familie werden. Wenn die Familienmitglieder miteinander meditieren und beten oder auch nur über diese feinen Bereiche in ihrem Inneren sprechen, fühlen sich Eltern und Kinder in der Tiefe ihrer individuellen Persönlichkeit miteinander verbunden. Sie erfahren weniger Abstand, weniger Trennung, nicht mehr Du und Ich, sondern Wir, und automatisch fließen mehr Liebe und Zärtlichkeit. Eine rührende Bemerkung machte neulich unsere fünfjährige Lilian auf einem Sonntagsspaziergang. Zuerst etwas in Gedanken versunken, sagte sie ohne Übergang zu mir: »Du, Mami, eigentlich bist du gar nicht meine Mutter. Denn der liebe Gott ist ja dein richtiger Vater und mein richtiger Vater. Dann sind wir ja Schwestern ...« Durch diese Sicht der Dinge war ich plötzlich nicht mehr nur die Mami, sondern eine gleichberechtigte Freundin, die auf der gleichen Stufe mit ihr steht – das Gefühl dabei war zauberhaft.

Auf dieser Ebene ist der Abstand zwischen Eltern und Kindern häufig nicht mehr so groß: Kinder leben und sehen oft das Leben ganz unschuldig und intuitiv vom Herzen aus, weniger über die Konzepte des Verstandes. Wenn Eltern zuhören und sich auf sie einstellen, werden sie automatisch von dieser Stärke der Kinder profitieren (siehe Kapitel 7.11).

Liebe und Mitgefühl

Mit dem Prinzip des Gebens verwandt ist das Gebot, niemanden zu verletzen. Es ist ein sehr weises Rasayana. Die Trennung zwischen einem Menschen und einem anderen ist nichts anderes als eine Illusion unserer eingeschränkten Wahrnehmung. Die Wahrnehmung und der Verstand unterliegen vielleicht diesem Irrtum des Intellekts. Aber kein Mensch ist so grob, so veräußerlicht, dass seine feinsten Ebenen nicht mitbekommen, wenn er anderen Schaden zufügt. Die Physiologie lässt sich nicht täuschen; der eigene Körper zeigt alle Anzeichen von Stress, wenn wir einen anderen verletzen.

Tun wir dies nicht und üben wir uns in Liebe und Mitgefühl, nähren diese positiven Empfindungen umgekehrt unseren Körper und haben einen verjüngenden Einfluss auf den gesamten Menschen. Diesen Zusammenhang, Kindern durch kleine und große Aufgaben, die sie übernehmen, bewusst zu machen, sie zur Selbstüberwindung für andere zu ermutigen, ist eine besonders schöne Aufgabe bewusster Elternschaft in Liebe.

Erfährt ein Mensch die tiefe Liebe zu Gott und seiner Schöpfung, entwickelt sich Ehrfurcht dem gesamten Planeten gegenüber, dem man liebevolle Fürsorge statt Zerstörung entgegenbringen möchte. Gerade Kinder setzen sich heute mit Begeisterung für den Schutz der Umwelt, der Tiere und anderer Menschen ein. Das ist ein Zeichen des erweiterten Bewusstseins unserer jungen Generation, die aus Mitgefühl spürt, dass sie nur glücklich sein kann, wenn es allem anderen in der Schöpfung auch gut geht. Ein Zeichen der Hoffnung für die kommende Zeit, wenn überholte, lebenszerstörende Werte neu überdacht werden.

Körperliche Rasayanas

Der Körper als Tempel des Geistes (da wir nun schon beim heiligen Kapitel sind!) sollte ebenso geschützt werden wie die Sinne. Übermäßige Beanspruchung in jeder Richtung, durch Sport oder Sexualität, vermehrt das Vata-Dosha und macht Körper und Geist hart, spröde und anfälliger für Krankheiten. Bleiben die körperlichen Aktivitäten im Gleichgewicht, im Mittelmaß zwischen Erholung durch Ruhe und Belebung durch Belastung, so ist auch dies die Grundlage für ein gesundes, langes und glückliches Leben. »Alkohol benebelt die Sinne« ist die Grundlage für das Gebot des Maharishi Ayur-Veda, Alkohol nur in sparsamer Dosierung zu verwenden. Alkohol erschwert es dem Geist, feinere Ebenen des Bewusstseins zu erfahren, da er dadurch dumpf wird, so dass die geistige Entfaltung gehemmt wird.

11.5 Disziplin und Freiheit in der Erziehung

Die vierte große Gruppe der geistigen Rasayanas befürwortet den Respekt gegenüber Lehrern, Vorgesetzten und Älteren. Sie sieht es als lebensförderlich an, in Begleitung Älterer zu sein, und betont die Hingabe an vedische Schriften.

Die Liebe, die die Eltern ihrem Kind gegenüber empfinden, zeigt sich ganz spontan auch in der Ehrfurcht vor der Eigenständigkeit des kleinen Wesens. Die Abnabelung war der erste Schritt auf dem langen Weg zur völligen Selbstständigkeit. Die liebevolle Zuwendung der Eltern gibt dem Kind emotionale Sicherheit, so dass es sich traut, Neues zu entdecken, neugierig zu sein und eigene Wege auszuprobieren. Dies ist die Basis für Kreativität im Leben, wie die moderne Psychologie herausgefunden hat.

Während ein Kind seine Umwelt erobert, ist es gut, wenn die Eltern sich bei seinen Initiativen zurückhalten, damit das Kind Zutrauen in seine eigenen Fähigkeiten entwickeln kann. Je weniger Sie in das Spiel eines Kindes eingreifen, desto besser kann es ungestört und in Stille arbeiten. Lassen Sie ihm seine Ruhe, helfen Sie erst, wenn das Kind Sie ausdrücklich dazu auffordert. Ein Erfolg ist immer größer und echter, wenn das Kind ihn selbst errungen hat. Wenn Mutter und Vater das Kind loslassen, lassen Sie ihm die nötige Freiheit – solange die Interessen anderer berücksichtigt sind.

Bis zum Alter von zwei Jahren sieht es der Maharishi Ayur-Veda als richtig an, dem Kleinen (fast) alle Wünsche zu erfüllen und liebevoll und nachsichtig zu sein. Danach ist es an der Zeit, dem Kind liebevoll und nachvollziehbar Grenzen zu setzen. Eindeutige Disziplin, die in Ruhe, Bestimmtheit und Freundlichkeit eingehalten wird, ist dabei optimal. Kleine und große Kinder brauchen die Unterstützung liebevoller Eltern, um körperlich und seelisch zu wachsen (siehe den Abschnitt »Nachts ist Nacht« in Kapitel 6.1). Sie brauchen aber auch unsere Lebenserfahrung, die sie vor Fehlern bewahren kann.

»In den letzten Jahren hat sich die psychologische Anschauung verbreitet, dass man Kindern nicht sagen soll, was richtig und falsch ist, dass sie nicht dazu angeleitet werden sollen, Gutes zu tun und Schlechtes zu meiden. Weiß jemand nicht, dass sein Verhalten anderen oder ihm selbst schaden könnte, dann muss es ihm jemand, der dieses Wissen hat, im Geiste der Liebe, Freundschaft und Sympathie sagen. Wenn die Älteren überhaupt nichts sagen und es dem Kind selbst überlassen herauszufinden, was richtig und falsch ist, was das Leben aller fördert oder schädigt, haben sie kostbare Lebenszeit des Kindes verschwendet und es unterlassen, ihm auf den rechten Weg zu helfen.« (Nach Maharishi Mahesh Yogi über Recht und Unrecht.)

Es ist in der Kindererziehung immer wichtig, nicht aus falsch verstandener Liebe zu große Nachsicht zu üben. Kindern, die alles dürfen, was sie wollen, fehlt die innere Struktur, die innere Geordnetheit. Sie »verwildern«, werden unzufrieden und unleidlich. Und ihnen fehlt der äußere Erfolg, sei es in der Schule durch das nicht entwickelte Durchhaltevermögen oder durch mangelnde Liebe und Anerkennung von Freunden und Anverwandten, die ihr Betragen abstößt. So lästig es ist, Kinder brauchen Konsequenz. Genauso regelmäßig, wie die Sonne jeden Morgen aufgeht und untergeht und alle Menschen in die damit verbundenen Naturgesetze einbindet, genauso sollten Eltern mit klaren Erwartungen und Anweisungen das kleine Kind immer wieder lenken. Ein ruhiger, gleichmäßiger Erziehungsstil verursacht weniger Vata-Störungen durch emotionales Auf und Ab. Denn irgendwann ist die Geduld der Eltern einem Kind gegenüber erschöpft, das sich in die familiäre Gemeinschaft nicht einordnen kann und die Eltern durch sein Verhalten belastet. Die Spannung, die dadurch entsteht, ist äußerst ungesund und entlädt sich – leider – irgendwann in drastischen Maßnahmen seitens der Eltern, was den Widerstand des Kindes weiter herausfordert oder nach einer Weile scheinbarer Ruhe den ganzen Teufelskreis wieder von vorn beginnen lässt. Liebevolle Konsequenz, gepaart mit Achtung vor dem Kind und Einfühlungsvermögen, was vom Kind zu fordern und was vielleicht noch zu viel verlangt wäre, bringt demgegenüber für alle Beteiligten die besten Resultate. Größere Kinder, die so aufwachsen durften, haben von sich aus eine Geordnetheit, so dass sie zunehmend eigenverantwortlich handeln können. Jeder Mensch spürt an seiner Basis, wenn er sich falsch verhält, und leidet im Stillen darunter, Kinder sind dabei besonders feinfühlig. Anstatt sie unnötigen Schuldgefühlen und daraus entstehendem Trotz auszusetzen, ist es besser, dies von vornherein zu vermeiden.

Das ist die tiefere Bedeutung der Worte, mit denen der Maharishi Ayur-Veda Achtung vor allen Menschen empfiehlt, die dem jungen Menschen an Lebenserfahrung und Weisheit überlegen sind. Es betrifft nicht zuletzt auch uns als Eltern. Wollen Sie, dass Ihre Kinder Ihre positiven Qualitäten übernehmen, dann sollten sie einfach viel mit Ihnen zusammensein dürfen. Je öfter sich ein junger Mensch in der Gesellschaft »weiser Menschen« befinden darf, desto mehr kann er von ihrem Wissen profitieren. Er kann einerseits direkt ihren Rat suchen, zum anderen ist allein die Gesellschaft von Menschen mit gutem Charakter, umfassendem Wissen und Lebenserfahrung aufbauend. Das hat nichts mit elitärem Denken zu tun. Der Maharishi Ayur-Veda weiß, dass alle Menschen an der Quelle ihrer Existenz miteinander verbunden sind. Liebe und Achtung vor jedem Menschen, der schließlich ein Teil der Schöpfung ist, wird immer mehr zu einer lebendigen Erfahrung, je mehr ein Mensch seine eigenen inneren Werte entwickelt. Trotzdem fördert es die positiven Werte von Harmonie, Güte und Weisheit, wenn Kinder (und Erwachsene!) sich von Menschen inspirieren lassen, von denen sie eben diese Qualitäten lernen können.

Aus dem gleichen Grund empfahlen die alten Rishis das Studium der Veden: Diese Aufzeichnungen tiefer Wahrheiten und kosmischer Zusammenhänge sind für jeden eine Quelle, deren Studium sein Leben in die richtige Richtung weisen und ihm Mut zu ethisch hochstehendem Verhalten auch in seinem eigenen Leben machen. Überdies entspricht die Struktur der vedischen Literatur hundertprozentig der des menschlichen Körpers mit all seinen Feinheiten (siehe den Abschnitt über das Sanskrit in Kapitel 1.1). Dadurch haben die Veden, wenn sie richtig vorgetragen werden, einen ordnenden und heilenden Einfluss auf Geist und Körper von Jung und Alt.

Jeder Mensch hat die Freiheit, aus den Angeboten des Lebens das zu lernen und das herauszuziehen, was er für richtig hält. Wenn Eltern dem Kind keine Richtung angeben, ist das keine Liebe, sondern Schwäche.

Lehnt das Kind hingegen die Hinweise und den Rat der Eltern ab, brauchen sie nach ayurvedischer Auffassung nicht mit übergroßer Strenge darauf zu bestehen, dass das Kind unbedingt gehorcht. Die Eltern können liebevoll und freundlich bleiben, früher oder später wird das Kind ganz natürlich eine Erfahrung machen, die ihm zeigt, dass die Eltern Recht hatten. Oder es ist seinen Eltern an Weisheit überlegen, so dass sie von ihm in genau der gleichen Offenheit lernen können.

11.6 Ärger mit dem Kind

Sicher werden Sie in Ihrer Familie eigene Wege finden, um gemeinsam in Richtung auf mehr Liebe und Verständnis zu wachsen. Nicht immer ist die Weisheit von Eltern und Kindern so stark, dass ein reibungsloses Miteinander möglich ist. Es ist menschlich, dann von sich oder den Sprösslingen enttäuscht zu sein. Im Umgang mit Kindern werden Sie immer mal wieder an einen Punkt kommen, an dem Sie ärgerlich werden, manchmal sogar kurz davor sind, Ihre Fassung zu verlieren, oder – wenn es ganz dick kommt – richtig wütend werden und am liebsten zuschlagen möchten. Es sind Ihre eigenen Verspannungen und Verdrehungen, alte Muster, die da rebellieren, nicht die des Kindes. Die feinste Ebene des Gefühls nicht zu verletzen, ist jedoch oberstes Gebot des Maharishi Ayur-Veda. Das gilt um so mehr für Kinder, die emotional so eng mit uns verbunden sind und unsere Liebe und unseren Schutz verdienen. Für diese Problemsituationen gibt es eine gleichermaßen hilfreiche wie bewährte Regel: Wenn Sie können, sagen Sie erst einmal gar nichts, gehen Sie am besten aus dem Zimmer, und schaffen Sie eine räumliche Distanz zwischen sich und dem Kind. Warten Sie ab, bis der Ärger verraucht ist und Sie wieder klar und entspannt denken können, selbst wenn darüber einige Stunden oder sogar ein Tag vergehen sollten. Oft hat man nach einer Meditation wieder die nötige Gelassenheit, wenn man seinen eigenen ruhenden Pol erneut erfahren hat und das Problem plötzlich in seiner richtigen Bedeutung einordnen kann. Auch ein Spaziergang an frischer Luft, der Vata-reduzierend wirkt, oder ein Gespräch mit einem wohlmeinenden Freund schaffen den nötigen Abstand. Erst wenn Sie sicher sind, dass Sie entspannt und sachlich bleiben können, sprechen Sie wertschätzend mit Ihrem Kind und suchen eine gemeinsame Lösung.

So haben Sie keinen Schaden auf der feinen Gefühlsebene angerichtet und müssen hinterher nicht wegen Ihres Ausbruchs unter Schuldgefühlen leiden. Das Kind wird nicht durch Ihren Angriff zum Trotz aufgestachelt, im Gegenteil. Es hat mehr Achtung vor einem Erwachsenen und ist viel eher bereit, Ihre Vorschläge zu respektieren oder eine Wiedergutmachung von sich aus anzubieten, wenn es nicht verletzt worden ist.

Ein ungehorsames Kind zu strafen, ist nach den Prinzipien des Maharishi Ayur-Veda ohnehin überflüssig: Mutter oder Vater regen sich auf, ihre Doshas (Vata und Pitta) werden dadurch gestört ebenso wie die des bestraften Kindes. Ganz davon abgesehen, dass auch die moderne Psychologie zweifelsfrei festgestellt hat, dass Strafen und Schimpfen das falsche Verhalten auf Dauer gar nicht ändern.

Wie aber führt man ein Kind zu positiverem Verhalten in der Zukunft und bewirkt, dass es die Bedürfnisse aller mehr berücksichtigt? Es gibt eine wunderbare Methode, bei der die Eltern die Ruhe bewahren können und das betroffene Kind – gerade weil es nicht bestraft wird – viel williger die Lehre aufnimmt, die ihm die Eltern erteilen wollen. Zeigen Sie Ihrem Kind ganz ruhig und bestimmt die natürliche Konsequenz, die sein Verhalten nach sich zieht, und finden Sie mit dem Kind eine Möglichkeit, den Schaden selbst wiedergutzumachen. (Im Gegensatz dazu ist eine Strafe eine »unnatürliche« Konsequenz, da sie mit der Tat inhaltlich direkt nichts zu tun hat.) Das kann beispielsweise so aussehen: Ihre Fünfjährige hat zum x-ten Mal auf die Tapete im Kinderzimmer gemalt, obwohl Sie ihr bereits mehrmals erklärt haben, dass und warum sie das nicht tun soll. Falls Sie bei der Entdeckung ärgerlich werden, gehen Sie erst einmal hinaus, bis Sie sich abgeregt haben. Dann sprechen Sie mit Ihrer Tochter: »O je, du hast wieder die Tapete angemalt! Wie kann man das in Ordnung bringen, damit es wieder so schön aussieht wie vorher?« Ruhig und liebevoll bringen Sie die Kleine dahin, dass sie selbst den Schaden wiedergutmacht, und wenn es noch so anstrengend für beide ist. Lassen Sie sie ruhig eine Weile schwitzen in dem Versuch, an der Tapete herumzuradieren oder sie abzuwaschen. Wenn es auf einmal nicht geht, muss sie sich am nächsten Tag eben noch einmal daransetzen. Falls es damit nicht getan ist und das Stück übergestrichen werden muss, beteiligen Sie Ihre Tochter unbedingt daran, auch wenn es länger dauert. Selbst wenn unbeholfene Kinderhände es nicht ganz allein schaffen, Ihr Kind prägt sich diese Konsequenz wesentlich tiefer ein als jede Gardinenpredigt. Und die ganze Aktion ist von der Freude begleitet, es wiedergutgemacht zu haben und dass das Zimmer wieder schön aussieht.

Bei großen Kindern kann man größere Taten erwarten. Lassen Sie sie am besten gleich selbst vorschlagen, welchen Einsatz sie bringen wollen, um das Gleichgewicht wieder herzustellen.

Beispielsweise hat der Fünfzehnjährige seinen kleinen Bruder bewusst geärgert und zum Weinen gebracht. Statt ihn gereizt anzufahren, lassen Sie ihn in einem entspannten Gespräch selbst vorschlagen, wie er es ausgleichen möchte. Beispielsweise geht er mit ihm am nächsten Tag Minigolf spielen oder was auch immer ihm einfällt, um dem Kleinen eine Freude zu machen. So fördern Sie positives Verhalten, statt negatives durch Schimpfen in seinem Bewusstsein zu stärken und ihm obendrein noch Ihre Liebe zu entziehen. Außerdem werden Sie für sich selbst und Ihr Kind der ayurvedischen Regel gerecht, positive Tendenzen wahrzunehmen und negative außer acht zu lassen. Ganz nebenbei vermitteln Sie Ihrem Sohn, dass Sie Vertrauen in ihn setzen, und fördern seinen guten Kern. Statt Stress und Blockaden in Ihrem Kind hervorzurufen, die auf Dauer Hindernisse im Einklang zwischen Eltern und Kindern schaffen, erfahren Sie entspannte Gemeinsamkeit, die Ihrer beider Bewusstsein weitet und die Liebe wachsen lässt.

Wenn Sie Ihre Kinder genau beobachten, sehen Sie selbst, dass diese Erziehung mit der natürlichen Konsequenz nach ayurvedischen Kriterien erfolgreich ist: Das Kind fühlt sich befreit und ist erleichtert, wenn alles wiedergutgemacht wurde; sein Vata wird balanciert. Es ist stolz und strahlt, was zeigt, dass Ojas wieder ungehindert fließen kann. Statt Einengung erfährt es Erweiterung und die Freude am Positiven.

Erfahrungsgemäß wird das Prinzip der natürlichen Konsequenz bereits nach kurzer Zeit eine akzeptierte Verhaltensweise der Kinder: Wenn sie etwas Dummes angestellt haben, kommen sie schon von selbst und bieten einen Ausgleich an. Oder nicht einmal das, sie beginnen wie selbstverständlich, den Schaden wiedergutzumachen, selbst, wenn sie noch so klein sind. Statt sich über das Verhalten ihres Kindes aufzuregen, freuen sich Vater oder Mutter über ihr Kind. Denn es ist rührend, wenn schon Dreijährige, die beim Essen ein Glas zerbrochen haben, von selbst in die Küche gehen und mit leuchtendem Gesicht Handfeger und Schaufel heranschleppen und sich an die Arbeit machen.

Auf diese Weise muss die feinste Ebene durch eine Strafe von außen nicht verletzt werden, und das Kind wird auch nicht seinen Schuldgefühlen wegen seines Fehlers überlassen. Statt Störung der Doshas haben Sie eine Sanftheit des Gefühls mit einem Erfolgserlebnis gekoppelt – und damit einen lebensförderlichen Einfluss geschaffen.

Sollte Ihr Pitta trotz guter Vorsätze und der Arbeit am Ausgleich Ihrer eigenen Doshas einmal überschießen, das heisst, Sie sind unmissverständlich ärgerlich und laut geworden, gehen Sie keinesfalls wortlos darüber hinweg. Wenn es denn schon passiert ist, ist es wichtig, anschließend das eigene »Versagen« dem Kind gegenüber zuzugeben, so dass die Verletzung des Kindes durch die anschließende Liebe wenigstens teilweise wieder ausgeglichen werden kann. Wenn dies nicht zu häufig vorkommt, kann ein gesundes Kind die Entgleisung durchaus verkraften. Und es sieht, dass sein Vertrauen in Mutter oder Vater gerechtfertigt ist. So kann es weiter Ihren Rat suchen, selbst, wenn es einmal wirklich in der Patsche sitzen sollte.

Seien Sie versichert, auf dem gemeinsamen Weg werden Sie alle viel Freude und Spaß miteinander haben, auch wenn Sie durch Höhen und Tiefen des Lebens gehen werden. Selbstverständlich wird im Erziehungsalltag manches nicht so rosig sein, wie es hier dargestellt wurde, schließlich sind wir alle noch auf dem Weg. Oft hilft aber auch eine positive Umstrukturierung. Maharishi Mahesh Yogi wurde einmal gefragt, als er über die tiefere, spirituelle Bedeutung verschiedener Berufe sprach, was eigentlich der Beruf der Kinder sei. Seine Antwort kam wie aus der Pistole geschossen. »Ihr Beruf ist es, ihre Eltern zu amüsieren.« Seitdem ist es mir viel bewusster: Wie oft lachen wir über die Kinder, lassen uns von ihrer Freude und Lebendigkeit anstecken. Das geht so weit, dass wir bei den entsprechenden Gelegenheiten uns ansehen und sagen: »Wir müssen mal wieder Vergnügungssteuer zahlen!« Wenn Sie dieses positive Element der Kleinen und Großen bewusst sehen, werden Sie Ihre und andere Kinder intensiver genießen, ein Schritt mehr zum Jung-Sein und -Bleiben (siehe Kapitel 7.11).

Wenn Kinder kein Genuss mehr sind, überlegen Sie, wo Sie vergessen haben vorzubeugen. Seitens der Eltern werden Sie meist finden, dass Sie überlastet, überschattet und müde sind. Seitens der Kinder überlegen Sie ebenfalls, welche Dosha-Störungen vorhanden sind und mit welchen Mitteln Sie mehr Balance in der Physiologie erreichen können, dann ist das Ziel des Maharishi Ayur-Veda erfüllt.

11.7 Trotzphase

Dieser Begriff ist meiner Meinung nach nichts anderes als ein Konzept einer Erziehung, die nicht ganzheitlich genug ist. Ich habe in meinem eigenen Haushalt inzwischen drei Kinder ganz ohne Trotzphase aufwachsen sehen (über das vierte kann ich noch nichts sagen, es ist dafür noch zu klein). Es gab bei zwei meiner drei Großen im entsprechenden Alter lediglich je einen typischen Trotzanfall, das war alles. Immer mehr Eltern erleben heute, dass diese schmerzhafte Phase des geistigen Abnabelns offensichtlich überflüssig ist, wenn ein Kind im Gleichgewicht, in innerer Harmonie mit sich und anderen aufwachsen kann.

Sollte Ihr Kind trotzen, gleichen Sie einfach ganz gezielt seine Doshas wieder aus. Achten Sie auf das Abhyanga, Pitta-reduzierende Kost, Schlaf vor Mitternacht, reduzieren Sie Fernsehen und andere überstimulierende Aktivitäten, und bemühen Sie sich darum, die geistigen Rasayanas im Umgang mit Ihrem Trotzkopf zu berücksichtigen. Ganz besonders wichtig: Geben Sie der kleinen, erwachenden Persönlichkeit so viel Wärme, Zärtlichkeit und Aufmerksamkeit wie möglich, wenn es ihr gut geht, und gehen Sie in liebevoller Achtlosigkeit über seine Eskapaden hinweg. Stärken Sie seine positiven Seiten ganz bewusst, ignorieren hingegen seine – vorübergehende – Schwäche.

11.8 Kindergartenkinder

Der erste große Schritt vom Elternhaus weg ist der tägliche Gang in den Kindergarten. Haben Sie, so gut Sie eben konnten, die Empfehlungen des Maharishi Ayur-Veda in die Tat umgesetzt, werden Sie vermutlich mit Ihrem Kind viel Freude haben.

Nun stürzen neue Einflüsse von außen auf das Kind ein, sehr viel Anregung und das Lernen neuer Dinge, aber auch Überforderung durch die große Anzahl Kinder, durch ungewohnte Verhaltensweisen anderer Erwachsener und Kinder. Manchmal werden Sie feststellen, dass Ihr sonst so ausgewogenes Kind gereizt nach Hause kommt, dass es müde ist oder mit neuen Ausdrücken um sich wirft, die Sie zu Hause nicht benutzt haben. All dies ist normal und in der heutigen Zeit sicher unvermeidlich.

Die anstrengenden Nebeneffekte des Kindergartenbesuchs können Sie für Ihre Kinder jedoch mildern, wenn Sie wieder einmal das Wissen der Doshas richtig anwenden. Der Kontakt mit vielen anderen quirligen Kindern ist für die meisten Kinder positiv, aber die permanente Lautstärke und teilweise Reizüberflutung in unseren Kindergärten kann auch Vata- und Pitta-Störungen erzeugen.

Wenn Ihr Kind überreizt oder müde heimkommt, gönnen Sie ihm bewusst eine Weile Ruhe. Lassen Sie es vielleicht seine Kindermeditation ein paar Minuten anwenden, wenn es sie erlernt hat, essen Sie in Ruhe miteinander, und lassen Sie Ihr Kind sich anschließend etwas hinlegen und ausruhen, selbst wenn es nicht dabei einschläft. Auf jeden Fall ist es richtig, dem Kind als Gegenpol anzubieten, allein zu spielen – so erholen sich seine Sinne von Überforderung, und es kann seine innere Mitte leichter wiederfinden. Natürlich kann es auch nachmittags seine Spielkameraden treffen, aber steuern Sie die Menge und Häufigkeit, wenn Sie den Eindruck haben, Ihr Kind braucht etwas Ruhe.

Je mehr Vata in der Konstitution Ihres Kindergartenkindes dominiert, desto mehr sollte es vor überanstrengenden Außeneinflüssen bewahrt werden. Es ist durchaus sinnvoll, ein solches zartes, empfindsames Seelchen noch etwas länger zu Hause zu lassen und vielleicht erst später für den Kindergartenbesuch anzumelden, wenn es älter und robuster geworden ist. Auf jeden Fall braucht ein solches Kind im Anschluss an den Kindergartenbesuch ganz besonders viele Vata-reduzierende Einflüsse, um sein Gleichgewicht zu bewahren.

Alle Eltern von Kindergartenkindern kennen die Tage oder Phasen, in denen das Kind »nicht in den Kindergarten will«. Wie soll man sich da verhalten, da der Kindergartenbesuch ja noch freiwillig ist? Auf jeden Fall versuchen Sie Ihrem Kind zu helfen, sein Unbehagen zu artikulieren. Das hört sich leichter an, als es ist. Denn Vierjährige nehmen ihre feinere Ebene des Gefühls sehr klar wahr und sind in der Regel auch spontan dabei, das Endergebnis dieses Gefühls mitzuteilen: »Ich will nicht ...!« Die intellektuelle, zergliedernde Komponente des Verstandes hinkt hinter der gut entwickelten Ebene des Herzens jedoch noch sehr hinterher. Daher ist es oft ein ganzes Stück erzieherischer Feinarbeit, auf der Verstandesebene aus ihm herauszulocken, was das Gefühl gestört haben könnte.

Ermutigen Sie das Kind grundsätzlich zu sagen, was es verstört hat, oft sind es ganz banale Sachen, wie die zu große Lautstärke der Kindergartengruppe oder eine gehässige Bemerkung der Spielgefährten. Jedes Kind hat einen triftigen Grund, wenn es sich weigert!

Die Ursache liegt immer sowohl innen wie außen. Innen, weil das Kind zu sensibel ist, um mit den äußeren Widrigkeiten umzugehen, so dass wir es durch Balance seiner Doshas stärken müssen. Außen, weil reale Ursachen dafür zu finden sind, wenn es verstört wurde. Dann können wir ihm helfen, die Dinge in anderem Licht zu sehen, oder, wenn nötig, auch außen eingreifen.

Im Alter von drei bis sechs Jahren sind Kinder durchaus schon fähig, Kompromisse zu schließen. Finden Sie also mit Ihrem Kindergartenkind eine gemeinsame Lösung, und fragen Sie es nach seinen Vorschlägen. Ein Kind sollte nicht mit Gewalt oder Schimpfen in den Hort geschickt werden; gönnen Sie ihm das Erfolgserlebnis, aus eigener Entscheidung wieder hinzugehen. Sind Sie Hausfrau, ist es durchaus denkbar, dass das Kind auch immer mal wieder zu Hause bleibt, um wieder aufzutanken. Als berufstätige Mutter, die darauf angewiesen ist, dass das Kind im Kindergarten beaufsichtigt wird, sprechen Sie mit ihm einfach über die Notwendigkeit – akzeptieren Sie aber trotzdem seine momentane Stimmungslage.

12 Schulkinder

12.1 Schulkinder

Alle Punkte, die über geistige Rasayanas und die Balance der Doshas der Kinder bereits gesagt wurden (siehe Kapitel 11.1), tragen dazu bei, dass das Kind (meist!) gerne zur Schule geht, weil es entspannt ist, in sich ruhen kann und die Fähigkeit zu konzentriertem Spiel und Arbeit bereits erworben hat. Im günstigsten Fall geht die Umstellung auf die Zunahme der Pflichten recht reibungslos vor sich.

In den ersten vier Schuljahren nimmt die zeitliche und intellektuelle Beanspruchung unserer Kinder allmählich zu. Der Ausgleich der Leistungen des Gehirns durch freies Spiel, genügend Herumtollen und sportliche Aktivität sind ebenso wichtig wie die Erfahrung tiefer Ruhe im Tagesablauf.

Sollte Ihr Kind beim Lernen, mit der Konzentration oder der Auffassungsgabe Schwierigkeiten haben, können Sie es mit Rasayanas für Kinder (siehe Kapitel 12.4) unterstützen.

Legen Sie mit dem Kind eine feste Zeit für die Hausaufgaben fest, die es in Absprache mit Ihnen bestimmen sollte. Berücksichtigen Sie dabei die biologischen Rhythmen von Körper und Geist. Direkt nach der Schule brauchen die meisten Kinder geistige Entspannung, etwas Bewegung oder ein entspanntes Gespräch mit der Mutter beim gemeinsamen Tischdecken. Direkt im Anschluss an das Essen ist das Kapha-Dosha vermehrt, die Verdauungstätigkeit konzentriert die Blutfülle im Magen-Darm-Bereich. Entsprechend entsteht eine relative Blutleere im Gehirn, der Mensch fühlt sich geistig entspannt, aber auch dumpfer: »Voller Bauch studiert nicht gern.« Daher gilt auch für Kinder eine Schonfrist von einer halben Stunde für anstrengende Tätigkeiten nach dem Essen.

Vata-Kinder sind immer froh, wenn sie eine Aufgabe hinter sich haben, weil sie vor ihnen liegende Aufgaben leicht als Druck empfinden. Für sie ist daher der frühe Nachmittag ideal, da sie anschließend eine Zeit entspannten Spiels vor sich sehen können. Sie brauchen auf jeden Fall sehr viel Ruhe in der Umgebung, da ihr lebendiger Geist leicht und gerne abschweift. Kapha-Kinder muss man zu Beginn der Hausaufgaben vielleicht etwas anschubsen, aber wenn sie erst einmal dabei sind, arbeiten sie ruhig und konzentriert, und auch Pitta-Kinder arbeiten zügig und systematisch, wenn sie im Gleichgewicht sind.

Wenn Sie gemeinsam mit Ihrem Kind eine Zeit für die Erledigung der Aufgaben bestimmt haben, achten Sie auf die regelmäßige Einhaltung dieser Zeit, so dass dies zu einem festen Bestandteil der täglichen Routine des Kindes wird. Wenn das Kind älter wird, kann diese Zeit durchaus wechseln, aber es sollte sie für längere Zeitspannen jeweils einhalten. Jede Regelmäßigkeit im Leben vermeidet Vata-Störungen. Wenn jeden Tag wieder hin und her überlegt werden muss, kostet es sowohl das Kind als auch seine Eltern unnötige Energie. Entschlusslosigkeit bei Entscheidungen ist eine der unangenehmsten Vata-Störungen, die alle Beteiligten belastet. Dass das Kind sich an seine eigenen Gesetze hält, stärkt seine Selbstverantwortung.

Auch bei der Durchführung der Hausaufgaben beachten Sie die Würde und Eigenständigkeit des kleinen Schülers. Helfen Sie auf seine Bitten hin, aber halten Sie sich ansonsten mehr im Hintergrund. Ermutigen Sie das Kind, sich und seine Leistungen selbst zu bewerten und zu kontrollieren, und lernen Sie mit ihm gemeinsam, den Ranzen für den nächsten Tag zu packen (siehe Kapitel 11.3). Eigene Leistungen machen jedes Kind stolz und vermitteln ihm ein Erfolgserlebnis. So kann es weiter selbstbestimmt in seinem Leben in Richtung auf mehr Freude, Erfolg und Erfüllung wachsen.

12.2 Fernsehen und Computerspiele

In einer Zeit zunehmender Gewalt unter Kindern dämmert es inzwischen auch sorglosen Erziehern, dass Fernsehen (zumindest die Art der Filme und Unterhaltungssendungen, die heute für Kinder angeboten werden) nicht gerade positive Auswirkungen auf unsere Kinder hat. Dieser Bereich gehört mit Sicherheit zu den Sinneseindrücken, die Sie als Eltern mit Argwohn und kritisch betrachten sollten, wenn Ihnen Ihre Kinder, ihr Innenleben und ihr Verhalten lieb sind (siehe Kapitel 11.4).

Selbst für ganz kleine Kinder ist Fernsehen mit nachteiligen Wirkungen verbunden. Babys und Kleinkinder können zwar den Bildern noch keine Bedeutung zuordnen, aber der schnelle Wechsel in der Bildfolge regt schon an sich das Vata-Dosha an. Die meisten Zeichentrickfilme sind unter diesem Gesichtspunkt für Kinder (und Erwachsene) gänzlich ungeeignet. Dabei sind Redegeschwindigkeit und Hintergrundmusik allein meist schon schlimm genug. Falls Sie davon nicht überzeugt sind, machen Sie einmal folgenden Test: Decken Sie das Bild eines durchschnittlichen Spielfilms oder Kinderfilms ab, und achten Sie lediglich auf die Töne und die Emotionen, die er auslöst. Dann haben Sie eine ungefähre Vorstellung davon, was Sie Ihrem Baby und Ihrem Zweijährigen damit antun. Im Übrigen ist dies auch eine phantastische Überzeugungsdemonstration für Größere, die vehement nach mehr Fernsehkonsum verlangen: Lassen Sie die Kinder nach dieser Erfahrung selbst beschreiben, welche Gefühle die Musik und die Geräusche eines Krimis in ihnen auslösen, also die Informationen, die das Kind ganz nebenbei und daher desto tiefer beeinflussen, weil sie der Kontrolle des Verstandes entzogen sind.

Kinder identifizieren sich noch viel stärker als Erwachsene mit dem Gesehenen und Gehörten: Sie werden zu dem, was sie aufnehmen. Um dies bewusst zu sehen, braucht man kein langes Studium der Doshas und ihrer Einflüsse auf das Kind. Beobachten Sie nur einmal genau ein kleines Kind am Bildschirm: Jede Miene, jede Nuance des Films spiegelt sich auf seinem Gesicht wider, und es ist ihm hoffnungslos ausgeliefert. Die Angst und Spannung, die es durchlebt, lassen sein Vata-Dosha ungesund in die Höhe schnellen. Kampf und Gewalt regen Pitta im Übermaß an, das Kapha-Dosha wird durch den Bewegungsmangel gestört. Das Einzige, was das Fernsehen nicht vermittelt und was wir alle so dringend brauchen in unserer hektischen Zeit, ist der sanfte, balancierende Ausgleich von Kapha.

Die aufpeitschenden, geistigen Informationen verarbeitet das Kind in seinem Stoffwechsel: Die dadurch verursachten Vata-Störungen schwächen die Verdauungskraft. Daher sollten auch Kinder niemals beim Fernsehen essen, es würde sofort in Ama umgewandelt. Abwehrlage, Gemütsruhe und liebevolles Verhalten werden ebenso unterwandert wie das gesunde Empfinden dessen, was das Kind mehr in sein Gleichgewicht bringen könnte. Ganz davon abgesehen, dass der Fernsehkonsum die Kinder davon abhält, das zu tun, was für sie wesentlicher ist: zu spielen, sich zu bewegen und sich am Leben zu erfreuen und sinnvolle, liebevolle Gespräche mit den Eltern und Geschwistern zu führen. Mit einem Wort: Fernsehen ist ein richtiges »Anti-Rasayana«. Falls es zu Zeiten der alten Rishis bereits die Flimmerkiste gegeben hätte, bin ich sicher, dass sie ganz oben in der Liste der Dosha-störenden Faktoren genannt worden wäre.

Nicht viel besser sieht es mit den sogenannten Computer-»Spielen« für Kinder aus. Sie verleiten die Kinder zu stundenlangem, unnatürlichem Stillsitzen und überanstrengen die Augen und das Gehirn. Die Inhalte dieser Spiele sind größtenteils gewaltbetont und stumpfen die gesunden, liebevollen Impulse der Kinder ab. Wenn Sie den Puls eines Kindes (und eines Erwachsenen), der länger am Computer gesessen hat, tasten könnten, würden Sie sehen, dass das Udana-Vata – das Vata-Subdosha, das die Aktivität im oberen Brustkorb und dem Kopf reguliert – sehr stark angeregt ist. Durch ständige Beanspruchung des Udana-Vata könnte die Basis für Erkältungskrankheiten von Lunge, Bronchien, Nebenhöhlen gelegt, ebenso wie späteren Schlaf- und Konzentrationsstörungen der Weg bereitet werden, würde man dies nicht ausgleichen.

Dazu kommt noch, dass die Inhalte der meisten Filme das Gegenteil dessen vermitteln, was wir unseren Kindern anbieten wollen. Kinder, die ständig Gewalt in Konservenform ausgesetzt sind, werden den Unterschied zur Realität immer weniger wahrnehmen. Schwedische Grundschulkinder wurden unlängst über die häufigste Todesursache befragt. 80 Prozent dieser Kinder antworteten: Mord! Mit welchen Ängsten, mit welchem Weltbild wachsen diese bedauernswerten Geschöpfe auf!

So weit, so gut, aber wie integriert man Fernsehen und Computer-Spiele in den Alltag der Familie?

Immer mehr Familien schaffen es, diese externe Dosha-Störung abzuschaffen. Dies geht sicher nicht mit Verboten – das Ergebnis wäre, dass Ihre Kinder langsam, aber sicher zu den Nachbarn abwandern und dort weitergucken. Wenn Sie diese radikale Entscheidung treffen wollen, geht es bei größeren Kindern auf Dauer nur mit einem gemeinsamen, freiwilligen Entschluss, dem die Eltern durch Argumente ruhig etwas nachhelfen dürfen. Familien, die dies geschafft haben, merken plötzlich, dass sie sich viel näher kommen. Die meisten sind überrascht, wie viel Zeit plötzlich für gemeinsame Unternehmungen und offene, vertrauensvolle Gespräche vorhanden ist. Machen Sie Ihren Kindern das bewusst: »Ist dir auch schon aufgefallen, wie oft wir uns jetzt unterhalten, ich freue mich sehr darüber ...« Dann ist die Chance groß, dass die Kinder an dem gemeinsam gefaßten Entschluss für längere Zeit festhalten und sogar stolz auf den Verzicht sind.

Wenn die radikale Lösung nicht in Frage kommt, müssen Sie den oft schweren Weg der zeitlichen Beschränkung gehen, der große Konsequenz und Standhaftigkeit der Eltern erfordert. Legen Sie mit den Kindern das zeitliche Ausmaß dessen fest, was Sie tolerieren wollen, was dem Nervensystem der Kinder gegenüber noch halbwegs vertretbar ist. Dies betrifft sowohl die erlaubte Zeitdauer als auch den Inhalt der Sendungen, beim Fernsehen wie bei den Computerspielen. Kindergartenkinder sollten nach Möglichkeit nur ein, zwei ausgewählte Sendungen pro Woche sehen. Aber auch Zehnjährige sind mit einer Stunde täglich schon mehr als ausgelastet. Wenn es zeitlich irgend möglich ist, versuchen Sie, mit den Kindern gemeinsam fernzusehen, die Kleinen als Schutz im Arm zu halten und mit den Großen anschließend darüber zu sprechen. Je konsequenter Sie alle gemeinsam über die Einhaltung der selbstgesetzten Maßstäbe wachen, desto leichter akzeptieren die Kinder sie auf Dauer. Im Klartext: Machen Sie Ausnahmen so selten wie möglich, und wenn, dann sagen Sie es deutlich: »Das ist heute eine ganz große Ausnahme!«

Nehmen Sie Kindern etwas, sollten Sie ihnen etwas anderes dafür geben, damit das Kind das Gefühl hat, seine Wünsche und Impulse nicht auf Dauer unterdrücken zu müssen. Auch dies kann die Doshas und die kleine Psyche stören, wenn kein freiwilliger Verzicht es wieder ausgleicht. In der Pulsdiagnose zeigt die Störung von *sadhaka*-Pitta an, dem Pitta im Herzbereich, dass ein Mensch sich seine Wünsche nicht erfüllen kann. Bieten Sie daher dem Kind andere Spiele und Beschäftigungen an, die ihm Freude machen, ohne seine Doshas zu stören. Und beteiligen Sie die Kinder mehr an Ihrem Leben. Wenn Sie wollen, dass Ihre Kinder so werden wie Sie selbst, seien Sie so oft wie möglich entspannt mit ihnen zusammen, so dass sie Sie beobachten können. Nehmen Sie sie bewusst zum Einkaufen oder zu Besuchen mit, oder wenn möglich auch mal an Ihren Arbeitsplatz. Nichts verbindet mehr als Nähe und Austausch im positiven Gespräch.

12.3 Literatur für Kinder

Der Maharishi Ayur-Veda legt großen Wert auf die geistigen Inhalte und Werte, mit denen sich ein Mensch beschäftigt. Sind sie aufbauend, und nähren sie den Geist, werden sie sogar als geistige Rasayanas, als Verjüngungsmittel für Geist und Körper, angesehen. Was liegt näher, als auch den Lesestoff für Kinder nach diesen Kriterien zu bewerten, insbesondere, da die zu beeindruckende Kinderseele viel stärker noch geprägt wird als die der Erwachsenen. In den klassischen Texten des Ayurveda wird das Studium der Veden empfohlen (siehe die Kapitel 11.1 und 11.5).

Auch das Studium der religiösen Schriften des jeweiligen Kulturkreises wird als lebensförderlich angesehen, da sie dem jungen Menschen positive mitmenschliche Werte vermitteln und seine Gedanken auf Gott, Liebe und Mitgefühl ausrichten. Ebenso werden Geschichten über das Leben großer und berühmter Menschen empfohlen, die im Test der Zeit immer noch allgemeines Ansehen genießen und daher als Vorbilder für Kinder geeignet sind. Und last not least: Der Maharishi Ayur-Veda empfiehlt Geschichten aus der eigenen Familie: Es ist für Kinder gut und wichtig, dass sie sich mit Eltern, Großeltern und ihren Vorfahren identifizieren können. Sie wollen stolz auf sie sein und aus den guten oder besonderen Eigenschaften Selbstvertrauen und Sicherheit für ihr eigenes Leben gewinnen. Die meisten Kinder genießen diese Geschichten auch in vollen Zügen. Unsere Kinder lieben insbesondere die Streiche, die die Eltern gespielt haben, als sie jung waren, oder unsere Berichte aus der eigenen Kindheit – auch dies sind im übrigen Geschichten, die Kinder verschiedener Altersgruppen wunderbar gemeinsam anhören können.

Lesen ist eine geistige Beschäftigung, die angesichts der Übermacht des Fernsehens und der Computer-Ära bei Kindern inzwischen leider intensiv gefördert werden muss, soll es nicht in den Hintergrund gedrängt werden. Erlauben Sie größeren Kindern beispielsweise, regelmäßig vor dem Einschlafen noch eine halbe Stunde zu lesen, so wird es zu einer Tätigkeit, die das Kind »darf« und nicht »muss«.

Die Inhalte der Bücher oder Geschichten sollten für die Zukunft Ihres Kindes aufbauend sein. Es eignen sich je nach Lebensalter Geschichten und Lehren aus der Bibel, die auch zum Gespräch mit den Eltern anregen und dem Frage- und Wissensdrang des Kindes über sein eigenes Leben entgegenkommen. Spannende Geschichten über Personen von historischem Interesse, Politiker, Könige und Forscher ebenso wie Menschen, die karitative Vorbilder sein können wie Albert Schweitzer oder Mutter Teresa. Auch Märchen, Mythen und Sagen sind ausgesprochen gut geeignet (siehe Kapitel 10.4). Ist dieser Lesestoff für Kleine noch zu schwierig, ist es besonders schön, wenn Vater oder Mutter diese Geschichten selbst lesen und sie der Tochter oder dem Sohn dann in kindgemäßer Form lebendig erzählen.

Selbstverständlich sind auch die üblichen Kinderbücher geeignet, wenn die vermittelten Werte diejenigen sind, die Sie für Ihr Kind wünschen und die denen Ihrer Familie entsprechen. Wenn die ayurvedischen Kriterien das Bewusstsein für die Wirkungen geistiger Inhalte auf Kinder (und Erwachsene) geschärft haben, werden Sie mit Sicherheit das Geeignete herausfinden. Viele Kinder sind inzwischen so lesefaul geworden, dass sie nur noch für Comics zu begeistern sind. Weder vermitteln diese eine gepflegte, kultivierte Sprache, noch sind die Inhalte der westlichen Comics als Rasayana einzustufen, ganz im Gegenteil. Hängt das Herz Ihres Juniors an Comics, akzeptieren Sie dies ruhig, aber sorgen Sie auf jeden Fall dafür, dass Ihr Kind zusätzlich positive Erfahrungen mit guter Literatur machen kann. Als Vorschlag: Sagen Sie Ihrem Comic-Fan, dass Sie ihm diese Hefte nicht verbieten wollen, aber es für richtig halten, dass er oder sie auch anderes liest. Erklären Sie ihm oder ihr die Gründe und warten Sie auf einen Kompromissvorschlag. Bieten Sie Ihrem Lesemuffel einen gemeinsamen Gang in die nächste Bibliothek an, oft wirkt schon der Reiz der Auswahl stimulierend! Meist wird das Kind von sich aus weniger Comics lesen, und Sie können hoffen, dass mit zunehmendem Lebensalter gute Literatur bevorzugt wird, wenn Sie Ihrem Kind den Weg dazu geebnet haben.

12.4 Rasayanas für größere Schulkinder und Studenten

Das beste Rasayana für Kinder im Schulalter ist das Maharishi Amrit Kalash. Zusätzlich können die Rasayanas für Kinder MA-230 und MA-674 gegeben werden, da der junge Organismus wächst und manchmal eine weitere Unterstützung für den Aufbau der Knochen, die Vitalität und das Gehirn sinnvoll ist (siehe Kapitel 10.7).

MA-674 ist dabei nicht nur lecker, sondern für viele Schulkinder eine wunderbare Unterstützung. Eine meiner Patientinnen besorgte dieses Gehirntonikum regelmäßig für ihre achtjährige Enkelin. Als ich sie einmal fragte, wie der Sirup der Kleinen bekommt, berichtete sie lachend: Er schmeckt ihr nicht nur, sondern sie verlangt sogar von selbst danach. Wenn ihre Mutter vergisst, ihn ihr zu geben, mahnt sie: »Mami, du hast meinen Diktatsaft vergessen!« Ihr selbst war aufgefallen, dass sie sich besser konzentrieren kann und die regelmäßigen Diktate mit dieser natürlichen Unterstützung besser ausfallen.

Wird der Geist der Schüler durch intensives Lernen überfordert, kann der Intellekt durch Rasayanas unterstützt werden, um die übermäßige Beanspruchung des Gehirns auszugleichen. Die Kinder in höheren Klassen, insbesondere auf dem Gymnasium, werden heute mit einer Überfülle an Informationen gefüttert, die oft beziehungslos nebeneinander stehen und verarbeitet werden müssen. Angemessene Erholung und der Gehirnstoffwechsel werden demgegenüber nicht gezielt genug gefördert. Diese Lücke können Maharishi-Ayur-Veda-Rasayanas schließen – nicht selten zeigen sich positive Auswirkungen schon nach wenigen Tagen. Die aktuelle Leistungsfähigkeit und das Konzentrationsvermögen des jungen Studenten werden angehoben sowie spätere Erschöpfung und Müdigkeit verringert. Empfehlenswert sind:

Studenten-Rasayana
MA-3

Achten Sie in der Zeit geistiger Beanspruchung ganz besonders auf aufbauende Nahrung, die den Geist wach und klar bleiben lässt und das Gehirn optimal ernährt (siehe Kapitel 9).

12.5 Meditation für große Kinder

Ab zehn Jahren können Schulkinder die Erwachsenen-Technik der Transzendentalen Meditation erlernen – sie meditieren dann im Sitzen mit geschlossenen Augen.

Natürlich ist es am besten, wenn die Meditation zum morgendlichen Ritual ganz selbstverständlich dazugehört, ebenso wie Waschen und Zähneputzen. Die meisten Eltern haben gute Erfahrungen damit, mit ihren Sprösslingen morgens gemeinsam zu meditieren. Dies schweisst nicht nur die Familienmitglieder enger zusammen, sondern erleichtert auch dem Zehn- oder Elfjährigen die regelmäßige Ausübung. Haben Kinder vorher bereits mit der Kindertechnik meditiert, sind sie fast immer stolz, jetzt wie die Großen meditieren zu dürfen.

Selbst wenn die Jugendlichen von sich aus nicht so begierig darauf sind, helfen Sie ihnen mit liebevoller Konsequenz, sich hinzusetzen, denn nicht nur das Schulkind, sondern die gesamte Familie wird davon profitieren.

Studien über die Zunahme der Intelligenz, der Gedächtnisleistung, des Konzentrationsvermögens sowie der Reaktionsgeschwindigkeit zeigen die verbesserte geistige Verfassung durch die TM. Bereits Grundschüler zeigen nach einem Jahr regelmäßiger Praxis der TM eine hochsignifikante Verbesserung ihrer Leistungen im Rechnen, Lesen und Schreiben. Die Leistungssteigerung ist dabei direkt proportional zur Dauer, während der sie die TM-Technik ausgeübt hatten, unabhängig von ihren Intelligenzquotienten.

Daneben sind meditierende Schüler verschiedenen Tests zufolge nachweislich selbstsicherer und unabhängiger. Sie haben weniger Prüfungsängste, Depressionen und Spannungskopfschmerzen. Alles vorteilhafte Auswirkungen für den Schulalltag, die Ihrem Kind das Leben erleichtern.

Eine Untersuchung verglich ein Jahr lang zwei Parallelklassen miteinander: Die meditierenden Schüler waren den nicht-meditierenden nach einem Jahr im Notendurchschnitt deutlich überlegen, ohne mehr Zeit mit den Hausaufgaben zu verbringen, sondern einfach weil ihre Auffassungsgabe und allgemeine Intelligenz sich ganz nebenbei durch die TM gesteigert hatten. Erfreulich ist auch, dass sich diese Auswirkungen nachweislich genauso bei Kindern einstellen, deren Schulleistungen aufgrund sozialer Herkunft und Verhältnisse mangelhaft sind. Dies stellten deutsche Psychologen auch an Sonderschülern fest.

Aber nicht nur die Intelligenz und die Leistungen der Schüler verbessern sich. Was sicher genauso wichtig ist und liebevollen Eltern eher noch mehr am Herzen liegt: Einer anderen Studie zufolge wird der Umgang der Kinder untereinander besser, die Schulunlust lässt nach, und die Wahrscheinlichkeit, dass ein Schüler bis zum gewünschten Abschluss durchhält, wird größer.

Eine Familie, die hauptsächlich wegen psychischer Probleme des Vaters und der damit verbunden Spannungen in der Ehe die TM erlernte, ist noch heute von den Wirkungen auf ihren Zehnjährigen begeistert. Schon in den ersten Wochen nach dem Erlernen verringerten sich die Schulschwierigkeiten des Jungen drastisch. Seine Leistungen wurden besser, seine Lust am Lernen wuchs, selbst seine Handschrift wurde deutlich leserlicher. Selbst wenn diese Wirkungen teilweise darauf zurückzuführen sind, dass die Ehe der Eltern sich enorm verbesserte und Vater und Mutter wesentlich ausgeglichener wurden: Nach einem Jahr Meditationspraxis hatte er sich im Notendurchschnitt um eine ganze Zensur nach oben verbessert, und auf dem Gymnasium, dessen Besuch für ihn vorher belastend gewesen war, bekam er sogar bessere Noten als früher in der Hauptschule.

12.6 Schulprobleme

Schulprobleme werden meist dadurch verursacht, dass die Auffassungsgabe des Kindes dem Lerntempo nicht gewachsen ist, das Kind sich nicht genügend konzentrieren kann und sein Gedächtnis die Fülle des Stoffes nicht bewältigt. Die Funktionen seines Geistes und Gehirns können jedoch durch viele Ansätze des Maharishi Ayur-Veda gefördert werden:

1. Transzendentale Meditation für Schulkinder
2. Ausreichend Schlaf, vor allem vor Mitternacht
3. Rasayanas
4. Ernährung
   Vata-reduzierend bei Übererregung und Nervosität
   Kapha-reduzierend bei Dumpfheit und Trägheit
   (es ist ratsam, sich eine spezielle Empfehlung eines Maharishi-Ayur-Veda-Arztes geben zu lassen)
5. Keine Überlastung der Sinnesorgane
6. Regelmäßige Tagesroutine

Alle diese Maßnahmen gemeinsam balancieren die Doshas des Schülers. Als Ergebnis stellen sich Zielgerichtetheit, Belastbarkeit des Schulkindes und verbesserte Konzentration wieder ein.

Hat das Kind keine Lust zur Schule, gibt es dafür auch immer eine Ursache, die es herauszufinden gilt. Eine ruhige, liebevolle Aussprache mit dem Kind bringt vielleicht emotionale Schwierigkeiten mit dem Lehrer oder mit anderen Kindern ans Licht. Entwerfen Sie gemeinsam mit Ihrem Kind einen Plan, wie es dazu beitragen kann, dieses Problem in Zukunft zu verringern. Ein selbstbewusstes Kind, das gelernt hat, Positives zu sehen und auszudrücken, wird diese Phase früher oder später überwinden. Generell gilt für alle Schulmuffel: Stärken Sie dem Kind gegenüber Positives am Schulalltag bewusst, zeigen Sie als Vorbild selbst Freude am Lernen, bekunden Sie täglich Interesse an den Inhalten des Lernstoffs, besonders der schwachen Fächer. Ihre eigene Freude überträgt sich automatisch auf Ihr Kind, und es übernimmt Ihre Einstellung.

Legasthenie

Die Lese-Rechtschreib-Schwäche ist eine Vata-Störung.

Alle Maßnahmen, die Vata ausgleichen, sind vorteilhaft (siehe auch oben »Schulprobleme«). Besonders deutliche Verbesserungen der Rechtschreibung bei Legasthenikern ergab der Einsatz der TM bei Schulkindern.

MA-674 gleicht alle drei Doshas aus und verbessert die Gedächtnisleistung bei Kindern.

Spannungskopfschmerzen

Kopfschmerzen sind bei Schulkindern fast immer dem erhöhten Leistungsdruck zuzuschreiben. Diese Vata-Störung im Kindesalter muss durch Vata-reduzierende Maßnahmen angegangen werden:

Früh zu Bett
Tagsüber genügend Ruhephasen
Regelmäßige, warme Mahlzeiten
Heiße Gewürzmilch (eventuell vor der Schule)
Liebevolle Anteilnahme der Eltern

Im akuten Fall kann man MA-728, eine Paste, die ätherische Öle enthält, auf Stirn, Schläfen oder Nacken streichen und mit den Fingern leicht einmassieren, ruhig auch mehrmals täglich.

MA-264 balanciert Körper und Geist so, dass Ängste und Kopfschmerzen sich verringern. Diese Nahrungsergänzung wird regelmäßig für einige Monate genommen, um das Nervensystem auszugleichen.

Regelmäßige Yoga-Asanas führen zu sanft gesteigerter Durchblutung des Kopfes und damit zu einem Abbau von Giftstoffen. Der Nackenbereich entspannt sich, der Organismus bekommt mehr Ruhe.

Erfahrungen mit Kopfschmerz-Schülern und TM sind äußerst positiv. Die in Studien an Erwachsenen gefundene schnelle Erleichterung stellt sich meist nach wenigen Wochen deutlich sichtbar ein. Die Kopfschmerzen werden weniger heftig, kommen seltener und verschwinden in der Regel nach einigen Wochen, spätestens wenigen Monaten völlig.

Achtung: Lang anhaltende, intensive Kopfschmerzen gehören immer in die Sprechstunde eines Arztes. Andere Ursachen als Stress sind zwar äußerst selten, sollten aber sicherheitshalber rechtzeitig abgeklärt werden.

12.7 Pulsdiagnose für Pfiffige

Selbst Kinder können schon die Kunst erlernen, anhand des Pulses das Gleichgewicht ihrer eigenen Doshas abzulesen. Für Erwachsene gibt es spezielle Lehrgänge, in denen man innerhalb einer Intensiv-Woche die Pulsdiagnose mit allen Aspekten erlernen kann. Man lernt, die Doshas im Puls zu erkennen, die Störungsmuster der Subdoshas sowie die Verfassung der Dhatus (Körpergewebe) zu untersuchen (siehe Kapitel 1.5). Wenn Mütter und Väter einen Lehrgang besuchen, in dem sie die Pulsdiagnose selbst erlernen, können sie anschließend die Störungen und das Ausmaß der Balance in der Gesundheit aller Familienmitglieder wahrnehmen. Wenn sie diese Technik bei ihren nächsten Anverwandten regelmäßig anwenden, führt die Häufigkeit der Praxis in bemerkenswert kurzer Zeit schon zu verlässlichen Ergebnissen. Das hat den großen Vorteil, dass Störungen bereits in ihren allerersten Anfängen entdeckt und – was die Motivation aller Beteiligten steigert – der Erfolg der ausgleichenden Maßnahmen mit verfolgt werden kann. Für Kinder gibt es bisher keine speziellen Lehrgänge – es bleibt den Eltern überlassen, ihren Kindern das Wissen in vereinfachter Form weiterzugeben. In Schulen in Amerika, Holland und England (siehe Kapitel 12.11), in denen die Pulsdiagnose täglich kurz in den Schulalltag integriert wird, bringen die Lehrer den Kindern bei, die Qualität und Lokalisation ihrer eigenen Doshas festzustellen. So lenkt das Kind seine Aufmerksamkeit auf die feineren Ebenen seiner Physiologie; es fühlt seinen eigenen körperlichen und emotionalen Zustand besser und lernt schon im jungen Lebensalter, für sein Wohlbefinden selbst die Verantwortung zu übernehmen.

12.8 Jyotish für Kinder

Aus der Geburtsminute des Kindes wird ebenso wie bei Erwachsenen ein Horoskop berechnet, das Aufschlüsse über die Begabungen und beruflichen Neigungen für das spätere Leben geben kann. Der Maharishi Ayur-Veda empfiehlt Eltern selbst bei kleineren Kindern bereits eine ausführliche Analyse und Beratung, denn das Wissen über Stärken und Schwächen ist für die weitere Erziehung sinnvoll. So wird die Gefahr gebannt, einem Kind zu einem ungeliebten Beruf zu raten oder Dinge von ihm zu verlangen, die ihm nicht liegen und die es daher auch nicht besonders gut kann. Im Veda gibt es den Begriff des *dharma*, der bedeutet, dass ein Mensch im Einklang mit seiner Lebensaufgabe leben und eben auch den Beruf ergreifen sollte, der ihm liegt. Auch dies ist letztlich eine verjüngende, gesundheitsfördernde Maßnahme: Ein Mensch, der sein Dharma lebt, steht weniger unter innerer Spannung. Er nutzt seine angeborenen Neigungen und Begabungen, so dass ihm sein Berufsalltag vergleichsweise leicht fällt. Statt seinen Lebenserfolg in einem Gebiet, das ihm nicht liegt, durch große Anstrengung erreichen zu müssen, fliegt ihm vieles zu. Einerseits bleiben seine Doshas deswegen mehr im Gleichgewicht, und zusätzlich bleibt ihm mehr Zeit und Musse für seine Bewusstseinsentfaltung, da der Erfolg in diesem seiner Persönlichkeit entsprechenden Gebiet weniger Aufwand erfordert. All dies können Eltern unterstützen, wenn sie das Jyotish-Horoskop ihres Kindes beizeiten kennen und daher seine Tendenzen liebevoll fördern und ihm gezielt Mut machen können.

Kinder interessieren sich mit nie erlahmender Neugier für alle Dinge ihres Lebens, auch vor tiefen philosophischen und psychologischen Zusammenhängen macht ihre Fragelust nicht Halt. Spätestens im Alter von elf, zwölf Jahren wollen sie wissen, wie ihr Leben später einmal aussehen wird, wollen ihre eigenen Stärken und Schwächen objektivieren. Eine Jyotish-Beratung verfolgen sie in diesem Alter bereits mit allergrößter Aufmerksamkeit. Alle jungen Leute, die mir von ihrer Beratung berichteten, empfanden sie als äußerst wertvoll: Die Aussagen des Jyotishi (der Fachmann, der das Horoskop erstellt und anschließend interpretiert) waren ihnen meist nicht fremd, sondern bestätigten ihr eigenes feines Gefühl über ihre positiven Seiten und ihre Problembereiche. Sie waren durch diese Aussagen erleichtert, fühlten sich bestätigt und konnten mehr Selbstvertrauen durch diese objektive Beschreibung ihrer Persönlichkeit gewinnen. Die durch Unsicherheit erzeugten Vata-Störungen des jungen Menschen können dadurch verringert werden. Wenn es auch im späteren Leben schwierige Phasen zu meistern gilt, bleibt doch immer der ganzheitliche Ausblick, dass anschließend wieder positive Lebensabschnitte folgen werden. So erwirbt schon der junge Mensch Vertrauen und Zuversicht in die Zukunft, ein geistiges Rasayana, das das Positive im Leben stärken kann.

Aber auch für die Eltern hat die Jyotish-Beratung einen nicht zu unterschätzenden Vorteil, der an folgendem Beispiel deutlich wird. Die Mutter der fünfzehnjährigen Miriam machte sich öfter Sorgen um sie, da sie ihr ein äußerst eigensinniges Kind zu sein schien. In ihrer Beratung beschrieb der Jyotishi diesen Charakterzug ausführlich, stellte aber gleichzeitig fest, dass das junge Mädchen immer die Stärke haben würde, seine Eigenwilligkeit hohen Zielen unterzuordnen, die es auch erreichen würde. Sie können sich vorstellen, dass dieser Mutter nicht nur ein Stein vom Herzen fiel, sondern dass der Umgang mit ihrer Tochter von Stund an von größerer Entspanntheit und größerem Vertrauen geprägt war!

Große Erleichterung stellt sich meist bei Kindern ein, die für die Eltern nicht ganz einfach sind. Häufig machen sich die Eltern Vorwürfe und suchen nach eigenen Fehlern in der Erziehung gerade dieses Kindes. Stellen sie anhand der Jyotish-Beratung jedoch fest, dass die Eigenarten ihres Sprößlings in seiner Persönlichkeit verankert sind, fühlen sie sich verständlicherweise erst einmal entlastet. Zum anderen verstehen sie ihr Kind plötzlich besser und können seine Schwächen objektiver und damit sachlicher sehen. Benjamin, ein normalerweise sehr netter, einfühlsamer Junge, setzte schon im Alter von acht Jahren in regelmäßigen Abständen seine Eltern und Geschwister durch seine Anfälle von Schwermut und Aggressionen unter Druck und störte damit den Familienfrieden empfindlich. Seine Mutter, die sich sehr um ihn bemühte, stand dieser seelischen Unausgeglichenheit recht machtlos gegenüber. Irgendwann nahm sie selbst an einem Jyotish-Lehrgang teil, in dessen Verlauf es ihr wie Schuppen von den Augen fiel. Diese Charakterschwäche ihres Sohnes war überdeutlich in seinem Geburtshoroskop zu finden. Die Schuldgefühle, die sie deswegen vorher hatte, fielen von ihr ab, und sie konnte mit neugewonnenem Abstand mit ihrem Kind umgehen. Sie erklärte dem Jungen sein Horoskop ganz objektiv, was dieser helle Bursche schon als Achtjähriger völlig nachvollziehen konnte. Beide gemeinsam machten dann aus, dass die Mutter ihm bei der Überwindung dieser Schwäche helfen wolle. So fühlte sich Benjamin bei späteren Auseinandersetzungen weniger angegriffen, und Mutter und Sohn konnten in gewachsenem Vertrauen seine Fortschritte gemeinsam bestätigen. Als Benjamin in die Pubertät kam, gab es nochmal einige Rückfälle. Inzwischen hatte die Mutter so viel Kenntnis über Jyotish, dass sie sich zu einem Yagya (eine vedische Zeremonie zum Ausgleich negativer Einflüsse von Planeten, siehe Kapitel 2.18) entschloss. Das Ergebnis nach sieben Tagen: Ihr Sohn war wesentlich ausgeglichener, obwohl er immer noch schnell beleidigt und verletzt war. Aber statt die Familie in diesem Zustand wie früher viele Stunden unter Druck zu setzen, überwand er seine seelische Labilität jeweils nach wenigen Minuten und hatte sogar die innere Stärke, sich für seine gehässigen Ausrutscher zu entschuldigen.

Auch bei schweren oder wiederkehrenden Krankheiten von Kindern ist eine Jyotish-Beratung sinnvoll. Gerade wenn die Familie unter einem schier unerträglichen Problem leidet, ist es erfahrungsgemäß eine riesige Entlastung, wenn der Jyotishi den Zeitpunkt nennen kann, wann es überwunden sein wird. Diese positive Information weitet den Horizont aller Beteiligten, so dass sie wieder entspannt in die Zukunft schauen können.

Die vorbeugende Komponente von Maharishi Jyotish sind die Yagyas. Jeder Jyotishi kann aus einem Horoskop Zeiten im Leben eines Menschen erkennen, in denen Schwierigkeiten im Bereich der Gesundheit, des Ehelebens, der Finanzen oder des seelischen Wohlbefindens auftauchen werden. Sicher kann man sich dafür entscheiden, diese Phasen so durchzustehen, wie sie eben kommen. Man kann aber auch ein Yagya, am besten vor dem Auftreten des entsprechenden Problems, durchführen lassen, so dass dies abgemildert wird oder gar nicht auftritt. Dieser Ansatz des Maharishi Ayur-Veda ist für aufgeklärte Zeitgenossen anfänglich gewöhnungsbedürftig, da die Zusammenhänge zwischen Ursache und Wirkung sich nur im Bereich von Schwingungen abspielen und für uns schwer nachvollziehbar sind. Trotzdem zeigen viele Erfahrungsberichte aus alter und neuer Zeit ihre zuverlässigen Wirkungen in allen Lebensbereichen.

Wollen Sie das Jyotish-Wissen als Bereicherung für Ihre Familie selbst erlernen, können Sie einwöchige Intensiv-Blöcke oder aufeinander aufbauende Wochenend-Seminare für Anfänger belegen. Diese Lehrgänge werden von erfahrenen Lehrern gehalten und sind so gut strukturiert, dass bereits nach dem ersten Ein-Wochen-Kurs Laien selbstständig Informationen aus einem Horoskop ziehen können. Gerade für Eltern ist dieses Wissen über ihre eigenen und die Horoskope ihrer Kinder wertvoll, können die neugewonnenen Informationen doch die gesamte Familie bereichern und mehr Nähe und Verständnis zwischen den einzelnen Familienmitgliedern bewirken.

12.9 Pubertät

Diese Lebensphase ist in der Vergangenheit bei vielen Jugendlichen eine Zeit intensiver Pitta-Störungen gewesen: Aggressionen und die jugendliche Akne sind ihre Begleiterscheinungen. Auch das Vata ist fast immer vermehrt. Die Teenager schwanken von einem Entschluss zum anderen, und ihre Selbstsicherheit scheint vorübergehend angeschlagen zu sein. Die verschiedenen Ansätze des Maharishi Ayur-Veda vermögen auch hier vorzubeugen: Je mehr die Doshas des Kindes im Gleichgewicht gehalten werden, desto weniger müssen negative Begleiterscheinungen auftreten.

Dominieren in der Pubertät Vata-Störungen, neigt Ihr Kind zu schnell und häufig wechselnden Stimmungen, redet schnell und schwankt ständig in seiner Meinung. Es ist schnell erschöpft, mit sich selber unzufrieden und »zickig«. Es nörgelt auch bei kleinen Anlässen an seinen Mitmenschen, vorzugsweise den eigenen Eltern, herum. Gleichzeitig ist es ängstlich und übersensibel, weint leicht und ist phasenweise extrem anlehnungsbedürftig. Auch das berühmt-berüchtigte Kichern der Backfische zeigt ein Übermaß an Vata; die jungen Mädchen lachen über alles und jedes, und sei der Grund auch noch so klein.

Hat der Jugendliche mehr mit einer Ansammlung des Pitta-Dosha zu kämpfen, ist er ungeduldig, schnell reizbar und neigt zum Aufbrausen. Seine Argumente trägt er mit Vehemenz und stärkster Überzeugungskraft vor und duldet keine Widerrede. Er kritisiert und ärgert sich schneller und heftiger als vor Beginn der Pubertät. Nach einem Wutanfall beruhigt er sich in der Regel relativ schnell wieder.

Ist Ihnen etwas aufgefallen? Vergleicht man die beiden Geschlechter miteinander, haben Männer im Verhältnis eine größere Dominanz von Pitta, Frauen zeigen im Schnitt mehr Vata-Merkmale. Das gleiche finden Sie auch während der Pubertät wieder: Nicht von ungefähr bezeichnet man Jungen in der Pubertät als Halbstarke, die imponieren und sich durchsetzen wollen und »den starken Mann markieren«, mit einem Wort, ihr Pitta schießt über das Ziel hinaus. Mädchen neigen eher zu Vata-Störungen, Kichern, Weinen, ängstlich und nörgelig sein.

Hilfreich ist es natürlich, wenn der Heranwachsende mit den Begriffen der drei Doshas etwas anfangen und sie mit Inhalt füllen kann. Eltern und Kinder verstehen dann, dass es sich um ein – vorübergehendes! – Ungleichgewicht handelt und nicht um plötzlich auftauchende »negative Charakterzüge« des vorher so geliebten Sprösslings. Ein Ungleichgewicht kann man im Übrigen ausgleichen, wodurch Eltern und Kinder aus der passiven Rolle des Erleidens und Abwarten-Müssens in die aktive Rolle übergehen können. Der subtile Kampf Eltern gegen Kind, der an den Nerven der Jugendlichen nicht weniger als an denen der Erwachsenen zerrt, kann zugunsten einer neuen Gemeinsamkeit aufgegeben werden: Beide Seiten tauschen sich darüber aus, wie gestörte Doshas ausgeglichen werden können. (Lesen Sie bei Bedarf die Abschnitte über Aggressionen und Ängste in Kapitel 10.6.)

Außerdem ist es wesentlich entlastender, den Ausbruch eines Jugendlichen und vielleicht auch den darauffolgenden von Vater oder Mutter als »Pitta-Attacke« einzuordnen und sich anschließend mit einigem Abstand darüber zu amüsieren, statt sich ständig Sorgen darüber machen zu müssen, ob das Kind nun einen bisher verborgenen schlechten Charakter zur Schau stellt. In vielen Punkten werden Sie feststellen, dass Ihr Sprössling gerne daran mitarbeitet, seine Doshas auszugleichen. Schließlich ist er selbst der erste, der sich in seiner eigenen Haut wohler fühlt, wenn es gelingt.

Die Zeit der Pubertät ist wichtig und sinnvoll als seelische Abnabelung von der Meinung der Eltern. Daher müssen die Jugendlichen fast zwangsläufig eine andere Meinung als die ihrer Eltern annehmen. Es ist die Probe vor dem wirklichen Start ins eigene Leben. Nicht selten müssen in dieser Phase alle Ratschläge der Eltern, und seien sie noch so gut gemeint, erst einmal abgelehnt werden.

Aber auch hier sind balancierte und selbstsichere Eltern häufig äußerst kreativ. Eine meiner Patientinnen war eine solche findige Mutter. Wenn sie für sich etwas Neues entdeckt hatte, das ihr gut tat und das sie eigentlich auch ganz gerne ihren drei Kindern zwischen 12 und 17 Jahren nahegebracht hätte, führte sie es zu Hause äußerst geschickt ein. Als sie das erste Mal Gandharva-Veden hörte, schloss sie die Wohnzimmertür hinter sich, sagte aber den Kindern, dass sie jetzt Musik hören wolle, und fügte ganz nebenbei hinzu: »Das ist sicher nichts für euch!« Prompt ging der Widerspruchsgeist in die von ihr gewünschte Richtung: Mit diesem Verhalten ließ sie die Kinder völlig frei, aber die natürliche Neugier war geweckt. Sie konnten dann selbst entscheiden, ob sie sich für die Heilkraft der Klänge interessieren wollten oder nicht. Aber sie mussten nicht von vornherein dagegen sein, nur weil eine fürsorgliche Mutter ihnen sagte: »Ich habe da etwas für euch!«

In diesem Alter kann es einem passieren, dass die Jugendlichen fragen, ob sie vor dem Einschlafen statt der gewohnten Gandharva-Veden nicht lieber Popmusik oder »Heavy Metal« hören könnten ...

Viele Kinder in Vegetarier-Familien wollen plötzlich Fleisch essen und andere Gewohnheiten entwickeln, um ihren Schulkameraden und Freunden ähnlicher zu sein. Dann ist die Zeit gekommen, ihnen nochmals die Wirkungen äußerer Faktoren auf ihre Körper-Geist-Einheit liebevoll nahezubringen, ihnen aber auch mehr Freiheiten in der eigenen Entscheidung zuzutrauen. Lesen Sie nochmals in Kapitel 10.1 »Welchen Konstitutionstyp hat mein Kind? – Vorbeugung von Störungen« nach, um Ihren Blick für die verschiedenen Ausprägungen gestörter Doshas zu stärken sowie die geeigneten ausgleichenden Faktoren auszuwählen. Selbst wenn Ihr Teenager Ihren Rat nicht annehmen möchte, lassen Sie ihn gewähren. Haben Sie in seiner frühen Kindheit eine ausgeglichene Basis für seine Persönlichkeit geschaffen, wird er früher oder später auf diese stabile Grundlage zurückkommen.

Selbstverständlich braucht ein Kind in dieser Zeit ganz besonders viel Liebe und Rückhalt bei den Eltern. Ein Vorschlag, diese zu einer lebendigen Realität werden zu lassen: Reservieren Sie Ihrem pubertierenden Sprössling regelmäßig eine Stunde Zeit in der Woche, die Sie nur mit ihm verbringen. Tauschen Sie Ihre eigenen Gefühle und Empfindungen mit ihm aus, und hören Sie sehr bewusst, was er oder sie Ihnen von sich aus erzählt. Nehmen Sie wertschätzend wahr, was Ihr Kind bewegt. In diesen regelmäßigen einfühlenden Ein-Stunden-Gesprächen öffnen sich Mutter und Kind oder Vater und Kind zunehmend. Sie bringen wieder mehr Nähe und Verständnis und bauen eventuell entstandene Spannungen wieder ab. Damit es Ihnen leichter fällt, den richtigen Ton zu treffen, wiederholen Sie nochmals die geistigen Rasayanas im Kapitel 11.1.

Die Erfahrungen vieler Familien zeigen, dass auch diese Umstellungszeit im Leben des jungen Menschen durchaus ohne größere Probleme vonstatten gehen kann. Ein junger Mensch, der im inneren Gleichgewicht ist, dessen eigene Meinung von seinen Eltern respektiert wird und der in seiner Kindheit ein gesundes Vertrauen zu seinen Eltern aufgebaut hat, kann auch ohne allzugroße Reibungen zu größerer Selbstständigkeit und Eigenverantwortung heranwachsen.

12.10 Probleme des Jugendalters

Jugendlichen-Akne

Ursache ist eine Pitta-Störung, verbunden mit Ama.

Was man tun kann:

MA-125 reguliert den gestörten Stoffwechsel und heilt von innen.

Verschiedene äußerlich aufzutragende Präparate unterstützen die Heilwirkung – je nach Hauttyp, der vom Arzt bestimmt werden muss.

In einer Tasse Wasser eine fein gemörserte Tablette MA-505 auflösen, damit morgens und abends das Gesicht waschen.

Ama-Reduktion durch halbstündliches Trinken von heißem Wasser pur oder mit Zugabe von Scheibchen der frischen Ingwerwurzel.

Der Arzt kann zusätzlich Darmreinigungen verordnen. Bitte keinesfalls auf eigene Faust herumexperimentieren, da auch Pubertierende noch in der Aufbauphase sind und nicht geschwächt werden sollen.

Eine Pitta-reduzierende Diät kann Ihnen der Maharishi-Ayur-Veda-Arzt empfehlen.

Niedriger Blutdruck

Ursache ist eine Vata-Störung.

Was man tun kann:

Auch wenn es hierfür eine wirksame Maharishi Ayur-Veda-Nahrungsergänzung gibt, reicht es meist aus, frühmorgens vor der Schule den Kreislauf anzuregen.

Täglich direkt nach dem Aufstehen Abhyanga durchführen.

Vier bis zehn Durchgänge des Sonnengrußes (siehe Kapitel 3.5) – je nach Konstitutionstyp, etwa 50 Prozent der Kapazität ausnutzen. Angenehmer Nebeneffekt: Abbau von Ama, sofortige Frische und bessere Laune.

Transzendentale Meditation hebt nicht zwingend den niedrigen Blutdruck, aber die unangenehmen Begleiterscheinungen wie Abgeschlagenheit und Schwarzwerden vor Augen reduzieren sich.

Wachstumsschmerzen

Auch hier ist die Ursache eine Vata-Störung.

Was man tun kann:

Die beste Vorbeugung besteht in der regelmäßigen Anwendung des Abhyanga.

Im akuten Fall ayurvedisches Gelenk- und Körperöl leicht auf die betroffenen Gliedmaßen auftragen und etwa fünf Minuten sanft einmassieren, eine Stunde einziehen lassen.

Eine anschließende feucht-warme Packung, ein feuchtes Tuch mit einer Wärmflasche darüber, intensiviert die Wirkung.

Magersucht (Anorexia nervosa)

Magersucht beruht auf einer starken Vata-Störung, die mit mangelndem Selbstbewusstsein einhergeht.

Was man tun kann:

Sehr gute Ergebnisse werden mit TM erzielt.

Leichte, Vata-reduzierende Ernährung sollte vom Arzt zusammengestellt werden.

Regelmäßiges Abhyanga (ayurvedische Ganzkörper-Ölbehandlung).

Panchakarma-Behandlungen und MA-Nahrungsergänzungen, die Vata-Dosha ausgleichen.

Bulimie (krankhafte Ess-Brech-Sucht)

Auch wenn die Betroffenen meist dicker sind, handelt es sich ursächlich um eine Vata-Störung im psychischen Bereich. Später kommen aufgrund des forcierten Erbrechens erhebliche Verdauungsstörungen hinzu, und der Stoffwechsel des Fettgewebes gerät ins Ungleichgewicht.

Was man tun kann:

Transzendentale Meditation

Panchakarma

Bei bereits eingetretener Fettleibigkeit in Abstimmung mit dem Maharishi-Ayur-Veda-Arzt eine Kapha-reduzierende Diät einhalten

Weitere Details finden Sie im nächsten Abschnitt.

Übergewicht

Die Ursache für Übergewicht liegt in einer Ansammlung von Ama bei reduziertem Agni. Es handelt sich um eine tieferliegende Störung der Transformationsprozesse im *meda*-Dhatu (Fettgewebe) und ist auf seelische Spannungen zurückzuführen.

Bei chronischem Übergewicht zu hungern vermehrt die Problematik in der Regel mehr, als dass es sie heilt. Übergewichtige kennen den Jo-Jo-Effekt, ein regelmäßiges Auf und Ab des Gewichts im Zusammenhang mit verschiedenen Schlankheitskuren, bei dem sich das Gewicht im ungünstigsten Fall trotz aller Bemühungen allmählich weiter nach oben schiebt.

Der Verdauungs- und Assimilationsvorgang ist im Maharishi Ayur-Veda das Zentrum, das darüber bestimmt, inwieweit Gewicht eingelagert wird, viel mehr als die reine messbare Kalorienzufuhr. Auch dies ist Dosha-spezifisch verschieden: Kinder mit langsamem, trägem Kapha-Stoffwechsel sind von Natur aus etwas pummeliger als gut verdauende Pitta-Naturen. Logischerweise setzt die Therapie des Übergewichts daher beim Stoffwechsel an.

Was man tun kann:

Kapha-reduzierende Ernährung (bitte nur in Absprache mit einem Maharishi-Ayur-Veda-Arzt, da viele dickleibige Kinder gleichzeitig Vata-Probleme haben).

Tägliche, ausgiebige sportliche Betätigung (wiederholen Sie hierzu die Grundlagen in Kapitel 2.8): Sonnengruß und strammes Spazierengehen an frischer Luft, etwa eine Stunde täglich.

Regelmäßiger Tagesablauf, regelmäßige Essenszeiten, regelmäßig heißes Wasser oder Ingwerwasser trinken.

Garshan-Trockenmassagen in Kombination mit warmen Bädern oder andere Wärmeanwendungen.

Je nach Lebensalter Panchakarma zum Ama-Abbau, zur Anregung von Agni und zum Erlernen gesunden Nahrungsverhaltens.

Wenn nötig, Maharishi-Ayur-Veda-Nahrungsergänzungen, die Agni anregen und das Fettgewebe ausgleichen.

Last not least Transzendentale Meditation, um die Psyche regelmäßig so zu balancieren, dass das Schulkind nicht »aus Frust« zum Essen greift.

Bei chronischem Übergewicht nehmen Sie Kontakt mit einem Maharishi-Ayur-Veda-Arzt auf, der für Sie weitere spezifische Hilfen zusammenstellt.

Nasennebenhöhlen-Entzündung

Ursache und Behandlung entsprechend den Angaben über die Erkältung in Kapitel 10.6. Die akute oder chronische Sinusitis ist jedoch eine massivere Störung, die meist erst bei größeren Kindern auftritt.

Was man tun kann:

MA-290 ist die Nahrungsergänzung der Wahl. Auch bei schweren Kopfschmerzen, die durch die Nebenhöhlen-Entzündung bedingt sind, lindert es sehr schnell. Bei akuten Beschwerden können die Tabletten einige Tage nach Abklingen der Beschwerden abgesetzt werden. Bei chronischen Erkrankungen gilt die Faustregel, das Präparat je nach Dauer der vorhergehenden Erkrankung noch ein bis zwei Monate länger zu nehmen. Holen Sie hierfür den Rat Ihres Maharishi-Ayur-Veda-Arztes ein.

Bei akuter und chronischer Sinusitis abends Käse und alle Sauermilchprodukte streng meiden (siehe Erkältung).

Blasenentzündung junger Mädchen

Ursache: Pitta und Ama

Blasenentzündungen bei Mädchen treten öfter und leichter auf als bei Jungen. Die Harnröhre ist kürzer, und ihre Öffnung liegt anatomisch direkt neben den Ausgängen von Scheide und Darm – ein idealer Boden für Schmierinfektionen. Jeder Bakterienkontakt muss jedoch auf eine verringerte Abwehrlage treffen, damit er sich zu einer Infektion auswächst.

Was man tun kann:

1. MA-232, zwei bis vier Tabletten zweimal täglich. Diese Nahrungsergänzung macht den Urin wieder steril und erhöht den Durchfluss durch die Nieren, wodurch sich der gesamte befallene Trakt reinigt.
2. Pitta-Tee und Pitta-Churna (siehe den Abschnitt »Essen im Einklang mit der Jahreszeit« in Kapitel 2.10).

3. Trinken Sie über den Tag verteilt einen Liter heißes Wasser, in dem Sie einen Teelöffel Kreuzkümmel und einen Teelöffel Roh-Rohrzucker aufgelöst haben.
4. Einige Tage auf alle Sauermilchprodukte (Käse, Joghurt, Dickmilch, Quark) verzichten.
5. Ghee in der Nahrung ist günstig, aber nicht im Übermaß.

12.11 Drogen und Gewalt

Diese »geistigen Krankheiten« können nur entstehen, wenn das innere Gleichgewicht der Heranwachsenden empfindlich gestört ist. Insofern sind alle Ansätze des Maharishi Ayur-Veda von Kindheit an ein wirkungsvolles Konzept zu ihrer Vorbeugung. Tatsächlich fand man bei Untersuchungen heraus, dass über 50 Prozent der Rauschgiftsüchtigen vor Beginn des Suchtverhaltens stärkere Depressionen hatten, bei insgesamt 87 Prozent von ihnen waren psychische Funktionsstörungen vorher aufgetreten.

Trotzdem kann, selbst wenn ein Mensch Zuflucht zu Drogen oder gewalttätigem Verhalten nimmt, überraschend schnell Abhilfe geschaffen werden. Von 143 jungen Leuten, die regelmäßig Marihuana und stärkere Drogen genommen hatten, hörten 83 Prozent bereits in den ersten drei Monaten nach der Einweisung in die Transzendentale Meditation völlig damit auf, 15 Prozent reduzierten ihren Drogenkonsum um immerhin 50 Prozent innerhalb dieses Zeitraums, nur zwei Prozent rauchten weiter. Bei den harten Drogen war die Reduktion sogar noch drastischer: Keiner der 42 Betroffenen nahm nach drei Monaten noch harte Drogen. Bei knapp 2 000 Drogensüchtigen war der Zeitraum bis zur völligen Abstinenz durchschnittlich länger; die Tendenz ist jedoch die gleiche. Je härter die Drogen sind, desto schneller reduzieren die jungen Leute sie. Der Grund dafür: Schon nach einer Woche TM empfanden sie mehr Freude und Sinngehalt in ihrem Leben. Und das überaus Erfreuliche: Die Zahl der Rückfälle dieser »Patienten« kann man vernachlässigen. In einer 1993 durchgeführten statistischen Analyse von 19 Studien zum Thema Suchtverhalten und TM reduzierten die Konsumenten Alkohol, Nikotin und Rauschgiftdrogen mit einer Abstinenzrate von 51 bis 89 Prozent, also zu einem weit größeren Prozentsatz als in herkömmlichen Entziehungsprogrammen, die Drogenberatung, Selbsteinschätzungs- und Erziehungsprogramme mit einschlossen. Außerdem zeigte sich hier der gleiche Effekt wie bei Rauschgift allein: Die Erfolge mit Hilfe der Technik der TM zogen nicht die sonst übliche hohe Rückfallquote nach sich.

Selbstverständlich hinterlässt längerer Drogenkonsum Spuren in Geist und Körper. Im Anschluss an eine solche Lebensphase sind reinigende Verfahren wie das Panchakarma-Programm (siehe Kapitel 2.6) angeraten, um Toxine auszuleiten und ein neues gesundes Gleichgewicht für den Organismus zu erzielen.

Die Bekämpfung der Kriminalität mit den gleichen sanften Maßnahmen ist ebenfalls erfolgversprechend. Ein persönlicher Freund, der viele Rehabilitationsprogramme bei Strafgefangenen durchführte, erzählte uns folgende anschauliche Geschichte. In einem südamerikanischen Zuchthaus unterwiesen einige TM-Lehrer die Schwerverbrecher. Gruppen-Meditationen waren dort anfänglich nur möglich, wenn Wärter mit Maschinengewehren hinter den Inhaftierten standen, da die Häftlinge solche Angst voreinander hatten, dass sie nicht wagten, die Augen zu schließen. Nach und nach wurde die Atmosphäre hinter Gittern entspannter, die Mordrate der Gefangenen untereinander reduzierte sich drastisch. Nach etwa drei Wochen suchte der Rädelsführer dieser Schwerverbrecher den Gefängnisdirektor auf und bat um Land, da die Inhaftierten in ihrer Freizeit Blumen anpflanzen wollten! Als dieser seiner Bitte entsprach, brachten die Gefangenen Unmengen von heimlich gesammelten Pistolen, Messern und anderen Waffen und übergaben sie ihm. Und sie verrieten dem Direktor einen todsicheren Ausbruchsplan: Monatelang hatten sie einen Tunnel unter dem Gefängnis gegraben, der kurz vor der Vollendung stand, um gemeinsam das Weite zu suchen. Nun begann ihnen das Leben im Gefängnis so gut zu gefallen, dass sie sich gemeinsam entschlossen hatten, zu bleiben.

Ähnliche Programme in Afrika waren so erfolgreich, dass noch Jahre nach ihrer Durchführung die Gefängnisse relativ leerstehen, da die Straffälligen nach ihrer Einweisung in TM im Leben außerhalb der Mauern wieder Fuß fassen konnten, nicht erneut straffällig wurden und zurückkehren mussten. Viele Untersuchungen an Strafgefangenen zeigen, dass ihre psychische Verfassung sich derart bessert, dass kriminelle Tendenzen und gewalttätige Ausschreitungen zugunsten einer gesünderen Psyche weichen.

Wenn diese einfache Methode sogar bei erwachsenen Delinquenten Erfolg hat, wie viel mehr noch bei Jugendlichen, deren Nervensystem wesentlich flexibler ist. Und dies ist das Ergebnis nur eines einzigen Ansatzes des Maharishi Ayur-Veda, das durch die zusätzliche Anwendung der anderen mit Sicherheit beschleunigt und gefestigt würde. Selbst große gesellschaftliche Probleme ließen sich in den Griff bekommen, wenn die Verantwortlichen bereit wären, diese erfolgversprechenden Heilmethoden einer unvoreingenommenen Prüfung zu unterziehen (siehe Kapitel 13 »Kollektive Gesundheit«).

12.12 Ein Modell – Maharishi Ayur-Veda und Schule

Was eigentlich soll ein Kind in der Schule lernen? Noch im vorletzten Jahrhundert schien es machbar, den Schülern ein umfassendes Basiswissen zu vermitteln. Dieses Grundlagenwissen wurde später in der Berufsausbildung oder auf der Universität in einem Spezialgebiet vertieft.

Im Gegensatz dazu hat die ständige Forschung der letzten Jahrzehnte dazu geführt, dass es immer mehr Fachgebiete mit immer weiter expandierendem Detailwissen gibt. So ist es schlichtweg unmöglich geworden, nicht einmal innerhalb von 13 Schuljahren, das gesamte Grundlagenwissen aufzunehmen. Manchmal scheint es, dass viele Pädagogen von heute diesem Umstand mit einiger Verzweiflung gegenüberstehen: Sie versuchen allem zum Trotz den alten Anspruch zu retten und den bedauernswerten Kindern so viel Wissensstoff wie nur möglich in der kürzesten Zeit einzutrichtern. Der Preis, den Kinder, Eltern und nicht zuletzt die Lehrer dafür zahlen, ist hoch: Die Schüler lernen, schnell Dinge aufzunehmen, wegen der Kürze der zur Verfügung stehenden Zeit dieses obendrein nur oberflächlich, nur um alles möglichst schnell zu vergessen, damit der Kopf wieder frei für Neues ist.

Statt tiefen Denkens, das die Basis für erfolgreichen Umgang mit Wissen in der Zukunft sein könnte, üben sich unsere Schüler systematisch in Oberflächlichkeit und Zusammenhanglosigkeit. Für viele Schüler bedeutet dies überdies einen erheblichen Leistungsdruck durch die Art der Wissensaufnahme und -vermittlung. Ein Mensch unter Stress lernt deutlich schlechter als ein entspannter und behält wiederum weniger. Durch diese einseitige Dauerbelastung wird das kindliche Gehirn zusätzlich zu sehr gefordert. Im Gegensatz zum Maharishi Ayur-Veda ist bei uns im Westen überdies die Wirkung von guter Nahrung für das Gehirn oder Substanzen, die als Nahrungsergänzung den Gehirnstoffwechsel fördern können, unbekannt (siehe Kapitel 12.4).

Was nun hat der Maharishi Ayur-Veda dem modernen Schulsystem zu bieten? In einigen Ländern der Erde gibt es tatsächlich Schulen, die die in diesem Buch vorgestellten Prinzipien der uralten Veden auf höchst zeitgemäße Weise zum Wohle aller Beteiligten umsetzen.

Dabei wird der Schwerpunkt gleich stark auf die äußere Wissensvermittlung und die innere Wissensgewinnung gelegt. Niemand wird bezweifeln, dass Wissensaufnahme und Lernen wichtig für den Heranwachsenden sind. Aber auch hier ist das Prinzip der Anstrengungslosigkeit, das Sie in immer neuen Varianten im Maharishi Ayur-Veda wiedergefunden haben, von zentraler Bedeutung. Jeder Schüler lernt am besten, wenn er gerne lernt, wenn er am dargebotenen Wissen interessiert ist und wenn seine Kapazität des Lernens systematisch erweitert statt überfordert wird. Wie kann man diese völlig logischen Ansprüche verwirklichen?

Die Veden sagen das gleiche mit verschiedenen Textstellen: »Wie innen, so außen«, »Wie der Makrokosmos, so der Mikrokosmos«. Die Strukturprinzipien, die die äußere Materie formen, haben wir als die drei Doshas kennen gelernt. Sie selbst und ihre Wirkungsweise lassen sich überall in der Schöpfung wiederfinden. Ebenso drücken sich die gleichen Naturgesetze in allen Fachgebieten in entsprechender Form aus, sei es in der Chemie, in der Physik, in der Biologie oder im menschlichen Körper. Genau die gleichen Gesetzmäßigkeiten lassen sich auch im menschlichen Denken und der inneren Erfahrung wiederfinden.

Zu abstrakt? Genau dies ist eines der zentralen pädagogischen Prinzipien an jeder Schule, die auf den vedischen Prinzipien beruht. Schon in frühen Jahren lernen die Kinder, dass die Natur geordnet funktioniert. Der Unterrichtsstoff wird nach dem Prinzip des interdisziplinären Studiums dargeboten: Sie vergleichen die Prinzipien der Naturgesetze, die sie in verschiedenen Fächern kennen lernen, miteinander. Zusätzlich überlegen sie am Ende jeder Unterrichtsstunde gemeinsam für wenige Minuten, was der neue Lernstoff mit ihrem eigenen Leben und ihren persönlichen Alltagserfahrungen zu tun hat. Dadurch wird das Wissen lebendig, die Schüler beziehen es auf sich und auf ihr eigenes Leben und erwerben damit im Laufe der Schulzeit ein ganz sicheres, alle Fächer übergreifendes System, Neues einzuordnen und zu bewerten.

Erinnern Sie sich, dass das eigentliche Ziel der vedischen Erziehung Erleuchtung ist? Und was bedeutet das? Einem Menschen stehen in diesem Zustand alle Schichten des Denkens zu jeder Zeit zur Verfügung, inklusive des reinen Bewusstseins und der Transzendenz. Will man dieses hohe Erziehungsziel erreichen, muss im Unterricht bei jedem Detail darauf geachtet werden, dass tiefgründiges Denken geschult und oberflächliches Denken vermieden wird. Deswegen erfolgt der Unterricht in den Maharishi-Schulen grundsätzlich im Blocksystem. Jedes Wissensgebiet lernen die Schüler äußerst gründlich, immer wieder unter anderen Gesichtspunkten, so dass es sich ganz mühelos vertieft. Im Klartext: Die Kinder haben weniger Fächer pro Woche, dafür aber mehr Stunden pro Fach. Erst, wenn sie sich ein Wissensgebiet auf diese Weise erarbeitet haben, wird das nächste genauso gründlich angegangen.

Lernhilfen, die tiefes Denken vermindern und oberflächliches fördern, sind in den jüngeren Klassen nicht erlaubt. So rechnen die Kinder grundsätzlich nicht mit Taschenrechnern, um die Denkwege nicht auf Kosten des klaren, tiefen Denkens abzukürzen. Trotzdem werden technische Lernhilfen, wo sie sinnvoll sind, geschätzt. In vielen Unterrichtsfächern werden beispielsweise Computer eingesetzt. Sie ermöglichen eine beschleunigte Wissensaufnahme, eine aktivere Aufnahme des Lerninhaltes. Außerdem müssen die Schüler äußerst systematisch denken, wenn sie mit einem Computer arbeiten. Im Lehrplan der Maharishi-Schule gibt es wenig Frontalunterricht, dafür werden Lernmethoden angewandt, die den Schüler stark einbeziehen, bei denen er sich das Wissen aktiv selbst aneignen kann und mit anderen Klassenkameraden kooperiert.

Grundsätzlich unterrichten die Lehrer in der Muttersprache, da die Kinder darin am tiefsten, klarsten und mit der geringsten Anstrengung Wissen aufnehmen können. Lernen Kinder neue Sprachen in jungen Lebensjahren, geht nach vedischer Auffassung das tiefgründige Denken ein gutes Stück verloren. Daher sollen Kinder Fremdsprachen erst dann erlernen, wenn sie selbstständiges, tiefes Denken bereits entwickelt haben. Dies ist (zumindest in den Ländern, wo dies gesetzlich gestattet ist), viel später als in unserem Schulsystem, nicht vor dem 16. Lebensjahr. Dann erwirbt der junge Mensch neue Sprachen jedoch äußerst intensiv. Nach dem 18. Lebensjahr werden sogar ein oder mehrere Austauschjahre in anderen Ländern empfohlen. So kann der junge Erwachsene nicht nur fremde Sprachen perfekt erlernen, sondern andere Kulturen intensiv kennen und schätzen lernen, seinen internationalen Horizont erweitern und ein toleranter und verständnisvoller Weltbürger werden.

Neben den üblichen Schulfächern lernen die Kinder systematisch »richtiges Verhalten«. Alle Formen der Rücksichtnahme, Höflichkeit und gutes Benehmen inklusive Tischmanieren sind Gegenstand dieses Unterrichtsfaches, für das die amerikanischen Lehrer sogar ein eigenes »Curriculum« (Lehrplan) entwickelt haben. So übt sich die junge Generation frühzeitig in diesen geistigen Rasayanas (siehe Kapitel 11.2). Im Schulalltag setzen die Kindern dies mit großem Eifer um. So nehmen bei einer Schulfeier die Kinder den Eltern die Mäntel ab, weisen ihnen die Plätze an, bringen ihnen Speisen oder Getränke und achten in jeder Weise selbstverantwortlich darauf, dass sich alle rundherum wohl fühlen und ein reibungsloses Miteinander garantiert ist. Dass dieses Lehrfach spontan und ganz selbstverständlich auf den Alltag übertragen wird, bewiesen die Kinder einer Maharishi-Schule in Fairfield im amerikanischen Bundesstaat Iowa, als im Sommer 1993 die große, verheerende Überflutung weiter Landstriche der USA monatelang anhielt. Durch alle Zeitungen des Landes gingen Berichte über den überdurchschnittlich großen Einsatz der Schüler der Maharishi School bei den Aufräumarbeiten und der unermüdlichen Hilfe für die Betroffenen.

Selbstverständlich unterscheidet sich die Schule nicht nur in der Art der Aufbereitung des Lernstoffes vom herkömmlichen Schulsystem. Schüler und Lehrer meditieren vor Unterrichtsbeginn und am Ende des Schultages ganz selbstverständlich miteinander, damit die Kinder auch ihr inneres Potenzial, ihre Aufnahmefähigkeit und ihre Intelligenz erweitern können, um Wissen mühelos und erfolgreich aufzunehmen.

Selbst wenn nur dieses Element dem Schulalltag ohne zusätzliche Lehrplanänderung hinzugefügt wird, verbessern sich die Lernhaltung der Schüler und das emotionale Klima zwischen Lehrern und Schülern deutlich.

Mein Mann hat vor einigen Jahren in einem afrikanischen Staat Schulprojekte geleitet. Anders als bei uns, sind dort ab der fünften Klasse 90

Prozent der Schulen in privater Hand. Die Kinder der Reichen und der armer Afrikaner werden automatisch durch die Höhe des zu zahlenden Schulgelds voneinander getrennt. In einer Slum-Schule mit 500 Schülern lernte damals zuerst der Schulbesitzer, dann sein Lehrerkollegium im Rahmen eines Entwicklungshilfeprojekts der Maharishi European Research University die Technik der TM. Nachdem auch die Lehrer die Meditationstechnik für gut befunden hatten, erlernten sie anschließend fast alle Schüler.

Diese Armenschule war in einem für uns unglaublichen Zustand: Die Wände waren nicht einmal getüncht, die Fenster der Klassenräume winzig klein, zerbrochene Fensterscheiben wurden nicht repariert, die sanitären Anlagen waren größtenteils defekt und unglaublich schmutzig. Die Lernmoral und Disziplin waren denkbar schlecht, häufig prügelten sich die Kinder untereinander. Manchmal saßen Zehn- und Sechzehnjährige in einer Klasse zusammen, entweder weil die Großen wiederholt sitzengeblieben waren oder weil ihre Eltern einige Jahre kein Schulgeld mehr aufgebracht hatten. Tätliche Ausschreitungen aggressiver Schüler auch gegen ihre Lehrer waren an der Tagesordnung.

Dreimal jährlich wurden Prüfungen durchgeführt, bei denen es üblich war, dass vor jeder Klassentür ein Soldat mit einer Maschinenpistole stand, um den reibungslosen Ablauf der Prüfungsarbeiten zu gewährleisten. Während der neun Jahre seit Bestehen der Schule fielen bei diesen Prüfungen durchschnittlich 70 Prozent der Schüler durch.

Nachdem alle Schüler innerhalb weniger Wochen die TM erlernt hatten, änderte sich das Klima überraschend schnell. Die Lehrer zeigten schon nach wenigen Tagen große Erleichterung, denn während des Unterrichts kehrte vermehrt Stille ein, die Lernmoral besserte sich, und die Aggressivität zwischen Schülern und Lehrern legte sich zusehends. Obwohl der Lehrplan unverändert beibehalten wurde, bestanden die nächste, nach wenigen Monaten stattfindende Prüfung bereits 70 Prozent der Schüler! Die nächsten drei Prüfungen brachten das gleiche gute Ergebnis. Die Schulmannschaft gewann sogar einen Sportwettbewerb – was wenige Monate zuvor undenkbar gewesen wäre. Das Beeindruckendste für meinen Mann war jedoch die am Gesicht ablesbare innere Zufriedenheit der Kinder »seiner Schule« und die unglaubliche Stille, wenn die 500 Kinder gemeinsam meditierten. Obwohl derart deutliche Fortschritte in einem Schulprojekt wohl eher selten sind – alle an Schülern durchgeführten Studien weisen in die gleiche Richtung. Die Noten der Kinder verbessern sich, ohne dass die Kinder mehr Zeit bei den Hausaufgaben verbringen. Der Intelligenzquotient steigert sich messbar, Auffassungsgabe und Gedächtnis werden spontan besser.

Auf der Basis der inneren Stille, die die Schulkinder durch die Technik der TM erfahren, lernen sie an Maharishi-Schulen, regelmäßig ihren eigenen Puls zu lesen. Von klein auf können sie daran die Schwankungen ihres Gesundheits- und Geisteszustands ablesen und, wenn nötig, ausgleichen. Sie lernen die Grundregeln gesunder Nahrung kennen, auch die Verpflegung innerhalb der Schule bietet gesunde, aufbauende Nahrung an. Sie lernen gesunde Gewohnheiten für ihr eigenes Leben. Viele Schüler führen vor der Schule morgens schon zu Hause das Abhyanga (Ganzkörper-Ölanwendung) regelmäßig durch.

Im Musikunterricht lernen sie Instrumente des Abendlandes wie Geige, Cello und Klavier, nach Wahl aber auch ein Instrument, mit dem sie Gandharva-Veda-Musik spielen. Auf dem Schulgelände hören sie in der Pause regelmäßig Gandharva-Veda-Klänge. Jeder nur mögliche Impuls, das eigene Bewusstsein zu entfalten, dem jungen Nervensystem lebensförderliche Impulse zu geben und tiefes Denken zu fördern, wird an diesen Schulen genutzt.

Funktioniert dieses Konzept, das die alten vedischen Prinzipien des Lernens in die Tat umsetzt, auch wirklich? Oder ist es eines der vielen pädagogischen Systeme, die in der Praxis erst zeigen, dass die zugrundeliegende Theorie versagt und die dann nach einigen Jahren wieder verworfen werden? Die erste und damit am längsten bestehende Maharishi-Schule wurde vor zehn Jahren in Fairfield im amerikanischen Bundesstaat Iowa gegründet. Eine wahre Geschichte aus der Gründungszeit der Maharishi University of Management (MUM), der die Maharishi-Schule angegliedert ist, wirft ein Schlaglicht auf die Besonderheiten des dortigen Alltags mit seiner für heutige Verhältnisse erstaunlichen Offenheit und Ehrlichkeit. Das Universitätsgelände wechselte ursprünglich den Besitzer, weil die Drogenprobleme der Studenten derart überhand genommen hatten, dass die Hochschule daher von Staats wegen geschlossen werden musste. Die neugegründete Universität ist zwar, wie alle amerikanischen Universitäten, eine private Einrichtung; dennoch überwacht der Staat die Hochschulen und erteilt eine offizielle Lizenz. Im ersten Jahr nach Gründung der MUM kam zu diesem Zweck ein offizielles Prüfungsgremium. Als die hohen Herren an einem Anschlagbrett vorbeikamen, hing dort eine 50-Dollar-Note mit der Notiz, wer sie wann und wo gefunden hatte. Als der Inspektor sich höchst verwundert darüber äußerte, sagte der Lehrer, der die Führung machte, nur: »Die hängt da schon seit drei Wochen, aber der Besitzer scheint sich nicht zu finden!« Der Kommentar zu dieser Geschichte ist überflüssig, und es war sicher nicht diese kleine Episode, aber die MUM ist in der Geschichte Amerikas diejenige Universität mit der kürzesten Anerkennungszeit durch die staatliche Institution – das amerikanische Erziehungsministerium.

Alle in diesem Kapitel vorgestellten Lehrplaninhalte werden in der Maharishi-Schule in Fairfield in die Praxis umgesetzt, offensichtlich mit großem Erfolg. Regelmäßig finden sich Schüler der Maharishi School unter den Preisträgern der jährlich stattfindenden »State Science Fair«, einem vom Staat veranstalteten Wettbewerb in wissenschaftlichen Fächern, vergleichbar unserem »Jugend forscht«, an dem alle amerikanischen Schüler teilnehmen können. In den letzten sechs Jahren haben sie insgesamt 175 Auszeichnungen bekommen und dabei 15 erste Plätze belegt. Und dies, obwohl aufgrund der Schülerzahlen der oberen Klassen statistisch gesehen nur alle paar Jahre ein Champion zu erwarten wäre.

Die amerikanischen Universitäten sind grundsätzlich Universitäten privater Träger. Sie sind auf Studenten und deren Studiengebühren für ihre Existenz angewiesen. Um im Konkurrenzkampf zu entscheiden, welche dieser Institutionen besonders effizient sind, werden jährliche Statistiken darüber angefertigt, wie groß der Prozentsatz der Studienabgänger ist, der sofort eine Arbeit findet, wie hoch ihr Anfangsgehalt ist und wie groß die Aufstiegschancen der Absolventen in ihrem Beruf sind. Innerhalb dieser Statistiken schnitten die Studienabgänger der Maharishi University of Management überdurchschnittlich gut ab, ein weiteres Zeichen für die Effizienz dieses Schul- und Universitätssystems.

Neben müheloser Leistungssteigerung, Abwesenheit von Gewalt und Drogen fügen diese Schulen und Universitäten dem alten System etwas Neues hinzu: Die Beziehung von Lehrern und Schülern und von Eltern und Kindern verbessert sich einschneidend. Zwischenmenschliche Beziehungen und das soziale Lernen werden gleichzeitig optimal gefördert

dert, und – was das Schönste ist – die Kinder entfalten einen so großen Wissensdurst, wie er leider im Schulalltag der »normalen« Schulen nicht mehr vorkommt.

Ein Schweizer Freund, der mit Frau und Kindern vor wenigen Jahren nach Fairfield umzog, bringt die menschlichen Vorzüge dieser zukunftsweisenden Schule auf eine ganz einfache Formel: »Der Lernstoff ist so attraktiv und die Beziehung von Lehrern und Schülern derart fröhlich und entspannt, dass meine Kinder bei Ferienbeginn traurig sind, dass der abwechslungsreiche Schulalltag ein Ende hat. Umgekehrt sind sie am Ende der Ferien froh, endlich wieder zur Schule gehen zu dürfen!«

Ein bekannter Regisseur, Präsident einer Filmgesellschaft aus Hollywood, erinnert sich: »Ich hatte die Gelegenheit, eine Führung durch die Grundschule, die Mittelstufe und die oberen Klassen der Maharishi School zu erhalten. Zur Einleitung muss ich sagen, dass ich die Transzendentale Meditation nicht ausübe, noch bin ich leicht zu beeindrucken.

Ganz gleich, wo ich bei meinem Rundgang anhielt, begegnete ich lächelnden und interessierten Schülern, die ihre Lernstufe zu übertreffen schienen. Die Lehrer und Professoren bezogen mich mit intellektueller und akademischer Offenheit ein und strahlten ein aufrichtiges Gefühl von Freundlichkeit aus. Während die Suche nach Wissen von beiden, Lehrern wie Schülern, heutzutage jämmerlich unzulänglich ist, war dies an (dieser) Institution nicht der Fall. Was immer sie dort tun mögen, es funktioniert offensichtlich, daher fällt es mir leicht, ihr Loblied zu singen.

Nachdem ich die MUM und Fairfield verlassen hatte, inmitten dieser weiten, ländlichen Gegend, konnte ich nicht anders, als meinen Kopf in angenehmer Verblüffung schütteln, dass so ein wunderbarer Platz existiert.«

13 Kollektive Gesundheit – Wege in eine bessere Zukunft

Hat ein junger Mensch regelmäßig die Grundtechnik der Transzendentalen Meditation ausgeübt, kann er ab dem 14. Lebensjahr auch die TM-Sidhis (*sidhi*: Vollkommenheit) erlernen. Dieses geistige Aufbauprogramm nutzt die kraftvolleren und feineren Bereiche des Denkens systematisch (siehe Kapitel 2.9). Dadurch intensivieren sich die Wirkungen der TM, was durch viele Studien über die Gehirnfunktion bezeugt wird.

Diese in den vedischen Texten bereits ausführlich beschriebenen geistigen Techniken vermögen offensichtlich noch sehr viel mehr, als nur die geistige Entwicklung des Einzelnen drastisch zu beschleunigen. Getreu dem vedischen Wort: »Vasudhaiv kutumbakam – die Welt ist meine Familie«, ist das höchste Ziel des Maharishi Ayur-Veda, nicht nur eine krankheitsfreie Gesellschaft zu schaffen, sondern Gesundheit für den gesamten Planeten zu erreichen (siehe Kapitel 1.1). Ein schöner Wunschtraum? Und doch gibt es Möglichkeiten, sogar dieses überaus hochgesteckte Ziel zu erreichen.

Die »Upanishaden« und andere vedische Texte, die die Praxis der Meditation beschreiben, gehen davon aus, dass Yogis beruhigende Einflüsse in ihrer Umgebung erzeugen. Seit 1961 bereits erklärte Maharishi Mahesh Yogi wiederholt, dass die Ausübung der TM nicht nur individuelle Wirkungen auf Geist, Gesundheit und soziales Verhalten zeigt, sondern dass auch die weitere Umgebung von der Praxis des Einzelnen profitieren würde. Immer wieder betonte er, was zuerst so unglaublich schien, dass durch diese einfache geistige Praxis ganze Gemeinden harmonischer funktionieren würden und sogar internationale Konflikte und Kriege dadurch beizulegen seien. Was lag näher, als auch diese These der uralten Veden in der heutigen Zeit wissenschaftlicher Prüfung zu unterziehen?

In den alten vedischen Texten wird differenziert beschrieben, dass jeder Mensch eine individuelle Physiologie hat, aber auch, dass alle Menschen über das kollektive Bewusstsein direkt miteinander verbunden sind (siehe Kapitel 1.2). Dabei wird die Gemeinschaft vieler Menschen wie eine gemeinsame, übergeordnete Physiologie angesehen, in der jeder Einzelne wie eine Zelle in einem Superorganismus funktioniert.

Dass die geordnete Funktion bestimmter Teilbereiche der Materie die Umgebung ordnet, ist ein allgemein anerkanntes Prinzip der verschiedensten Fachgebiete der Naturwissenschaften. In der Physik kennt man das Phänomen, dass nur etwa ein Prozent der Elektronen eines Eisenstückes gleichmäßig gepolt werden muss, um das gesamte Metall in einen Magneten zu verwandeln. Wie dies eigentlich funktioniert, weiß man bisher nicht, aber die gleichmäßig ausgerichteten Elektronen scheinen die ungeordneten offensichtlich zu beeinflussen, so dass sich daraus letztendlich eine kohärente (übereinstimmende) Ausrichtung aller Elektronen ergibt. Der Beispiele gibt es unzählige, auch aus der Pflanzen- und Tierwelt, die immer wieder das gleiche Prinzip erkennen lassen: Wenn ein ausreichend großer Teilbereich einer »Gemeinschaft« geordnet funktioniert, sorgt diese Ordnung dafür, dass sich die anderen Teile wie von selbst nach und nach genauso verhalten. Nur, dass dies auch auf uns Menschen als Gemeinschaft zutreffen soll – das scheint zuerst mehr als gewöhnungsbedürftig. Empfindet sich besonders der moderne Mensch doch so sehr als selbstständiges Individuum, dass über diesem vorherrschenden Eindruck die Erfahrung oder das Wissen, dass wir alle an unserer Basis miteinander verbunden sind, leicht in den Hintergrund gerät.

Und doch haben genau diese gegenseitige Verbindung bis zum heutigen Zeitpunkt viele verschiedene Studien über den sogenannten Ein-Prozent-Effekt gezeigt. In einer ganzen Reihe von Städten, in denen mehr als ein Prozent der Bevölkerung die Technik der Transzendentalen Meditation ausübt, sanken eindeutig die Kriminalitätsraten. Krankenhauseinlieferungen, Selbstmorde und Unfallziffern gingen zurück, wenn die Ein-Prozent-Marke überschritten wurde. Die Daten dafür lieferten das amerikanische FBI bzw. vergleichbare staatliche Institutionen in anderen Ländern. Faszinierend war immer wieder die Gegenüberstellung mit vergleichbaren Nachbarstädten, in denen statt Rückgang dieser negativen Trends die allgemein übliche Zunahme der Autounfälle, der Kriminalitätsrate usw. zu verzeichnen war. Durchschnittlich lag die Differenz in der Größenordnung von 16,8 Prozent. Also fast ein Fünftel weniger Autounfälle mit Blech- und Personenschaden, weniger Beschäftigungslosigkeit, geringerer Bier- und Zigarettenkonsum sowie weniger Vergewaltigungen, Raub, Diebstahl, Morde und weniger Selbstmorde ... Und, was mit diesen trockenen Zahlen nicht vermittelt werden kann, ganz allgemein eine gewachsene Lebensqualität der Bürger dieser Städte.

Aber noch Erstaunlicheres haben die uralten Bewusstseinstechnologien der Veden zu bieten. Die TM-Sidhis lassen nicht nur das reine Bewusstsein, den Bereich der Transzendenz, lebendig werden, sondern gewöhnen den menschlichen Geist systematisch daran, von seiner feinsten Ebene aus aktiv zu werden. Dadurch ist völlig ruhiges und gleichzeitig überaus kraftvolles Denken von der Quelle der Gedanken aus möglich; die Auswirkungen im täglichen Leben des Ausübenden übertreffen die Wirkungen der Transzendentalen Meditation noch bei weitem. Bekannt, da nicht nur am spektakulärsten, sondern messbar auch am wirkungsvollsten, wurde das »Yogische Fliegen«, eine dieser geistigen Techniken, bei denen sich der Meditierende in tiefer Versenkung in die Luft erhebt bei gleichzeitig enorm gesteigerter Gehirnwellenkohärenz. Dabei verlaufen die Gehirnwellen extrem geordnet und zeigen eine ungewöhnlich intensive Koordination verschiedener Gehirnbereiche, die im normalen Tagesbewusstsein nicht bekannt ist. Die Ordnung und Ruhe der geistigen und körperlichen Funktion erreicht dabei bisher kaum dokumentierte Ausmaße und lässt sich ebenso wie die Auswirkungen der Technik der TM in den verschiedensten Bereichen wissenschaftlich eindrucksvoll belegen. Gerade diese Sidhi-Techniken sind für den kollektiven Effekt besonders wirkungsvoll.

In größerem Umfang erlernten diese Techniken die ersten Menschen im Westen in den siebziger Jahren des letzten Jahrhunderts, wobei Maharishi Mahesh Yogi von Anfang an dazu anregte, sie so oft wie möglich in der Gruppe auszuüben, da dies ihre Wirkung für den einzelnen und für die Gesellschaft bei weitem verstärken sollte. Führende Physiker suchten für die Wirkungen dieses geordneten, »gebündelten« Bewusstseins wiederum Parallelen in der modernen Naturwissenschaft und wurden unter anderem fündig beim sogenannten Superstrahlungseffekt des Laserlichts. Sendet jedes Atom bei der Entstehung unseres normalen Lichts ein Photon aus und begibt sich anschließend wieder zur Ruhe, entspricht die Helligkeit der Lichtquelle dabei der Anzahl der aktivierten Atome. Die ungeordnet ausgesandten Photonen ergeben einen Lichtkegel, das uns bekannte gestreute Licht. Sind die Atome einer Lichtquelle hingegen in einer vollkommenen geordneten Übereinstimmung miteinander, entsteht eine makroskopisch sichtbare Geordnetheit, eben Laserlicht. Dabei verhalten die ausstrahlenden Photonen sich nicht mehr individuell, sondern bilden einen übergeordneten, kohärent gebündelten Strahl mit einer unglaublichen Zunahme an Lichtintensität und Punktgenauigkeit, der sogar menschliches Gewebe und Metall wie ein Supermesser schneiden kann.

Natürlich waren die Forscher überaus neugierig auf die praktische Anwendung und die Auswirkungen dieses Superstrahlungseffekts mit Hilfe des menschlichen Bewusstseins. Als Wissenschaftler an der Maharishi International University die Gehirnwellen von zwei TM-Meditierenden auf ihren Monitoren sahen, wussten sie nicht, ob diese Personen nur zu zweit miteinander meditierten oder ob sie zeitgleich mit einer Gruppe von 2500 Personen die TM-Sidhis ausübten, die das gleiche in über 1 600 Kilometer Entfernung auf einer Meditationsversammlung gemeinsam taten. Erst im Nachhinein wurde festgehalten, ob die Personen im Versuchslabor nur miteinander die TM-Sidhis ausgeübt hatten oder mit der weit entfernten großen Gruppe gleichzeitig. Das Ergebnis dieses Experiments: Die Gehirnwellen während der TM-Sidhis der Versuchsperson waren deutlich kohärenter (übereinstimmender), wenn das kollektive Bewusstsein der weit entfernten Gruppe »angeschaltet« war, als wenn die gleichen Personen ohne diese Unterstützung meditierten. Dies ist eine wissenschaftliche und ständig wiederholbare Beschreibung eines Feldeffekts im menschlichen Bewusstsein.

Die Auswirkungen der TM-Sidhi-Praxis in großen Gruppen sind nicht weniger frappierend. Einsatzbereite Meditierende haben in den achtziger Jahren des letzten Jahrhunderts in vielen Teilen der Welt immer wieder ihren friedenbringenden Einfluss demonstriert, häufig genug in Meditationsräumen inmitten des Kriegsgeschehens und einer Umgebung voll von Feindseligkeiten, Handgranaten, Maschinengewehrfeuer, brennenden und einstürzenden Häusern. Nichts ist eindrucksvoller, als dass sich allein durch die Ansammlung der Stille dieser »geistigen Militärs« Krisenherde innerhalb von Stunden und Tagen eindrucksvoll beruhigen, die Kampfhandlungen aufhören, Schulen und Geschäfte wieder öffnen und das normale Leben auf den Straßen sich wieder einstellt. Nichts aber ist auch trauriger als das sofortige Wiederaufflackern der kriegerischen Handlungen, wenn aus Finanzgründen die Teilnehmer dieser parteilosen Friedensmissionen wieder abreisen müssen.

Da die Ausübung der TM-Sidhi-Techniken in Gruppen sich in der Wirksamkeit addiert (die Formel, die die Wissenschaftler in Analogie zum Laserlicht errechnet haben, ist die Quadratwurzel von ein Prozent der jeweiligen Gruppengröße), würden für die gesamte Weltbevölkerung zurzeit 7 000 trainierte Experten des Bewusstseins ausreichen, um über die Harmonisierung des Feldeffekts für alle Menschen auf diesem Planeten nach und nach eine größere Lebensqualität zu schaffen. Tatsächlich ist es innerhalb der letzten zehn Jahre zweimal gelungen, für zwei oder drei Wochen eine derart große Zahl von Menschen an einer Stelle der Erde zu versammeln, die an einem solchen Gruppenprojekt zum Wohl aller Mitmenschen teilnahmen. Es gibt kaum ein Phänomen in der Soziologie, das so umfassend dokumentiert wurde wie dieser sogenannte Maharishi-Effekt. 40 soziologische Studien, die teilweise in angesehenen Publikationen wie dem »International Journal for Conflict Resolution« erschienen sind, zeigen die Wirksamkeit großer TM-Sidhi-Meditierenden-Gruppen auf ihre Umwelt.

Ernstzunehmende statistische Auswertungen von Friedensverhandlungen, Kriegsgeschehen, Börsenkursen, Unfallzahlen und ähnlichen Daten weltweit ergaben tatsächlich die vermutete Beruhigung negativer Tendenzen für den entsprechenden Zeitraum und – leider – ebenso den Rückfall auf das Ausgangsniveau, wenn die Teilnehmer wieder in ihre Heimatländer abgereist waren.

Viele Staatsoberhäupter sind über die Möglichkeiten einer geistigen Friedenstruppe ausführlich informiert, denn zusammengenommen liefern die vorliegenden Forschungen den experimentellen Beweis einer wirksamen Technologie, um Frieden in der Welt zu schaffen. Nicht selten zeigten sich die Regierungsspitzen von den entsprechenden Präsentationen überaus beeindruckt, oft wollten sie in ihrem Land diese neue Erkenntnis umgehend in die Tat umsetzen und eine dauerhafte Gruppe Meditierender aus der eigenen Bevölkerung schaffen und finanzieren. Allein die Idee scheint vorerst noch zu fremd, und trotz der überaus eindrucksvollen Statistiken aus offiziellen Quellen fehlt offensichtlich der Mut, sich in seinem eigenen Land für eine auf den ersten Blick so ungewohnte Idee stark zu machen. Trotzdem gibt es Anzeichen in vielen Ländern der Erde, dass die Offenheit diesen neuen Erkenntnissen gegenüber wächst. Bleibt zu hoffen, dass bald selbstbewusste Menschen dafür geradestehen, das uralte, großartige

Wissen der Veden auch im Bereich der Politik und der Friedenssicherung einzusetzen, für die Gesundheit und die Lebensfreude der heutigen und der zukünftigen Generation.

(Nicht nur) für Kinder ist das Wissen um die großen Ressourcen im menschlichen Bewusstsein überaus tröstlich. Angesichts der heutigen Probleme der Menschheit in allen Lebensbereichen, mit denen auch unsere Kinder in ihrem persönlichen Alltag und über das Fernsehen konfrontiert sind, ist allein die Möglichkeit, dass es vielleicht doch noch Abhilfen gibt, eine positive Zukunftsbewältigung. Gerade junge Menschen sind häufig noch von ungebremstem Optimismus und wollen Ziele erreichen, die erwachsene Menschen mit größerer (leider oft negativer) Lebenserfahrung als unrealistisch abtun. Die Möglichkeit, sich aktiv für den Frieden der Welt einzusetzen und etwas für die Verbesserung der Lebensqualität der Mitmenschen auf diesem Planeten zu tun, selbst wenn es durch die Erfahrung tiefer, innerer Stille im eigenen Bewusstsein ist, verstehen auch bereits ganz junge Menschen.

Das Sidhi-Programm in einer Gruppe mit Jugendlichen auszuführen, ist für mich immer eine ganz besonders beglückende Erfahrung: Nie werden Alters- und Erfahrungsunterschiede so nebensächlich, nie fühle ich mich anderen Menschen näher als in dem Wunsch und in der deutlichen Erfahrung, die positiven Qualitäten des reinen Bewusstseins zu beleben. Das Sidhi-Programm mit den eigenen Kindern auszuüben, bringt Eltern und Kinder einander so nahe wie kaum eine Erfahrung in der äußeren Welt: Sie sind Gleichgestellte und Freunde, die gemeinsam für eine bessere Zukunft für alle Menschen ihre eigenen inneren Werte beleben.

Anhang
Das Sesamöl für die ayurverdische Ölmassage (Abhyanga)

Der Maharishi Ayur-Veda empfiehlt unbehandeltes, kaltgeschlagenes Sesamöl, das Sie in Bio-Läden oder Reformhäusern bekommen können. Sollten Sie mit Sesamöl nicht gut zurechtkommen, fragen Sie einen Maharishi-Ayur-Veda-Arzt nach einer Alternative.

Für äußerliche Ölanwendungen wird das Öl »gereift«, das heisst, einmal auf etwa 110 °C erhitzt. Dadurch wird es flüssiger und kann von der Haut leichter aufgenommen werden. Beachten Sie dabei bitte die folgenden einfachen Schritte:

1. Erhitzen Sie das Öl auf die Siedetemperatur von Wasser, sicherheitshalber bei kleiner Hitze. Beim Reifen können Sie die Temperatur mit einem Thermometer kontrollieren. Genauso gut können Sie zu Anfang einen Tropfen Wasser mit in den Topf geben (bitte nicht mehr, sonst spritzt das Wasser mit dem Öl aus dem Topf, wenn es dafür heiß genug ist!). Bei etwa 100 °C brutzelt oder zerplatzt dieser Tropfen hörbar.
2. Da alle Öle leicht brennbar sind, sollten Sie entsprechende Sicherheitsvorkehrungen beachten. Benutzen Sie eher niedrige als zu hohe Heizstufen Ihres Herdes, und verlassen Sie den Raum nicht, während Sie das Öl erhitzen. Sobald das Öl die gewünschte Temperatur erreicht hat, nehmen Sie es von der Kochplatte und lassen es an einem sicheren Platz abkühlen.
3. Die Wirkung des Reifens verliert sich bei längerem Stehenlassen nicht. Sie können daher den gesamten Inhalt einer Flasche oder Dose auf Vorrat reifen. Ein Liter Sesamöl reicht etwa für 20 Ganzkörper-Abhyangas bei einem Erwachsenen.
4. Füllen Sie das gereifte Sesamöl nach dem Abkühlen am besten in eine Flasche mit Schnappverschluss. Gut geeignet ist beispielsweise eine leere Shampooflasche.
5. Erwärmen Sie das bereits gereifte Sesamöl für das Abhyanga auf etwa 40 °C, entweder im Wasserbad oder direkt auf dem Herd.

6. Legen Sie sich während des Abhyanga ein Badelaken unter die Füße; es wärmt und schützt die Umgebung vor Spritzern.

Ölrückstände nach Abhyanga

Nachdem das Öl genügend eingezogen ist, sollten Sie – wenn nötig – die Ölrückstände mit einem Papiertuch vom Körper abnehmen, um das Abwasser nicht unnötig zu belasten.

Immer dann, wenn Sie nach einem Abhyanga (gilt für Erwachsenen-, Baby- und Kindermassage) das überschüssige Sesamöl in Badewanne oder Dusche abspülen, sollten Sie folgende Sicherheitsvorkehrungen beachten:

1. Legen Sie ein zusätzliches Haarsieb (gibt es für wenig Geld in jedem Haushaltswarengeschäft) vor den Ausguss von Dusche oder Badewanne. Wischen Sie dies jedesmal mit einem Papiertuch aus, wenn Öl und Wasser durch den Ausguss gelaufen sind. Haare und der größte Teil des Ölrückstandes gelangen so erst gar nicht in den Abfluss.
2. Wenn das Bade- oder Duschwasser aus der Wanne gelaufen ist, spülen Sie mit Hilfe des Duschkopfes mit festem Strahl heißes Wasser hinterher.
3. Reinigen Sie zusätzlich den in Dusch- oder Badewanne fest eingebauten Ausguss mit der Hand, damit sich Reste von Öl und Haaren nicht hinter dem Haarsieb festsetzen. (Machen Sie dies nicht regelmäßig genug, bildet sich eine feste Masse von Öl und Haaren, die Sie mit einem kleinen Küchenmesser herausschneiden müssen!)

Wenn Sie diese Punkte beachten, werden Sie keine Probleme mit einem verstopften Abfluss bekommen.

Entfernen von Ölrückständen aus Kleidungsstücken

1. Wenn Sie Öl auf der Haut haben, ziehen Sie nach Möglichkeit kochfeste Baumwolltextilien an. Kleine Ölrückstände lösen sich von selbst in der Kochwäsche.

2. Sind die Ölrückstände durch die Kochwäsche nicht ausreichend entfernt worden, benutzen Sie bei der nächsten Wäsche ein Waschmittel mit Fettlöser.
3. Reicht auch das noch nicht, sprühen Sie die betroffenen Wäschestücke vor dem Waschen mit einem speziellen Fettlöser-Spray ein, lassen es einziehen und geben es dann in die Wäsche.
4. Bei ganz hartnäckigen Verschmutzungen, wie zum Beispiel dem Babyhäubchen nach dem Abend-Abhyanga, sprühen Sie das betroffene Kleidungsstück von innen und außen mit dem Fettlöser-Spray ein. Legen Sie es über Nacht luftdicht in eine Plastiktüte, so dass es intensiv einwirken kann. Anschließend waschen Sie es aus. Ist der Ölfilm sehr dick, können Sie die seifige Verbindung von Öl und Fettlöser durch Waschen und festes Wringen aus dem Gewebe pressen.
5. Ölrückstände lassen sich durch chemische Reinigung entfernen.

Achtung: Wäschestücke, die nach dem Waschen noch Reste von Öl enthalten, bitte nicht im Wäschetrockner trocknen. Pflanzenöle sind leicht brennbar!

Rezepte

Getreidesuppe

Zutaten: Drei Esslöffel Getreide, frisch und fein gemahlen,
oder fünf Esslöffel gemahlenes Getreide oder Getreideflocken
¼ Liter Wasser
1 – 6 Teelöffel Ghee

Mit Ingwer und Kardamom oder Ingwer und Kurkuma würzen. Auch Vata-Churna ist sehr empfehlenswert.
Kochzeit: etwa fünf Minuten.

Gewürzmilch

Milch vermehrt Kapha im Organismus. Damit es dadurch nicht zu Störungen im Organismus kommt, sollte sie grundsätzlich aufgekocht und anschließend heiß getrunken werden. Einzige Ausnahme: Milch, die direkt warm aus dem Euter der Kuh kommt. Diese ist so leicht, dass sie unverändert getrunken werden kann. (Nähere Erklärungen zur Bedeutung von Milch und zum Umgang damit finden Sie in Kapitel 3.2.)

1. Erhitzen Sie die Milch, und lassen Sie sie aufkochen. Menschen mit einem hohen Kapha-Anteil in ihrer Konstitution sollten die Milch im Verhältnis eins zu eins mit Wasser mischen und dann aufkochen.
2. Würzen Sie die Milch, um die Verdaulichkeit zu verbessern. Sie können die Gewürze einzeln verwenden oder auch mehrere beifügen:
   Ingwerpulver oder -scheiben
   Kurkuma (Gelbwurz)
   Kardamom
   Zimt
   Pitta- oder Kapha-Churna

Ghee

Das erste Mal stellen Sie Ghee am besten aus nur einem Päckchen Sauerrahmbutter her. Wenn Sie wissen, wie es geht, nehmen Sie immer gleich sechs oder acht Päckchen auf einmal und füllen das fertige Ghee in Gläser. So haben Sie immer einen Vorrat für einige Wochen – Ghee wird nicht ranzig. Sie müssen es daher weder im Kühlschrank noch im Dunkeln aufbewahren.

1. Schmelzen Sie ein oder mehrere Pfund ungesalzener Sauerrahmbutter in einem ausreichend tiefen Edelstahltopf oder einem kochfesten Glastiegel bei mittlerer Hitze und lassen sie dann bei kleiner Hitze leicht kochen (sie darf dabei nicht anbrennen).
2. Während der nächsten 30 bis 60 Minuten – je nach Kochtemperatur und Menge der Butter – verkocht das Wasser (etwa ein Fünftel der Butter besteht aus Wasser). Gleichzeitig sondert sich geronnenes Milcheiweiß ab: Der Schaum an der Oberfläche der Flüssigkeit wird mit zunehmendem Köcheln fester. Am Boden des Topfes lagern sich feste Milchbestandteile an. Abschöpfen oder Umrühren ist nicht erforderlich.
3. Ist die Flüssigkeit im Topf völlig durchsichtig und klar geworden, ist das Ghee fertig. Achten Sie darauf, den Topf sofort von der Herdplatte zu nehmen, sobald sich die weißliche Masse am Boden des Topfes goldgelb färbt; sie soll nicht braun werden. Zu diesem Zeitpunkt riecht das Ghee wie Popcorn, und kleine Bläschen steigen innerhalb des Ghee vom Boden aus auf.
4. Gießen Sie das Ghee noch heiß in saubere, hitzebeständige Gefäße um. Am besten seihen Sie es durch ein Baumwolltuch, das Sie über ein Edelstahlsieb legen (Herrentaschentücher sind dafür sehr gut geeignet).
5. Ghee kann bei Raumtemperatur aufbewahrt werden. Festgewordenes Ghee können Sie durch leichtes Erwärmen wieder verflüssigen.

Achtung: Bei der Handhabung heißer Flüssigkeiten ist immer Vorsicht geboten. Lassen Sie Ghee während des Erhitzens niemals unbeaufsichtigt.

Lassi

Lassi ist ein ayurvedisches Joghurt-Mischgetränk. Es ist leicht verdaulich, appetitanregend, durstlöschend, stärkt die Verdauungskräfte und die Abwehrlage, normalisiert den Dünndarm und balanciert die Doshas. Man trinkt Lassi am besten zum/oder nach dem Mittagessen.

Herstellung von frischem Joghurt

1. Möglichst frische Milch wird fünf bis zehn Minuten abgekocht. Hierfür empfiehlt sich die Benutzung eines Milch-Simmertopfes. Die Milch kann darin weder ansetzen noch anbrennen. (Magermilch ist für die Bereitung von frischem Joghurt ungeeignet. Am besten ist nichthomogenisierte Milch; sie kann pasteurisiert sein.)
2. Nachdem die Milch auf etwa 40 °C (Raumtemperatur) abgekühlt ist, fügen Sie rechtsdrehende Joghurtkulturen oder einen Teelöffel Joghurt vom Vortag hinzu und stellen sie an einen warmen Platz. Sie können die Milch auch (über Nacht) in einer Thermoskanne warm stellen.
   Richtig ist der Joghurt, wenn er eine feste Masse geworden ist, die beim Abtropfen von einem Löffel keine Fäden zieht und nur leicht säuerlich schmeckt.
3. Dieser frische Joghurt wird je nach Verdauungskraft auf das zwei- bis dreifache mit Wasser verdünnt und anschließend so lange mit dem Schneebesen geschlagen, bis keine Klümpchen mehr vorhanden sind. (Haben Sie den Joghurt aus nichthomogenisierter Milch hergestellt, entsteht beim Schlagen mit dem elektrischen Quirl eine butterähnliche Schicht an der Oberfläche, die entfernt werden sollte.)

Bitte beachten:

1. Lassi sollte nicht zu kalt serviert werden. Am bekömmlichsten ist es bei Zimmertemperatur oder sogar etwas wärmer.
2. Lassi kann pur getrunken werden oder mit einer Prise Salz, Kreuzkümmel (Cumin) und Koriander gereicht werden.

3. Joghurt und Lassi passen nicht zu Früchten.
4. Mehr als einen Tag alter (also jeder gekaufte) Joghurt sollte nicht verwendet werden, da er für den menschlichen Körper zu sauer ist und die Srotas blockiert. Eine Ausweichmöglichkeit für die Lassi-Herstellung ist – zur Not – gekaufte saure Sahne.

Milch-Getreide-Suppe

300 Milliliter Milch (oder halb Milch, halb Wasser bei mehr Kapha in der Konstitution) und drei Esslöffel frisch gemahlenes Getreide (Reis, Weizen, Dinkel oder Gerste) oder fertige Getreideflocken oder Gries gemeinsam aufkochen.

Nach Geschmack kleingewürfelten Ingwer oder Ingwerpulver hinzufügen. Geeignete Gewürze sind außerdem: Kardamom, Gelbwurz, Zimt oder Fenchel.

Einige Weinbeeren als Süßmittel hinzufügen oder einen Teelöffel Roh-Rohrzucker. Noch ein bis zwei Teelöffel Ghee hinzugeben und etwa drei Minuten leicht köcheln lassen.

Mung-Bohnen-Suppe für Babys

Zutaten: Ein Teil geschälte, halbierte gelbe Mung-Bohnen
Fünf Teile Wasser

Kochen Sie die Suppe mindestens 45 Minuten, bevor Sie sie abseihen.

Schonende Reissuppe

Das Rezept ergibt etwa eineinhalb tiefe Teller Suppe:

Lassen Sie zwei Esslöffel Basmati-Reis mit einem Esslöffel halbe, gelbe Mungbohnen in einem halben Liter Wasser einmal aufkochen. Dann etwa drei Stunden bei kleinster Temperatur köcheln lassen, bis die Reiskörner verkocht sind und eine breiige Suppe entstanden ist. Würzen Sie mit wenig Salz, frischem oder getrocknetem Ingwer und gemahlenem Kreuzkümmel.

Reisschleim für Babys

Zutaten: Ein Teil Basmati-Reis
Fünf Teile Wasser

Mindestens 30 Minuten kochen lassen, anschließend durch ein großes Sieb seihen. Die festen Bestandteile abfiltern und dem Baby nur die Flüssigkeit geben.

Abwandlung für Babys zum Abstillen

Wenn die Suppe so weit ist, dass die Reiskörner sich im Wasser auflösen, gießen Sie sie durch ein Sieb und pressen die weichen Reiskörner mit einem Esslöffel oder einer Rolle hindurch. Würzen Sie nicht.

Adressen und Bezugsquellen

Maharishi Ayurveda-Produkte
(Kräuterpräparate, Nahrungsmittel, Kosmetik etc.)

MTC Deutschland
Postfach 11 26
41845 Wassenberg
Tel. (0 24 32) 24 94
mtc@ayurveda-produkte.de
www.ayurveda-produkte.de

MTC Holland
Veldweg 33
NL-6075 Herkenbosch
Tel. 0031-475-529111
Fax 0031-475-404055
mtc@ayurveda-produkte.de
www.ayurveda-produkte.de

Ayurveda AG
CH-6377 Seelisberg
Tel. 0041-41-8205544
Fax 0041-41-8205123
info@veda.ch
www.veda.ch

Maharishi Ayurveda
Kräuterpräparate
MAV Products Oberdorf
CH 6377 Seelisberg
Tel. 0041 41 820 62 21
Fax 0041 41 820 62 22

Babykleidung aus Naturmaterialien

Hess Natur-Textilien GmbH
Marie-Curie-Str. 7
35510 Butzbach
Telefon: 0180 / 53 56 - 800
Telefax: 0180 / 53 56 - 808
E-Mail: dialog@hess-natur.de
www.hess-natur.com

Aßmus Naturtextilien OHG
Gröninger Weg 1
74379 Ingersheim
Telefon: 07142/9 74 60
Fax: 07142/97 46 22
assmus@assmus-natur.de
www.assmus-natur.de

Maas-Naturwaren GmbH
Werner-von-Siemens Straße 2
33334 Gütersloh
Telefon: 01805/990 500
Telefax: 01805 - 990 502
info-at-maas-natur.de
www.maas-natur.de

Ärzteverbände
(Listen von Ayurveda-Ärzten, Gesundheitszentren, Ausbildungen für Ärzte und Heilpraktiker)

Deutsche Gesellschaft
für Ayurveda
Chausseestr. 29
10115 Berlin
Tel. 0180-50077969
info@ayurveda-gesellschaft.de
www.ayurveda.de

Schweizerischer Verband für
Maharishi Ayurveda
Postfach 3
CH-6377 Seelisberg
Tel. 0041-41-8205122
info@ayurveda-verband.ch
www.ayurveda-verband.ch

Österreichische Ärztegesellschaft
für Ayurvedische Medizin,
Maharishi Vedische Medizin
Piaristengasse 1
A-1080 Wien
Tel. 0043-1-5127859
info@ayurveda.at
www.ayurveda.at

Maharishi Ayurveda-Kliniken

Maharishi Ayur-Veda
Privatklinik Bad Ems
Am Robert-Kampe-Sprudel
56130 Bad Ems
Tel. (0 26 03) 9 40 70
Fax (0 26 03) 31 22
info@ayurveda-badems.de
www.ayurveda-badems.de

Maharishi Ayurveda
Gesundheitszentrum
CH-6377 Seelisberg
Tel. 0041-41-825 07 00
info@mav-seelisberg.ch
www.mav-seelisberg.ch

Adressen von Lehrer/innen für Transzendentale Meditation in Ihrer Nähe erfahren Sie bei

Maharishi Veda GmbH
Sophienstr. 7
30159 Hannover
Tel. 0180-5216421
Fax 0180-5216422
administration@maharishiveda.de
www.hannover.friedenspalast.de

Schweizerischer Verband für Maharishi Ayurveda
Postfach 3
CH-6377 Seelisberg
Tel. 0041-41-8205122
info@ayurveda-verband.ch
www.ayurveda-verband.ch

Österreichische Ärztegesellschaft für Ayurvedische Medizin, Maharishi Vedische Medizin
Piaristengasse 1
A-1080 Wien
Tel. 0043-1-5127859
info@ayurveda.at
www.ayurveda.at

Wörterverzeichnis

abhyanga – Ganzkörper-Ölbehandlung
agni – das Verdauungsfeuer
Allergene – allergieauslösende Stoffe
ama – in den Zellen abgelagerte Giftstoffe und Schlacken (Toxine)
amrit kalash – Verjüngungsmittel des Maharishi Ayur-Veda
anupanam – Trägersubstanz, die die biologische Verfügbarkeit der Wirksubstanzen steigert
apana – Abwärtsbewegung. Subdosha, abwärts gerichtete Bewegung des Vata-Dosha, Sitz im Unterleib
Arteriosklerose – Verkalkung der Blutgefäßwände
asanas – Körper- oder Sitzhaltungen des Yoga
assimilieren – Aufnahme der Nahrungsbausteine aus dem Magen-Darm-Trakt
ayus – Leben, langes Leben, Lebensspanne

Bhagavad-Gita – heiliges Buch des Hinduismus, religionsphilosophisches Lehrgedicht, meistgelesenes Erbauungsbuch Indiens
bharadwaja – Weiser, der den Ayurveda den Überlieferungen zufolge geschaut hat
Bilirubinämie der Neugeborenen – siehe Neugeborenen-Gelbsucht
brahma – der Schöpfer

Charaka – legendärer ayurvedischer Arzt und Internist um 500 v. Chr.
Charaka Samhita – gesammelte Werke des Ayurveda in Hymnenform, von Charaka niedergeschrieben
Chronomedizin – Abhängigkeit der körperlichen Funktionen von der Tageszeit
churna – Kräuterpräparat in pulverisierter Form

dharma – Lebensaufgabe, Wissen um den Sinn des Lebens
dhatus – die sieben verschiedenen Gewebe des Körpers
dosha – feinstes Stoffwechsel- und Strukturprinzip des menschlichen Körpers (siehe Vata, Pitta und Kapha)

Endokrinologie – Lehre der Hormone und der hormonähnlichen Substanzen

Fontanelle, große – die vordere große Öffnung der Wachstumsfuge der Schädelknochen

Freie Radikale – hochaggressive Sauerstoff-Molekülbruchstücke

gandusha – morgendliche Mundspülung mit Öl

garshan – Trockenmassage

Gehirnwellenkohärenz – Übereinstimmung der Gehirnfunktionen verschiedener Hirnareale

ghee – geklärte Butter

shamana-ghee – besänftigend

bruhmana-ghee – nährend

Indra – Hauptgottheit der vedischen Religion; symbolisch für die Gesamtheit aller Naturgesetze

jyoti – Licht, inneres Licht

jyotish – Zusammenhang des individuellen Lebensrhythmus mit den Planetenzyklen

kapha – Strukturprinzip (siehe Dosha)

Kolostrum – Vormilch

Laktose – Milchzucker

lassi – Joghurt-Mischgetränk

Let-down-Reflex – Einschießen der Muttermilch

maharishi – großer Seher

Maharishi-Effekt – lebensqualitätsverbessernder Effekt meditierender Menschen mit den TM-Sidhis (siehe Kap. 13) auf ihre Umgebung

mantra – Klangsilbe, die bei der Meditation benutzt wird

nasya – spezielle Kopfbehandlung (siehe Panchakarma)

Neugeborenen-Gelbsucht (Neugeborenen-Ikterus) – Abbauprodukte des Blutfarbstoffs der Mutter kreisen im Blut des Neugeborenen

Neuropeptide – kurzkettige Aminosäuren, die Körperzellen synthetisieren, Botenstoffe des Körpers

ojas – feinste Qualität von Körper und Geist am Verbindungspunkt zwischen Bewusstsein und Materie
Osteoporose – Abnahme der Knochendichte in höherem Lebensalter
Oxytocin – Hormon, das Kontraktionen der Gebärmutter auslöst und den Milchfluss anregt

panchakarma – fünf Handlungen; die großen physikalischen Reinigungsverfahren des Maharishi Ayur-Veda
pitta – Stoffwechselprinzip (siehe Dosha)
pizichilli – Ganzkörper-Ölguss
Prolaktin – Hormon, das die Milchbildung der Mutterbrust fördert

rasa-dhatu – die vom Darm assimilierten Nahrungsbausteine, die mit dem Blutstrom zu den Zellen geführt werden
rasayanas – Methoden, die verjüngen und den biologischen Alterungsvorgang umkehren
rishi – Seher, Mensch mit erweitertem Bewusstsein, der in geistiger Schau feinere Ebenen der Schöpfung wahrnehmen kann

samhita – Ganzheit, Ursprung der Schöpfung, auch Sammelbezeichnung für Schriften
shirodhara – Stirnguss
srotas – Körperkanälchen, in denen Austausch und Stofftransport stattfinden
shukra-dhatu – Fortpflanzungsorgane inklusive Ei- und Samenzellen
sidhi – Vollkommenheit
sthapatya-veda – Wissenschaft der Formgebung des Körperbaus, der Architektur und Städteplanung
Subdoshas – Unterdoshas. Nach Körperregionen unterteilte Strukturprinzipien der Hauptdoshas
Superstrahlungseffekt – Laserlicht ergibt einen gebündelten Lichtstrahl mit anderen Eigenschaften als diffuses Licht
surya namaskar – Sonnengruß, Yoga-Stellungen mit dehnendem Charakter
Sushruta – legendärer ayurvedischer Arzt und Chirurg, um 500 v. Chr.

Sushruta Samhita – von Sushruta verfasste, ayurvedisches Standardwerk mit Schwerpunkt Chirurgie

Transzendenz – der Bereich des Bewusstseins, der jenseits des Denkens ist und die Erfahrung vollkommener Stille ohne gedankliche Inhalte beinhaltet

Transzendentale Meditation – das Denken überschreitende, Bewusstseinserweiternde Entspannungstechnik

udana – Subdosha, aufwärts gerichtete Bewegung des Vata-Dosha, Sitz im Brustbereich

vata – Bewegungsprinzip (siehe Dosha)

veda – Wissen, Wissenschaft

Veganer – strenge Vegetarier, die sich ohne Fleisch, Eier und Milchprodukte ernähren

yagya – altüberliefertes vedisches Verfahren zur Neutralisierung unerwünschter Ereignisse

yoga – jahrtausendealte, umfassende indische Meditationslehre, die sich verschiedener »Mittel« bedient, zum Beispiel der *asanas*, der eigentlichen Meditation (Dhyana) und anderer

yoga-asanas – sogenannte Yoga-Sitze: körperliche Haltungen und Dehnungen, die Körper und Geist zusammenführen sollen

Zellmembran – äußere Wand der Zelle

Literaturhinweise

Detailliertere Informationen zu Publikationen und Forschungsarbeiten zum Maharishi Ayur-Veda können von der Deutschen MERU-Gesellschaft, Am Berg 2, 49143 Bissendorf, Tel. (0 54 02) 88 33, Fax (0 54 02) 71 49 angefordert werden.

Alexander, C.N./D. O'Conell: Self Recovery. New York 1994.

Aron, E. und A.: Der Maharishi Effekt. München 1991.

Barnes, B./S.G. Bradley: Planning for a Healthy Baby. London 1994.

Bhishagratna, K.L.: The Sushruta Samhita. 3 Bde. Varanasi, Indien 1991.

Carper, J.: Nahrung ist die beste Medizin: Sensationelle Erkenntnisse über die Heilstoffe in unseren Lebensmitteln. Düsseldorf 1991.

Chopra, D.: Die heilende Kraft. 3. Aufl. Bergisch Gladbach 1991.

Chopra, D.: Die Körperseele. Grundlagen und praktische Übungen der Ayurveda-Medizin. 5. Auflage. Bergisch Gladbach 1993.

Chopra, D.: Die Körperzeit. Mit Ayurveda: Jung werden, ein Leben lang. Bergisch Gladbach 1994.

Chopra, D.: Endlich erholsam schlafen. Lübbe Ayurveda Ratgeber. Bergisch Gladbach 1995.

Chalmers, R. u.a. (Hg.): Scientific Research on Maharishi's Transcendental Meditation and TM-Sidhi-Program. Collected Papers. 4 Bde. Vlodrop, Niederlande 1977–1989.

Davis, A.: Jeder kann gesund sein. Bonn 1974.

Dillbeck, M. u.a.: The Transcendental Meditation Technique, Working Memory, and Field Independence in School-Aged Children. In: Scientific Research on the Transcendental Meditation Program: Collected Papers. Vol. 3. New York 1981, S. 1993ff.

Douillard, J.: Body, Mind and Sport. The Mind-Body-Guide to lifelong Fitness and your personal Best. New York 1994.

Gorman, C.: Sizing up the Sexes. In: »Time«, 20. Januar 1992, S. 42.

Gottwald, Th. und W. Howald: Selbsthilfe durch Meditation. Landsberg 1988.

Hagelin, J.: Is Consciousness a Field? A Field Theorist's Perspective. In: Modern Science and Vedic Science 1 (1987), S. 29–87.

Hartmann, G.: Maharishi Gandharva-Ved. Die klassische Musik der vedischen Hochkultur. Vlodrop, Niederlande, 1992.

Heidelberg, R.: Transzendentale Meditation in der geburtshilflichen Psychoprophylaxe. Stuttgart 1981.

Hilgenberg, L. und W. Kirfel: Vagbhatas Astanga Hridaya Samhita. Leiden 1941.

Jackson, Yvonne: Learning Disorders and the Transcendental Meditation Program: Retrospects and Prospects. In: Scientific Research on the Transcendental Meditation Program 2 (1977), S. 1000–1011.

Jansen, G.: The Application of Maharishi Ayur-Veda in the Treatment of Ten Chronic Diseases – A Pilot-Study. In: Nederlands Tijdschrift voor Integrale Geneeskunde 5 (1989).

Kamradt, B.: Grundlagen der Regulationstherapie im Ayurveda. In: Erfahrungsheilkunde 2 (1989), S. 69–73.

Kegel, H.: Das Kostensparkonzept einer holländischen Krankenversicherung. Vortrag auf dem 1. Symposium »Kostendämpfung im Gesundheitswesen durch das vorbeugeorientierte Gesundheitssystem des Maharishi Ayur-Veda«. Bad Ems 1993.

King, J.: The Mind Body-Connection. In: New Age Journal (August 1992), S. 95.

Kirtane, L.: Transcendental Meditation: A Multipurpose Tool in Clinical Practice. In: Scientific Research on the Transcendental Meditation Program 3 (1980), S. 1826–1829.

Kniffki, C.: Transzendentale Meditation und Autogenes Training – Ein Vergleich. München 1979.

Lonsdorf, N./V. Butler/M. Brown: Ayurveda für Frauen. Gesundheit, Glück und langes Leben durch indische Medizin. München 1994.

Maharishi Mahesh Yogi: Bhagavad Gita. Stuttgart 1971.

Maharishi Mahesh Yogi: Die Wissenschaft vom Sein und die Kunst des Lebens. Stuttgart 1966.

Miskiman, Donald.: The Treatment of Insomnia by the Transcendental Meditation Program. In: Scientific Research on the Transcendental Meditation Program 1 (1972), S. 296–298.

Monahan, R.: Secondary Prevention of Drug Dependence through the Transcendental Meditation Program in Metropolitan Philadelphia. In: The International Journal of the Addictions 12 (1977), S. 729–754.

Nader, T.: Der menschliche Körper. Vlodrop, Niederlande, 1994.

Nidich, R. und S.I.: An empirical study of the moral atmosphere at Maharishi International University/University High School, März 1983. In: Scientific Research on the Transcendental Meditation Program Bd. 4 (1989), S. 2407–2413.

Nystul, M.S./M. Garde: Comparison of Self-Concepts of Transcendental Meditators and Nonmeditators. In: Psychological Reports 41 (1977), S. 303–306. Auch in: Scientific Research on the Transcendental Meditation Program 2 (1975), S. 1107–1110.

O'Conell, D./C.N. Alexander (Hg.): Recovery from Alcoholism and Drug Addiction Using Transcendental Meditation and Maharishi Ayur-Veda. New York 1993.

Orme-Johnson, D. u.a.: Medical Care Utilisation and the Transcendental Meditation Program. In: Journal of Psychosomatic Medicine 49 (1988), S. 493–500.

Ornstein, R./D. Sobel: The Healing Brain. New York 1988.

Ostrander, S./L. Schroeder: PSI. Bern und München 1974.

Overbeck, K.-D.: Auswirkungen der Transzendentalen Meditation auf die psychische und psychosomatische Befindlichkeit. Bielefeld 1980.

Pert, C: The Wisdom of the Receptors: Neuropeptides, The Emotions and Bodymind. Advances 3 (3), S. 8–16.

Pirc, K./Kempe, W.: Kochen nach Ayurveda. Köstliche Küche für ein langes Leben. Niedernhausen 1996.

Rasmussen, S./D. Orme-Johnson/R.K. Wallace: The Effect of Maharishi Gandharv-Ved on the Brain Physiology. (In Vorbereitung.)

Results of Scientific Research on Maharishi's Transcendental Meditation Program. Fairfield, Iowa 1984.

Schäffler, H.: Ayurvedische Medizin. In: Dokumentation der besonderen Therapierichtungen und natürlichen Heilweisen in Europa. Bd. I, 2. Halbband. Zentrum zur Dokumentation für Naturheilverfahren. Lüneburg 1991.

Schneider, R.K. u.a.: Health Promotion with a Traditional System of Natural Health Care: Maharishi Ayur-Veda (Mental Health). In: Journal of Social Behaviour and Personality 5 (1990).

Schrott, E.: Ayurveda für jeden Tag. München 1994.

Schrott, E.: Die köstliche Küche des Ayurveda. München 1995.

Schutt, K.: Ayurveda für jeden. München 1996.

Sharma, H.: Freedom from Disease. How to control Free Racicals, a Major Cause of Aging and Disease. Toronto 1993.

Sharma, R.K. und B. Dash: Charaka Samhita. 3 Bde. Delhi, Indien 1992.

Singh, R.H.: Pancha Karma Therapy. Varanasi, Indien 1992.

Spretnak, C.: The Politics of Women's Spirituality. New York 1982.

Stryker, T./R.K. Wallace: Reduction in Biological Age Through an Ayurvedic Treatment Program. (Referat auf dem »International Congress of Psychosomatic Medicine«, Chicago, September 1985.)

Suarez, Verena W.: The Relationship of the Practice of Transcendental Meditation to subjective Evaluations of Marital Satisfaction and Adjustment. In: Scientific Research on the Transcendental Meditation Program. Bd. 2 (1976), S. 1184–1199.

Tompkins, P./C. Bird: Das geheime Leben der Pflanzen. Frankfurt 1991.

Waldschütz, R.: Der Einfluss der Maharishi Ayur-Veda Reinigungsbehandlung auf physiologische und psychologische Gesundheit. In: Erfahrungsheilkunde 11 (1988), S. 720–729.

Wallace, R.K.: The Physiology of Consciousness. Fairfield, Iowa 1993, S. 151–212.

zur Linden, W.: Geburt und Kindheit. Pflege – Ernährung – Erziehung. 13. Aufl. Frankfurt 1992.

Register